W0254036

Medizinische Informatik und Statistik

Band 1: Medizinische Informatik 1975. Frühjahrstagung des Fachbereiches Informatik der GMDS. Herausgegeben von P. L. Reichertz. VII, 277 Seiten. 1976.

Band 2: Alternativen medizinischer Datenverarbeitung. Fachtagung München-Großhadern 1976. Herausgegeben von H. K. Selbmann, K. Überla und R. Greiller. VI, 175 Seiten. 1976.

Band 3: Informatics and Medecine. An Advanced Course. Edited by P. L. Reichertz and G. Goos. VIII, 712 pages. 1977.

Band 4: Klartextverarbeitung. Frühjahrstagung, Gießen, 1977. Herausgegeben von F. Wingert. V, 161 Seiten. 1978.

Band 5: N. Wermuth, Zusammenhangsanalysen Medizinischer Daten. XII, 115 Seiten. 1978.

Band 6: U. Ranft, Zur Mechanik und Regelung des Herzkreislaufsystems. Ein digitales Simulationsmodell. XV, 192 Seiten. 1978.

Band 7: Langzeitstudien über Nebenwirkungen Kontrazeption – Stand und Planung. Symposium der Studiengruppe „Nebenwirkungen oraler Kontrazeptiva – Entwicklungsphase", München 1977. Herausgegeben von U. Kellhammer. VI, 254 Seiten. 1978.

Band 8: Simulationsmethoden in der Medizin und Biologie. Workshop, Hannover, 1977. Herausgegeben von B. Schneider und U. Ranft. XI, 496 Seiten. 1978.

Band 9: 15 Jahre Medizinische Statistik und Dokumentation. Herausgegeben von H.-J. Lange, J. Michaelis und K. Überla. VI, 205 Seiten. 1978.

Band 10: Perspektiven der Gesundheitssystemforschung. Frühjahrstagung, Wuppertal, 1978. Herausgegeben von W. van Eimeren. V, 171 Seiten. 1978.

Band 11: U. Feldmann, Wachstumskinetik. Mathematische Modelle und Methoden zur Analyse altersabhängiger populationskinetischer Prozesse. VIII, 137 Seiten. 1979.

Band 12: Juristische Probleme der Datenverarbeitung in der Medizin. GMDS/GRVI Datenschutz-Workshop 1979. Herausgegeben von W. Kilian und A. J. Porth. VIII, 167 Seiten. 1979.

Band 13: S. Biefang, W. Köpcke und M. A. Schreiber, Manual für die Planung und Durchführung von Therapiestudien. IV, 92 Seiten. 1979.

Band 14: Datenpräsentation. Frühjahrstagung, Heidelberg 1979. Herausgegeben von J. R. Möhr und C. O. Köhler. XVI, 318 Seiten. 1979.

Band 15: Probleme einer systematischen Früherkennung. 6. Frühjahrstagung, Heidelberg 1979. Herausgegeben von W. van Eimeren und A. Neiß. VI, 176 Seiten, 1979.

Band 16: Informationsverarbeitung in der Medizin -Wege und Irrwege-. Herausgegeben von C. Th. Ehlers und R. Klar. XI, 796 Seiten. 1979.

Band 17: Biometrie – heute und morgen. Interregionales Biometrisches Kolloquium 1980. Herausgegeben von W. Köpcke und K. Überla. X, 369 Seiten. 1980.

Band 18: R.-J. Fischer, Automatische Schreibfehlerkorrektur in Texten. Anwendung auf ein medizinisches Lexikon. X, 89 Seiten. 1980.

Band 19: H. J. Rath, Peristaltische Strömungen. VIII, 119 Seiten. 1980.

Band 20: Robuste Verfahren. 25. Biometrisches Kolloquium der Deutschen Region der Internationalen Biometrischen Gesellschaft, Bad Nauheim, März 1979. Herausgegeben von H. Nowak und R. Zentgraf. V, 121 Seiten. 1980.

Band 21: Betriebsärztliche Informationssysteme. Frühjahrstagung, München, 1980. Herausgegeben von J. R. Möhr und C. O. Köhler. (vergriffen)

Band 22: Modelle in der Medizin. Theorie und Praxis. Herausgegeben von H. J. Jesdinsky und V. Weidtman. XIX, 786 Seiten. 1980.

Band 23: Th. Kriedel, Effizienzanalysen von Gesundheitsprojekten. Diskussion und Anwendung auf Epilepsieambulanzen. XI, 287 Seiten. 1980.

Band 24: G. K. Wolf, Klinische Forschung mittels verteilungsunabhängiger Methoden. X, 141 Seiten. 1980.

Band 25: Ausbildung in Medizinischer Dokumentation, Statistik und Datenverarbeitung. Herausgegeben von W. Gaus. X, 122 Seiten. 1981.

Band 26: Explorative Datenanalyse. Frühjahrstagung, München, 1980. Herausgegeben von N. Victor, W. Lehmacher und W. van Eimeren. V, 211 Seiten. 1980.

Band 27: Systeme und Signalverarbeitung in der Nuklearmedizin. Frühjahrstagung, München, März 1980. Proceedings. Herausgegeben von S. J. Pöppl und D. P. Pretschner. IX, 317 Seiten. 1981.

Band 28: Nachsorge und Krankheitsverlaufsanalyse. 25. Jahrestagung der GMDS, Erlangen, September 1980. Herausgegeben von L. Horbach und C. Duhme. XII, 697 Seiten. 1981.

Band 29: Datenquellen für Sozialmedizin und Epidemiologie. Herausgegeben von R. Brennecke, E. Greiser, H. A. Paul und E. Schach. VIII, 277 Seiten. 1981.

Band 30: D. Möller, Ein geschlossenes nichtlineares Modell zur Simulation des Kurzzeitverhaltens des Kreislaufsystems und seine Anwendung zur Identifikation. XV, 225 Seiten. 1981.

Band 31: Qualitätssicherung in der Medizin. Probleme und Lösungsansätze. GMDS-Frühjahrstagung, Tübingen, 1981. Herausgegeben von H. K. Selbmann, F. W. Schwartz und W. van Eimeren. VII, 199 Seiten. 1981.

Band 32: Otto Richter, Mathematische Modelle für die klinische Forschung: enzymatische und pharmakokinetische Prozesse. IX, 196 Seiten. 1981.

Band 33: Therapiestudien. 26. Jahrestagung der GMDS, Gießen, September 1981. Herausgegeben von N. Victor, J. Dudeck und E. P. Broszio. VIII, 600 Seiten. 1981.

Medizinische Informatik und Statistik

Herausgeber: S. Koller, P. L. Reichertz und K. Überla

33

Therapiestudien

26. Jahrestagung der GMDS,
21. – 23. September 1981, Gießen

Proceedings

Herausgegeben von N. Victor, J. Dudeck
und E. P. Broszio

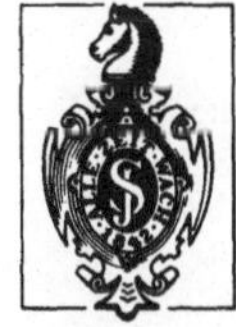

Springer-Verlag
Berlin Heidelberg New York 1981

Reihenherausgeber

S. Koller P. L. Reichertz K. Überla

Mitherausgeber

J. Anderson G. Goos F. Gremy H.-J. Jesdinsky H.-J. Lange
B. Schneider G. Segmüller G. Wagner

Herausgeber

N. Victor,
E. P. Broszio
Abteilung Biomathematik, FB 18, Universität Gießen
Heinrich-Buff-Ring 44, 6300 Gießen

J. Dudeck
Institut für Medizinische Statistik und Dokumentation, Universität Gießen
Heinrich-Buff-Ring 44, 6300 Gießen

ISBN-13:978-3-540-11178-8 e-ISBN-13:978-3-642-81753-3
DOI: 10.1007/978-3-642-81753-3

CIP-Kurztitelaufnahme der Deutschen Bibliothek

Therapiestudien: 21.–23. September 1981, Gießen; proceedings / hrsg. von
N. Victor ... – Berlin; Heidelberg; New York: Springer, 1981.
(Medizinische Informatik und Statistik; 33)
(26. Jahrestagung der GMDS; 26)
ISBN-13:978-3-540-11178-8

NE: Victor, Norbert [Hrsg.]; Deutsche Gesellschaft für Medizinische Dokumentation, Informatik und Statistik: 26. Jahrestagung der GMDS; 1. GT

2145/3140 – 5 4 3 2 1 0

VORWORT

Die 26. Jahrestagung der Deutschen Gesellschaft für Medizinische Dokumentation, Informatik und Statistik e.V. unter dem Rahmenthema "Therapiestudien" fand vom 21. bis 23. September 1981 in Gießen statt. Mit 700 Teilnehmern fand die Tagung ein ungewöhnlich großes Interesse, was wohl auf die Aktualität des Themas zurückzuführen ist. Einen Großteil der Vorträge legen wir mit diesem Band in gedruckter Form vor. Der Band ist jedoch kein zeit- und wortgetreues Abbild der Tagung, da eine Reihe von Vorträgen ohne engeren Bezug zum Rahmenthema sowie die teilweise recht heftigen und kontroversen Diskussionen nicht in den Band aufgenommen und die Referate kapitelweise zu größeren Themenkreisen zusammengefaßt wurden. So bedauerlich der Verzicht auf einige teilweise qualitativ hochstehende "freie" Beiträge ist, so halten wir (im Hinblick auf die zahlreichen anderen Publikationsmöglichkeiten) für ein Buch, das sich an einen thematisch abgrenzbaren Interessentenkreis richtet, die Konzentration auf diese Thematik für angebracht. Bedauerlicher ist der aus technischen Gründen bedingte Verzicht auf die Diskussionen, denn im Interessse der Darstellung eines möglichst breiten Meinungsspektrums wurde auf dem Kongreß und in diesem Band auch der Präsentation unkonventioneller Ansichten Raum gegeben. So ist davon auszugehen, daß nicht alle hier abgedruckten Beiträge eine mehrheitliche Zustimmung der Mitglieder unserer Gesellschaft finden würden.

Als Herausgeber sind wir all denen zu Dank verpflichtet, die am Zustandekommen dieses Bandes beteiligt waren. Dies sind zuerst die Mitglieder des Programmkomitees, die bei der Fülle der Vortragsanmeldungen durch die Auswahl der Beiträge eine wichtige Arbeit leisteten. Es bestand, neben den Tagungsleitern, aus den Herren

Ehlers (Göttingen) Jesdinsky (Düsseldorf)
Ihm (Marburg) Repges (Aachen)
Immich (Heidelberg) Schneider (Hannover)
Überla (München).

Außerdem sind wir Frau I. Glakemeyer und Frau D. Melching für die Bearbeitung der Druckvorlagen und dem Springer Verlag für die rasche Publikation zu Dank verpflichtet. Nicht zuletzt danken wir allen Autoren, die durch rechtzeitiges Einsenden Ihrer Manuskripte und ihr Bemühen um eine hohe Qualität zum Gelingen beigetragen haben.

N. Victor J. Dudeck E.P. Broszio

INHALTSVERZEICHNIS

Seite

Grußwort — 1
A. VON BÜLOW

Ansprache des Präsidenten der GMDS zur Eröffnung der 26. Jahrestagung — 4
C.Th. EHLERS

Kapitel 1: INDIKATION, UMFELD UND UMSETZUNG VON THERAPIESTUDIEN — 7

Therapiestudien: Indikation, Erkenntniswert und Herausforderung — 8
K.K. ÜBERLA

Kontrollierter Versuch und ärztliche Erfahrung in der Behandlung von Lebererkrankungen — 22
G. KIENLE, K. SCHREIBER

Korreferat zu den Beiträgen von K.K. Überla und G. Kienle — 32
H.J. JESDINSKY

Die Bedeutung von Therapiestudien für die klinische Forschung und Probleme ihrer Integration in die Klinik — 37
K. HAVEMANN

Therapiestudien: Herausforderung für den Biometriker — 50
N. VICTOR

Die Therapiestudie als Entscheidungsprozeß — 59
A. NEISS

Methodische Beurteilung klinischer Studien am Beispiel der medikamentösen Beeinflussung der koronaren Herzerkrankung — 65
H.J. JESDINSKY, H.J. TRAMPISCH

Die Bewertung des therapeutischen Nutzens von Arzneimitteln - Bericht über ein Forschungsprojekt — 74
E. GREISER, S. MÜLLER

Kriterien zur Beurteilung von Veröffentlichungen über Therapieerfolge und -nebenwirkungen — 87
S. KOLLER

Systematische Analyse von Veröffentlichungen über klinische Studien — 97
H. FASSL

Kapitel 2: ETHISCHE UND RECHTLICHE PROBLEME — 105

Internationale und ethische Regelungen der klinischen Therapiestudien — 106
E. DEUTSCH

Kontrollierter klinischer Versuch: Ein ethisches Problem? — 115
W. KNIPPING

Seite

Welche ethischen Fragen wirft die Biometrie bei kontrollierten randomisierten klinischen Prüfungen auf und wie löst sie diese? 122
K.K. ÜBERLA

Typische Rechtsprobleme bei der Planung und Durchführung von kontrollierten Therapiestudien 129
E. SAMSON

Patientenaufklärung in Therapiestudien aus biometrischer Sicht 135
P. IHM, N. VICTOR

Sind kontrollierte Therapiestudien aus Rechtsgründen undurchführbar? 143
G. SCHEWE

Kapitel 3: PLANUNG, ORGANISATION, AUSWERTUNGSKONZEPTE UND MESSINSTRUMENTE 153

Planning and Organization of Therapeutic Studies 154
I. SUTHERLAND

Strategy and Options in Clinical Trials 164
M. ZELEN

Ein lineares Modell für die Randomisierungspläne von Zelen 176
P. IHM

Explanatory versus Pragmatic Approach in Controlled Clinical Trials, with Special References to Clinical Trials of Platelet-Active Drugs 185
E. ESCHWEGE, D. SCHWARTZ

Korreferat zum Beitrag von E. Eschwege und D. Schwartz 197
B. SCHNEIDER

Die Bedeutung der Einzelfallbetrachtung in der Psychotherapieforschung 200
F. PETERMANN

Prozeßkontrolle therapeutischer Interventionen mittels Zeitreihenanalyse 208
F. MEIER

Dokumentationsverfahren psychiatrischer Therapieforschung 214
J. TEGELER

Meßinstrumente für Beurteilung von Zustand, Verlauf und Erfolg in Therapiestudien bei rheumatischen Krankheiten 223
J.-M. ENGEL, J. MAU

Kapitel 4: METHODISCHE PROBLEME 233

Vergleichbarkeit und Vergleichsmöglichkeiten verschiedener klinischer Studien 234
B. SCHNEIDER

Seite

Interpretation der Ergebnisse von vergleichenden Therapiestudien mit Hilfe der Hazardfunktion 247
I. ARMBRUSTER, G. BASTERT, R. KAY, D. LEIBBRAND, M. OLSCHEWSKI, H. RAUSCHECKER, H. SCHEURLEN, M. SCHUMACHER, G. WECKESSER

Martingalmethoden zur Analyse von Überlebenszeiten 261
R. REPGES

Möglichkeiten der Verwendung sequentieller Zweistichproben-Rangtests in der Therapieforschung 266
J. KRAUTH

Alternativen sequentieller Auswertungsverfahren bei Therapiestudien 277
H. HECKER

Strategien zum Abbruch von Therapiestudien bei zensierten Lebensdauerdaten 289
W. KÖPCKE

Drei Forderungen zur Prüfung der Homogenität von Zentren bei Multicenter-Studien 299
R. KOHNEN, H.-P. KRÜGER, G.A. LIENERT

Die Schätzung des benötigten Stichprobenumfangs für Therapiestudien, wenn Erfolgsraten verglichen werden 309
K. FAILING, N. VICTOR

Ein nichtparametrischer Test für vollständige Blockpläne - Eigenschaften und Beziehungen zu verwandten Tests - 317
M. ALLE, R. HAUX, G. WECKESSER

Übersicht über die nichtparametrische Analyse einer Stichprobe von Verlaufskurven 326
W. LEHMACHER

Kapitel 5: EINSATZ DER DATENVERARBEITUNG 335

DV-Unterstützung klinischer Studien 336
J. DUDECK

Anforderungen an Softwareinstrumente für kontrollierte klinische Studien 343
D. HÖLZEL, Th. ZWINGERS

Einsatz von Datenbankkonzepten bei der Rechnerunterstützung von Therapiestudien 351
K. ASSMANN

Der Einsatz von VIDAS und SIR bei der Durchführung von Therapiestudien 359
B. SCHEURER

UDOS - Ein Datenbank- und Auswertungssystem für die Auswertung von klinischen Prüfungen am Mikrocomputer 365
V.W. RAHLFS

Seite

Gesicherte Datenqualität durch Datentypisierung und Dialogprüfung bei Befunderfassung durch DUSP 369
K. BOGDANSKI, C. GASSINGER, W. GIERE

Sicherung statistischer Datenbanken durch Output-Kontrolle 378
E. WEHRLE, J. SCHLÖRER

Kapitel 6: LAUFENDE UND ABGESCHLOSSENE STUDIEN 387

Erfahrungen bei der Planung einer randomisierten Doppelblindstudie mit Antiarrhythmika 388
M. MANZ, J. HASFORD, B. LÜDERITZ

Vorzeitiger Studienabbruch bei einem Gemeinschaftsvorhaben mit niedergelassenen und Notärzten (vorstationäre Lidocaingabe bei Infarktpatienten) 397
K.-W. DIEDERICH, M. MÜLLER-ESCHNER, H. FASSL

Kontrollierte multizentrische Studie: Adjuvanstherapie des Brustkrebses - Bilanz 5 Jahre nach der Planung 404
P. FABER, W.D. SCHOPPE, H.-J. JESDINSKY

Patientenregistrierung, Randomisierung, Qualitätskontrolle und rechtliche Probleme bei der kontrollierten klinischen Therapiestudie für das metastasierte Neuroblastom 412
F. BERTHOLD, P. KAATSCH, F. LAMPERT

Organisation, Dokumentation und Ergebnisse der multizentrischen Studien BFM zur Behandlung der akuten lymphoblastischen Leukämie bei Kindern und Jugendlichen 418
H.-J. LANGERMANN, G. HENZE, B. BERGER, H. RIEHM

Erfahrungen und Ergebnisse einer kooperativen Studie zur adjuvanten Chemotherapie des potentiell kurativ operierten Magenkarzinoms 427
W. GAUS, P. SCHLAG, B. RAPPENECKER, W. SCHREML, Ch. HERFARTH, M.M. LINDER, J. BRÄUMER, M. MAYER, W. QUEISSER, M. TREDE

Therapieabbruch bei Kopfschmerzpatienten 434
W. SCHULZ, I. VOLGER

Therapiestudien im Bereich der Selbstmordverhütung 443
H. POHLMEIER, J. MAU

Kapitel 7: SPEZIELLE STUDIENFORMEN
Kapitel 7.1: KLINISCHE PRÜFUNGEN 451

Die klinische Prüfung - Beispiel interdisziplinärer Zusammenarbeit 452
O. VANDERBEKE

FDA-Empfehlungen: Eine kritische Stellungnahme zu "General Statistical Documentation Guide for Protocol Development and NDA Submissions" 460
U. FERNER

Seite

Erkenntnisse als Prozeß und Handeln als Entscheidung - Eine Analyse der therapeutischen Fragen und ihrer methodischen Konsequenzen 469
W. VAN EIMEREN

Zur Methodik der Laborwertbeurteilung in Hinblick auf die Verträglichkeit von Arzneimitteln 478
E. JURGOVSKY, H. BETHGE, H. WIEMANN

Auswertungsstrategien für Labordaten 487
R. ZENTGRAF, H. NOWAK, H. SOMMER

Möglichkeiten zur Variablenreduktion bei Verläufen im Cross-Over-Design 498
K. BOEHME

Der Zweiperiodenwechselversuch unter Einbeziehung von Vor- und Zwischenmessungen 510
H. ZIMMERMANN

Erweiterter Cross-Over-Plan zur Beurteilung der Schmerzbeeinflussung 518
H.J. JESDINSKY, P. NETTER, E. FEINGOLD, Ch. TILLE

Kapitel 7.2: BEOBACHTUNGS- UND EPIDEMIOLOGISCHE STUDIEN 527

Possibilities and Limitations of Observational Studies and Evaluation of Medical Data Bases 528
D.P. BYAR

Analyse ordinaler Daten am Beispiel von Beobachtungsstudien 538
J. WAHRENDORF, E. WEBER

Vor- und Nachteile offener Feldstudien 547
H. FASSL

Keim- und Resistenzkontrolle in einem Klinikum 553
K.F. TRESPE, R. MALOTTKE

The Impact of Therapeutic Improvements on the Value of Mass Screening for Early Detection of Desease: The Case of Cervical Cancer 561
J.D.F. HABBEMA, G.J. VAN OORTMARSSEN

Münchener-Blutdruck-Studie und Blutdruck-Programm 568
U. KEIL, J. STIEBER, A. DÖRING, W. VAN EIMEREN, U. LAASER

Die Bedeutung von Reihenuntersuchungen für die Epidemiologie der Behinderungen 578
W. GERDEL, G. SASSEN

Kapitel 8: FORUMGESPRÄCH: ZUKUNFT DER THERAPIESTUDIEN 587
J. DUDECK, H.K. BREDDIN, K.K. ÜBERLA, W. WICHE, W. GEROK

Autorenverzeichnis 600

GRUSSWORT

A. VON BÜLOW
Bundesminister für Forschung und Technologie
Bonn

Zunächst möchte ich der Deutschen Gesellschaft für Medizinische Dokumentation, Informatik und Statistik dafür danken, daß sie ihre 26. Jahrestagung dem Thema "Therapiestudien" widmet. Mit der Weiterentwicklung der Methodik auf diesem in der klinischen Forschung noch recht jungen Gebiet wird nun dafür gesorgt, daß auch in der Anwendung dieses wertvolle Instrument die Bedeutung gewinnen kann, die Therapiestudien im Programm der Bundesregierung zur Förderung von Forschung und Entwicklung im Dienste der Gesundheit bereits haben und auch weiterhin haben werden.

Den Organisatoren dieser Tagung möchte ich meine Anerkennung dafür aussprechen, daß sie bei der Gestaltung des Tagungsprogramms nicht nur die ganze Spannweite der Problematik von Therapiestudien - von den ethischen Aspekten auf der einen bis zur Einordnung in den Ablauf des Klinikbetriebes auf der anderen Seite - berücksichtigt haben, sondern darüber hinaus dafür gesorgt haben, daß der Dialog zwischen Juristen, Methodikern und Klinikern intensiviert wird. Ich halte dieses Vorgehen für außerordentlich verdienstvoll, denn mit der interdisziplinären Diskussion kann diese Tagung einen Beitrag dazu leisten, daß die in der Öffentlichkeit und gelegentlich auch im Parlament anklingende Kritik gegenüber der klinischen Forschung mit sachlich fundierten Argumenten beantwortet werden kann. Klinische Forschung mit dem Ziel der

Weiterentwicklung und Verbesserung der diagnostischen oder therapeutischen Möglichkeiten kann nur dann durchgeführt werden, wenn kranke Menschen bereit sind, an diesem Versuch mitzuwirken, und hier liegt wohl auch der Grund für das latente Unbehagen in der Öffentlichkeit.

Die rechtliche Zulässigkeit von Therapiestudien wird seit einiger Zeit unter Juristen in unserem Lande diskutiert. Im Zusammenhang mit der Begutachtung von Förderungsanträgen für Therapiestudien, wurde diese Frage deshalb besonders sorgfältig erörtert mit dem Ergebnis, daß vergleichende Therapiestudien im Grundsatz zulässig sind. Die Diskussionen, die in diesem Zusammenhang geführt worden sind, haben aber deutlich gemacht, daß vergleichende Therapiestudien sorgfältig vorbereitet werden müssen, ehe der erste Patient im Rahmen des Aufklärungsgesprächs um seine Einwilligung zur Teilnahme am Versuch gebeten werden kann. Bei jeder einzelnen Therapiestudie muß im Zusammenwirken von Juristen, Methodikern und Klinikern geklärt werden, inwieweit bei gegebener klinischer Relevanz der Fragestellung die methodische Machbarkeit und die juristische Zulässigkeit gewährleistet sind.

Nach den bisherigen Erfahrungen ist es sehr hilfreich für alle Beteiligten, wenn bei der Planung von Therapiestudien methodischer Sachverstand von Anfang an beteiligt ist. Auch sollte so früh wie möglich von einem Juristen kritisch geprüft werden, inwieweit die Studie rechtlich unbedenklich ist.

Ich würde es sehr begrüßen, wenn diejenigen Kliniker, die neue Therapiestudien planen wollen, um Verständnis dafür werben könnten, daß diese methodischen und juristischen Vorkehrungen nur dazu dienen, durch gründliche Erörterung vor Beginn solcher Versuche jeglichen Zweifel an der Qualität und Rechtmäßigkeit dieser Versuche mit bzw. an Menschen auszuräumen.

Zum Schluß möchte ich noch an alle Methodiker appellieren, ihre Kapazität nicht nur in den Dienst der Schulmedizin zu stellen, sondern mit derselben Ernsthaftigkeit auch bereit zu sein für Dialog und Zusammenarbeit mit den Medizinern, die die Anwendung sogenannter "unkonventioneller Heilverfahren" vertreten. Sie können damit einen wichtigen Beitrag dazu leisten, daß die Diskussionen zwischen diesen beiden Lagern in der Medizin in Zukunft auf die gleiche fundierte methodische Basis zurückgeführt werden. Selbst wenn der Dialog mit den Vertretern der "unkonventionellen Heilverfahren" beschwerlich sein mag, so halte ich die damit verbundenen Mühen auch deshalb für gerechtfertigt, weil bei den Erkrankungen, die den Menschen in unserem Land vordringlich bedrohen, auch die Schulmedizin nur langsam Fortschritte bei deren Bekämpfung macht.

Im Rahmen der Fortführung des Programms der Bundesregierung zur Förderung von Forschung und Entwicklung im Dienste der Gesundheit, die im Grundsatz beschlossen ist, wird die klinische Forschung zur Prüfung und Bewertung von bekannten bzw. neuen Verfahren und Methoden weiterhin einen hohen Stellenwert einnehmen, und ich bin sicher, daß auch die Methodiker in den nächsten 4 Jahren hier ein reiches Betätigungsfeld vorfinden werden.

Ich hoffe, daß mit dieser Tagung der Weg bereitet wird, für die Verstärkung und Aufwertung der klinischen Forschung, die zum Wohl der heutigen und künftigen Patienten unumgänglich ist.

Ich wünsche Ihrer Tagung einen guten Verlauf und reichen wissenschaftlichen Erfolg.

A. von Bülow
Bundesminister für Forschung
und Technologie
Postfach 20 07 06

5300 Bonn 2

ANSPRACHE DES PRÄSIDENTEN DER GMDS ZUR ERÖFFNUNG DER 26. JAHRESTAGUNG

C. TH. **EHLERS**
Präsident der GMDS

Meine sehr verehrten Damen und Herren,

das Gesundheitssystem in seiner Gesamtheit ist seit Jahren eines der großen Themen in der Öffentlichkeit. Waren es in früheren Jahren vor allen Dingen die Fragestellungen im Krankenhausneubau mit der Diskussion um eine humanere Unterbringung der Patienten, eine bessere Versorgung, die Möglichkeiten schneller und besser zu diagnostizieren, so sind es heute die Kosten einerseits und andererseits die Hinweise auf Wunderheilungen durch neue Therapien, u.a. auch medikamentöser Art, und auch die Hinweise und Berichte über vermeintliche oder auch tatsächliche Schädigungen durch Medikamente, die im Vordergrund stehen.

Es ist sicherlich ein legaler Anspruch eines jeden Menschen, im Krankheitsfalle so sorgfältig und so erfolgreich wie nur irgend möglich behandelt zu werden, und dazu zählt auch die Behandlung mit Medikamenten. Andererseits muß man aber auch sehen, daß in unserem Gesellschaftssystem die Industrie einen berechtigten Anspruch auf Produktion und damit auf Absatz hat. Es ist ganz sicher so, daß therapeutische Verfahren kein statisches, sondern ein dynamisches Geschehen sind, d.h. die Weiterentwicklung und Verbesserung der Verfahren mit dem Ziel einer Verbesserung der Patientenversorgung sind selbstverständlich. Trotzdem kommt man nicht umhin festzustellen, daß in zunehmendem Maße eine nicht mehr zu überschauende Vielfalt von Therapien verschiedenster Art vorliegen, man kann diesen Sachverhalt teilweise auch als Wirrwarr ansehen. Ganz sicherlich muß man feststellen, daß eine Transparenz oder eine gewisse Standardisierung von therapeutischen Verfahren nicht zu erkennen ist.

Die geschilderte Situation ist seit langem bekannt, sie hat sich aber in den letzten Jahren, besonders auch unter dem zunehmenden Kostendruck, der auf dem Gesundheitssystem liegt, fast dramatisch verschärft. In Erkenntnis der Tatsache, daß auf diesem Gebiet dringend systematische und methodisch einwandfreie Forschungsvorhaben erforderlich sind, hat die Bundesregierung z.B. im Rahmen des Programms zur Förderung von Forschung und Entwicklung im Dienste der Gesundheit bereits 1978 Wege aufgezeigt: Kliniker und Methodiker müssen gemeinsam das Problem angehen, eine Transparenz in die verschiedensten Therapieformen zu bringen, um allmählich Wirkungsvolles von weniger Wirkungsvollem oder gar Schädlichem zu trennen.

Es gehört zur Tradition unserer Gesellschaft, daß wir uns praktisch seit Gründung vor mehr als 25 Jahren mit Fragen zur Therapieforschung beschäftigt haben. Es war eine logische Fortsetzung, daß eine große Anzahl unserer Fachkollegen bei der Entwicklung und der Durchführung der verschiedensten regionalen wie aber auch nationalen Vorhaben beteiligt worden ist. Die endgültige Anerkennung der Leistungen unserer Gesellschaft auf diesem Gebiet sind zuletzt darin zu sehen, daß bei der Vergabe von Mitteln zur Durchführung von Therapiestudien einzelne Mitglieder oder Gremien unserer Gesellschaft mitverantwortlich hinzugezogen werden. Wir empfinden es deshalb als Anerkennung und als Ehre, daß der Herr Forschungsminister die Absicht hatte, diesen heutigen Kongreß mit zu eröffnen. Leider hat dieses aufgrund der derzeit hinreichend bekannten Diskussionen um die Haushaltssituation nicht sein können, aber die Grußworte, die ich in seinem Namen verlesen durfte, gelten auch und sie zeigen, welche Bedeutung unserer Arbeit beigemessen wird.

Das Präsidium der GMDS war vor 2 Jahren, als ein neuer Kongreßort und ein entsprechendes Kongreßthema festgelegt werden mußte, den Kollegen Victor und Dudeck sehr dankbar, daß sie Gießen als Tagungsort und das heutige Thema vorgeschlagen haben. Die Aktualität und die dringende Notwendigkeit, einen derartigen Kongreß durchzuführen, hat sich in letzter Zeit noch sehr viel mehr verstärkt. Mit Gießen ist die Gesellschaft mehrfach verbunden. So wurde 1977 eine Frühjahrstagung in Zusammenarbeit mit der Gesellschaft für Informatik mit den Themen "Textverarbeitung und klinische Datenverarbeitung" durchgeführt. In Gießen ist unser Fachgebiet durch Herrn Dudeck im Fachbereich Humanmedizin, durch Herrn Kollegen Victor im Fachbereich der Veterinärmedizin vertreten. Gießen bildet neben Ulm Medizinische Dokumentations-Assistenten aus, und Gießen besitzt seit kürzerer Zeit auch ein "Methodisches Zentrum zur Betreuung von Therapiestudien" des Bundesforschungsministeriums.

Bei dem Thema "Therapiestudien - Planung, Durchführung, Ergebnisse und Auswirkungen" entsteht auf den ersten Blick der Eindruck, als handelt es sich im wesentlichen um mathematische und statistische Fragestellungen. Wir müssen aber erkennen, daß das umfangreiche Gebiet von der Planung bis zu den Auswirkungen alle in unserer Gesellschaft versammelten Spezialgebiete, wie Dokumentation, Informatik und Statistik, herausfordert. Aus diesem Grunde sind auch alle diese Einzelbereiche in dem vorgelegten Programm vertreten. Es ist bisher gute Tradition unserer Gesellschaft, die einzelnen Schwerpunkte im entscheidenden Augenblick, möglicherweise mit unterschiedlicher Gewichtung, zusammenzuführen, um methodisch und vom Ergebnis einwandfreie und ausgewogene Lösungen anzubieten.

Die vorliegende Thematik hat nicht nur eine gesundheitspolitische, sondern auch eine sozial- und rechtspolitische Bedeutung, die bis zu Fragen von Ethik und Moral gehen. Diesen Problemen müssen wir uns stellen. Wir sind deshalb den Kollegen, die nicht aus unserem unmittelbaren Fachgebiet kommen, sehr zu Dank verbunden, daß sie sich bereit erklärt haben, zu unseren Problemen aus ihrer Sicht Stellung zu nehmen und gemeinsam mit uns versuchen wollen, die Probleme zu lösen, die bei der Untersuchung von Therapieverfahren auftreten. Es wird dabei sicherlich nicht immer eine einfache Kooperation geben, aber die Kooperation und Koordination ist bei der Bedeutung der Thematik, die möglicherweise in den kommenden Jahren noch brennender wird, unumgänglich. Dabei sollte aber das Gebot der Fairneß und der Emotionslosigkeit im Stile alter wissenschaftlicher Tradition gewahrt bleiben. Wir sollten in der Methode hart, aber nicht persönlich sein, und wir sollten jegliche Demagogie vermeiden.

Zum Schluß erlauben Sie mir bitte noch, daß ich unseren Kollegen Victor und Dudeck, die das Programm entwickelt und die Vorbereitung dieses Kongresses durchgeführt haben, herzlich für die bisher aufgewandte Mühe danke. Ich bin davon überzeugt, daß man über diesen Kongreß und seine Thematik auch noch in Jahren sprechen wird und möglicherweise auch sprechen muß. Die Bedeutung des Themas kann man schon jetzt u.a. an der Tatsache ablesen, daß ich Kollegen aus 10 Ländern: England, Frankreich, Israel, den Niederlanden, Österreich, Polen, Rumänien, Schweden, USA begrüßen kann. Ich eröffne die 26. Jahrestagung der Deutschen Gesellschaft für Medizinische Dokumentation, Informatik und Statistik.

Prof.Dr.med. C.Th. Ehlers
Lehrstuhl für Med. Dokumentation u. Datenverarbeitung
Robert-Koch-Str. 40
3400 Göttingen

KAPITEL 1

INDIKATION, UMFELD UND UMSETZUNG VON THERAPIESTUDIEN

THERAPIESTUDIEN: INDIKATION, ERKENNTNISWERT UND HERAUSFORDERUNG

K. K. ÜBERLA
Institut für Medizinische Informationsverarbeitung, Statistik und Biomathematik
Ludwig-Maximilians-Universität München

Zusammenfassung

Menschliches Erkennen wird als eine Einheit beschrieben, die durch Wiederholung derselben Ergebnisse unter gleichen Bedingungen empirisch gestützt werden kann. Randomisierte kontrollierte Studien werden ausführlich beschrieben. Ihre Ziele, ihre wesentlichen Bestandteile und zehn Indikationseinschränkungen werden angegeben. Einwände gegen solche Studien werden besprochen. Prospektive Beobachtungsreihen und Einzelfallstudien sind kürzer behandelt in ihren wesentlichen Kennzeichen. Der Erkenntniswert dieser drei Ansätze wird gegeneinander abgewogen. Die kontrollierte Studie ist das beste Instrument, es gibt keine echte Alternative. Prospektive Beobachtungsreihen sind in ihrem Aussagewert viel schwächer. Einzelfallstudien sind ein möglicher Ausweg, auch wenn sie im Einsatz begrenzt sind. Drei Gruppen von Herausforderungen für den Biometriker werden genannt: die Planung und Durchführung kontrollierter Studien, die Gewährleistung ethischer Grundsätze und die Entwicklung von Alternativen. Die Arbeit schließt mit der Aufforderung, mehr und bessere kontrollierte Studien durchzuführen.

Was Sie von mir erwarten können, ist nicht ein geschlossenes Gebäude der medizinischen Erkenntnistheorie, das es nie geben wird und das auch zur Erkenntnisgewinnung nicht erforderlich ist. Ich kann Ihnen Bausteine, Fakten und Erfahrungen anbieten, mehr nicht.

Ich werde beginnen mit einer Schilderung, was für mich emprische Erkenntnisgewinnung bedeutet. Sodann werde ich drei typische Formen von Therapiestudien beschreiben: die randomisierte kontrollierte klinische Prüfung, die prospektive Beobachtungsreihe und die Einzelfallstudie. Die kontrollierte Prüfung werde ich ausführlicher behandeln. Ihre Ziele, ihre wesentlichen Bestandteile, die Schilderung ihres Einsatzgebietes, vor allem 10 Indikationseinschränkungen, schließlich die Auseinandersetzung mit Einwänden gegen solche Studien stehen im Vordergrund. Ich muß dabei manches wiederholen, was bekannt ist, was auch auf diesem Kongreß schon gesagt wurde. Prospektive Beobachtungsreihen und Einzelfallstudien lassen sich kürzer abhandeln. Der Erkenntniswert dieser drei Ansätze für die Beurteilung von Therapie ist unterschiedlich. Fall-Kontroll-Studien lasse ich in dieser Übersicht aus Zeitgründen aus. Sie werden vor allem für Nebenwirkungsfragen eingesetzt, nicht zur Frage des Wirksamkeitsnachweises. Sie haben einen vergleichsweise schwachen Erkenntniswert. Auch andere Alternativen, z.B. Register oder Datenbanken, kann ich nur erwähnen. Einige Herausforderungen, die sich heute stellen, werden abschließend behandelt.

1. Menschliches Erkennen

Menschliches Erkennen ist eine Einheit, die nicht in eine Reihe von Ja/Nein- Entscheidungen aufgelöst werden kann. Man ist von einem Tatbestand überzeugt, ohne es begründen zu können. Man kann etwas subjektiv wissen und erfahren, ohne zu wissen, warum. Dies ist legitim. Der Arzt, der einen Patienten das erste Mal sieht und intuitiv Ähnlichkeiten verknüpft, mit dem klinischen Blick die Diagnose stellt, weiß zunächst nicht, warum er zu einer Diagnose kommt. Er begründet seine Erfahrung erst sekundär. Diese sekundäre Begründung ärztlicher Erfahrung kann besser oder schlechter empirisch unterlegt sein, kann besser oder schlechter zur Prognosestellung und Vorhersage geeignet sein, und sie kann besser oder schlechter geeignet sein zu einer kausalen Erklärung. Menschliches Erkennen ist ein intuitiver Vorgang, eine Einheit, die besser oder schlechter empirisch gestützt sein kann. Im Erkennen sieht man gewissermaßen etwas. Erkennen ist ein Urphänomen, das nicht erklärt werden kann, zumindest zur Zeit.

Die empirische Begründung der Erkenntnis ist in der Medizin - wie in allen angewandten Wissenschaften - der entscheidende Punkt. Eine Theorie als solche, die keine Entsprechung in der Realität hat, die nicht durch die Realität gestützt wird, ist nichts wert.

Der wesentliche Bestandteil der empirischen Erkenntnisgewinnung ist die Wiederholung derselben Ergebnisse unter den gleichen Bedingungen. Wenn ein Ereignis unter den gleichen Bedingungen immer wieder eintritt, z.B. das Aufgehen der Sonne, dann begründet das empirische Erkenntnis. Man muß das Ereignis nicht notwendigerweise experimentell erzeugen können, man muß nicht die richtige kausale Theorie dafür haben, die bloße unverstandene Wiederholung derselben Ergebnisse unter denselben Bedingungen genügt im Prinzip. Wenn man etwas empirisch nicht reproduzieren kann, trägt es nicht zur wissenschaftlichen Erkenntnis bei. Es bleibt im grauen Vorfeld der unstrukturierten und mehr oder weniger zufälligen Ereignisse. Plausible kausale Modelle stützen wiederholte Beobachtungen, aber unterschiedlich stark. Wenn man ein echtes Experiment durchführen kann, und die Beziehung zwischen Eingriff und Effekt wiederholt reproduziert im Vergleich zum Fehlen des Eingriffs mit folgendem fehlenden Effekt, hat man eine besser gestützte Aussage, als durch die Beobachtung allein. Es gibt durchaus Zwischenstufen der Gewissheit. Ärztliche Erfahrung, die nicht gestützt wird durch empirische Wiederholung, besser durch Experiment, ist schwächer als solche, die durch Experiment gestützt wird. Wirksamkeitsaussagen, die sich nur auf einen einzigen Patienten beziehen, sind irrelevant für den Arzt, sofern er es mit anderen Patienten zu tun hat. Sie dienen der Anregung, dem Nachdenken, aber nicht der Regelbildung. Theoretische Überlegungen genügen als Begründung für einen Wirksamkeitsnachweis sicher nicht. Jede Urteilsbildung über die Wirkung von Therapie muß empirisch fundiert sein, d.h. auf wiederholten Beobachtungen am Menschen beruhen.

Die Erkenntnisgewinnung ist sicher abhängig vom Objekt und den Umständen. Das Erkennen des Todes - des eigenen oder des anderer Menschen - folgt anderen Gegebenheiten, vor allem wenn er zeitlich nahe ist, als die Beobachtung des Apfels, der vom Baum fällt. Erkenntnisgewinnung in der Medizin könnte stellenweise verschieden sein von der Erkenntnisgewinnung bei physikalischen Abläufen. Man kann nicht ohne weiteres theoretische Modelle der Erkenntnisgewinnung, die in anderen Situationen entwickelt wurden, auf alle Situationen in der Medizin übertragen.

Im biologischen Bereich treten die Ereignisse nicht mit schöner Regelmäßigkeit auf wie das Aufgehen der Sonne. Die Ergebnisse streuen bei gegebenen Bedingungskomplexen weit. Therapiestudien sind der Versuch, mit dieser Variabilität, die einen hilflos läßt, rational fertig zu werden. Man bemüht sich dabei, die Bedingungen, unter denen Wiederholbarkeit eintritt, in den Griff zu bekommen.

2. Kontrollierte randomisierte Studien

2.1 Ziele

1. Das erste Ziel ist es, die Patienten im Versuch so gut als möglich zu behandeln. Der kontrollierte Versuch unterscheidet sich von der ärztlichen Behandlung nur dadurch, daß er weitere Nebenziele hat. Dies ist auch außerhalb des kontrollierten Versuchs üblich, z.B. bei der Isolierung Infektionskranker, die den Schutz der Gesunden als Nebenziel der Behandlung hat. Die Behandlung der Patienten innerhalb des Versuchs muß mindestens so gut sein, wie für solche außerhalb des Versuchs. Tatsächlich gibt es zahlreiche Beispiele dafür, daß die Patienten in guten kontrollierten Studien im allgemeinen besser behandelt werden, als außerhalb.

2. Das zweite Ziel ist der Wirksamkeitsnachweis, d.h. die Frage, inwieweit bei wiederholter Anwendung derselben Therapie bei ähnlichen Patienten immer wieder das gleiche Ergebnis auftritt. Um dem Kausalschluß zwischen Behandlung und Ergebnis so nahe wie möglich zu kommen, ist ein Experiment nötig, denn nur ein Experiment etabliert so etwas wie Kausalität. Die Randomisierung mit einer Vergleichsgruppe ist daher essentiell. Die bloße Beobachtung allein führt erfahrungsgemäß zu Aussagen, die sich nicht durch Wiederholung an anderen Menschen bestätigen lassen.

3. Das dritte Ziel einer kontrollierten Studie ist es, möglichst viel über die Behandlung zu erfahren, d.h. z.B. Gruppen herauszu-

finden, bei denen sie besser wirkt, oder die Häufigkeit von Nebenwirkungen zu erfassen.

4. Das vierte Ziel ist es, mit möglichst wenig Menschen und Aufwand die genannten Ziele zu erreichen. Die Versuchsplanung vermindert die Variabilität und trägt zu einer Verkleinerung der menschlichen Leiden bei.

2.2 Essentielle Bestandteile

Es gibt nicht den kontrollierten Versuch, sondern zahlreiche verschiedene kontrollierte Versuche, die mit mehr oder weniger Aufwand verknüpft sind. Zum Kern des kontrollierten Versuchs gehören 6 essentielle Bestandteile:

1. Es muß eine Zufallszuteilung auf mindestens eine Behandlungsgruppe und mindestens eine Vergleichsgruppe stattfinden.
2. Die Aufnahme- und Ausschlußkriterien müssen definiert sein und eingehalten werden.
3. Die Behandlungen müssen genau festgelegt sein und eingehalten werden.
4. Die Patienten werden nach Therapiebeginn in die Zukunft hinein, d.h. prospektiv beobachtet.
5. Die Zielkriterien müssen definiert sein und für jeden Patienten festgestellt werden.
6. Es muß eine statistische Auswertung stattfinden mit einem Test, der dem Versuch angemessen ist.

Die Einzelheiten werden in einem Studienprotokoll festgehalten. Es gibt zahlreiche Verfeinerungen, mit denen sich diese Tagung beschäftigt, z.B. die Compliance, die Validität der Meßinstrumente, drop-out-Probleme, die Qualitätssicherung in solchen Studien usw. Wenn man alle denkbaren Anforderungen gleichzeitig stellt, kann man eine Prüfung unmöglich machen. Es gibt viele Gesichtspunkte, die die Aussage abschwächen können, die aber für das Prinzip nicht so wichtig sind. Bei der einen oder anderen Studie gehören sie zum Stand der Wissenschaft, bei anderen nicht. Eine Vollkommenheit zu fordern, alle möglichen Anforderungen an ein und dieselbe Studie zu stellen, ist nicht realistisch. Auch beim kontrollierten Versuch muß man Augenmaß behalten und sich auf die wesentlichen Dinge konzentrieren.

Sind die genannten 6 Punkte gewährleistet, so erlaubt dies - wenn keine validen Gegenargumente aus dem Versuch heraus entwickelt werden können und wenn ein hinreichend großer Unterschied besteht - die Kausalaussage, die eine bestimmte Behandlung auf bestimmte Zielkriterien im Durchschnitt besser wirkt, als eine Vergleichstherapie. Immer wieder bei Gabe derselben Therapie ist bei ähnlichen Patienten das gleiche Ereignis aufgetreten, im Unterschied zu Vergleischpatienten ohne oder mit einer anderen Therapie. Die Wirksamkeitsaussage wird mit einer bestimmten Irrtumswahrscheinlichkeit verknüpft. Die Verallgemeinerung auf andere ähnliche Patienten ist emprisch damit besser fundiert, als durch alle anderen Studienansätze.

2.3 Erkenntniswert und Bewertung

Es gibt keine grundsätzlichen und validen wissenschaftlichen Gründe, die gegen kontrollierte Studien sprechen. Die Randomisierung kann weder durch die Stratifizierung noch durch objektive Merkmale ersetzt werden, da nur durch Randomisierung die vielen unbekannten Störeinflüsse eliminiert werden. Historische Kontrollen sind wegen der zahlreichen Bias-Möglichkeiten unzureichend. Die Selektion durch die genauen Aufnahmekriterien begrenzt nicht nur die Verallgemeinerbarkeit, sie präzisiert sie auch. Die Relvanz der Merkmale kann im Prinzip erreicht werden. Solche Studien können auch klinische adäquat sein. Kontrollierte Studien sind ein höchst wirksamer und sparsamer Weg, Erkenntnisse über die Wirksamkeit von Behandlungen zu gewinnen. Sie haben sich in der wissenschaftliche Welt in den letzten Jahrzehnten bewährt und sind mit Recht zu einem Standard geworden, an dem mögliche Alternativen zu messen sind. Es ist nicht nötig, daß eine kontrollierte Studie die Wirksamkeit absolut zweifelsfrei beweist. Sie kommt jedenfalls näher an den Beweis, als jeder andere Ansatz. Wenn ein kontrollierter Versuch negativ ausgeht, kann dies z.B. daran liegen, daß die Behandlung einen vergleichsweise kleinen Einfluß hat in der Fülle der Variabilitätsursachen. Ein negativer Versuchsausgang spricht nicht grundsätzlich gegen solche Studien.

Technische und organisatorische Gründe gegen kontrollierte Studien sind ebenfalls nicht allgemein stichhaltig. Sie zeigen lediglich, daß man solche Prüfungen besser oder schlechter durchführen kann. Die Behauptung, es gäbe keine korrekt durchgeführten und aussagefähigen Studien, ist falsch oder beruht zumindest auf falschen Definitionen.

Wenn man alle Dinge gleichzeitig von einem Versuch fordert, findet man natürlich keine Studie, die das alles erfüllt - das gilt aber auch für alle anderen Ansätze. Die führenden medizinischen Fachzeitschriften sind voll von aussagefähigen kontrollierten Studien. Wenn man alles Wissen des letzten Jahrzehnts, das durch solche Studien gewonnen wurde, weglassen würde, auch die Prognosefaktoren, die man dabei erkannt hat, wäre die Medizin um vieles ärmer. Was wüßten wir über die sekundäre Prophylaxe des Herzinfarkts oder über die Lebertherapie ohne solche Studien? Wieviele Patienten wären nötig gewesen, um das Isoniacid zur richtigen Indikation zu entwickeln oder das Tagamed? Sicher wesentlich mehr.

Legale Argumente gegen kontrollierte Studien sind ebenfalls nicht durchschlagend. Nach dem Stand der Wissenschaft durchgeführte kontrollierte klinische Prüfungen sind legal in unserem Land und in allen zivilisierten Ländern. Der Versuchsleiter verstößt nicht gegen das Arzneimittelgesetz, nicht gegen das Strafgesetz und schon gar nicht gegen das Grundgesetz, wenn er nach den Regeln der Kunst vorgeht. Auch der staatliche Förderer verstößt nicht dagegen, schließlich haben wir einen Methodenpluralismus. Wer könnte solche Studien generell verbieten? Als einziges Instrument hat sie noch nie jemand gewollt, der die Dinge kennt. Kriminelle Akte gibt es in allen Bereichen. Wenn solche bei klinischen kontrollierten Prüfungen nachgewiesen würden, spräche dies nicht generell dagegen. Es ist bisher in der Bundesrepublik meines Wissens kein einziger Fall gerichtlich festgestellt worden, in dem ein Verstoß gegen Strafgesetz oder Arzneimittelgesetz oder gar Grundgesetz festgestellt worden wäre. Man sollte die Kirche also im Dorf lassen und nicht sehr seltene Dinge hochspielen. Sonst müßte man sich die Frage gefallen lassen, welche Interessen dahinter stecken.

Ethische Argumente beziehen sich auf den "informed consent" und auf die Nutzen/Risiko-Abwägung vor und während der Studie. Der informed consent kann erreicht werden, auch wenn dann weniger Patienten teilnehmen. Er muß ernst genommen werden von allen Beteiligten, ist aber kein genereller Grund gegen solche Studien. Die Behauptung, daß zu Beginn eines solchen Versuchs eine Anzahl von Todesfällen errechnet wird, die sterben müssen, um die Wirksamkeit zu beweisen, ist eine Verdrehung der Tatsachen und kann wohl kaum mehr ein Mißverständnis sein. Ich habe das Vorgehen bei der Fallzahlschätzung in meinem Vortrag vor zwei Tagen erläutert und kann hier darauf verweisen. Ethische Argumente verbieten keineswegs kontrollierte Studien. Es gibt im Gegenteil Situationen und Personen, für die es im höchsten Maß ethisch ist, an solchen Prüfungen teilzunehmen bzw. sie durchzuführen.

Ideologische Gründe und wirtschaftliche Interessen sind ebenfalls keine validen Gründe gegen kontrollierte Studien. Manche wollen aus solchen Interessen heraus kontrollierte Studien eben nicht, und das ist ihr Recht. Soviel man auch sucht, es gibt immer nur Probleme und Fehler im Einzelfall, aber keine wirklich durchschlagenden Argumente gegen kontrollierte Studien allgemein.

2.4 Einschränkungen der Indikation

Trotzdem muß die Indikation für kontrollierte Studien mit zunehmenden methodischen Wissen enger gestellt werden. Sie sind nicht das Instrument für alle Situationen. Unqualifiziert geplante, schlecht durchgeführte und nicht publizierbare kontrollierte Studien dürfen nicht stattfinden. Man muß die Indikation für kontrollierte Studien heute enger stellen. Folgende Einschränkungen der Indikation können zur Zeit gegeben werden:

1. Ein gewisser Erkenntnisstand muß bereits vorhanden sein. Man muß schon etwas wissen, um präzise fragen zu können. Wenn man noch gar nichts weiß, oder wenn man das Problem schon sehr genau kennt, sind solche Prüfungen fehl am Platze. Der Unterschied im Zielkriterium zwischen den Behandlungen darf nicht zu groß sein und sollte nicht zu klein sein. Man wird solche Studien im allgemeinen von der frühen Phase II bis zur späten Phase III verwenden, seltener in Phase I. Eine delikate Balance zwischen Wissen und Nichtwissen ist also Voraussetzung. Ist diese Balance nicht gegeben, sollte man keine kontrollierte Studie ansetzen.

2. Das empirische Wissen muß sorgfältig zusammengetragen sein. Anderswo bereits schlüssig bearbeitete Fragen dürfen im allgemeinen nicht wiederholt werden. Man darf nicht Literatur unterdrücken, weil sie nicht ins Konzept paßt. Eine Studie, bei der man erst während der Auswertung die Literatur zusammenstellt, sollte nicht vorkommen.

3. Eine sinnvolle Nullhypothese und eine Alternativhypothese müssen formulierbar sein. Wenn eine relevante Fragestellung nicht existiert, ist eine kontrollierte Studie nicht nötig. Dies gilt besonders bei nicht fundierter oder sehr weit variierender sogenannter "Standardtherapie", die gar kein Standard ist.

4. Ethische Probleme müssen formuliert und geklärt sein, z.B. der consent. Wenn dies nicht der Fall ist, darf man eine kontrollierte Studie nicht beginnen.

5. Die Versuchsplanung und das Studienprotokoll müssen dem jeweiligen Stand des Wissens entsprechen. Insuffiziente Studienprotokolle dürfen nicht in die Tat umgesetzt werden. Am Studienprotokoll kann der medizinisch erfahrene Biometriker die Chancen einer Studie und ihre Qualität gut erkennen. Wenn der Versuchsplan nicht gut ist, darf man eine solche Studie nicht beginnen.

6. Die Fallzahl muß hinreichend groß, aber nicht zu groß sein. Die Festlegung der Fallzahl ist nicht ein statistisches Problem, sondern ein Bewertungsproblem. Zu kleine und zu große kontrollierte Studien sollte man besser unterlassen. Alle relevanten Parameter - α, β, Differenz, Incidenz, drop-out-Rate - müssen in eine sinnvolle und simultane Betrachtung einbezogen werden bei der Urteilsbildung. Die Typisierung der Standards, die dabei sinnvoll sind, ist noch nicht endgültig vollzogen.

7. Das organisatorische Funktionieren des Studienablaufs muß realistisch gewährleistet sein. Wenn dies nicht der Fall ist, soll man die Studie besser nicht beginnen. Leider ist die nötige Erfahrung und Technik nicht in allen Fällen gegeben.

8. Ein differenziertes statistisches Auswertungsinstrumentarium muß zur Verfügung stehen. Auch dieses ist nicht überall vorhanden. Dann sollte man ein kontrollierte Studie lieber nicht beginnen. Vor allem die Möglichkeiten im Sinn der explorativen Statistik nach Untergruppen oder Prognosefaktoren zu suchen, sollten neben dem geplanten Test gegeben sein.

9. Bei Langzeitversuchen und bei Studien zur primären Prävention sollte man besonders zurückhaltend mit der Indikation zu einer

kontrollierten Studie sein. Hier sind die logistischen Probleme am größten.

Kontrollierte randomisierte Studien sind immer dann indiziert, wenn man die Wirksamkeitsfrage möglichst sicher, möglichst schnell und mit möglichst wenig menschlichem Leiden beantworten möchte und wenn keine der aufgeführten Indikationseinschränkungen dagegen spricht.

3. Prospektive Beobachtungsreihen

Prospektive Beobachtungsreihen unterscheiden sich von kontrollierten Studien lediglich dadurch, daß keine Randomisierung stattfindet und daß gegebenenfalls überhaupt keine zeitgleiche und vergleichbare Gruppe mitgeführt wird. Die Vergleichbarkeit ist damit nicht gegeben. Sie haben die selben Ziele, wie kontrollierte Studien, es wird lediglich nicht in die Behandlung eingegriffen.
Essentielle Bestandteile solcher prospektiver Beobachtungsreihen sind
- daß die Aufnahme und Ausschlußkriterien definiert sind und eingehalten werden
- daß die Therapie festgelegt wird und möglichst wenig variiert
- daß die Patienten bezüglich festgelegter Merkmale in die Zukunft hinein beobachtet werden
- daß die Zielkriterien für alle Patienten festgestellt werden
- daß eine beschreibende statistische Auswertung stattfindet.

Ein Test im strengen Sinn ist nicht möglich, lediglich die Bildung von Hyothesen.

Prospektive Beobachtungsreihen sind indiziert, 1. wenn man in einer solchen Kohortenstudie prognostische Kriterien herausarbeiten möchte, 2. wenn man beim Wirksamkeitsnachweis meint, aus ethischen Gründen nicht randomisieren zu können.

Solche Studien sind zum Wirksamkeitsnachweis nur bedingt geeignet. Freilich ist es denkbar, daß bei mehrfach wiederholten prospektiven Beobachtungsreihen mit gleicher Therapie immer das gleiche Ergebnis auftritt. Man kann dann dieses Ergebnis besser oder schlechter vorhersagen. Beim Vegleich mit anderen Behandlungen wird man aber oft keine empirisch wirklich hinreichend fundierte Aussage machen können, vor allem wenn der Therapieeffekt klein ist im Verhältnis zu den sonstigen Variabilitätsursachen.

4. Einzelfallstudien

Die Sondersituation einer ersten Operation am Menschen möchte ich hier nicht behandeln. Sie hat einen hohen Erkenntniswert und ermöglicht grundsätzlich den Nachweis daß etwas überhaupt geht.

Unter Einzelfallstudien verstehe ich hier den Einsatz der Versuchsplanung und Statistik auf den einzelnen Patienten, oder auf ganz wenige Patienten, wobei jeweils nur innerhalb des einzelenen Falles verallgemeinert wird. Man kann auch am einzelnen Fall Versuchsplanung und Biometrie treiben und sogar zu Kausalaussagen kommen mit denselben Instrumenten, wie bei kontrollierten Studien. Lediglich die Verallgemeinerbarkeit ist auf den einzelnen Fall eingeschränkt. Die Wirksamkeit eines Schmerzmittels oder eines Schlafmittels läßt sich gegenüber Placebo an einem Patienten beweisen für diesen Patienten. Man randomisiert in hinreichend vielen Wiederholungen die beiden Behandlungen und stellt den Effekt fest. Die üblichen statistischen Testverfahren können zur Auswertung herangezogen werden. Es muß eine konstante Krankheit da sein und der Effekt muß mehrmals reversibel und wiederholbar sein. Solche On-Off-Effekte können, gezeigt am einzelnen Fall, den gleichen Grad der Kausalgewissheit erreichen, wie kontrollierte Studien, freilich begrenzt auf die Kausalbeziehung in diesem einen Fall. Die Verallgemeinerung auf andere Patienten bedarf der Wiederholung der Effekte an anderen Probanden. Mann kann im Prinzip mit Einzelfallstudien Dosis - Wirkungs- Abhängigkeiten zeigen. Man kann sich durch derartige Versuchsanordnungen an die individuell günstigste Dosis herantasten, eine therapeutische Aufgabe. Der individuelle Auslaßversuch ist eine besondere Variante.

Einzelfallstudien in diesem Sinn sollten sehr viel häufiger verwendet und geplant werden. Ihre Methodik ist auszuarbeiten. Ich halte sie für eine vielversprechende Alternative für große kontrollierte Studien. Sie sind allerdings nur sehr begrenzt einsetzbar wegen der genannten Limitierungen: Beliebig reversibler Effekt während einer längeren, konstanten Krankheitsperiode.

5. Vergleich des Erkenntniswerts

Hinsichtlich der möglichen Erkenntnis ist die kontrollierte Studie das beste Instrument, wenn sie lege artis geplant und durchgeführt wird. Es gibt für sie in der empirsichen Stützung der ärztlichen Erfahrung keine echte Alternative. Das naturwissenschaftliche Experiment ist die beste Weise, sichere Informationen über die Wirkungen von Behandlungen zu erhalten. Solche Studien haben unser Wissen über Behandlungen im letzten Jahrzehnt beträchtlich erhöht und ohne sie wäre die Medizin viel ärmer. Sie werden auch in Zukunft das wissenschaftliche Rückgrad der Untersuchung von Wirkungen von Behandlungen sein. Sie haben sich weltweit durchgesetzt.

Prospektive Beobachtungsreiheen sind in ihrem Aussagewert demgegenüber viel schwächer. Die Fallstricke sind gravierender. Sie sind zur Bildung von prognostischer Indikatoren geeignet, nicht dagegen zum strengen Wirksamkeitsnachweis.

Einzelfallstudien mit Versuchsplanung und Statistik sind ein möglicher Ausweg. Sie können grundsätzlich den Kausalnachweis mit annähernd gleicher empirischer Stützung erbringen wie kontrollierte Studien. Sie sind allerdings im Einsatz begrenzt dadurch, daß ein beliebig reversibler Effekt innerhalb einer längerer Krankheitsperiode vorliegen muß.

6. Herausforderungen

Der Biometriker steht heute vor einer Reihe von Herausforderungen. Ich nenne nur drei Gruppen von Herausforderungen:

1. Die Planung und Durchführung einer kontrollierten Studie ist eine immer neue Herausforderung. Der Versuch, die Prinzipien optimal auszuformen, in der Realisierung nicht zu scheitern, nicht schematisch, sonder mit Hingabe an die klinische Frage zu arbeiten, seine eigene Unbestechlichkeit, die Genauigkeit im Detail und den Hang zur Wahrheit zu erproben, immer wach zu sein für neue Beobachtungen, dies sind in der Tat starke Herausforderung an jeden von uns.

2. Die Gewährleistung ethischer Grundsätze bei klinischen Studien ist eine zweite starke Herausforderung. Widersprüchliche Ziele und Interessen mit widersprüchlichem Wissen in einem Protokoll in Einklang zu bringen, ist immer wieder aufregend. Die Wahl mancher Parameter, z.B. des Fehlers Beta, ist ein ethisches Problem und die Ausformung des ethischen Kalküls reizt unsere Imagination.

3. Die Entwicklung von Alternativen zum kontrollierten Versuch und zum statistischen Test ist eine dritte Herausforderung. Die Frage, ob Therapie A besser sei als Therapie B, ist oft die falsche Frage, wie Koller gestern sagte, wobei es mehr darauf ankommt, die richtigen Untergruppen zu suchen und zu finden. Register- und Datenbanken,explorative Datenanalyse und Konfidenzintervalle bieten sich an. Ich konnte darauf nicht näher eingehen. Auch die Weiterentwicklung der Technik der Einzelfallstudien ist eine Herausforderung. Die Zukunft mag eine Fülle von neuen Gesichtspunkten bringen. An der führenden Rolle kontrollierter Studien zur empirischen Stützung und Verbesserung ärztlicher Erfahrung wird sich wenig ändern lassen.

Man kann nicht den Kuchen essen und ihn behalten. Die Natur gibt ihre Geheimnisse nicht preis, ohne daß man etwas dafür hergeben muß. Das Risiko des Experiments ist nicht unethisch sondern ethisch. Wir brauchen nicht weniger, sondern mehr und besser indizierte kontrollierte Studien. Wir brauchen vermehrt andere Ansätze der empirischen Erkenntnisgewinnung, auch wenn sie schwächer sind, d.h. eine Weiterentwicklung der Methodik.

Man sucht mit kontrollierten klinischen Studien dort, wo schon etwas Licht ist, und nicht unbedingt dort, wo auch etwas zu finden ist. Für den Prozeß der empirischen Erkenntnisgewinnung kommt es auf die Reihenfolge und die Mischung der verschiedenen Studienansätze an. Explorative Erfahrungsgewinn, das Speichern von Informationen in Registern, kontrollierte Studien, die erneute Hypothesenbildung, prospektive Beobachtungsreihen und die individuelle klinische Beobachtung ergänzen sich in einem spiralenförmigen Erkenntnisprozeß, der sich immer weiter öffnet. Kontrollierte Studien sind nur ein Teil dieses Prozesses, freilich ein nicht ersetzbarer.

Die therapeutischen Entscheidungen der Ärzte und die Entscheidungen der Zulassungsbehörden sollten, wenn möglich, auf wissenschaftlich validen Studien beruhen und nicht auf Vermutungen oder Zufall. Warum sollen wir mit weniger zufrieden sein, wenn wir mehr bekommen können? Warum sollen wir die Meinung anstreben, wo es Gewissheit geben kann? Warum sollten wir wesentlich mehr Patienten leiden lassen, nur weil wir nicht rational planen wollen oder können? Warum sollten wir unkontrolliert am Menschen experimentieren, wo wir kontrolliert experimentieren und lernen können? Das Bessere ist der Feind des Guten.

Dies gilt auch für kontrollierte Studien im Vergleich zu den anderen Erkenntnismöglichkeiten, die es gibt.

Literatur:

1. Feinstein, A.R. (1980)
Problematik und Herausforderung bei randomisierten Studien - ein Kommentar. Triangel 19, 77-82
2. Tygstrup, N. (1980)
Prinzipien und Probleme klinischer Studien - eine Betrachtung aus Europäischer Sicht. Triangel 19, 93-97
3. Roth, H.P und Gordon, R.S., Editors (1979)
National Conference on clinical trials methodology. Clinical Pharmacology and Therapeutics, 25, Part 2, 632-766.

Prof. Dr. med. K. K. Überla Institut für Medizinische Informationsverarbeitung, Statistik und Biomathematik der Ludwig-Maximilians-Universität München, Marchioninistraße 15, 8000 München 70

KONTROLLIERTER VERSUCH UND ARZTLICHE ERFAHRUNG IN DER BEHANDLUNG VON LEBERERKRANKUNGEN

G. KIENLE, K. SCHREIBER
Gemeinnütziges Gemeinschaftskrankenhaus
Herdecke/Ruhr

Zusammenfassung

Die methodischen Fragen bei der Durchführung kontrollierter Versuche in der Hepatologie sind so groß, daß die Absicht, konfirmative statistische Ergebnisse zu gewinnen, als gescheitert angesehen werden muß. Die Studien mußten explorativ ausgewertet werden und benötigten zur Stützung und Interpretation die Ergebnisse klinischer Urteilsbildung und ärztlicher Erfahrung.
Damit wird die Rolle formaler Systeme in der Wirksamkeitsbeurteilung deutlich. Die Grundprobleme der Wissenschafts- und Erkenntnistheorie tauchen auch hier wieder auf. Der Erkenntniswert formaler Verfahren kann erst voll zur Geltung kommen, wenn erkenntnistheoretisch durchleuchtet wird, warum es durch ärztliche Erfahrungsbildung zu sicherer Erkenntnis kommen kann.
Der Fortschritt in der medizinischen Erkenntnisgewinnung liegt nicht im formalen Bereich, sondern in der Erkenntnistheorie der ärztlichen Erfahrung und Beobachtung.

Die Erkenntnislage in der Therapie der chronisch-progressiven Hepatitis und der aktiven Zirrhose ist durch die Feststellung von Wildhirt (1) charakterisiert, daß man nach den methodologischen Kriterien z.B. des Memorandums der GMDS (2) nicht ein einziges wissenschaftlich vertretbares Medikament hätte und man im Gegensatz zur klinischen Erfahrung auf jede medikamentöse Lebertherapie verzichten müßte.

In der Hepatologie ist die Verlaufsbeurteilung wegen der großen Variabilität der individuellen Verläufe besonders schwierig. Dennoch sind in einem weltweiten Prozeß klinische Urteile über die Cortison-Therapie gebildet worden, obwohl alle Beurteilungen durch die in den letzten drei Jahrzehnten erfolgten Differenzierungen und auch Änderungen der diagnostischen Begriffsbildung noch zusätzlich erschwert wurden.

Bekanntlich haben die Probleme in der Beurteilung individueller Verläufe in den vergangenen Jahrzehnten zur Forderung nach sog. objektiven Verfahren geführt, als deren leistungsfähigster Vertreter der randomisierte Versuch angesehen wird. Die Forderung nach randomisierten Studien erscheint in der Hepatologie wegen der großen Variabilität der individuellen Verläufe besonders naheliegend. Entsprechend wurden solche Studien auch durchgeführt.

In der großen Kopenhagener Prednison-Studie (3) wurde Prednison gegen Placebo in zwei randomisierten Gruppen getestet; es ergab sich kein Unterschied. Aufgrund der Vorerfahrungen wurde nachträglich geschichtet und eine Gruppe von Frauen mit kompensierter nichtalkoholischer Zirrhose isoliert, die unter Prednison dann "signifikant" länger lebte als die Placebogruppe (4). Die Autoren weisen auf das Problem nachträglicher Selektion und nachgeschobener Hypothesen in ihrer Veröffentlichung selbst hin, vertreten aber die Ansicht, daß ein Zufall unwahrscheinlich ist, da das Ergebnis klinisch sinnvoll interpretiert werden kann.
Was die Autoren hier explorativ erarbeitet haben, ließ sich aber

bereits anhand früherer Arbeiten von Kunkel, Mackey, Mistilis, Kern u.a. (5; 6; 7; 8) diskutieren. Die Kopenhagener Gruppe hat die Untersuchung dann weitergeführt; das Ergebnis bestätigte sich.

Die Wirksamkeit von Cortison wurde bereits bei der aktiven Zirrhose, die noch nicht fortgeschritten ist, durch verschiedene Autoren herausgearbeitet, ohne eine ausreichende Unterscheidung zwischen chronisch-aggressiver Hepatitis und Zirrhose gemacht zu haben. So gilt aufgrund retrospektiver, nicht randomisierter Studien die primäre biliäre Zirrhose für die Cortisontherapie als ungeeignet (9). Die jüngst veröffentlichten randomiserten Studien, die trotzdem gemacht wurden, haben kein anderes Ergebnis gezeigt.

Die kontrollierten klinischen Studien haben gegenüber der klinischen Beobachtung und Interpretation keinen neuen Erkenntnisgewinn gebracht. Auswertung und Interpretation der Ergebnisse der kontrollierten Studien waren nur im Hinblick auf Vorerfahrungen möglich. Dies liegt in methodischen Schwierigkeiten begründet, auf die Tygstrup in der Liste seiner "Dilemmas" (10) hinweist.

Insbesondere ist sowohl von Statistikern wie von den Hepatologen das Problem der Patientenheterogenität zunehmend erkannt worden. Wenn man diese nach dem Cox-Modell (11) berücksichtigt, benötigt man nach den Kriterien von Kuntz (12) unrealistisch hohe Patientenzahlen. Hier wird ein grundsätzliches Problem deutlich. Aufgrund von Beobachtung, ärztlicher Erfahrung und explorativer Auswertung nicht kontrollierter Daten schält sich ein Therapiekonzept heraus. Durch kontrollierte Studien läßt sich keine zusätzliche Erkenntnis gewinnen. Die kontrollierten Studien benötigen zu ihrer Interpretation jene Erkenntnisbasis, die sie wegen der Unsicherheit verbessern wollen.
Unter diesen Umständen muß die Frage gestellt werden, was Beurteilung der Wirksamkeit einer Therapie eigentlich heißt. Wirksamkeit ist der Unterschied zwischen dem natürlichen (unbehandelten) Verlauf und dem durch die therapeutische Einwirkung beeinflußten tatsächlichen Verlauf. Von beiden Verläufen ist aber immer nur einer beobachtbar,

der andere ist nur erschließbar. Hier liegt im echten Sinne eine Inkommensurabilität vor, d.h. beide können nicht mit gleichem Maße gemessen werden. Die Beurteilung der Wirksamkeit im Einzelfall kann also nie besser sein als die Beurteilung der Verlaufsdynamik und der Prognose des einzelnen Kranken. Nur wer dieses durch die Inkommensurabilität bedingte fundamentale Problem übersieht, kann leichthin behaupten, daß man Wirksamkeit, notfalls unter Zuhilfenahme einer gewissen Rigorosität sowie naturwissenschaftlicher Parameter, einfach feststellen könne.

Durch die Randomisation stellt man neben eine Gruppe mit einem natürlichen Verlauf eine Gruppe mit einem medikamentös beeinflußten Verlauf. Man verschiebt das Problem der Inkommensurabilität in das Problem der Identität der Versuchspersonen und Krankheiten. Der Versuch, dieses Problem durch die Definition harter Eingangs- und Erfolgskriterien zu lösen, zieht wiederum das Problem der Validität dieser Kriterien nach sich. Für jeden Parameter müssen Sensibilität und Spezifität im Verhältnis zur Krankheit und zum Krankheitsverlauf geschätzt werden. Das Problem ist formal nicht lösbar, denn es landet immer im infiniten Regreß. Irgendwann muß die inhaltliche Beurteilung von Sachverhalten aufgrund der individuellen Urteilskraft einsetzen.

Dieses scheinbar methodologische Spezialproblem ist Ausdruck eines viel umfassenderen allgemeinen Problems. Habermas hat zu Recht dargestellt (13), daß der Positivismus an die Stelle der Erkenntnistheorie die Wissenschaftstheorie gestellt hat. Was bedeutet das?

Während der deutsche Idealismus angestrebt hat, im Menschen Vorgang und Bedingungen der Erkenntnis und damit der Urteilskraft aufzusuchen, suchte der Positivismus die Wahrheitsfrage durch Anwendung bereits anerkannter Verfahren - und hier im konkreten Fall der Physik und Chemie - zu lösen. Durch Anwendung der Meßtechnik glaubte man, das Urteil außerhalb des Menschen in den technischen Bedingungen des Experimentes finden zu können. Es wurde das Innermenschliche nach außen verlegt.

Die Lehre von der Anwendung geeigneter Methoden, d.h. der Methodologie, hat zugleich ein anderes Element impliziert, und zwar die Soziologie der Wissenschaft, denn durch einen Konsensus von irgendwelchen Menschen mußte nun festgestellt werden, welche Methoden als geeignet zur Feststellung wissenschaftlicher Wahrheiten angesehen werden. Zu gleicher Zeit wurde die Wissenschaft normativ, d.h. man legte vor dem Erkenntnisakt fest, wie Erkenntnis zu verlaufen habe und welche Kriterien man akzeptieren könne. Es bürgerte sich die Bezeichnung "wissenschaftliche Erkenntnis" als besonderes Attribut von Erkenntnis ein. Weil der klassische Positivismus bis zu Ernst Mach sich auf die Sinneswahrnehmung stützt und hier noch ein unsicheres Element gesehen wurde, versuchte der Neopositvismus - also die Wiener Schule, insbesondere Carnap - innerhalb der formalen Logik zu in sich sauberen und lückenlosen Beweisschlüssen und Beweisführungen zu kommen und damit den normativen Charakter der Erkenntnis konsequent zur Geltung zu bringen.

Hilbert versuchte dies in der Mathematik durch die restlose Axiomatisierung. Es ist ihm zwar die Systematisierung der Mathematik weitgehend gelungen, die Wahrheitsfrage mußte er jedoch ausklammern. Tarski (14) hat festgestellt, daß jeder bewiesene Satz auf unbewiesenen Sätzen beruht. Das heißt, es gibt kein in der Wirklichkeit fußendes schlüssiges Beweissystem ohne Setzungen. Damit werden rein formale Systeme zu einer Art zweiten Welt, d.h. zu einem theoretischen System, dessen Beziehung zur Wirklichkeit zwar aufgrund axiomatischer Setzungen in einem soziologischen Einigungsverfahren festgelegt und nach normativen Vorgaben anerkannt wird, aber nicht mehr erkennbar ist.

Es ist dies aber das seit Plato bekannte Grundproblem der Philosophie. Schon Plato wies darauf hin, daß Sicherheit nur in Arithmetik, Geometrie und Ethik zu gewinnen sei. Sobald die Welt inhaltlich erfaßt werden soll, ist die Wahrheitssuche durch hohe Unsicherheit belastet. Wenn man sich nicht der mühevollen Anstrengung der methodologischen Durchdringung der Welt unterziehen will, bleibt nur die Schneidung der Welt in einen für die Wissenschaft geeigneten und einen ungeeigneten Teil übrig. So hat Kant erklärt, daß in einer Aussage nur so viel Wissenschaft enthalten als in ihr Mathematik sei. In diesem Sinne ist die Bevorzugung der konfirmativen Statistik zu verstehen. Die Sicherheit der Beweisführung wird mit dem Verlust der Wahrheitsfrage erkauft. Dies ist gerade das Problem der konfirmativen Statistik, die ein formal-logisches System mit einem hohen Sicherheitsanspruch darstellt, als Technik angewendet wird und der Setzungen bedarf, um Aussagen über die Wirklichkeit zu gewinnen.

Der therapeutisch tätige Arzt, der unter dem Prinzip der persönlichen Hilfeleistung steht, muß nun in dem Teil der Welt, der unsicher ist, für den Einzelfall ständig Urteile bilden, Prognosen erschließen und aufgrund des Vergleichs des prognostischen Urteils mit den tatsächlichen Sachverhalten seine Therapie einstellen und korrigieren. Die Sicherheit seiner Schlüsse hängt von seiner individuellen Urteilskraft ab, wenn auch die Tatsache des ärztlichen Urteils als solche viele Unsicherheiten enthält. Wir stehen vor der Tatsache, daß Ärzte trotz der Unsicherheit der Datengewinnung sehr zuverlässige und für das ärztliche Handeln erprobte Kenntnisse gewonnen haben, die an letztendlicher Sicherheit - gemessen am Beispiel der Hepatitis - nicht schlechter als die konfirmative Statistik sind.

Es ist hier nicht so wichtig, wie oft sich welche Ärzte geirrt haben, sondern wie die Tatsache zustande kommt, daß Ärzte in dem Weltteile der Unsicherheit sichere und zuverlässige Erkenntnis mit der Folge praktischen und erfolgreichen Handelns ausbilden konnten.
Wie sind die tatsächlichen Leistungen zu erklären und worauf beruhen dann die Irrtümer? Diese Frage ist mit normativer Wissenschaftstheorie nicht lösbar, sondern muß deskriptiv analytisch beantwortet werden.

An dieser Stelle erscheint es weiterführend, einen Begriff zu verwenden, der zur Zeit des deutschen Idealismus diskutiert wurde. Es ist dies der Goethe'sche Begriff der "anschauenden Urteilskraft". Ohne diese "anschauende Urteilskraft" ist die konfirmative Statistik wegen des infiniten Regresses in der Medizin nicht sicher und erfolgreich anwendbar. Solange sich jedoch formale Systeme wie die konfirmative Statistik, die das Ziel der Sicherheit medizinisch-wissenschaftlicher Erkenntnisgewinnung haben, nur zum Richter über die ärztliche Urteilsbildung machen, die sich am Handeln im Sinne der persönlichen Hilfeleistung orientiert, tritt ein systemimmanenter Konflikt auf. Man versucht, im Sinne von Holzkamp (15) den Geltungswillen des Denkkollektivs gegenüber dem ärztlichen Standpunkt als Wissenschaftsrichter durchzusetzen. Dieses Denkkollektiv im Sinne von Ludwik Fleck (16), das sich bestenfalls auf eine normative Strukturierung stützt, bedient sich dabei soziologischer Strategien der Machtdurchsetzung, z.B. durch Nichtanerkennung oder Diskriminierung der Kontrahenten als Außenseiter oder durch rechtliche Repressionen wie z.B. Prüfrichtlinien. Damit gewinnt das Denkkollektiv aber Kirchencharakter mit allen Attributen wie intellektuellen Bannbullen oder Autodafées. Wer die Bezeichnung 'Außenseiter' für andere verwendet, sagt damit, daß er sich selbst nur als Glied des Denkkollektivs versteht und auf einen eigenständigen Erkenntnisstandpunkt verzichtet. Das Eingehen auf die Erkenntnisleistungen anderer würde ja die eigene Stellung in der soziologischen Struktur des Denkkollektivs gefährden.

Zugleich ist es die Eigentümlichkeit dieser formalen Systeme, durch den für sie notwendigen Reduktionismus die Individualität ihres Wesensgehaltes zu entäußern, denn sie kann ihn nur als Merkmals- oder Datenträger gebrauchen, und den Menschen als Material für das Experiment zu entwürdigen. Dies liegt immer vor, wenn der Mensch als Mittel für außer ihm liegende Zwecke benötigt wird; dann ist aber der soziale Konflikt vorprogrammiert.

Die Lösung ist nur deskriptiv-analytisch durch die Zuwendung zur Erkenntnistheorie möglich, wenn akzeptiert wird, daß nur in der menschlichen Individualität die Wahrheitsfrage entschieden werden kann und daß Urteile nirgends in der Außenwelt anschaubar und durch formale oder technische Verfahren erzeugbar sind. Formale Systeme können nur so weit der Erkenntnis dienen - und damit auch für das ärztliche Handeln fruchtbar werden - als sie durch Beobachtung und Anschauungs-

urteile gedeckt sind und keine Setzungen notwendig machen. Die Wahrnehmungen benötigen die zugehörigen Begriffe und die Begriffe die Wahrnehmungen, um zur Erkenntnis zu werden. Die Reichhaltigkeit der Wahrnehmungswelt darf aber nicht aus Prinzip eingeengt oder im voraus zensiert werden.
Man muß also für jedes formale Element fragen, inwiefern es dient, ein Wahrnehmungsfeld so durchzustrukturieren, daß es der Urteilsbildung aufgeschlossener wird, ohne den Blick auf die Sache zu trüben. Die anschauende Urteilskraft wird umso schärfer, je mehr Begriffe verfügbar sind. Aber durch Schlüsse können keine Inhalte gewonnen werden, die der anschauenden Urteilskraft nicht zugänglich sind.

Dies bedeutet, auf das Problem der Hepatologie angewandt, daß von der konfirmativen Statistik, die in der Hepatologie versagt hat, auch aus theoretischen Gründen außerhalb der inhaltlichen Urteilsbildung nichts Neues zu erwarten ist. Es ist aber denkbar, daß eine Prognoseevaluation - z.B. unter Berücksichtigung des Cox-Modells - im Sinne der explorativen Statistik zu einer Verschärfung der klinischen Urteilsbildung führen und dem Arzt helfen kann, einen großen Umfang ärztlicher Erfahrungen mit Hilfe formaler Systeme zu einer umfassenden Beurteilung verfügbar zu machen. Wir kommen hier zu dem scheinbaren Paradoxon, daß die Abkehrung vom Positivismus und die damit zwangsläufig verbundene Subjektivierung der Wissenschaft - zumindest im Sinne einer Intersubjektivitätstheorie der Wahrheit - und das Hinblicken auf die Autonomie des individuellen Erkenntnisbewußtseins im Gegensatz zum Geltungsanspruch des kollektiven Denkstils überhaupt erst die Möglichkeit freisetzt, daß die tatsächliche Leistungsfähigkeit der durch den Neopositivismus entwickelten formalen Systeme zur Geltung kommt.

Damit soll zugleich ein Beitrag gegeben werden aufzuzeigen, daß der insbesondere von Fichte und Hegel - aber auch von dem großen Physiologen J. Müller - konzipierte, aber als Metaphysik diskriminierte erkenntnistheoretische Standpunkt in seiner Weiterentwicklung geeignet ist, auch die Leistungen der angewandten formalen Logik für eine praktische ärztliche Wissenschaftslehre fruchtbar und dem handelnden

Arzt durchsichtig zu machen, wann und warum er im Einzelfall zu sicherer Erkenntnis kommt.

Literatur

(1) Wildhirt, E.: Die Überwachung der Lebertherapie mit Kortikoiden, Immunsuppressiva und D-Penicillin in der Praxis. Therapiewoche 27 (1977) 544-547

(2) Jesdinsky, H.J. (Hrsg.): Memorandum zur Planung und Durchführung kontrollierter klinischer Therapiestudien. F.-K. Schattauer-Verlag, Stuttgart-New York 1978

(3) Copenhagen Study Group for Liver Diseases. Effect of prednisone on the survival of patients with cirrhosis of the liver. Lancet I (1969) 119

(4) Copenhagen Study Group for Liver Diseases. Sex, ascites and alcoholism in survival of patients with cirrhosis. Effect of prednisone. N.Engl.J.Med. 291 (1974) 271

(5) Mackay, I.R.: Chronic hepatitis: Effect of prolonged suppressive treatment and comparison of Azathioprine with Prednisone. Quarterly Med.J. 37 (1968) 379-392

(6) Kunkel, H.G. et al.: Extrem hypergammaglobulinemia in young women with liver disease of unknown etiology. J.Clin.Invest. 130 (1950) 654

(7) Mistilis, St.P.: The treatment of active chronic hepatitis with 6-Mercaptopurine and Azathioprine. Aust.Ann.Med. 16 (1967) 305-311

(8) Kern, F.et al.: The treatment of chronic hepatitis with adrenal cortical hormones. Am.J.Med. 35 (1963) 310-322

(9) Gros, H.: Kritische Bemerkungen zur Glukokortikoidtherapie bei chronischen Lebererkrankungen. Med.Klin. (1963) 726-728

(10) Tygstrup, M.; Juhl, E.: Dilemmas of controlled clinical trials in hepatology, in: The liver and its diseases. Schaffner, F. et al. (eds.) p. 64-75, N.Y.:Intercont.Med. Book Corporation 1974

(11) Cox, D.R.: Regression Models and Life Tables. J.Roy.Stat.Soc. B 34 (1972) 187-208

(12) Kuntz, E.: Detaildiagnostische Voraussetzungen für die statistische Beurteilung der Lebertherapie, in: Experimentelle und klinische Hepatologie. 3. Intern. Lebersymposium in Köln 1978

(13) Habermas, J.: Erkenntnis und Interesse.
Suhrkamp Verlag in Frankfurt 1971

(14) Tarski, A.: Das Wahrheitsproblem in den formalisierten Sprachen. Studia philosophica, Jahrbuch der Schweizer philosoph. Gesellschaft I/1936 S. 261 pp.

(15) Holzkamp, K.: Wissenschaft als Handlung. Versuch einer neuen Grundlegung der Wissenschaftslehre.
Walter de Gruyter & Co., Berlin 1968

(16) Fleck, L.: Entstehung und Entwicklung einer wissenschaftlichen Tatsache. Einführung in die Lehre vom Denkstil und Denkkollektiv.
Suhrkamp Verlag in Frankfurt 1981

Priv.-Doz. Dr. med. G. Kienle
Dipl.-Mathem. Karin Schreiber

Gemeinschaftskrankenhaus Herdecke
Beckweg 4

5804 Herdecke/Ruhr

KORREFERAT ZU DEN BEITRÄGEN VON ÜBERLA UND KIENLE

H. J. JESDINSKY
Institut für Medizinische Statistik und Biomathematik
Universität Düsseldorf

Zusammenfassung

Überlas Revue der Methoden klinischer Therapiestudien hebt zu Recht die randomisierte prospektive Studie als überzeugendste Studienform hervor. Man darf freilich nicht vergessen, wie unbefriedigend die bloße Hinnahme empirischer Ergebnisse ohne Einblick in die eigentlichen Wirkungsmechanismen ist.
Kienles historisierender Überblick anhand der Therapie chronischer Leberkrankheiten kommt zu dem Schluß, die randomisierte prospektive Studie habe keine neuen Erkenntnisse gebracht. Hier ist die Besonderheit des Beispiels entgegenzuhalten, das ein uneinheitliches, oft erst im Studienverlauf näher diagnostiziertes Krankheitsbild betrifft. Auch wird man immer leicht unkontrollierte Beobachtungen finden, die Ergebnisse kontrollierter Studien scheinbar vorwegnehmen.
Die ethischen Bedenken Kienles berücksichtigen zu wenig die Situation des Arztes, der um der Verbesserung seiner Therapie willen den schwierigen Weg der Befolgung eines Studienplans geht.

1. Ein erster Eindruck

Es erscheint nicht eben leicht, so unterschiedliche Beiträge zum Problem der Therapieprüfung am Menschen zu diskutieren. Unterschiedlich sind die Referate sowohl der formalen Behandlung des Themas "Alternative Studienformen" wie auch ihren Inhalten nach. Überla gibt einen allgemeinen Überblick über das Methodenspektrum, wobei der kontrollierten klinischen Studie der Vorrang gegeben wird, sofern sie irgend durchführbar erscheint. Kienle analysiert die Datenlage am konkreten Beispiel der Therapie chronischer Lebererkrankungen und kommt zu dem Schluß, auf diesem Gebiet hätten randomisierte Studien bislang keinen Erkenntniszuwachs gebracht und auch in Zukunft bestünden hier keine Aussichten, mit dieser Methode Fortschritte zu erzielen.
Insgesamt neige ich mehr der Sicht von Überla zu, und die Ausführungen von Kienle halte ich stellenweise für wenig hilfreich. Diese Tendenz möchte ich im folgenden an einigen exemplarischen Überlegungen erläutern. Ich hoffe, damit auch Stichworte für die allgemeine Diskussion zu geben.

2. Überlas programmatischer Einstieg

Besonders hervorhebenswert scheint mir zu sein, wie stark der Ton auf der empirischen Bewährung der Therapiekonzepte an Patientengruppen lag. Diesen Ansatz, der "*die bloße unverstandene* (sic!) *Wiederholung derselben Ergebnisse unter denselben Bedingungen*" würdigt, möchte ich nicht theorienfeindlich verstanden sehen. Im Gegenteil, indem wir Theorien an dem einheitlichen Maßstab der Reproduzierbarkeit ihrer Vorhersagen messen, haben diese alle eine gleiche, faire Chance, sich zu bewähren.
Man wird leicht Beispiele finden, welche eine Bevorzugung naturwissenschaftlicher Theorien durch Biostatistiker zeigen - trotz der von Überla hervorgehobenen Neutralität statistischer Denkweise gegenüber Kausalmodellen. Ich selbst muß bekennen, mich wohler zu fühlen, wenn ein empirisches Ergebnis eine einsichtige Erklärung hat, wenn sich z.B. ein biochemisches Wirkmodell anbietet, das die Kausalkette von der Applikation der Therapie bis zur beobachteten Wirkung schließt. Ich würde sogar soweit gehen, daß man sich niemals mit einem bloß empirischen Ergebnis begnügen sollte, ohne eine

Vorstellung über die Wirkmechanismen zu entwickeln. In welcher Reihenfolge man dabei vorgeht, wird vom jeweiligen Problem abhängen.

Bei dem weitgehenden Konsens mit Überla - der in dieser allgemeinen Form zugestandenerweise dadurch besonders leicht ist, daß sein Beitrag auf konkrete Beispiele ganz verzichtet - bleiben mir nur einige Anmerkungen auf einer sozusagen "technischen" Ebene.
So würde ich nicht formulieren, es sei "*nicht nötig, daß eine kontrollierte Studie die Wirksamkeit zweifelsfrei beweist*", wissen wir doch, daß solche Beweise nicht möglich sind, nicht einmal bei Heranziehen deterministischer Modelle, wieviel weniger bei Wahrscheinlichkeitsmodellen, wie sie die Biostatistiker betrachten.

Die Wahl der Wahrscheinlichkeit β, einen gesuchten Unterschied in der Wirksamkeit von Therapien in einer Studie nicht zu erkennen, obwohl er tatsächlich vorhanden ist, als ein "*ethisches Problem*" anzusprechen, könnte Mißverständnisse heraufbeschwören. Sagen wir lieber, es handele sich um ein Bewertungsproblem. So z.B. ist die Chance, daß eine Studie ihr Ziel nicht erreicht, gegenüber der Situation abzuwägen, die bestünde, wenn diese Studie gar nicht durchgeführt würde (mit all ihren möglichen Begleiteffekten auf die Arbeit und Ausbildung der mitwirkenden Ärzte). Die "Entmythologisierung" emotionaler Haltungen und die Lokalisation der Konflikte durch Analyse und Quantifizierung sollte gerade den Biometrikern am Herzen liegen.

3. Kienles Fallstudie "*Behandlung von Leberkrankheiten*"

In vieler Hinsicht ist das Beispiel gut gewählt, will man die Schwächen der Therapieforschung aufzeigen: Das Krankheitsbild ist sehr vielgestaltig, es zerfällt in zahlreiche verschiedene Leiden, deren Abtrennung oft erst im Verlauf der Behandlung gelingt, selbst weitgehend ätiologisch gleiche Krankheiten zeigen oft auffallend unterschiedliche Verläufe. Historisch ist eine Welle von Irrationalität zu berücksichtigen, die anfangs der 50er Jahre selbst ernsthafte Kliniker glauben ließ, in den Nebennierenrinden-Steroiden sei die Panacee gefunden, ein Glaube, der sich auch ungünstig auf die sorgfältige Überprüfung der Therapie der Leberkrankheiten auswirken mußte.
Ich halte nun aber nicht dafür, daß die "*konfirmative Statistik* ...

in der Hepatologie versagt hat". So würde ich die Ergebnisse der Kopenhagener Gruppe nicht in der Weise verkleinern, ihre Studie habe nichts erbracht, was nicht schon vorher bekannt gewesen wäre. Durchforstet man Veröffentlichungen aus unkontrollierten Therapiebeobachtungen, so wird man leicht Aussagen antreffen, die später auch aus randomisierten prospektiven Studien hervorgehen: dies ist aufgrund der Unzuverlässigkeit von Therapieuntersuchungen, die nicht vergleichend vorgehen, kein Wunder. Die Erfahrung, daß, soweit die bisherige Beobachtungsdauer, in der letzten Veröffentlichung immerhin fast 10 Jahre, zugrunde gelegt wird, sich insgesamt kein Vorteil für die Therapie mit Prednisolon abzeichnet, ist als beachtlicher Wissenszuwachs anzusehen. Wenn man nachträglich analysiert, welche Untergruppen einen Vorteil von der Steroidtherapie hatten, so erfüllt das Ergebnis zwar nicht den methodischen Anspruch von Ergebnissen einer kontrollierten Studie, andererseits ist es nicht einsichtig, diese niedriger zu bewerten als diejenigen vorangehender nicht kontrolliert gewonnener Beobachtungen.
Was kann der Statistiker auf der "technischen Ebene" anmerken? Hier möchte ich zur Berücksichtigung von Prognosefaktoren in kontrollierten Studien etwas sagen. Es bestehen zwei Möglichkeiten. Entweder sind die Wirksamkeitsunterschiede zwischen den zu prüfenden Therapien innerhalb der verschiedenen Prognosegruppen gleich groß oder sie sind es nicht. Im ersten Fall kann man mit der Technik der Blockbildung die Behandlungsunterschiede schätzen, der Stichprobenumfang ist nur unwesentlich größer als derjenige für eine "homogene" Population bei gleicher Genauigkeit. Im zweiten Fall würde der gemittelte Unterschied dann unverzerrt sein, wenn die Patienten, die an der Therapieprüfung teilnehmen, sich bezüglich der Prognosegruppen gerade so zusammensetzten wie diejenigen, bei denen künftig eine der Therapien eingesetzt werden soll. Nur wenn dies nicht der Fall ist, zerfällt eine Studie in der Tat in mehrere Untersuchungen, und der benötigte Stichprobenumfang wächst in der von Kienle angedeuteten Weise an.

4. Die Kontroverse

Der Gesamttenor und auch die Wortwahl lassen eine gegensätzliche Haltung der beiden Referenten gegenüber der Therapieprüfung erkennen. Über solche Einstellungen kann man eigentlich nicht diskutieren. Ein kurzer Kommentar sei aber trotzdem angefügt, ausführlicher habe ich mich andernorts geäußert (Jesdinsky, 1981). Es trifft zu, daß ein Arzt, der in einer kontrollierten Studie mitwirkt, in einen Konflikt gerät: Er ist als Behandler der individuellen Betreuung seines Patienten verpflichtet, und zugleich Forscher, der die Wirksamkeit der angewendeten Therapie beurteilt. Diese Situation, die ja auch in der Deklaration von Helsinki ihren Niederschlag fand, ist gerade von Tykstrup und Juhl umfassend dargestellt und am Beispiel der chronischen Leberkrankheiten einer Lösung zugeführt worden (Tykstrup und Juhl, 1974). Äußerungen Kienles wie "*den Menschen zum Material entwürdigen*" sind in diesem Zusammenhang kein Beitrag zur Diskussion, sie führen stattdessen nur zur Verteidigung vorweg eingenommener Positionen. Paradox ist, daß gerade der Arzt, der mit dem Ziel der Verbesserung unseres Wissens über therapeutische Möglichkeiten unbequeme Wege geht, in dieser Weise verdächtigt wird. Sich Rechenschaft über das therapeutische Handeln zu geben, gehört zur ärztlichen Verantwortung. Eine Diffamierung verantwortungsbewußten Handelns wird aber niemand gutheißen wollen.

Literatur

Jesdinsky, H.J. (1981): Randomized controlled trials and society. European Journal of Clinical Pharmacology 20, 235-236

Tykstrup, N., Juhl, E. (1974): Dilemmas of controlled clinical trials in hepatology. In: Schaffner, F. et al. (Eds.): The liver and its diseases. S. 64-75. New York, Intercont. Med. Book Corp.

Prof. Dr. H.J. Jesdinsky
Institut f. Med. Statistik u. Biomathematik
Med. Einrichtungen der Universität
Moorenstraße 5
4000 Düsseldorf 1

DIE BEDEUTUNG VON THERAPIESTUDIEN FÜR DIE KLINISCHE FORSCHUNG UND PROBLEME IHRER INTEGRATION IN DIE KLINIK

K. HAVEMANN
Abteilung Hämatologie/Onkologie
Universität Marburg

Zusammenfassung

Der kontrollierte klinische Versuch ist das wichtigste Instrument der vergleichenden Therapieforschung. Die unterschiedlichen klinischen Fragestellungen erfordern eine große Flexibilität in der Anlage der Studie. So kann zwischen explorativen, an der Therapiemodalität orientierten Studien, die meist keinen randomisierten Aufbau erforderlich machen und mehr krankheitsorientierten, bestätigenden oder modifizierenden Studien mit randomisiertem Aufbau unterschieden werden. Für die Mehrzahl der Kliniker in der Bundesrepublik ist die kooperative Forschung im Rahmen multizentrischer Studien eine neue Erfahrung. Am Beispiel einer randomisierten Therapiestudie beim kleinzelligen Bronchialkarzinom wird aufgezeigt, welche explorativen Vorstudien nötig sein können und welche Probleme bei der Planung und Durchführung auftreten.

Die Bedeutung von Therapiestudien für die klinische Forschung

Die heftige Kritik an kontrollierten klinischen Prüfungen der letzten Jahre, hatte ihren Ausgangspunkt in der Bundesrepublik, wo besonders von Vertretern unorthodoxer Richtungen der Medizin grundsätzliche methodische, juristische und ethische Einwände erhoben wurden (6), was schließlich in unqualifizierten Angriffen in der Tagespresse gipfelte. Besonders beunruhigend bei dieser Kritik war die grundsätzliche Ablehnung einer höheren Form der Generalisierung von Aussagen anhand überprüfbarer Theorien und Hypothesen zugunsten einer subjektiven Beurteilung,d.h.der'Summe der Erfahrungen' einer Gruppe von Ärzten.
Es kann hier nicht der Ort sein, diese Diskussion erneut aufzunehmen. Es sei nur anhand eines Beispiels demonstriert, wie wenig verläßlich die Meinung und persönliche Erfahrung des Arztes bei der Beurteilung einer Behandlung sein kann. So wurde von Chalmers (3) anhand von Übersichtsartikeln und Lehrbuchbeiträgen die persönlichen Auffassungen über den Wert der Strahlentherapie bei der postoperativen Behandlung des Mammakarzinoms zusammengestellt (Tab. 1).

Tab. 1: Meinungen über den Effekt der Strahlentherapie nach radikaler Mastektomie anhand von Übersichtsartikeln und Lehrbüchern 1962 - 1977 (nach C.T. Chalmers)

	Chirurgen	Strahlentherapeuten	Andere
Dafür	8	24	2
Dagegen	15	3	3
Zweifelhaft	5	4	6

Während die Mehrzahl der Strahlentherapeuten diesen Behandlung befürwortete, wurde diese von der überwiegenden Zahl der Chirurgen abgelehnt.
Viele der chirurgischen, radiologischen und internistischen Therapieverfahren haben keinen dramatischen Einfluß auf den Verlauf einer Erkrankung. Besonders in der Onkologie ist eine Abwägung zwischen konkurrierenden Therapieverfahren, die sich in ihren Zielkriterien selten um mehr als 20 - 30 % unterscheiden empirisch kaum möglich (1), weil der Verlauf der Erkrankung häufig stärker von Faktoren wie dem Ausbreitungsstadium, der histologischen Klassifizierung, dem Alter oder dem Geschlecht des Patienten bestimmt wird. Vermeintliche Unterschiede zwischen Therapieformen können daher Ausdruck einer unterschiedlichen Verteilung dieser Prognosefaktoren sein.

Hier ist nur der kontrollierte klinische Versuch geeignet, Unterschiede zu erfassen.
Das verläßlichste aber auch aufwendigste Verfahren ist die kontrollierte randomisierte Studie, bei der Patienten durch Zufall den alternativen Therapieformen zugeteilt werden und bei der Inhomogenitäten der Prüfgruppen durch die Methode der Stratifizierung ausgeglichen werden. Weniger aufwendige Studien mit Vergleichsgruppen aus vorangehenden Behandlungsserien (historische Kontrollen) haben dagegen, besonders wegen der möglichen ungleichen Verteilung prognostischer Faktoren, eingeschränkte Aussagekraft.
Die Situation der Therapieforschung in der Onkologie hat ihre Besonderheiten, da einmal theoretische Ansatzpunkte für die Generierung von Hypothesen bisher von geringer praktischer Bedeutung waren und zum anderen eine fast unübersehbare Zahl von Behandlungsmöglichkeiten besteht. Dies gilt besonders für die Chemotherapie mit etwa 30 Standardsubstanzen und ca. 50 neuen Substanzen, jede mit verschiedenen möglichen Dosierungen und Applikationsformen, die dann wiederum in 2fach, 3fach oder 4fach Kombinationen eingesetzt werden können. Allein schon aus Gründen der Praktikabilität ist daher die Forderung, jede klinische Studie von vornherein als randomisierte Studie anzulegen (3) unrealistisch.
Nach Carter (1) ist zwischen explorativen Studien, bestätigenden Studien und modifizierenden Studien zu unterscheiden (Tab. 2).

Tab. 2: Drei Konzepte klinischer Studien (Nach S.K. Carter, 1980)

Modalitäts-orientiert	Krankheits-orientiert			Randomisierung Ja	Nein
+++	+	Explorative Studie	(Phase I+ II Studie)	±	+++
+	+++	Bestätigende Studie	(Phase II+III Studie)	+++	+
+	+++	Modifizierende Studie	(Phase III Studie)	+++	±

Die explorative Studie prüft eine neue Behandlungsidee und ist vorwiegend an der Therapiemodalität orientiert. Bei Prüfung einer neuen Substanz gilt sie als Phase I, bei Testung neuer Kombinationen als Phase II Studie. Sie erfordert relativ kleine Patientenzahlen und meist keinen randomisierten Aufbau. Zeigt sich im Vergleich mit den historischen Daten die Möglichkeit einer Verbesserung der Therapieergebnisse, sind weitere bestätigende Studien notwendig. Diese sind krankheitsorientiert, bedürfen großer Patientenzahlen und werden in

der Regel randomisiert im Vergleich mit einer Standardbehandlung vorgenommen (Phase III Studie). Ausnahmen sind Kombinationen mit hoher Effektivität wie z. B. Studien mit 75 % kompletten Remissionen bei metastasiertem Hodenkarzinom (5), wo ein Vergleich mit der wesentlich weniger wirksamen Standardtherapie innerhalb einer randomisierten Studie problematisch ist. Andererseits ist die postoperative Chemotherapie des Mammakarzinoms von vornherein nur innerhalb einer randomisierten Studie möglich (1), da ein meßbarer Tumor nicht vorhanden ist und die Zielkriterien wie Rezidivfreiheit und Lebenserwartung erst nach längerer Zeit beurteilbar sind.
Tab. 3 gibt Beispiele besonders erfolgreicher Studien zur Chemotherapie von Tumoren wieder.

Autor	Tumor	Ausbreitung	Therapie	Randomisierung
de Vita	M.Hodgkin	Stad. III+IV	M/MOPP	ø
Frei	M.Hodgkin	Stad. III+IV	M/MOPP	+
Carbone	Non Hodgkin Lymphom	generalisiert	C/COP	ø
Einhorn	Hodenkarzinom	metastasiert	VbB/PVbB	ø
Livingston	Kz.Bronchial-karzinom	lim./ext.	C/ACO	ø
Fisher	Mammakarzinom	adjuvant	ø/l-Pam	+
Bonadonna	Mammakarzinom	adjuvant	ø/CMF	+

Tab. 3: Beispiele für Fortschritte bei der Chemotherapie bösartiger Neubildungen durch kontrollierte Studien

Abgesehen von den randomiserten Studien zur adjuvanten Chemotherapie des Mammakarzinoms, sind die Mehrzahl explorative Phase II Studien unter Verwendung historischer Kontrollen. Alle diese Phase II Studien (Beispiel Frei M.Hodgkin) wurden später durch Phase III Studien bestätigt.
Die modifizierende Studie schließlich verändert eine etablierte Therapie z. B. durch den Austausch einzelner Cytostatika um hierdurch den therapeutischen Index zu verbessern. Da die Unterschiede gegenüber der Standardtherapie meist gering sind erfordert sie große Patientenzahlen und einen prospektiv randomisierten Aufbau.
Schließlich ein Wort zur multizentrischen Studie, der aus vielen Gründen eine besondere Bedeutung zukommt (8). Ihre Vorteile sind die Ermöglichung großer Fallzahlen, die kurze Einbringzeit und die Breite der Verallgemeinerbarkeit der Ergebnisse. Probleme sind u. a. der Ausgleich von Unterschieden zwischen den Kliniken und der erhebliche Aufwand für Planung und Durchführung.
Obgleich multizentrische Studien seit etwa 20 Jahren im Ausland durchgeführt werden, sind sie bisher in der Bundesrepublik relativ selten.

Probleme der Integration von Therapiestudien in die Klinik

Im Folgenden soll am Beispiel der Entwicklung einer multizentrischen randomisierten Studie beim kleinzelligen Bronchialkarzinom aufgezeigt werden, was an explorativen Vorstudien erforderlich sein kann und welche Probleme bei der Etablierung dieser Vorstudien und der eigentlichen randomisierten Studie in der Klinik auftreten.
Zum Verständnis sei kurz auf die besondere Problematik der Patienten mit kleinzelligem Bronchialkarzinom eingegangen. Das kleinzellige Bronchialkarzinom ist ein häufiger Tumor, der weiter zunimmt und in letzter Zeit auch bei Frauen häufig auftritt. Zur Zeit ist etwa mit 8.000 Todesfällen pro Jahr in der Bundesrepublik zu rechnen. Die Agressivität dieser Neoplasie ist Folge der hohen Wachtumsfraktion, erkennbar an der schnellen Tumorverdoppelungszeit und der Neigung sehr früh metastatische Absiedlungen zu bilden. Wegen der hohen Wachstumsfraktion ist diese Neoplasie hoch sensibel gegenüber Chemo- und Strahlentherapie. Unbehandelte Patienten haben bei Diagnosestellung nur eine sehr kurze Lebenserwartung mit etwa 3 1/2 Monaten für die begrenzte Form und etwa 1 1/2 Monaten für die häufigere, metastasierte Form. Nur die Chemotherapie oder eine Kombination von Chemo- und Strahlentherapie ist geeignet, die Erkrankung zu beeinflussen.
In mehr als der Hälfte der Patienten bildet sich der Tumor hierunter weitgehend zurück. Dadurch verschwinden die Tumorsymptome und die Patienten haben eine fast normale Lebensqualität. Durch eine derartige Behandlung ist die mediane Überlebenszeit der Patienten allerdings nur auf etwa 1 bis maximal 1 1/2 Jahre anzuheben. Die Ursache ist, daß es trotz der teilweise vollständigen Rückbildung des Tumors bald zu einer Resistenzentwicklung gegenüber der Chemotherapie kommt. Diese Cytostatikaresistenz läßt sich auch durch einen späteren Wechsel der Medikamente nur wenig beeinflussen. Immerhin überleben heute etwa 10 - 20 % der Patienten drei und mehr Jahre rezidivfrei, was eine potentielle Heilbarkeit dieser Erkrankung annehmen läßt.
Zur Überwindung der Resistenzentwicklung bieten sich vom theoretischen Standpunkt her zwei Wege an,

1. ein laufender Wechsel nicht kreuzresistenter Cytostatikakombinationen, die sogenannte alternierende Chemotherapie und
2. eine Dosissteigerung der Cytostatika, die jedoch bei den meist älteren Patienten erhebliche Toxizitätsprobleme bietet und auf die daher hier nicht näher eingegangen werden soll.

Pilotstudien mit der alternierenden Chemotherapie zeigten bei einem retrospektiven Vergleich mit einer Standardtherapie eine höhere Lebenserwartung der Patienten und die Toxizität der Behandlung war nach Angaben der Untersucher vergleichbar mit der der Standardtherapie (4).

Es erschien uns daher sinnvoll,beide Therapiemodalitäten, die sequentiell erfolgende Standardtherapie und die alternierende Behandlung in einer randomisierten Studie zu vergleichen.
Hierfür sprachen zwei Gründe:
1. ein Vorteil der alternierenden Therapie ist bisher nicht gesichert, da bekanntlich Differenzen zwischen Standardbehandlung und neuer Behandlung, die durch retrospektiven Vergleich ermittelt wurden, in der hier vorliegenden Größenordnung von etwa 20 % der Endpunkte, sich häufig in randomisierten Studien nicht reproduzieren lassen und
2. die alternierende Therapie ist wegen ihres komplizierteren Aufbaus, der möglicherweise doch höheren Toxizität und des deutlich größeren Aufwandes selbst bei einem Vorteil gegenüber der Standardbehandlung abzuwägen.
Für die Durchführung der Studie gelang es insgesamt 8 Kliniken zu gewinnen, die während der einzelnen Vorstudien, wie auch der randomisierten Studie, eng zusammenarbeiteten. Die Kliniksstrukturen (onkologische Bettenabteilungen, Konsiliarbetreuung durch Onkologen, kommunale Krankenhäuser) waren unterschiedlich, wie auch die Zahl der pro Klinik eingebrachten Patienten.
Die Vorstudien erfolgten nach einem detaillierten Studienprotokoll nach den Richtlinien der EORTC (7) mit Festlegung von Fragestellung, Studienzielen, Ein- und Ausschlußkriterien, Festlegung der Therapie und im Vorgehen bei Nebenwirkungen, Festlegung der klinischen und Laboratoriumsdiagnostik, der Auswertekriterien und der notwendigen Dokumentation. Diese Vorstudien zur randomisierten Studie waren erforderlich,um die alternierende Chemotherapie durch die Einbeziehung neuer nicht kreuzresistenter Cytostatika zu verbessern. Darüberhinaus waren diese Phase II Studien dazu gedacht, Unterschiede zwischen den Kliniken hinsichtlich der Selektion des Krankengutes, der Definition der Erkrankung, der Labor- und Untersuchungsmethoden und der Durchführung der Behandlung einschließlich von Zusatzbehandlungen auszugleichen. Es wurden zwei unmittelbar aneinander anschließende Pilotstudien mit zwei neuen Chemotherapiekombinationen bei jeweils etwa 30 Patienten mit kleinzelligem Bronchialkarzinom ausgeführt. In einer anschließenden Studie an etwa 50 Patienten wurde schließlich die Gesamtsequenz der alternierenden Chemotherapie unter Einbeziehung der untersuchten neuen Kombinationen getestet. Zielkriterien der drei Vorstudien waren in erster Linie die Optimierung der Therapiekombinationen und die Reduzierung von Nebenwirkungen, weswegen ein randomisierter Aufbau nicht erforderlich war.

Die Ergebnisse der Vorstudien waren gegenüber der Standardtherapie vergleichbar, was Prognosefaktoren, komplette und partielle Remissionen, mediane Überlebenszeit und soweit beurteilbar, mehr als 2 Jahre überlebende Patienten anbelangt (Tab. 4).

	Standardtherapie	Phase-II-Studien			
	ACO	VPIV	APO	VPIV,CMCC,APO	
n	31	33	37	52	-
CR (%)	19*	18*	16*	8*	17**
CR+PR (%)	67*	85*	62*	70*	44**
mediane Überlebenszeit (Mon.)	12	10	9	11	-
Langzeitüberlebende (%) (> 2 Jahre)	16	18	n.b.	n.b.	-

A=Adriamycin, C=Cyclophosphamid, O=Onkovin, VP=VP16-213, V=Vindesin, P=Cis-Platinum, M=Methotrexat, CC=CCNU, n.b.=z.Zt. noch nicht beurteilbar, *=nach 3 Zyklen, **= nach 8 Zyklen Chemotherapie.

Tab. 4 : Vergleich zwischen Standardtherapie und 3 Vorstudien zur randomisierten Studie

Interessant ist, daß bei konstanter Ansprechrate (CR+PR) die Zahl an kompletten Remissionen abnahm, was vermutlich Folge der mehr standardisierten und verbesserten Diagnostik war. Dagegen stieg bei der Testung der Gesamtsequenz der alternierenden Chemotherapie, im Gegensatz zu den zwei vorangehenden Studien, im weiteren Verlauf die Zahl an kompletten Remissionen noch an, was einen geringen Vorteil der alternierenden Therapie bedeuten könnte. Die Nebenwirkungen waren in allen Vorstudien vergleichbar, am geringsten jedoch bei der VPIV-Kombination.
Im Folgenden soll besonders auf einige der technischen und organisatorischen Probleme eingegangen werden, die bei diesen multizentrischen Vorstudien auftraten.
Ein <u>technisches Problem</u> war, die diagnostischen Methoden der einzelnen Kliniken anzugleichen und ihre Anwendung und Auswertung zu vereinheitlichen. Dies konnte nur durch regelmäßige Treffen der Studienteilnehmer und gegenseitige Kliniksbesuche realisiert werden, da gemeinsame Trainingsprogramme aus zeitlichen Gründen nicht möglich waren. Weiterhin war es notwendig, neue diagnostische Verfahren, wie die Computertomographie des Schädels, zum Nachweis von Hirnmetastasen einzuführen, da sich die Hirnszintigraphie als zu unsicher in ihrer Aussage erwies. Die anfänglichen Probleme mit den neuen Therapieformen wie beispielsweise die optimale Durchführung der Hyperhydratation bei Cisplatin oder die Urotoxizitätsprophylaxe von Iphosphamid konnten durch Diskussionen während der Studienbesprechungen und durch Zusätze im Protokoll gelöst werden. Darüberhinaus waren im Verlaufe der Pilotstudien Dosisreduktionen von Substanzen vorzunehmen, da die hämatologischen

Nebenwirkungen zu gravierend waren.
Ein wesentliches Problem dieser Pilotstudien war, daß außer einem für die Studie verantwortlichen Arzt, kein weiteres Personal wie beispielsweise Dokumentationskräfte zur Verfügung standen. Die Datenerfassung war daher lückenhaft und der Rücklauf ausgefüllter Bögen mangelhaft. Die Datenerfassung wurde dadurch verbessert, daß Studenten im Rahmen ihrer Promotionsarbeit in kurzen Abständen die teilnehmenden Institutionen besuchten und hier bei der Dokumentation behilflich waren.
Zur Vorbereitung der randomisierten Studie waren weiterhin eine Reihe von <u>organisatorischen Verbesserungen</u> notwendig. So wurde ein verantwortliches Leitungsgremium aus den Kliniks- und Institutsdirektoren gegründet, welches z. B. über notwendige Änderungen des Protokolls, Ein- oder Ausschluß von Studienteilnehmern oder über Art und Zeitpunkt der Publikation entscheidet. Neben einer ausführlichen Anleitung zur Durchführung des Studienprotokolls und zur Führung der Protokollbögen war es sehr vorteilhaft, verkleinerte Kopien von komprimierten Kurzfassungen der Studie für die Stationszimmer und Merkbücher der Ärzte anzufertigen, um auch bei einem Wechsel des ärztlichen Personals und einer Verlegung von Patienten auf nichtonkologische Stationen die optimale Durchführung der Behandlung zu sichern. Darüberhinaus war es für die innere Qualitätskontrolle der jeweiligen Klinik entscheidend, einen mit allen Details der Studie vertrauten Arzt zu benennen, der sowohl für Rückfragen der Studienzentrale wie auch innerhalb der eigenen Klinik zur Verfügung steht. Weiterhin wurden die Treffen der Studienteilnehmer intensiviert, wobei auch der äußere Rahmen dieser Treffen nicht ohne Bedeutung war. Andere Versuche der Kontaktverbesserung wie beispielsweise telefonische Konferenzschaltungen waren weniger effektiv und wurden wieder aufgegeben.
Ein entscheidendes Problem war die Entwicklung möglichst optimaler Dokumentationsbögen. Bereits vor Beginn der gemeinsamen Studien bestand Einvernehmen darüber, nur wesentliche Daten auf wenigen Bögen ohne Datenverschlüsselung zu erfassen. Im Verlauf der drei Pilotstudien konnten eine Reihe von Erfahrungen gesammelt werden, die in den Aufbau der endgültigen Dokumentationsbögen der randomisierten Studie einflossen. So waren die endgültigen Bögen systematischer und übersichtlicher aufgebaut und erfaßten auch selten vorkommende Parameter. Während die Abfrage nach Erstsymptomen z. B. zur Erfassung zusätzlicher prognostischer Faktoren erweitert wurde, wurde für die Verlaufsbeurteilung die Erfassung von Symptomen, Befunden und Laborwerten reduziert. Als wichtig erwies sich darüberhinaus eine exakte Erfassung und Graduierung von Nebenwirkungen. Im endgültigen Verlaufsbogen der

2. wenn der Anteil von Patienten mit bedrohlichen Nebenwirkungen in einem Therapiearm signifikant höher ist.
3. wenn die Zahl der Verweigerungen und Dropouts sich als zu hoch erweist, und
4. wenn andere Studien zur Therapie des kleinzelligen Bronchialkarzinoms eine deutliche Überlegenheit zeigen und damit eine Weiterführung der Studie verbieten.

Für die unter 1 - 3 genannten Kriterien wurden Zwischenauswertungen nach jeweils 60 eingebrachten Patienten vorgesehen. Durch die Ethikkommission des medizinischen Fachbereiches der Universität Marburg wurde eine unabhängige Studienkontrollkommission ernannt, die nach diesen Kriterien die Ergebnisse der Zwischenauswertungen prüft und über die Weiterführung der Studie entscheidet.
Die randomisierte Phase III Studie konnte dann am 01.07.81 aktiviert werden.

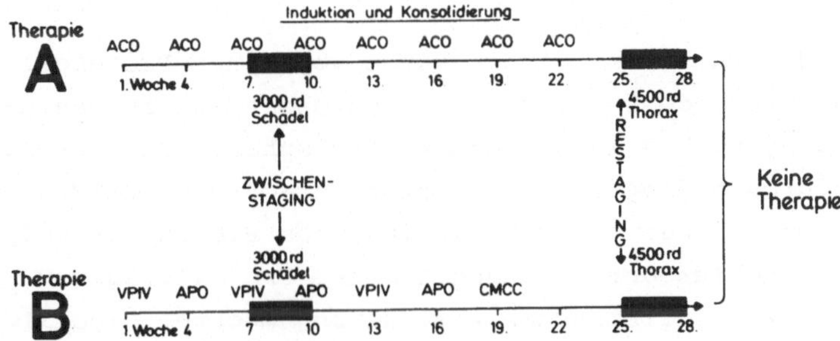

Abb. 1: Schema der randomisierten Studie beim kleinzelligen Bronchialkarzinom

Es erwies sich allerdings die Finanzierung eines Vorlaufes über drei Monate als notwendig, um die Studienzentrale, das Markerlabor und das pathologische Referenzlabor zu etablieren.

Es soll abschließend kurz auf erste Erfahrungen mit der laufenden Studie eingegangen werden. Von juristischer Seite wurde ein ausführliches Aufklärungsgespräch mit dem Patienten gefordert. Dieses umfaßte Aufklärung über Art der Erkrankung, Wirkungen und mögliche Nebenwirkungen beider Therapieformen, Studienanordnung, wissenschaftliche Vorkenntnisse, Sinn der Randomisation und die Weitergabe von Daten. Den Patienten wurde dann freigestellt an der Studie teilzunehmen oder eine der beiden Therapieformen frei zu wählen. Eine Auswertung bei den ersten 15 Patienten zeigte, daß nach dem Aufklärungsgespräch keiner der Patienten die Teilnahme an der Studie verweigerte. Die Dauer des Ge-

randomisierten Studie wurden die Nebenwirkungen nach dem neuen WHO - Standard in fünf Kategorien graduiert und einzeln auf dem Verlaufsbogen erfaßt (Tab. 5).

	Grad 0	Grad 1	Grad 2	Grad 3	Grad 4
Stomatitis	keine	Wundheitsgefühl oder Erythem	Erythem, Ulcus feste Nahrung möglich	Ulcus nur flüssige Nahrung	keine Nahrungsaufnahme möglich
Übelkeit/ Erbrechen	keine	Übelkeit	vorübergehendes Erbrechen	therapiebedürftiges Erbrechen	unbeeinflußbares Erbrechen
Durchfall	keine	vorübergehend < 2 Tage	erträglich, aber > 2 Tage	unerträglich therapiebedürftig	hämorhagische Dehydratation
Hämaturie	keine	mikroskopisch	makroskopisch	Koagula	obstruktive Uropathie
Blutungen	keine	petechiale Blutungen	milder Blutverlust	stärkerer Blutverlust	Blutverlust mit Schock
Fieber als Nebenwirkung	keine	Fieber < 38°C	Fieber 38°C—40°C	Fieber > 40°C	Fieber mit Schock

Tab. 5 : Beispiele für eine Graduierung der Nebenwirkungen gemäß WHO-Empfehlung

Das Protokoll der Phase III Studie wurde von einem Protokoll-Review Komitee begutachtet, dessen Verbesserungsvorschläge in das endgültige Protokoll eingingen. Die lange Begutachtungsphase von fast zwei Jahren war einmal dadurch bedingt, daß einzelne Gutachter Änderungswünsche erst bei der zweiten oder dritten Vorlage des Protokolls vorbrachten, oder daß nach Abschluß der Begutachtung der Projektträger weitere Auflagen besonders zur juristischen Absicherung machte. Glücklicherweise gelang es,die beteiligten Kliniken durch die Fortführung der Pilotstudien weiter zu motivieren und durch Änderungen im Protokoll einer 'Veraltung' der Fragestellung vorzubeugen.
Vor der endgültigen Verabschiedung des Protokolls und der Zuweisung von Mitteln waren noch eine Reihe von Ergänzungen nötig. Hierzu gehörten ein ausführliches Protokoll zur Patientenaufklärung, auf welches noch einzugehen sein wird. Auflage war weiterhin ein Programm zur externen Qualitätssicherung, nach dem säumige Studienteilnehmer zunächst aufgesucht, dann verwarnt und später ausgeschlossen werden, ein Passus, der wie wir glauben in unserer Studie nicht zur Anwendung kommen wird. Aufgenommen wurde darüber hinaus eine exakte Definition der Abbruchkriterien. Ein vorzeitiger Abbruch der Studie wird danach vorgenommen,
1. wenn die Überlegenheit eines Therapiearms hinsichtlich der Zielgröße komplette Remission bei einer Zwischenauswertung statistisch gesichert werden kann. Für den Fall, daß das Ergebnis einer Zwischenauswertung zwar nicht signifikant ist, sich jedoch ein Überlegenheitstrend erkennen läßt, wurden Warngrenzen eingeführt.

spräches war sehr unterschiedlich und lag zwischen 20 Minuten und mehr als 1 Stunde, zum Teil unter Einbeziehung der Angehörigen. Die Aufklärung über Art der Erkrankung, über beide Therapieformen und ihre Nebenwirkungen brachte keine studienspezifischen Probleme. Die Aufklärung über die Tatsache, daß nach dem Stand der Wissenschaft es nicht bekannt ist, welche der beiden Therapieformen überlegen ist, führte besonders bei intelligenten Patienten zu einer erheblichen Verunsicherung, andererseits aber auch zu einer Förderung der Vertrauensbildung gegenüber dem ehrlich die Probleme darstellenden Arzt. Als problematisch erwies sich die Aufklärung über den Sinn der Randomisation. Es besteht der Eindruck, daß trotz ausführlicher Darstellung diese von der Mehrzahl der Patienten nicht intellektuell verarbeitet und mehr oder weniger gleichgültig hingenommen wird. In einigen Fällen führte dies jedoch zu einer Trübung des Arzt-Patienten-Verhältnisses, weil die evtl. lebenserhaltende Behandlung nicht von dem Arzt, sondern von einer anonymen Randomisierungszentrale bestimmt wird. Gegen die Weitergabe von Daten bestanden keine Einwände, da kein Mißbrauch von den auswertenden Wissenschaftlern erwartet wird.
Schließlich kurz einige Bemerkungen zur Motivierung der einzelnen Kliniken an der randomisierten Studie teilzunehmen. Anreize zur Teilnahme sind z.B. die Übernahme von Teilprojekten oder die regelmäßige Information über das Verhalten der Tumormarker unter Therapie. Wie bereits ausgeführt, standen für die Abwicklung der Pilotstudien lediglich ein Arzt und mehrere Studenten zur Verfügung. Der Arbeitsaufwand für die randomisierte Studie was Patientenaufklärung, Erfüllung der Studienbedingungen, Dokumentation, Tumormarkerversand etc. anbelangt ist jedoch weit umfangreicher und bedeutet einen erheblichen Mehraufwand. Dieser liegt besonders in der Dokumentation und damit in der Notwendigkeit Dokumentationskräfte für die jeweilige Klinik einzustellen. Es bestand daher die Erwartung, daß die finanzielle Förderung der Studie es den jeweiligen Kliniken ermöglichen würde,ihre Infrastruktur, z. B. durch die Beschäftigung von Dokumentationshilfen, zu verbessern. Während Studienzentrale, Referenzlabors und methodisches Zentrum durch den Projektträger angemessen ausgestattet wurden, beträgt die Unkostenbeteiligung für den Studienmehraufwand pro Patient nur etwa 300 - 450 DM. Diese Finanzierung des Mehraufwandes der Kliniken ist nicht geeignet entsprechende Erwartungen zur Verbesserung der Infrastruktur zu erfüllen. Ob die genannte Beteiligung des Projektträgers in Zukunft die Bereitschaft zur Teilnahme beeinflussen wird, besonders dann, wenn im weiteren Verlauf der Studie die Begeisterung zur Teilnahme nachläßt, läßt sich zur Zeit nicht entscheiden. Es ist nur festzustellen, daß in

den 2 1/2 Monaten der laufenden multizentrischen Studie bisher 3 Kliniken keine Patienten eingebracht haben.

Ausblick

Es ist zu hoffen, daß diese Ausführungen aus der Sicht eines Klinikers gezeigt haben, welche Probleme bei der Etablierung kontrollierter multizentrischer Studien auftreten, welchen persönlichen Einsatz und welche Zurückstellung von Einzelinteressen sie bedeuten und welcher Mehraufwand für die Kliniken entsteht.
Trotzdem erscheint die kontrollierte Studie als das wichtigste Instrument der klinischen Therapieforschung, da sie häufig ohne Alternative ist. Die Patienten müssen über die ärztliche Unsicherheit als Grundlage des klinischen Versuchs aufgeklärt werden, aber welcher Arzt teilt dem Patienten sonst seine Unsicherheit mit und ist dies ethisch vertretbar? Es ist ethisch nicht völlig unbedenklich, Patienten mit Los einer Therapie zuzuteilen, aber ist es nicht manchmal unethisch, dieses allein aufgrund der sogenannten 'ärztlichen Erfahrung' zu tun? Die kontrollierte Studie produziert keine Wahrheit sondern Entscheidungshilfen. Sie ist alles andere als perfekt, aber sie nützt selbst bei Fehlern in der Anlage und Ausführung. Nicht zuletzt erfahren Patienten durch die detaillierte Festlegung der Therapie innerhalb des Studienprotokolls häufig eine bessere Behandlung, als Patienten außerhalb von kontrollierten Studien.
Wenn man einer in ihrer Ausprägung und Auswirkung so verheerenden Erkrankung wie beispielsweise dem Krebs gegenübersteht, besteht ein großer Druck, vielversprechende neue Behandlungsformen zu finden und eine große Bereitschaft diese zu akzeptieren. Es ist immer die Hoffnung vorhanden,eine Therapie zu entwickeln, die durch einen dramatischen Einfluß auf die Mortalität einen Durchbruch darstellt. Sollte sich ein derartiger Durchbruch finden, dürfte seine klinische Erfassung einfach sein und keine komplexen klinischen Studien oder komplizierte analytische Techniken erforderlich machen. Viele Fortschritte, und das gilt von wenigen Ausnahmen abgesehen für alle Bereiche der Onkologie und der anderen klinischen Disziplinen, vollziehen sich jedoch in kleinen Schritten. Dies macht die Durchführung kontrollierter klinischer Studien unabdinglich. Es ist zu begrüßen, daß die Öffentlichkeit und die Politiker in der Bundesrepublik bereit sind, diese Tatsache zunehmend zu akzeptieren.

Literaturangaben

1. Carter,S.K.(1980). Clinical considerations in the design of clinical trials. Cancer Treatment Reports 64, 367.
2. Chalmers,T.C.(1975). Symposium on diseases of the liver: randomisation of the first patient. Medical Clinics of North America 59, 1035
3. Chalmers,T.C. Zitiert nach R.Peto, Vortrag Ulm, Februar 1979.
4. Cohen,M.H., Ihde,D.C., Bunn,P.A. et al (1979). Cyclic alternating combination therapy for small cell bronchogenic carcinoma. Cancer Treatment Report 63, 163.
5. Einhorn,L.H. and Donohne,J.(1977). Diamminedichloroplatinum, vinblastine and bleomycin combination chemotherapy in disseminated testicular cancer. Annals of Internal Medicine 87, 293.
6. Lorenz,W. und Rhode,H.(1979). Prospektive kontrollierte Studien in der Chirurgie. Kontroverse Standpunkte zur Motivierung und Durchführung. Klinische Wochenschrift 57,301.
7. Sylvester,R.J., Machin,D. and Staquet,M.J.(1978). A practical guide to the preparation of cancer clinical trial protocolls. EORTC Data Center Report.
8. Überla,K.(1978). Multizentrische Studien. In: Probleme und Randbedingungen von Therapiestudien. Methoden Kolloquium I. Hrsg.: T.M.Fliedner.

Prof. Dr. K. Havemann
Abteilung Hämatologie/Onkologie
der Medizinischen Klinik
Universität Marburg
Mannkopffstr. 1
355o Marburg

THERAPIESTUDIEN: HERAUSFORDERUNG FÜR DEN BIOMETRIKER

N. VICTOR
Abteilung Biomathematik, FB 18
Universität Gießen

1. Einleitung

Um deutlich zu machen, weshalb Therapiestudien derzeit für unser Fach, zu dessen Bezeichnung bekanntlich die unterschiedlichsten Namensanhäufungen benutzt werden und das ich hier - ohne eine endgültige Namensgebung zu präjudizieren - kurz "Biometrie" nennen werde, eine Herausforderung darstellen, halte ich es für nötig, vorab die Aufgaben unserer Wissenschaft (der "Biometrie") zu skizzieren. Ich halte dies für nötig, um die falsche, weit verbreitete, offensichtlich nicht ausrottbare Vorstellung geradezurücken, Biometrie bestünde zur Gänze aus der Anwendung mathematischer Methoden auf biologisch-medizinische Daten, eine Vorstellung, die dem Verständnis des Folgenden im Wege stünde.

2. Versuch einer Definition der Biometrie

Kernproblem der Biometrie ist die Entwicklung mathematischer Modelle für biologische Vorgänge, ihr Hauptforschungsgegenstand ist der Abbildungsprozeß "Natur ⟷ Modell", und erst dieser ihr eigene Untersuchungsgegenstand macht sie zu einer eigenständigen Wissenschaft. Auch die Methodik der Biometrie weist ihr eigene Besonderheiten auf, da die Modellentwicklung kein Ein-Schritt-Prozeß ist, sondern ein schrittweises Herantasten an die geeignete Lösung durch Modellmodifikationen, die Diskrepanzen zwischen experimentell und modellmäßig ermittelten Ergebnissen Schritt für Schritt beseitigen. Das bekannte Schema des Vorgangs der Modellbildung (Abb. 1) verdeutlicht die Stellung des Faches Biometrie als Brücke zwischen Praxis und Theorie.

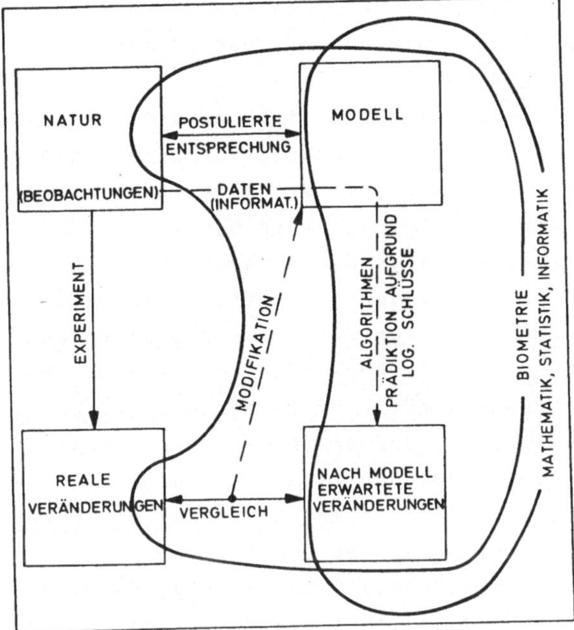

ABB. 1: SCHEMA DER MODELLBILDUNG

Zu den Aufgaben des im medizinischen Bereich tätigen Biometrikers gehören:

(a) die Entwicklung von Modellen und Algorithmen für die medizinischen Wissenschaften und die medizinische Praxis,

(b) die Anwendungen dieser Modelle und Algorithmen, d.h. die Prädiktion des Modellverhaltens unter verschiedenen Einflüssen aufgrund logisch-mathematischer Schlüsse bzw. die Berechnung der Problemlösung durch Anwendung der Algorithmen auf beobachtete Daten,

(c) die Übertragung der modellmäßig ermittelten Resultate auf die Sachproblematik, d.h. die sachgerechte Interpretation.

(a) erfordert zwingend eine detaillierte Analyse des Sachproblems (und damit Sachkenntnis), und (b) erfordert effiziente Methoden der Informationsgewinnung und Informationsverarbeitung. Ich spreche ich hier und im Folgenden mit der Therapiestudienproblematik speziell den im medizinischen Bereich tätigen Biometriker an, die Definitionen lassen sich jedoch auf alle anderen Bereiche übertragen.

Akzeptieren wir obige Definition der Biometrie, so müssen wir auch nachstehende Folgerungen aus dieser Definition akzeptieren:

(1) Rein theoretische Weiterentwicklungen des mathematischen Methodengebäudes sind nicht Hauptaufgabe der Biometrie; Biometrie kann nicht methodenspezifisch sein. Der Biometriker muß für die Lösung seiner Probleme über ein breites Methodenspektrum verfügen (daher die (unnötig) langen Institutsbezeichnungen); er muß die Methoden den Sachproblemen anpassen und nicht umgekehrt. Er darf sich demnach nicht in ein Methodenkorsett (z.B. das der schließenden Statistik) zwingen lassen und muß bereit sein, auch auf Methoden zurückzugreifen, die nicht seinem engeren Wissensgebiet angehören. Ein Auseinanderdividieren unseres Faches nach Methoden ist daher

Unsinn und alle methodisch orientierten Fachbezeichnungen wie "Medizinische Statistik" oder "Medizinische Informatik" sind daher unzureichend und nicht voll treffend. Sinnvoll ist die Einteilung nach Sachgebieten (Medizin, Psychologie, Landwirtschaft etc.).

(2) Die Tätigkeit des Biometrikers in einem Forschungsvorhaben beginnt nicht erst dann, wenn Daten vorliegen, die er "verrechnen" soll, sondern bei der Planung des Experiments. Wurde er bereits zur Planung hinzugezogen, kann er allerdings die Auswertung nicht mit Hinweis auf nicht oder zu spät formulierte Hypothesen verweigern und trägt die für ihn <u>ungewohnte</u> - für manchen Biometriker wohl auch <u>ungewollte</u> - <u>Verantwortung für die Auswertbarkeit</u>. Gerade bei Therapiestudien ist, wie wir sehen werden, diese besonders groß.

(3) Der Biometriker muß sich bewußt sein, daß er seine Algorithmen auf Daten anwendet und die resultierenden Schlüsse sich auf diese Daten beziehen (rechte Seite in Abb. 1). Er muß <u>hinter diesen Daten</u> stets <u>deren Träger</u> oder deren Quelle - hier den Patienten - <u>sehen</u> und bei der Übertragung von "berechneten" Schlußfolgerungen auf den Patienten berücksichtigen, daß dieser nie vollständig durch seinen Datenvektor beschrieben ist.

Zusammenfassend: Hauptaufgabe der Biometrie ist nicht das Verrechnen von Zahlen und Produzieren von Rechenergebnissen, sondern die Modellentwicklung und die sinnvolle Interpretation der aufgrund des Modells algorithmisch ermittelten Ergebnisse innerhalb der Sachproblematik; er trägt die Verantwortung dafür, daß der Patient nicht mit seinem Datenvektor gleichgesetzt wird, was ihm eine Überwachungsfunktion gegenüber der eingesetzten Technik und Methodik zuweist.

3. Besonderheiten von Therapiestudien

Ich möchte kurz einige Charakteristika, Randbedingungen und Anforderungen an Therapiestudien anführen, die ich für die im Titel angesprochenen Herausforderungen verantwortlich mache. Für ausführlichere Begriffsbestimmungen kann ich auf das von Jesdinsky [3] herausgegebene GMDS-Memorandum zur Planung und Durchführung kontrollierter klinischer Therapiestudien verweisen.

Therapiestudien, insbesondere die sogenannten randomisierten, kontrollierten klinischen Studien, schränken den Arzt in der Wahl seiner Behandlungsverfahren ein. Sie sind nur zulässig, solange keine gesicherten Ergebnisse zur Überlegenheit einer der untersuchten Therapien vorliegen bzw. solange diese kontrovers beurteilt werden. Sie sind nur in Erwägung zu ziehen, wenn keine anderen Möglichkeiten zur Erkenntisgewinnung bestehen, etwa durch direkte Analyse der einer Krankheit und

Therapie zugrunde liegenden Wirkmechanismen. Vor Beginn einer Therapiestudie sollte man weitestgehend sicher sein, daß die Ergebnisse der Studie nicht während ihrer Laufzeit durch die Grundlagenforschung überholt werden.
Umwälzende medizinische Neuerungen benötigen zur Akzeptanz keine Studien. Therapiestudien sind vor allem dort angebracht, wo die Forschung langsam vorankommt und schon kleine Verbesserungen der Wirksamkeit oder Verträglichkeit einen Erfolg bedeuten, z.B. in den Bereichen Krebs und Rheuma. Um aber kleine Fortschritte erkennen zu können, sind große Stichproben und ein möglichst "sauberes" Arbeiten nötig; dies bedeutet Genauigkeit bei Planung, Informationsgewinnung und -auswertung sowie die weitestmögliche Ausschaltung systematischer Fehler durch Stratifizierung und Randomisation. Auch bei effizientester Nutzung der Information bleiben solche Studien teuer und sind nur vertretbar, wenn eine gewisse Erfolgswahrscheinlichkeit besteht.
Die randomisierte, kontrollierte klinische Studie bleibt jedoch unbestreitbar das empfindlichste und überzeugendste Instrument zum Wirksamkeitsnachweis und zum Vergleich von Therapien und ist vom Erkenntniswert allen anderen Studienformen überlegen. Allerdings lassen klinische, ethische und andere Randbedingungen oft eine allen Anforderungen genügende Studie nicht zu. Welche Abstriche je nach Nebenbedingungen an einer "idealen" Studie zulässig sind und wann welche alternative Studienform angebracht ist, ist die erste und wichtigste Aufgabe,die Kliniker und Biometriker gemeinsam zu lösen haben, wenn eine neue Fragestellung der Therapieforschung angegangen wird.

4. Wo liegen die Herausforderungen für den Biometriker?

Konkretisieren wir entsprechend unserer Biometriedefinition, ausgehend von Abschnitt 3, den Aufgabenkatalog des Biometrikers bei Therapiestudien, berücksichtigen wir ferner, daß die hier vertretene Auffassung von Biometrie zur Zeit in unserem Lande noch nicht allgemein akzeptiert ist (nicht einmal von allen "Biometrikern"), so erkennen wir, welch große Herausforderung die verantwortliche Betreuung solcher Studien für den Biometriker darstellt und wo diese Herausforderungen liegen. Die wichtigsten will ich nennen:

(1) Die größte derzeitige Herausforderung ist das Erreichen der Integration in das Planungs- und Leitungsgremium (PLG) einer Studie und der vollen Akzeptanz in diesem Gremium. Die Bedeutung von Planung und Organisation für den Erfolg einer Studie muß häufig den die Fragestellung fixierenden Klinikern erst klargemacht werden, auch solchen, die zu hervorragender klinischer Forschung fähig sind. Der

Biometriker muß die Zusage, eine Studie auszuwerten, also abhängig machen von der Zusicherung, ihn in das PLG aufzunehmen und ihm Entscheidungsbefugnisse für gewisse Problemkreise zu übertragen. Solange dies nicht selbstverständlich ist, kann diese Forderung leicht den Anschein eines "Hineindrängens" erwecken, den man natürlich gerne vermeidet.

(2) Im PLG ist der Biometriker aber nicht nur für einen abgegrenzten Bereich zuständig, sondern alle wichtigen Entscheidungen müssen in enger, interdisziplinärer Zusammenarbeit getroffen werden. Die Bereitschaft zur Mitarbeit in diesem interdisziplinären Team mit voller gegenseitiger Akzeptanz ist eine Herausforderung für den Biometriker, weil er es ist, der "von außen" kommt, und <u>er</u> deshalb die Akzeptanz erreichen muß; dies kann er nur durch intensive Beschäftigung mit der Fragestellung und dem Sachproblem (was er allerdings ohnehin zur Erfüllung seiner Aufgaben nötig hat).

(3) Aus der Mitwirkung im PLG resultiert die <u>Mitverantwortung</u> für das Gelingen der Studie, deren Übernahme eine weitere - für viele Biometriker sogar die größte - Herausforderung darstellt. Verantwortlich ist er in erster Linie für die <u>Auswertbarkeit</u> der Studie und, da er von Beginn an beteiligt ist, muß er die Studie auch dann auswerten, wenn Mängel bei der Datenerhebung auftreten. In empirischen Studien lassen sich mangelhafte Daten nicht vollständig vermeiden und man kann nur die unter den gegebenen Bedingungen bestmögliche, nicht aber absolute Datenqualität anstreben. Der Biometriker muß dann sein Auswertungskonzept der erreichbaren Datenqualität anpassen und kann nicht wegen mangelhafter Daten die Auswertung verweigern, wie er das mit gutem Recht tun kann und häufig auch tut, wenn ihm nach Abschluß einer Untersuchung mangelhafte Daten zur Auswertung vorgelegt werden.

Verantwortlich oder mitverantwortlich, vor allem bei multizentrischen Studien, ist der Biometriker auch für:

- die zeitliche und logistische Durchführbarkeit,
- die Standardisierung der Behandlungsschemata und Meßmethoden,
- die Eignung der benutzten Meßinstrumente (für Therapieerfolg etc.),
- Maßnahmen zur Sicherung einer hohen Datenqualität und
- die effiziente Nutzung der gesamten anfallenden Information.

(4) Die Vielfalt der Aufgaben bedingt eine Breite des benötigten Methodenspektrums, die von niemand kompetent überdeckt werden kann. Dieses Spektrum umfaßt die Statistik (und zwar nicht nur die schließende), die Informatik (mit dem Schwerpunkt Datenstrukturen) und Teile vieler anderer mathematischer Disziplinen (z.B. Diff.-Glei-

chungen). Diesen Anforderungen kann der Biometriker nicht entgegentreten, indem er versucht, sich in all diese Gebiete einzuarbeiten, sondern nur durch einen geeigneten Aufbau des Mitarbeiterstabes und bedarfsweises Hinzuziehen kompetenter Fachleute; er muß nicht alle benötigten Methoden beherrschen, aber die Notwendigkeit des Einsatzes ihm ungeläufiger Methoden erkennen. (So gesehen ist die Verschiedenartigkeit der Herkunft, Ausbildung und Forschungsschwerpunkte der Biometriker ein Vorteil für die praktische Arbeit.)

Abb. 1 macht deutlich, daß die Biometrie ihre Existenzberechtigung aus der Notwendigkeit der Forschung in den Sachwissenschaften bezieht; sie ist hier eine Hilfswissenschaft der medizinisch-klinischen Forschung. Die klinische Forschung muß mit Unterstützung der Biometrie weitergehen, gleich ob der methodische Apparat voll oder nur lückenhaft zur Verfügung steht. Dieser Zwang zum Handeln fordert den Biometriker in zweifacher Hinsicht: Einerseits muß er durch methodische Weiterentwicklungen problemadäquate Verfahren anstreben, andererseits muß er bereit sein, bei der Erkenntnisgewinnung mitzuarbeiten, auch wenn er dazu sein festes Methodengebäude verlassen muß. Betrachten wir zuerst die letztere Herausforderung, weil die meisten Methodiker sich dieser weniger gern stellen, und wenden wir uns erst dann unter (6) den methodischen Weiterentwicklungen zu, einer Aufgabe, der sich die meisten Biometriker am bereitwilligsten stellen.

(5) Unbedingt notwendige, jedoch möglichst wenig Abstriche an den Voraussetzungen der Methoden zuzulassen, erfordert "Abschätzung des Machbaren" oder konkret Abwägen, wieweit ein idealer Versuchsplan durchgesetzt werden kann, ohne die Durchführung einer Studie zu gefährden und ohne die ursprüngliche Fragestellung zu verändern. Dieses Dilemma zwischen dem Zwang zur Weiterführung der Untersuchungen und einer sauberen Methodik stellt für den methodisch orientierten Biometriker die Nagelprobe der Eignung für sein Fach dar. Viele (ungeeignete) möchten sich gar zu gern - wie für Mathematiker zulässig - in ihr methodisches Gebäude zurückziehen. Zur Abschätzung des Machbaren gehört die Bereitschaft zum Verzicht auf randomisierte Studien, wenn diese nicht angemessen sind, und der Übergang auf andere Studienformen (z.B. Beobachtungsstudien), wenn eine Verbesserung des Erkenntnisstandes nötig, eine randomisierte Studie aber nicht durchführbar ist. Die Form einer Studie und die Vorgehensweise bei der statistischen Auswertung werden demnach wesentlich durch den Erkenntnisstand über Krankheit und verfügbare Therapien festgelegt.

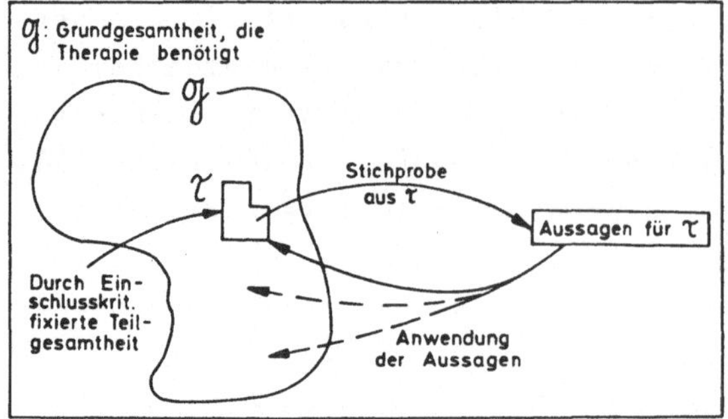

Abb. 2: Festlegung der Grundgesamtheit

Die Problematik des Abwägens zwischen Praxisrelevanz und idealem Versuchsplan sei anhand der Definition der Grundgesamtheit für eine Studie verdeutlicht (vgl. Abb. 2). Einerseits gibt es die *heterogene* Grundgesamtheit $\mathcal{G}$ der therapiebedürftigen Patienten; andererseits streben wir durch saubere Einschlußkriterien eine möglichst *homogene* Teilgesamtheit τ an, aus der wir die Stichprobe ziehen und auf die wir unsere Aussagen beschränken. Für zu heterogene Grundgesamtheiten sind präzise Aussagen zur Therapie nicht zu erwarten; wird τ zu eng gewählt, verlieren die Aussagen ihre Bedeutung. Auch die Gefahr, daß die Aussagen für τ unzulässigerweise auf mehr oder weniger stark von τ differierende Gruppen aus $\mathcal{G}$ (oder auf Gesamt-$\mathcal{G}$) bezogen werden, müssen wir sehen. Nimmt der Biometriker seine Verantwortung ernst, so darf er sich nicht durch einen Hinweis in der Publikation auf die Beschränkung der Aussage auf τ exkulpiert fühlen, wenn er sicher sein kann, daß als Folge der Publikation die Aussagen in der Praxis auf Gesamt-$\mathcal{G}$ bezogen werden.

(6) Kommen wir zum Schluß zu den nötigen methodischen Weiterentwicklungen; Weiterentwicklung heißt hier, die Methoden den durch Klinik, Ethik und Recht gegebenen Randbedingungen anzupassen und dies ist oft schwieriger als mathematische Verallgemeinerungen. Im vierten Kapitel dieses Bandes werden solche Probleme behandelt, so daß ich es hier bei einer kurzen Aufzählung belassen kann:

- Die Entwicklung von Auswertungsverfahren für *zensierte Überlebenszeiten* ist trotz der rezenten Flut von Publikationen noch nicht abgeschlossen.
- Die Zielkriterien sind oft *multivariat*, wodurch Erfolgsdefinition und -vergleich erschwert wird.
- Meist sollen mehrere Fragestellungen in einer Studie geklärt werden, was den Einsatz der noch in Entwicklung befindlichen *multiplen Testverfahren* erfordert.
- Ethische und juristische Anforderungen erzwingen die Durchführung von Zwischenauswertungen und das Abgehen vom klassischen Ansatz der einmaligen Auswertung nach Erhebung aller Daten. Die hierfür adäquaten *"gruppensequentiellen" Auswertungsstrategien* erfordern die Beschreitung neuer Wege bei der Quantifizierung der Irrtumswahrscheinlichkeiten.

- Die Bedeutung der Signifikanztests für die Auswertung von Therapiestudien wird von vielen im Milieu der klassischen schließenden Statistik groß gewordenen Biometrikern überschätzt, was zwangsläufig eine Vernachlässigung anderer Vorgehensweisen nach sich zieht (z.B. häufigere Benutzung des Konfidenzintervalls). Der Hinweis auf die Assymmetrie des Tests bzgl. der beiden betrachteten Hypothesen genügt, um seine beschränkten Einsatzmöglichkeiten in Therapiestudien, in denen neben dem Wirksamkeitsnachweis auch die Freiheit von Nebenwirkungen gezeigt werden soll, deutlich zu machen. Diese Erkenntnis ist alt (vgl. z.B. die 1966 von Cutler et al. publizierte Diskussion [1]), jedoch verhinderte die methodische Tradition ihre Verbreitung, so daß sich Schneider [4] kürzlich veranlaßt sah, in einem Editorial erneut darauf hinzuweisen. Die Problematik der Wahl der geeigneten statistischen Vorgehensweise je nach Fragestellung muß klarer herausgearbeitet werden; ebensowenig wie eine Überschätzung ist nämlich eine Verteufelung des Signifikanztests angebracht, da das Ziel vieler Therapiestudien nicht so sehr die Forschung, sondern die Überzeugung von Zweiflern ist (vgl. Feinstein [2]), und für letzteres ist der Test nach wie vor das adäquate Mittel.
- Auswertungskonzepte und -verfahren für Studienformen, die nicht den strengen Anforderungen randomisierter klinischer Studien entsprechen, sind noch unzureichend fundiert und entwickelt (vgl. Victor et al. [6]).
- Die hohen Kosten einer Therapiestudie erfordern die Nutzung der gesamten anfallenden Information, d.h. neben der Beantwortung der Hauptfragestellung ist eine Verbesserung unseres Erkenntnisstandes über Krankheit und Therapien durch explorative Verfahren angebracht. Explorative Verfahren sind aber noch nicht als integraler Bestandteil der Statistik anerkannt und über die Art der Schlußfolgerungen aus solchen Analysen besteht Unklarheit. Hier kann ich auf den GMDS-Tagungsband zu diesem Thema verweisen, insbesondere mein einleitendes Referat in diesem Bändchen [5].

5. Schlußfolgerungen

Ich hoffe gezeigt zu haben, weshalb die Beteiligung an Therapiestudien eine Herausforderung für einen Biometriker darstellt. Wir haben uns den Herausforderungen teilweise bereits gestellt; ich erwähne:

- Den erfolgreichen Vorstoß von GMDS und Biometrischer Gesellschaft bei staatlichen und anderen Geldgebern, die Bewilligung empirischer Studien auch vom Vorhandensein und von der Güte eines Versuchs- und Auswertungsplanes abhängig zu machen.

- Die Diskussionen, die eine Gruppe von Biometrikern und Juristen seit geraumer Zeit zwecks Herausarbeitung rechtlichen Randbedingungen genügender Auswertungsstrategien führen.
- Die methodischen Weiterentwicklungen der letzten Zeit aus den Bereichen zensierte Überlebenszeiten, gruppensequentielle Vorgehen, multiple Testverfahren etc.
- Die Hinwendung einer Gruppe von Biometrikern zur explorativen Datenanalyse in der Absicht, diese gleichberechtigt neben das konfirmatorische Vorgehen zu stellen.

In vielen anderen Punkten müssen wir uns noch bewußter den Herausforderungen stellen, und wir können diese erfolgreich nur dann bestehen, wenn wir die Probleme in enger Zusammenarbeit mit den in der klinischen Forschung tätigen Medizinern anpacken, unserer Einbindung in die Verantwortlichkeit voll zustimmen, selbst initiativ werden und den Standpunkt des auf Abruf bereitstehenden Dienstleistenden aufgeben. Die Beteiligung an Therapiestudien ist aber nicht nur eine Herausforderung, sondern auch eine Chance für die Biometrie, im allgemeinen Bewußtsein die ihr zukommende Stellung neben, jedoch eng verbunden mit den Sachwissenschaften einzunehmen. Ich hoffe, daß dieser Kongreß dazu beiträgt, diesem Ziel einen Schritt näher zu kommen und ein engeres Zusammenrücken der Biometrie mit den klinischen Fächern bewirkt.
Nachdem ich das Verhältnis der Biometrie zur klinischen Forschung allgemein angesprochen habe, lassen Sie mich mit einem Hinweis zur richtigen Wertung von Therapiestudien für die klinische Forschung schließen. Vertrauen wir weiterhin auf den Nutzen dieses Forschungsinstrumentes für das Voranschreiten der Therapieforschung, seien wir uns zwar all seiner Beschränkungen und Gefahren stets bewußt, lassen wir aber nicht zu, daß dieses Instrument durch undifferenzierte und unqualifizierte Pauschalkritik in der Öffentlichkeit in Mißkredit gebracht wird, mit dem Ziel, durch die so manipulierte öffentliche Meinung die objektive Messung der Wirksamkeit von Therapien zu unterbinden.

Literatur

[1] Cutler, S.J., Greenhouse, S.W., Cornfield, J. and Schneiderman, M.A.: The Role of Hypothesis Testing in Clinical Trials. J. Chron. Dis. 19, 857-882 (1966).
[2] Feinstein, A.R.: Problematik und Herausforderung bei randomisierten Studien - ein Kommentar. Triangel 19, 77-82 (1980).
[3] Jesdinsky, H.-J. (Hrsg.): Memorandum zur Durchführung kontrollierter klinischer Therapiestudien. GMDS-Schriftenreihe Band 1, Schattauer, Stuttgart 1978.
[4] Schneider, B.: The Role of Hypothesis Testing in Clinical Trials. Meth. Inform. Med. 20, 65-66 (1981).
[5] Victor, N.: Stellung der explorativen Datenanalyse im Rahmen der Statistik. in: Victor, N., Lehmacher, W. u. van Eimeren, W. (Hrsg.): Explorative Datenanalyse. Springer, Heidelberg 1980, pp 2-5.
[6] Victor, N., Broszio, E.P. und Naumann, K.: Auswertungskonzepte für empirische Studien. Im gleichen Band wie [5] , pp 116-124

DIE THERAPIESTUDIE ALS ENTSCHEIDUNGSPROZESS

A. NEISS
Institut für Medizinische Statistik und Epidemiologie
Technische Universität München

Zusammenfassung

Es werden für die einzelnen Abschnitte einer Therapiestudie typische Entscheidungssituationen vorgestellt und die Kriterien, nach denen die Entscheidungen getroffen werden, untersucht. Dabei stellt sich heraus, daß in einer Reihe von Situationen ohne logisches Konzept entschieden wird. An einem Beispiel wird gezeigt, wie man in einer solchen Situation die Ideen der statistischen Entscheidungstheorie nutzbar machen kann. Die praktischen Probleme bei der Anwendung dieser Theorie werden diskutiert.

DIE THERAPIESTUDIE ALS ENTSCHEIDUNGSPROZESS

1. EINLEITUNG

Die Aktivitäten im Rahmen einer Therapiestudie werden im allgemeinen in drei Abschnitte unterteilt: In die Planungsphase, in die Durchführung der Studie und in die Auswertung der gesammelten Informationen. Während dieser drei Phasen sind eine Reihe von Entscheidungen zu treffen. Dies gilt auch für den Zeitraum vor Planungsbeginn sowie für die Zeit nach Vorliegen der Studienergebnisse.
Im folgenden werden Entscheidungssituationen, wie sie für Therapiestudien typisch sind, aufgeführt und untersucht, nach welchen Gesichtspunkten diese Entscheidungen getroffen werden. Dabei wird sich zeigen, daß meist mehrere Gesichtspunkte gleichzeitig berücksichtigt werden müssen, was häufig zu Konflikten führt.

Zur Lösung dieser Konflikte ist es notwendig, die Wertigkeit der einzelnen Gesichtspunkte beurteilen zu können. In der vorliegenden Arbeit werden daher die logischen Grundlagen der einzelnen Entscheidungskriterien analysiert. Dabei wird sich herausstellen, daß in der Praxis eine Reihe von Entscheidungen willkürlich, also ohne logische Basis, getroffen werden.
Es wird untersucht, in wieweit in solchen Situationen die statistische Entscheidungstheorie als Lösungskonzept geeignet ist.

2. TYPISCHE ENTSCHEIDUNGSSITUATIONEN

Im folgenden werden für die einzelnen Studienabschnitte einige Beispiele für typische Entscheidungssituationen aufgeführt.

Vor Planungsbeginn ist zu entscheiden, ob überhaupt eine Studie durchgeführt werden soll. Dazu müssen z.B. bisherige Ergebnisse bewertet, die Durchführbarkeit des Vorhabens und die zu erwartenden Ergebnisse beurteilt werden.

Bei der Planung der Studie muß man u.a. die Ziel- und die Störvariablen definieren, die Abbruchkriterien festlegen und den erforderlichen Stichprobenumfang abschätzen.

Während der Durchführung der Studie ist bei unvorhersehbaren Zwischenfällen zu entscheiden, ob die Studie weitergeführt werden darf, ob für bestimmte oder für alle Patienten das Prüfungsprotokoll geändert werden oder ob die Studie ganz abgebrochen werden muß.

Bei der Auswertung der gesammelten Informationen hat man in der Regel eine multiple Testsituation vorliegen: Mehrere Therapien, Zielvariablen und Zwischenauswertungen. Nach welchem Konzept soll man diese Situation bearbeiten (Nullhypothese, Alternativhypothese, Testniveau)?

Ob ein statistisch signifikantes Ergebnis auch medizinisch relevant ist und ob ein statistisch nicht signifikantes Resultat eventuell medizinisch doch interessant sein könnte, muß u.a. bei der Interpretation der Ergebnisse entschieden werden.

Nach Beendigung der Studie sind die Konsequenzen aus den Ergebnissen zu ziehen. Soll die bisherige Therapie geändert werden? Sind weitere Studien, evtl. mit anderen Zielgruppen erforderlich?

3. GESICHTSPUNKTE BEI DER ENTSCHEIDUNGSFINDUNG

Wenn man die im Abschnitt 2 aufgeführten Beispiele betrachtet, so sieht man, daß bei den Entscheidungen eine Reihe von Gesichtspunkten berücksichtigt werden müssen.
So spielen z.B. bei der Entscheidung, ob die Studie durchgeführt werden soll, u.a. politische, wirtschaftliche, medizinische und wissenschaftliche Interessen eine Rolle. Bei der Beurteilung der Durchführbarkeit sind ethische und juristische Gesichtspunkte zu berücksichtigen. Hinzu tritt die vorhandene Kapazität (Patienten, Personal, Geld) als weiterer Faktor. Bei der Abschätzung des benötigten Stichprobenumfangs werden statistische Argumente nützlich sein. Dasselbe gilt für die Festlegung der Auswertungsstrategie.
Meist sind bei einer Entscheidung mehrere Gesichtspunkte gleichzeitig zu berücksichtigen. Dies führt oft zu Konflikten. So ist z.B. die juristische Forderung nach Aufklärung des Patienten, verbunden mit der freien Entscheidung des Patienten bezüglich der bei ihm anzuwendenden Therapie, unvereinbar mit der statistischen Forderung nach zufälliger Zuteilung der Patienten auf die Therapien.

Bei einigen der angesprochenen Gesichtspunkte existieren klar definierte Grundlagen, bei anderen fehlte eine solche Ausgangsbasis oder ist zumindest nicht deutlich erkennbar. Juristische und ethische Argumente z.B. beziehen sich auf geltende Gesetze oder Vereinbarungen (Strafgesetz, Arzneimittelgesetz, Deklarationen von Tokyo und Helsinki). Wirtschaftliche Interessen werden sich am Gewinn des Unternehmens orientieren, medizinische Gesichtspunkte am Wohl des zu behandelnden Patienten. Schwieriger zu beurteilen sind die Mechanismen, die politischen oder wissenschaftlichen Entscheidungen zugrunde liegen. Ein Beispiel für das Fehlen einer logischen Grundlage beim Treffen von Entscheidungen ist die viel praktizierte Angewohnheit, für den Fehler 1. Art eine Wahrscheinlichkeit von 1 oder 5 Prozent und für den Fehler 2. Art eine Wahrscheinlichkeit von 10 oder 20 Prozent festzulegen. Kann in solchen Situationen, in denen ein Konzept für die Entscheidungsfindung fehlt, die Statistik weiterhelfen?

4. DIE RISIKOMINIMIERUNG ALS KONZEPT FÜR DIE ENTSCHEIDUNGSFINDUNG

Im folgenden soll anhand einer vereinfacht dargestellten Entscheidungssituation gezeigt werden, wie man die Ideen der statistischen Entscheidungstheorie nutzen kann, um vernünftige Entscheidungen zu treffen.
Angenommen, in einer Klinik werde bisher bei einer bestimmten Erkrankung standardmäßig die Therapie A eingesetzt und eine neu entwickelte Therapie B stehe als Alternative zur Diskussion. Wie soll man sich verhalten? Soll man A beibehalten (E_1), A durch B ersetzen (E_2) oder eine Therapiestudie durchführen (E_3)?

Man wird sich sinnvollerweise für diejenige Entscheidung entschließen, bei der das Risiko (= zu erwartende "Kosten") am kleinsten bzw. der zu erwartende Nutzen am größten ist.

Ziel der eventuell durchzuführenden Therapiestudie sollte es sein, sich anhand eines statistischen Tests zwischen den beiden Alternativen H_o: "B ist nicht besser als A" und H_1: "B ist besser als A" zu entscheiden. Hat man sich für H_1 entschieden, so soll in Zukunft stets die Therapie B angewandt werden, sonst wird A beibehalten. Der Einfachheit halber sei angenommen, daß sich der Arzt dann richtig verhält, wenn er den Patienten mit A (B) behandelt und H_o (H_1) gilt.

Als Maßzahl für die "Kosten" bietet sich die Anzahl der falsch behandelten Patienten an. Geht man davon aus, daß in Zukunft N Patienten behandelt werden müssen, so werden bei der Entscheidung E_1 entweder alle Patienten richtig (wenn H_o zutrifft) oder alle Patienten falsch (wenn H_1 zutrifft) behandelt. Dasselbe gilt entsprechend für die Entscheidung E_2. Werden bei der erwogenen Therapiestudie jeweils n Patienten den beiden Therapien zugeordnet, so werden bei der Entscheidung E_3 entweder n Patienten (wenn das Testergebnis mit dem wahren Sachverhalt übereinstimmt) oder N - n Patienten (wenn Testergebnis und wahrer Sachverhalt nicht übereinstimmen) falsch behandelt.

Der Erwartungswert der Kosten (= Risiko) wird nun dadurch berechnet, daß man die Kosten mit der Wahrscheinlichkeit dafür, daß diese Kosten auftreten, multipliziert und diese Produkte addiert. Bezeichnet man die Wahrscheinlichkeit für einen Fehler 1. Art mit α, für einen Fehler 2. Art mit β und für das Zutreffen der Hypothese H_o mit q, so ergeben sich folgende Risiken für die drei Entscheidungen:

$$R_1 = (1 - q)N$$

$$R_2 = qN$$

$$R_3 = q\,[(1-\alpha)n + \alpha(N-n)] + (1-q)[(1-\beta)n + \beta(N-n)]$$

Sind α, β, q, N und n gegeben, so kann man diese Risiken berechnen und die richtige Entscheidung treffen.

In der Praxis ist jedoch die a-priori-Wahrscheinlichkeit q nicht bekannt und die "Kosten" sind oft schwer zu bestimmen. Kann man unter diesen Umständen das Konzept der Risikominimierung bei Entscheidungen im Rahmen von Therapiestudien überhaupt anwenden? Für einen Einsatz dieser Strategie in der Praxis sprechen zwei Gründe. Erstens wird dadurch die Entscheidungssituation transparenter: Man kann die objektivierbaren Schritte zur Entscheidung von den subjektiven Annahmen trennen. Und zweitens ist es häufig möglich, die Risiken gegeneinander abzuwägen, auch wenn die absolute Größe der einzelnen Risiken nicht berechnet werden kann.

5. SCHLUSSFOLGERUNGEN

Im Rahmen einer Therapiestudie sind eine Vielzahl von Entscheidungen zu treffen, für die unterschiedliche Disziplinen kompetent sind. Eine davon ist die Statistik. Sie tritt in der Regel erst dann auf den Plan, wenn bereits eine Reihe von Entscheidungen gefallen sind.

Die Gesichtspunkte, nach denen entschieden wird, kann man grob in solche ohne logische Grundlagen und in solche mit einer abgesicherten Basis einteilen. Für den ersten Fall kann u.U. die Statistik mit dem Konzept der Risikominimierung eine solche Grundlage zur Verfügung stellen.

Selbst bei Anwendung der Ideen der statistischen Entscheidungstheorie bleibt bei den anfallenden Entscheidungen ein mehr oder weniger großer Spielraum für subjektive Festlegungen. Dies ist auch der Grund dafür, daß ein und derselbe im Rahmen einer Therapiestudie gewonnene Datensatz von verschiedenen Beurteilern unterschiedlich interpretiert wird.

Zur Ergänzung der in der vorliegenden Arbeit angeschnittenen Probleme sei auf eine Arbeit von CORNFIELD (1976) verwiesen. Die Begründung der Risikominimierung als sinnvolles Konzept (notwendig und hinreichend für ein logisch konsistentes Verhalten) findet sich bei LINDLEY (1971)

6. LITERATURANGABEN

CORNFIELD, J. (1976). Recent Methodological Contributions to Clinical Trials.
American Journal of Epidemiology, Vol. 104,No.4,408-421

LINDLEY, D.V. (1971). Making Decision.
London, Wiley Interscience

A. Neiß
Institut für Medizinische Statistik
und Epidemiologie der TUM
Sternwartstr. 2/II 8000 München 80

METHODISCHE BEURTEILUNG KLINISCHER STUDIEN AM BEISPIEL DER MEDIKAMENTÖSEN BEEINFLUSSUNG DER KORONAREN HERZERKRANKUNG

H. J. JESDINSKY, H. J. TRAMPISCH
Institut für Medizinische Statistik und Biomathematik
Düsseldorf

Zusammenfassung

Als Entscheidungshilfe für die Transparenzkommission beim Arzneimittelinstitut des Bundesgesundheitsamtes wurden für das Indikationsgebiet "Koronare Herzerkrankung" 127 veröffentlichte Arbeiten aus statistisch-methodischer Sicht bewertet. In der vorliegenden Arbeit wird eine Darstellung der verwendeten Prinzipien im Hinblick auf den kontrollierten klinischen Versuch gegeben. Als Grundlage für eine Beurteilung der veröffentlichten Arbeiten dient das GMDS-Memorandum (Jesdinsky, 1978).
Es zeigt sich, daß 72 (57%) der beurteilten Studien eine zeitlich parallele Kontrollgruppe mitführten und von diesen 85% sowohl doppelblind als auch mit einer randomisierten Zuteilung durchgeführt wurden.
Trotz erkennbarer Mißbräuche bei der Anwendung statistischer Verfahren ist deren Benutzung zur Beurteilung von Koronartherapeutika insgesamt als hilfreich anzusehen. Wegen der gelegentlichen Mißbräuche erscheint jedoch eine sorgfältige statistisch-methodische Bewertung notwendig.

1. Modell der Beeinflussung der koronaren Herzerkrankung

"Angina pectoris ist als kurz dauernder, ischämisch bedingter Herzschmerz definiert. Ursache ist ein Mißverhältnis zwischen Sauerstoffzufuhr und Sauerstoffbedarf. Die Zufuhr kann sowohl organisch durch hochgradige Einengung des zuführenden Koronargefäßes oder funktionell durch erhöhten Tonus des Koronargefäßes oder durch beides eingeschränkt sein. Soweit die Angina pectoris eine antianginöse Behandlung mit Arzneimitteln erfordert, zielt die Therapie im wesentlichen auf eine Verminderung des Energiebedarfs des Herzens: durch Medikamente kann das Herz entlastet und dadurch der myokardiale Sauerstoffbedarf gesenkt werden" (Vorspanntext der Transparenzliste zur Definition "Angina pectoris").

2. Wirksamkeit eines Medikamentes

Die Wirksamkeit eines Medikamentes ist nach dem physiologischen Modell gegeben, wenn es bei konstantem Angebot zu einer Verminderung des myokardialen Sauerstoffverbrauchs führt. Dies kann geschehen durch Senkung der Vor-/Nachlast des Herzens, durch Senkung der Herzfrequenz oder der myokardialen Kontraktilität. Ein lediglich den Schmerz beeinflussendes Mittel ist demnach kein antianginöses Mittel. Innerhalb dieser Modellvorstellungen muß auch für Medikamente, welche für die Dauertherapie vorgesehen sind, zunächst ihre Wirksamkeit im Akutversuch feststehen. Dieses, von Kardiologen gegenwärtig vertretene Konzept, daß eine antianginöse Wirksamkeit sich in akuten Therapieversuchen verifizieren lassen müsse, ist nicht unumstritten.

Übereinstimmung besteht jedoch darüber, daß der Begriff "Wirksamkeit" sich bei Arzneimitteln für die Angina pectoris auf die Phänomene dieser Erkrankung bezieht; über prognostische Effekte, etwa im Sinne einer Verlängerung der Lebenserwartung, ist noch nichts bekannt.

Die Wirksamkeitskriterien werden in der Transparenzliste wie folgt festgelegt: *"Stoffe werden dann als antianginös wirksam angesehen, wenn sie in der Lage sind, die objektiv nachgewiesene Ischämie und damit den antianginösen Schmerz zu beseitigen oder erheblich zu vermindern. Der Nachweis der Ischämie kann indirekt (z.B. im Belastungs-Elektrokardiogramm, durch Thallium-Szintigraphie oder Prüfung hämodynamischer Parameter unter Belastung u.a.) oder direkt (z.B. durch Koronarfluß-Messung mit Lactatbestimmung unter Belastung oder durch regionale Flußmessung mit Isotopen u.a.m.) geführt werden. Es wird vorausgesetzt, daß ein antianginös wirksamer Stoff in der Lage ist, im Akutversuch die Ischämie zu vermindern oder zu beheben, und daß bei Langzeitkontrollen an homogenem Krankengut in kontrollierten Untersuchungen neben der Abnahme der subjektiven Symptome auch objektive Kriterien verbessert werden".*

3. Operationalisierung des Wirkmodells für klinische Studien

Obwohl die Wirksamkeit eines Medikamentes durch ein einziges Kriterium zu erfassen ist (Verbesserung der Ischämie), wird der Nachweis dieser Verbesserung durch Anwendung einer Vielzahl von Meßmethoden zu erbringen versucht. Diese reichen von (objektiven) invasiven Messungen über Veränderungen in indirekten Meßwerten (EKG, Echo) bis hin zur (subjektiven) Feststellung von Beschwerden. Bei der Berufung auf ein physiologisches Modell und der Wahl der Zielgrößen ergeben sich in den betrachteten Arbeiten große Unterschiede. Diese Unterschiede beruhen teils auf Umständen, welche die Durchführbarkeit spezieller Untersuchungen betreffen, teils mögen auch Vorstellungen über besondere Wirkmechanismen - im Rahmen des akzeptierten Modells - für solche Unterschiede verantwortlich sein.

4. Überblick über die beurteilten Therapiestudien

In den Tabellen 1 - 5 ist ein Überblick über die beurteilten Therapiestudien zusammengestellt. Als Phase-I Studien gelten dabei Versuche an gesunden Probanden. Als Phase-II Studien werden kleinere Studien an Patienten, als Phase-III Studien umfangreichere und aufwendigere, oft auch auf Langzeiteffekte gerichtete Studien bezeichnet.

Tab. 1: Aufteilung der Studien auf klinische Prüfphasen

Phase-I	Phase-II	Phase-III	nicht zuordbar	insgesamt
3 (2%)	110 (87%)	9 (7%)	5 (4%)	127

Der Unterschied zwischen Phase-II und Phase-III Studien ist fliessend, jedoch kann die Festlegung der Indikation oder Dosis niemals Ziel einer Phase-III Studie sein.

Tab. 2: Beschreibung der Phase-II und Phase-III Studien

Merkmal		Anzahl	%
Sprache	Deutsch	55	46
	Englisch	64	54
Kontrollgruppe	keine	45	38
	Placebo	61	51
	Verum	13	11
Zielgröße [1]	invasiv	12	10
	Echo	5	4
	EKG	71	60
	sonstige hämodynamische	56	47
	Leistung (Fahrradergometer u.ä.)	49	41
	Anfallhäufigkeit	69	58
	sonstige	52	44
Versuchsplan [2]	Erfahrungsbericht	10	8
	Vorher-Nachher-Vergleich	37	31
	Zwei- oder Mehrgruppenvergleich	27	23
	change-over-design	45	38
Darstellung der Ergebnisse [2]	keine zusammenfassende Beschreibung	8	7
	deskriptive Statistik	18	15
	einfache Tests	84	70
	komplizierte Tests	9	8
Erscheinungsjahr: 3) 76 (67 - 78)			
Anzahl der Patienten: 3) 23 (10 - 108)			
Anzahl der Zielgrößen: 3) 4 (2 - 8)			

1) die aufgeführten Kategorien schließen einander nicht aus

2) die Ausprägungen sind so angeordnet, daß die vorausgehenden jeweils eingeschlossen sein können.

3) aufgeführt sind der Median und in Klammern das 10%- und 90%-Quantil der empirischen Verteilungsfunktion.

In der Tabelle 2 werden die Phase-II und Phase-III Studien beschrieben. Eine Kontrollgruppe gilt als vorhanden, wenn entweder separat eine Kontrollgruppe mitgeführt wurde oder wenn durch Randomisierung der Reihenfolge der Periodeneffekt und die individuelle Variabilität ausgeschaltet werden kann (change-over-design). Reine Vorher-Nachher-Vergleiche und Versuche, bei denen historische Kontrollen verwendet wurden, fallen daher unter die Rubrik "keine Kontrollgruppe". Eine zufällige Zuteilung kann sich entweder auf die Zuteilung der Patienten zu einer bestimmten Behandlung oder auf eine Behandlungsfolge beziehen. Als komplizierte Tests werden Verfahren bezeichnet, die nicht auf einen globalen Gruppenvergleich hinzielen, sondern durch zusätzliche weitere Modellannahmen (wie z.B. bei der Kovarianzanalyse) differenzierte Vergleiche anstreben. Als Zielgrößen wurden alle Größen gewertet, die explizit als solche angegeben oder in der Diskussion der Ergebnisse zur Wertung des Therapieerfolgs benutzt wurden. Bei wiederholten Messungen einer Zielgröße (repeated measures design) wurde diese Zielgröße bei der Bestimmung der Anzahl der Zielgrößen lediglich einmal gezählt, auch wenn die Vergleiche an den Meßpunkten unabhängig voneinander durchgeführt wurden.

Die Tabellen 3 und 4 bringen eine nähere Beschreibung der Studien mit Kontrollgruppe.

Tab. 3: Kombination von Studienführung und Zuteilung bei Studien mit Kontrollgruppe

		Studienführung			
		offen	einfachblind	doppelblind	
Zuteilung	zufällig	2 (3%)	2 (3%)	61 (85%)	65
	nicht zufällig	5 (7%)	1 (1%)	1 (1%)	7
		7	3	62	72

Tab. 4: Kombinationen von Zielgrößen bei Studien mit Kontrollgruppe

Leistung an Fahrradergometer oder Kletterstufe	EKG	sonstige objektive ja	nein
ja	ja	16 (23%)	9 (13%)
	nein	7 (10%)	1 (1%)
nein	ja	8 (11%)	11 (16%)
	nein	3 (4%)	15 (21%)

Tab. 5: Beschreibung der Studien bezüglich der geprüften Präparate

	Fertigpräparate in Transparenzliste	eingereichte Studien	komplizierte Tests *4)*	kein objektives Zielkriterium *4)*
Nitrate	82 (33%)	33 (28%)	3 (9%)	7 (21%)
Molsidomin	1 (0.4%)	15 (13%)	1 (7%)	1 (7%)
Betarezeptorblocker	42 (16%)	18 (15%)	1 (6%)	0
Calciumantagonisten	18 (7%)	23 (19%)	1 (4%)	10 (43%)
sonst. Monopräparate	18 (7%)	26 (22%)	3 (12%)	7 (27%)
Kombinationen	88 (35%)	4 (3%)	0	1 (25%)
	249	119	9	26

4) Prozentbildung bezüglich Anzahl der eingereichten Studien.

In Tabelle 5 sind die Handelspräparate anhand der in der Transparenzliste vorgenommenen Aufteilung auf die Wirksubstanzen dargestellt. Falls eine Studie mehrere Präparate prüfte, wurde die Arbeit derjenigen Wirksubstanz hinzugerechnet, für die sie der Transparenzkommission vom Hersteller vorgelegt wurde. Als Arbeiten ohne objektive Zielgrößen gelten Studien, die weder Zielgrößen aus dem EKG, der Leistung des Patienten oder sonstige objektive Meßwerte (z.B. aus Echokardiogrammen) verwenden.

5. Kritische Anmerkungen

Ziel des klinischen Therapieversuches kann es nur sein, für Medikamente, für die aufgrund eines physiologischen Modells berechtigte Hoffnung auf Wirksamkeit am Menschen besteht, anhand eines objektiven Verfahrens deren Wirksamkeit zu überprüfen. Dies kann nur mit einfachen und klaren Zielgrößen geschehen. Bei der Durchsicht der Arbeiten fällt auf, daß in praktisch allen Studien über signifikante Veränderungen irgendwelcher Meßgrößen berichtet wird. Fast immer wird in der Diskussion die Wirksamkeit des geprüften Präparates festgestellt. Sollte es tatsächlich so sein, daß praktisch alle klinischen Studien die Wirksamkeit des jeweils geprüften Präparates nachweisen, so wäre der klinische Therapieversuch überflüssig. Ihm käme dann lediglich eine Alibifunktion zu. Es erscheint jedoch äußerst zweifelhaft, daß diese für die Präparate so positiven Ergebnisse immer erzielt werden. Es ist anzunehmen, daß Studien, in denen der Nachweis einer Wirksamkeit mißlang, seltener veröffentlicht werden als Studien mit "positiven" Ergebnissen. Hierdurch kann die Methode der Überprüfung von Hypothesen anhand statistischer Tests kompromittiert werden, da gewünschte Ergebnisse allein durch genügend häufige Wiederholung eines klinischen Versuchs erzielbar sind. Zum anderen stellt man bei einer kritischeren Beurteilung der Arbeiten fest, daß bedenkenlos sehr viele statistische Tests verwendet werden, daß nachträglich Unterschichten gebildet und schließlich komplizierte statistische Methoden angewendet werden, um zu signifikanten Aussagen zu gelangen. Als Beispiel hierfür sei die Arbeit von Bucher et al. (1972) genannt, die auf eine *"detaillierte Auswertung geringer EKG-Veränderungen"* verzichten, da *"sie unserer Ansicht nach häufig überbewertet werden"*. Bei der Beurteilung der Anfallhäufigkeit wird wiederum *"auf die Wiedergabe der an sich 'harten Kriterien' von Maß und Zahl der je Fall protokollierten Veränderungen ... in der Häufigkeit von Angina-pectoris-Anfällen"* verzichtet, da *"die interindividuelle Streuung sehr groß"* ist. Vielmehr wird mit Hilfe eines sequentiellen Paarvergleichs, der nach Kenntnis der Ergebnisse in den objektiven Zielgrößen für die subjektive Bewertung rekonstruiert wurde, die *"signifikante Wirkung von Etafenon gegenüber Placebo"* bewiesen.

Häufig kann man sich beim Lesen der eingereichten Arbeiten des Eindrucks nicht erwehren, daß die statistischen Methoden nicht zur übersichtlichen Darstellung, sondern zur Verwirrung des Lesers eingesetzt werden. Ein gutes Beispiel hierfür ist die Arbeit von Schneider et al. (1973), in der durch Anwendung der Faktorenanalyse und multiplen Regression auf Daten von 4970 ausschließlich mit Dilazep behandelten Patienten ein Beitrag zur Frage der Wirksamkeit des Medikamentes geleistet werden soll. Sicherlich ist die explorative Auswertung - auch mit aufwendigen statistischen Methoden - von Daten, die unter großen Mühen erhoben wurden, sinnvoll. Jedoch würde man darin keine Prüfung einer Therapie erblicken. Die Auswertung von Therapieprüfungen kann nicht Tummelfeld für die Anwendung sta-

tistischer Verfahren sein.
Auffallend an Tabelle 5 ist, daß für Präparate, für die aus dem physiologischen Modell eine Wirkung plausibel erscheint, der Anteil der klinischen Studien klein, und für diejenigen Präparate, für die sich dieser Schluß nicht unmittelbar ergibt, der Anteil groß ist. Besonders deutlich zeigt sich dies bei den Kombinationspräparaten, deren Anteil in der Transparenzliste 35% beträgt und auf die nur 3% der vorgelegten Studien entfallen. Auch fällt der Anteil der Studien auf, die ohne objektive Zielgröße für die Gruppe Calciumantagonisten und andere Koronarmittel durchgeführt wurden. Als Beispiel einer aus methodischer Sicht guten Studie ohne objektives Zielkriterium sei die Arbeit von Spengler (1975) genannt, in der außer der Anfallhäufigkeit und dem Nitro-Verbrauch eine vom Arzt vorgenommene Beurteilung des Schweregrades als Zielgrößen verwendet wurden. Im Abschnitt "Weitere Untersuchungen" erfährt man: *"Die EKG-Untersuchungen konnten zur Bewertung der Sensit-Wirkung nicht herangezogen werden, da die meisten Patienten auch während der Therapie digitalisiert werden mußten"*.

Die in diesem Abschnitt erwähnten Studien wurden zur Demonstration falsch verstandener Anwendung statistischer Methoden zur Therapiebeurteilung ausgewählt. Sie repräsentieren keineswegs die Art der statistischen Auswertung in den beurteilten Studien.

6. Schlußfolgerungen

Obwohl ein Teil der beurteilten Arbeiten hinsichtlich Planung und Auswertung grobe Mängel aufweisen, muß man feststellen, daß der kontrollierte klinische Therapieversuch zumindest am Beispiel der medikamentösen Behandlung der koronaren Herzerkrankung als objektives Instrument zur Prüfung der Wirksamkeit eines Medikamentes am Menschen eingesetzt wird und eine breite Akzeptanz gefunden hat. Durch die Anwendung statistischer Tests und die als Fetisch benutzte "statistische Signifikanz" besteht die Versuchung, das Bestätigen von Hypothesen mit dem Bilden von Hypothesen zu vermischen. Diese beiden grundsätzlich verschiedenen Aspekte der Anwendung statistischer Tests, einmal zum Quantifizieren von Wahrscheinlichkeiten für Fehlentscheidungen, das andere Mal als Hilfe zum Erkennen von Einflüssen in der Stichprobe, werden leider häufig nicht genügend auseinandergehalten. Da derzeit allerdings keine andere Methode zur Ent-

scheidungsfindung in Sicht ist - abgesehen von Spekulationen aufgrund von Analogieschlüssen u.ä. - gilt es, die sinnvolle Anwendung statistischer Methoden weiter zu verbreiten und zu pflegen.
Die Statistik hat bei der Bewertung des therapeutischen Nutzens von Arzneimitteln mittlerweile einen festen Platz. Ihr teilweiser Mißbrauch kann nicht Anlaß sein, ihren prinzipiellen Wert anzuzweifeln.

Literatur (*)

Bucher, J., Fischer, J., Karobath, H., Wenger, R. (1972). Zweifacher Doppeltblindversuch mit der neuen koronarwirksamen Substanz Etafenon und einem Kontrollpräparat. Herz Kreislauf 4, 56-61.

Jesdinsky, H.J. (1978). Memorandum zur Planung und Durchführung kontrollierter klinischer Therapiestudien. F.K. Schattauer Verlag, Stuttgart.

Schneider, B., Feldmann, U., von Brachel, H., Schnitker, J., Gelbhaar, H. (1974). Statistische Auswertung einer Gemeinschaftsstudie zur Untersuchung der Wirksamkeit des Koronartrainers Dilazep bei ischämischen Herzerkrankungen. 4. Mitteilung: Ergebnisse der zusammenfassenden Auswertung mit Faktorenanalyse und multipler Regressionsanalyse. Arzneimittel-Forschung (Drug research) 24, 1879-1893.

Spengler, D. (1975). Sensit - ein neues Koronartherapeutikum im Doppelblindversuch. Fortschritte der Medizin 93, 80-83.

Transparenzliste für das Indikationsgebiet Angina pectoris. Geschäftsstelle der Transparenzkommission beim Bundesgesundheitsamt, Berlin, 1981.

(*) Das vollständige Literaturverzeichnis ist von den Autoren erhältlich.

Prof.Dr. H.J. Jesdinsky
Dr. H.J. Trampisch
Institut für Medizinische Statistik
und Biomathematik der ME der Universität Düsseldorf, Moorenstr. 5,
4000 Düsseldorf 1

DIE BEWERTUNG DES THERAPEUTISCHEN NUTZENS VON ARZNEIMITTELN

Bericht über ein Forschungsprojekt

E. GREISER, S. MÜLLER

Bremer Institut für Präventionsforschung und Sozialmedizin

Zusammenfassung

Es werden die Methodik und erste Ergebnisse eines Forschungsprojektes vorgestellt, dessen Ziel die Ermittlung des therapeutischen Nutzens der relevanten auf dem Arzneimittelmarkt der Bundesrepublik befindlichen Arzneimittel ist. Dabei wird mit Hilfe eines Gremiums externer Experten die verfügbare wissenschaftliche Evidenz kritisch daraufhin untersucht, ob sich darauf Hinweise auf die therapeutische Wirksamkeit von Monopräparaten ergeben bzw. die therapeutische Sinnfälligkeit von Kombinationspräparaten dadurch belegbar ist. Die Bearbeitung von 567 Präparaten (231 Monopräparate, 336 Kombinationspräparate), die für die Indikationsgebiete Herzmuskelinsuffizienz, Koronarinsuffizienz und Herzrhythmusstörungen angeboten wurden, ergab bei den Monopräparaten in ca. 70 % den Nachweis der therapeutischen Wirksamkeit. Von den untersuchten Kombinationspräparaten konnten lediglich füng als therapeutisch sinnvoll ermittelt werden. Das Projekt wird fortgeführt mit der Bearbeitung von Arzneimitteln aus dem Bereich Psychopharmaka, Hypnotika, Sedativa.

1. Zielsetzung des Projektes

Der Arzneimittelmarkt der Bundesrepublik Deutschland ist für den verordnenden Arzt gegenwärtig noch weitgehend undurchschaubar. Dieses gilt vor allem für die Preise und den therapeutischen Nutzen von Arzneimitteln. Das Hauptziel des Forschungsprojektes "Bewertende Arzneimittelklassifikation" liegt darin, für die wichtigsten auf dem Markt befindlichen Arzneimittel die therapeutische Transparenz zu verbessern. Dieses soll geschehen durch eine Analyse der therapeutischen Wirksamkeit von Monopräparaten und eine Bewertung von Kombinationspräparaten daraufhin, ob die Kombination als therapeutisch sinnvoll anzusehen ist.

Dieses Projekt ist von 1976 - 1980 durch das Bundesministerium für Forschung und Technologie im Rahmen des Förderungsprogramms "Datenverarbeitung in der Medizin" (DVM 309) gefördert worden. Seit 1981 erfolgt die Finanzierung durch das Bundesministerium für Arbeit und Sozialordnung. Im Juli 1981 ist ein erstes Teilergebnis des Projektes publiziert worden: Diese Publikation umfasste die Indikationsgebiete Herzmuskelinsuffizienz, Koronarinsuffizienz und Herzrhythmusstörungen (1).

2. Methodik des Forschungsprojektes

Es war nicht Ziel des Forschungsprojektes, den therapeutischen Nutzen von Arzneimitteln durch die Durchführung von klinischen Prüfungen zu ermitteln. Vielmehr sollte eine Beurteilung der relevanten Arzneimittel aufgrund der vorhandenen wissenschaftlichen Evidenz vorgenommen werden. Dabei konnte eine Bearbeitung sämtlicher auf dem Markt befindlichen Arzneimittel nicht angestrebt werden. Weder ist genau bekannt, wieviele und welche Arzneimittel sich tatsächlich auf dem Markt befinden, noch ließen sich solche Angaben mit einem vertretbaren Aufwand gewinnen. Darüberhinaus würde die zu vermutende Anzahl von Arzneimitteln auf dem Markt (ca. 30.000 - 50.000 Arzneimittel mit ca. 120.000 - 130.000 Applikationsformen) eine Bearbeitung schon aus quantitativen Gesichtspunkten unmöglich machen.

3.1 Auswahl der zu bearbeitenden Arzneimittel

Für dieses Forschungsprojekt ist deshalb eine Beschränkung auf die vermutlich relevanten Arzneimittel auf dem Markt vorgenommen worden. Als Datenbasis für die Bearbeitung von Arzneimitteln zur Behandlung von Erkrankungen des Herzens ist die ROTE LISTE 1979 zugrunde gelegt worden. Dabei wurden Arzneimittel aus den Abschnitten Antiarrhythmika, Beta-Rezeptorenblocker, Kardiaka, Koronarmittel einbezogen sowie Arzneimittel, auf die in diesen Abschnitten verwiesen wurde. Ergänzt wurden die Arzneimittel durch zusätzliche Arzneimittel, die in den beiden publizierten Tansparenzlisten (2,3) zusätzlich aufgeführt waren. Um keinen Arzneimittelhersteller und kein möglicherweise relevantes Arzneimittel zu benachteiligen, wurden außerdem sämtliche Mitglieder des Bundesverbandes der Pharmazeutischen Industrie und des Bundesfachverbandes der Heilmittelindustrie angeschrieben und unter Mitteilung der Methoden des Forschungsprojektes gefragt, ob sie zusätzlich zu den in der ROTEN LISTE und in den Transparenzlisten aufgeführten Arzneimitteln weitere Arzneimittel aus ihrem Sortiment beurteilt haben wollten.

Ausgeschieden aus der so ermittelten Gesamtmenge von Arzneimitteln wurden diejenigen, die zwischenzeitlich vom Markt genommen worden waren: als Indiz für die Marktanwesenheit wurde die Lauer Taxe herangezogen. Außerdem wurden nachträglich diejenigen Arzneimittel ausgeschlossen, bei denen durch eine Änderung der Indikationsgebiete kein Bezug zu den bearbeiteten Indikationsgebieten herzustellen war (z.B. Clofibrat-haltige Arzneimittel). Außerdem wurden solche Arzneimittel nicht bearbeitet, die zwar in den aufgeführten Abschnitten der ROTEN LISTE 1979 verzeichnet waren, deren Indikationsansprüche jedoch medizinisch nicht sinnvoll klassifizierbar erschienen.

3.2 Methodische Grundlagen der Bewertung von Arzneimitteln

Für dieses Forschungsprojekt wurden keine grundlegend neuen Methoden entwickelt, vielmehr wurden die Methoden der Drug Efficacy Study an die spezifischen Gegebenheiten deutscher Arzneimittel adaptiert. Die Drug Efficacy Study (4) wurde im Auftrag der Food and Drug Administration zwischen 1966 und 1969 durch die National Academy of Sciences mit dem Ziel durchgeführt, die auf dem US-amerikanischen Markt befindlichen Alt-Präparate auf ihre therapeutische Nützlichkeit hin zu analysieren, um unwirksame bzw. bedenkliche Präparate vom Markt eliminieren zu können. In vergleichbarer Weise wie die Drug Efficacy Study haben wir uns bei der Durchführung des Forschungsprojektes auf die Mitarbeit externer Experten gestützt (siehe Tabelle 1). Von diesen waren 12 Pharmakologen (Mitarbeit von E.WESTERMANN bis August 1978, von P.S.SCHÖNHÖFER bis November 1979), 6 Kliniker verschiedener Fachrichtungen und 4 niedergelassene Allgemeinärzte. Grundlage der Beurteilung von Arzneimitteln war die vorhandene wissenschaftliche Evidenz. Dabei ist in der 1.Stufe bei der Beurteilung jedes Arzneimittels ein Satz von wissenschaftlicher Standardliteratur herangezogen worden, der die wichtigsten Werke der Pharmakologie, klinischen Pharmakologie und Therapielehrbücher aus dem angelsächsichen Ausland und aus dem deutschen Sprachraum umfasste (siehe Tabelle 2). Zusätzlich wurden Übersichtsarbeiten, Monographien und wissenschaftliche Originalarbeiten herangezogen. In denjenigen Fällen, in denen es nicht möglich war, aus diesen Quellen ausreichende Informationen zur Beurteilung eines Arzneimittels zu gewinnen, wurde der Hersteller angeschrieben mit der Bitte, publiziertes oder unpubliziertes wissenschaftliches Material zur Verfügung zu stellen, mit dem sich die therapeutische Wirksamkeit des Arzneimittels bzw. die Sinnfälligkeit der Kombination eines Kombinationsmittels belegen ließe. Dabei wurde besonderer Wert auf kontrollierte klinische Studien gelegt.

3.3 Beurteilungskriterien

A. Therapeutische Wirksamkeit von Monopräparaten

In weitgehender Übernahme der Kriterien der Drug Efficacy Study wurde ein Monopräparat folgendermaßen beurteilt:
Es galt als
therapeutisch wirksam,
wenn sich in der Standardliteratur eindeutige Aussagen fanden, die die Wirksamkeit belegten, oder die Wirksamkeit durch kontrollierte klinische Studien belegt war;
wahrscheinlich therapeutisch wirksam,
wenn dies aufgrund der vorliegenden Informationen wahrscheinlich war, der eindeutige Nachweis jedoch nur durch weitere Untersuchungen möglich erschien;
möglicherweise therapeutisch wirksam,
wenn sichere Aussagen zu der therapeutischen Wirksamkeit fehlten, die Möglichkeit jedoch nicht ausgeschlossen werden konnte, daß diese Befunde noch vorgelegt werden könnten;

therapeutisch unwirksam,
wenn die therapeutische Wirksamkeit nicht in der Standardliteratur und in keiner der vorliegenden kontrollierten klinischen Studien nachgewiesen werden konnte;
nicht beurteilbar,
wenn sich kein Hinweis auf den Inhaltsstoff bzw. seine therapeutische Wirksamkeit fand. Aus dem Tatbestand der "Nicht-Beurteilbarkeit" können weder positive noch negative Schlußfolgerungen gezogen werden.

In einer zweiten Phase wurde auf der Grundlage der Beurteilung der therapeutischen Wirksamkeit eine Gesamtbewertung des Präparates, bezogen auf die angegebene Klasse innerhalb des Indikationssystems, vorgenommen.

B. Beurteilungskriterien für Kombinationspräparate

Bei der Beurteilung von Kombinationspräparaten haben wir diejenigen Kriterien angewendet, wie sie international sich als wissenschaftlicher Konsens herausgestellt haben (5,6,7,8). Diese Kriterien haben in anderen Ländern - im Gegensatz zur Bundesrepublik Deutschland - zum Teil schon vor Jahren Eingang in die Arzneimittelgesetze gefunden und werden dort bei der Zulassung neuer Arzneimittel zum Markt angewendet.

Nach diesen Kriterien gilt ein Kombinationspräparat dann als
sinnvoll,
wenn nachgewiesen ist, daß
- jeder einzelne Inhaltsstoff therapeutisch wirksam ist und
- die Dosierung jedes einzelnen Inhaltsstoffes wirksam und unbedenklich (im Sinne des Verhältnisses von Nutzen zu Risiko) ist und
- die zugefügten Inhaltsstoffe die Wirksamkeit und/oder Unbedenklichkeit des Hauptinhaltsstoffes erhöhen oder die Möglichkeit des Mißbrauchs des Hauptinhaltsstoffes verringern oder
- die fixe Kombination von Inhaltsstoffen einen größeren therapeutischen Effekt hervorruft oder größere Unbedenklichkeit bietet als jeder einzelne Inhaltsstoff für sich.

In allen anderen Fällen, außer bei nicht beurteilbaren Kombinationspräparaten, wurde ein Kombinationspräparat als nicht sinnvoll bewertet.

C. Gesamtbeurteilung eines Arzneimittels in einer Indikationsklasse

Nach Ermittlung der therapeutischen Wirksamkeit von Monopräparaten bzw. der Beurteilung der therapeutischen Sinnfälligkeit von Kombinationspräparaten wurde jedes Arzneimittel in der betreffenden Indikationsklasse unter Berücksichtigung weiterer Kriterien im Hinblick auf den therapeutischen Nutzen beurteilt. Diese Kriterien umfassten:

1. Standardisierung bzw. chemische Definition der Inhaltsstoffe:
   Rationale Basis für dieses Kriterium war die Überlegung, daß bei dem heutigen wissenschaftlichen Stand der Chemie und Pharmakologie jeder Wirkstoff eindeutig identifizierbar ist und es deshalb nicht vertretbar ist, chemisch undefinierte Substanzgemische in der Arzneitherapie einzusetzen. Weiterhin muß verlangt werden, daß in allen Fällen, in denen eine Standardisierung eines Arzneistoffes durch Gewichtseinheiten der Reinsubstanz möglich ist, eine Standardisierung mit weniger exakten Verfahren (z.B. biologisch) eine geringere Sicherheit für die Arzneitherapie bietet.

2. Unerwünschte Wirkungen von Arzneimitteln:
   Diese wurden nur dann zur Beurteilung des therapeutischen Nutzens eines Arzneimittels herangezogen, wenn sie als relevant erschienen im Verhältnis zum Krankheitsrisiko und der durch das Arzneimittel zu erwartenden therapeutischen Chance.

3. Pharmakokinetik:
   Hierbei wurden die pharmakokinetischen Eigenschaften der einzelnen Arzneistoffe, soweit sie für eine sichere Arzneimitteltherapie relevant waren, herangezogen.

4. Sonstige relevante Eigenschaften eines Arzneimittels:
   Hierbei wurden z.B. die Unzulässigkeit der Kombination verschiedener Arzneistoffe, antagonistische Wirkungen verschiedener Arzneistoffe, geeignetere Medikamente für das gleiche

Indikationsgebiet usw. berücksichtigt.

Alle Beurteilungen und Bewertungen positiver und negativer Art wurden belegt.

4. Ergebnisse

Insgesamt sind 567 Arzneimittel bearbeitet worden, 231 Monopräparate und 336 Kombinationspräparate. Da mehrere Arzneimittel in mehr als einem Indikationsgebiet klassifiziert wurden, ergaben sich insgesamt 309 Klassifikationen für Monopräparate und 499 Klassifikationen für Kombinationspräparate.
Die Tabelle 3 weist aus, daß in ca. 70 % aller Klassifikationen bei Monopräparaten die therapeutische Wirksamkeit als nachgewiesen angesehen wurde, während bei fast einem Viertel aller Fälle die Beurteilung der therapeutischen Wirksamkeit nur als möglich angesehen werden konnte. Im Gegensatz zur Drug Efficacy Study ist in unserem Forschungsprojekt die Kategorie "therapeutisch unwirksam" nicht herangezogen worden, da von Juristen die Zulässigkeit einer solchen Aussage auch in den Fällen bezweifelt wurde, in denen aus allen verfügbaren Quellen kein Rückschluß auf die therapeutische Wirksamkeit möglich war,und nach dem vorhandenen pharmakologischen und klinischen Wissen auch unwahrscheinlich erschien, daß ein solcher Nachweis je gelingen würde.Da bei einer positiven Bewertung eines Monopräparates die therapeutische Wirksamkeit nachgewiesen sein mußte und keine sonstigen Einschränkungen gelten durften, liegt der Prozentsatz der positiv bewerteten Monopräparate (siehe Tabelle 4) niedriger als der Anteil der Monopräparate mit nachgewiesener therapeutischer Wirksamkeit.

Die Tabelle 5 weist aus, daß die Kombinationspräparate im Durchschnitt fast 5 verschiedene Wirkstoffe enthielten. Über 50 % aller Kombinationspräparate enthielten 4 oder mehr Inhaltsstoffe. Diese Aussage ist insofern nicht exakt, als Auszüge aus Pflanzen oder Organen jeweils als 1 Inhaltsstoff angesehen wurden, obgleich angenommen werden mußte, daß in jedem einzelnen Auszug eine Vielzahl von z.T. undefinierten Stoffen enthalten ist: so nimmt z.B. die Kommission E beim Institut für Arzneimittel des Bundesgesundheitsamtes an, daß "vermutlich" 5 verschiedene Stoffe bzw. Stoffgruppen für die Wirksamkeit von Crataegus (Weißdorn) verantwortlich zu machen wären.

Zur Anzahl verschiedener Wirkstoffe in einem Kombinationspräparat ist anzumerken, daß sich schon bei nur 3 verschiedenen Wirkstoffen ein wissenschaftlich begründeter Plan für eine kontrollierte klinische Prüfung nur schwer aufstellen läßt, bei 4 und mehr Inhaltsstoffen muß jeder wissenschaftlich begründete Versuchsplan, der die verschiedenen möglichen Kombinationen der Inhaltsstoffe und verschiedene Dosierungen berücksichtigen will, an den erforderlichen immensen Patientenzahlen scheitern. Von den 336 Kombinationspräparaten sind nur 4 "uneingeschränkt positiv", ein weiteres "positiv mit Einschränkungen" bewertet worden (Tabelle 6). Die Begründungen für eine negative Bewertung ergeben sich aus den Tabellen 7, 8, 9).

5. Fortführung des Projektes

Es ist geplant, die bereits publizierten Ergebnisse mindestens einmal jährlich zu aktualisieren. Zusätzlich sollen weitere Indikationsgebiete bearbeitet werden. Als nächstes werden Arzneimittel aus dem Gebiet der "Psychopharmaka, Hypnotika und Sedativa" publiziert werden.

Um die ärztlichen Erfahrungen in der praktischen Anwendung von Arzneimitteln stärker in das Projekt einbeziehen zu können, ist geplant, den Anteil niedergelassener Ärzte unter den Experten des Projektes zu verstärken und zusätzlich Informationen über ein Panel von ca. 100 niedergelassenen Ärzten verschiedener Fachrichtungen in die Diskussion des vorhandenen wissenschaftlichen Informationsmaterials miteinfließen zu lassen.

Prof. Dr. Eberhard Greiser
Dr. rer. nat. Sigrid Müller
Bremer Institut für Präventionsforschung
und Sozialmedizin (BIPS)
Abteilung Sozialmedizin
Präsident Kennedy Platz 1
28oo Bremen 1

LITERATUTVERZEICHNIS

1. Greiser,E.(Hrsg.): Arzneimittel-Index. Eine bewertende Arzneimittelklassifikation, Band 1, medpharm-Verlag, Wiesbaden,1981
2. Bekanntmachung einer Transparenzliste für das Indikationsgebiet Herzmuskelinsuffizienz. Vom 20.Dezember 1978, Bundesanzeiger 31 Suppl. 1/79 (11.1.1979): 1-31 (1979)
3. Bekanntmachung einer Transparenzliste für das Indikationsgebiet Herzrhythmusstörungen. Vom 30.Oktober 1979, Bundesanzeiger 205 A Beilage 35/79, 1-44
4. Drug Efficacy Study. Final Report to the Commissioner of Food and Drugs, Food and Drug Administration from the Division of Medical Sciences, Washington D.C. 1969
5. Crout,J.R.: Critical appraisal of fixed drug combinations,I, (S.50-54) in: Clinical Pharmacological Evaluation in Drug Control. Report on a Symposium convened by the Regional Office for Europe of the World Health Organization. Heidelberg, 24.-27. September 1973. EURO 7407, 1974
6. Dukes,M.N.G.: Critical appraisal of fixed drug combinations,II (S.55-56) in: Clinical Pharmacological Evaluation in Drug Control. Report on a Symposium convened by the Regional Office for Europe of the World Health Organization. Heidelberg, 24.-27. September 1973. EURO 7407, 1974
7. Gross,F.H.: Critical appraisal of fixed drug combinations, III (S.57-60) in: Clinical Pharmacological Evaluation in Drug Control. Report on a Symposium convened by the Regional Office for Europe of the World Health Organization. Heidelberg, 24.-27. September 1973. EURO 7407,1974
8. Harrestrup-Andersen,A.: Criteria for the comparision and selection of drugs. Clinical Pharmacological Evaluation in Drug Control. (S.78-84).Report on a Symposium. Deidesheim, 11.-14.November 1975, ICP/SOP 004, 1976. Regional Office for Europe, World Health Organization Copenhagen.

Tabelle: 1

Externe Experten des Forschungsprojektes "Bewertende Arzneimittelklassifikation"

F.v.Bruchhausen, Berlin
J.Christians, Schöningen
H.Fabel, Hannover
K.Gahl, Hannover
H.Glossmann, Gießen
H.Greiser, Hamburg
E.Hackenthal, Heidelberg
K.D.Haehn, Hannover
N.v.Hendrikoff, Törwang
H.Kilbinger, Mainz
B.Kroslak, Bamberg
Kurt Krüger, Tegernsee
Klaus Krüger, Tegernsee
B.Lemmer, Frankfurt
B.May, Bochum
H.Osswald, Aachen
J.Remien, München
W.Schmutzler, Aachen
H.Scholz, Hannover
P.S.Schönhöfer, Berlin
U.Schwabe, Bonn
E.Westermann , Hannover +

Tabelle: 2

Standardliteratur des Forschungsprojektes "Bewertende Arzneimittelklassifikation".

AMERICAN MEDICAL ASSOCIATION (Hg.):
Drug evaluations.
Littleton, 1977.

AMERICAN MEDICAL ASSOCIATION (Hg.):
Drug evaluations.
Littleton, 1980.

ARZNEIMITTELKOMMISSION DER DEUTSCHEN ÄRZTESCHAFT (Hg.):
Arzneiverordnungen – Ratschläge für Ärzte und Studenten.
Köln, 1976.

AVERY, G.S. (Hg.):
Drug treatment – principles and practice of clinical pharmacology and therapeutics.
Sydney, Edingburgh, London, 1976.

AVERY, G.S. (Hg.):
Drug treatment – principle and practice of clinical pharmacology and therapeutics.
Sydney, New York, 1980.

BUCHBORN, E., JAHRMÄRKER, H., KARL, H.J., MARTINI, G.A., MÜLLER, W., RIECKER, G., SCHWIEGK, H., SIEGENTHALER, W., STICH, W. (Hg.):
Therapie innerer Krankheiten.
Berlin, Heidelberg, New York, 1977.

Di PALMA, J.R. (Hg.):
Drill's pharmacology in medicine.
New York, St. Louis, San Francisco, 1971.

FORTH, W., HENSCHLER, D., RUMMEL, W. (Hg.):
Allgemeine und spezielle Pharmakologie und Toxikologie.
Mannheim, Wien, Zürich, 1977.

FORTH, W., HENSCHLER, D., RUMMEL, W. (Hg.):
Allgemeine und spezielle Pharmakologie und Toxikologie.
Mannheim, Wien, Zürich, 1980.

FÜLGRAFF, G., PALM, D. (Hg.):
Pharmakotherapie – Klinische Pharmakologie.
Stuttgart, New York, 1980.

GOODMAN, L.S., GILMAN, A. (Hg.):
The pharmacological basis of therapeutics.
New York, Toronto, London, 1975.

GILMAN, A.G., GOODMAN, L.S., GILMAN, A. (Hg.):
The pharmacological basis of therapeutics.
New York, Toronto, London, 1980.

HAUSCHILD, F., FÖRSTER, W., HAUSTEIN, K.O., MARKWARDT, F., MATTHIES, H.J.:
Pharmakologie und Grundlagen der Toxikologie.
Leipzig, 1973.

KUEMMERLE, H.P., GARRETT, E.R., SPITZY, K.H. (Hg.):
Klinische Pharmakologie und Pharmakotherapie.
München, Berlin, Wien, 1976.

KUSCHINSKY, G.:
Taschenbuch der modernen Arzneibehandlung – Angewandte Pharmakologi
Stuttgart, 1980.

KUSCHINSKY, G., LÜLLMANN, H.:
Kurzes Lehrbuch der Pharmakologie und Toxikologie.
Stuttgart, 1978.

LOSSE, H., GERLACH, U., WETZELS, E. (Hg.):
Rationelle Therapie in der inneren Medizin.
Stuttgart, 1980.

WADE, A., REYNOLDS, J.E.F. (ed.): MARTINDALE,
The Extra Pharmacopoeia.
London, 1977.

MELMON, K.L., MORRELLI, H.F. (Hg.):
Clinical pharmacology.
Basic principles in therapeutics.
New York, Toronto, London, 1978.

WOLFF, H.P., WEIHRAUCH, T.R. (Hg.):
Internistische Therapie.
München, Berlin, Wien, 1980.

Tabelle: 3

Monopräparate: Therapeutische Wirksamkeit
(Zeilenprozente)

Indikationsgebiet	Summe	wirksam	wahrscheinlich wirksam	möglicherweise wirksam
Herzinsuffizienz	105	77(73)	5 (5)	23(22)
Koronarinsuffizienz	118	65(55)	10 (9)	43(36)
Rhythmusstörungen	86	72(84)	7 (8)	7(8)
Summe	309	214(69,3)	22 (7,1)	73(23,6)

Tabelle: 4

Bewertung von Monopräparaten
(Zeilenprozente)

Indikationsgebiet	Summe	Positiv	positiv mit Einschränkungen	positive Bewertung nicht möglich	nicht beurteilbar	negativ
Herzinsuffizienz	105	65(62)	12(11)	1(1)	0	27(26)
Koronarinsuffizienz	118	62(53)	3(3)	10(9)	0	43(36)
Rhythmusstörungen	86	64(74)	8(9)	6(7)	0	8(9)
Summe	309	191(61,8)	23(7,4)	17(5,5)	0	78(25,2)

Tabelle: 5

Kombinationspräparate

Anzahl verschiedener Wirkstoffe

Anzahl Wirkstoffe	Anzahl Präparate	Prozent Präparate
2	99	29,4
3	47	13,9
4	45	13,9
5	41	12,2
6	33	9,8
7	21	6,2
8	9	2,6
9	12	3,5
10	7	2,1
11	6	1,7
12	3	0,9
13	3	0,9
14	3	0,9
15	1	0,3
17	3	0,9
25	1	0,3
27	1	0,3

$\bar{x}$ = 4,82 N = 336

Tabelle: 6

Bewertung von Kombinationspräparaten

Indikationsgebiet	Anzahl	positiv	positiv mit Einschränkungen	positive Bewertung nicht möglich	nicht beurteilbar	negativ
Herzinsuffizienz	202	0	1	0	0	201
Koronarinsuffizienz	216	2	0	0	2	212
Rhythmusstörungen	81	2	0	0	1	78
Summe	499	4	1	0	3	491

Tabelle: 7

Kombinationspräparate: Herzinsuffizienz (N = 202)

Begründung für negative Bewertung	Anzahl	Prozent
Zweifelhafte therapeutische Wirksamkeit	160	79
Unzureichende Standardisierung/ chemische Definition	117	58
Unerwünschte Wirkungen	9	5
Ungünstige Pharmakokinetik	22	11
Sonstige Mängel	82	41

Tabelle: 8

Kombinationspräparate: Koronarinsuffizienz (N = 216)

Begründung für negative Bewertung	Anzahl	Prozent
Zweifelhafte therapeutische Wirksamkeit	191	88
Unzureichende Standardisierung/ chemische Definition	104	48
Unerwünschte Wirkungen	20	9
Ungünstige Pharmakokinetik	12	6
Sonstige Mängel	82	38

Tabelle: 9

Kombinationspräparate: Rhythmusstörungen (N = 81)

Begründung für negative Bewertung	Anzahl	Prozent
Zweifelhafte therapeutische Wirksamkeit	67	83
Unzureichende Standardisierung/ chemische Definition	43	53
Unerwünschte Wirkungen	5	6
Ungünstige Pharmakokinetik	7	9
Sonstige Mängel	39	48

KRITERIEN ZUR BEURTEILUNG VON VERÖFFENTLICHUNGEN ÜBER THERAPIEERFOLGE UND -NEBENWIRKUNGEN

S. KOLLER
Institut für Medizinische Statistik und Dokumentation
Mainz

Zusammenfassung

Es wird ein Fragekatalog vorgelegt, in dem für alle wichtigen methodischen Typen von Veröffentlichungen über Therapieerfolge oder -nebenwirkungen die zur kritischen Beurteilung wichtigen Gesichtspunkte zusammengestellt sind. Die methodischen Typen reichen von kasuistischen Mitteilungen bis zum kontrollierten klinischen Versuch. Im Vordergrund stehen Fragen zur Auswahl der Patienten und zur Vornahme von Vergleichen und deren Zuverlässigkeit.

Die zusammenfassende Beurteilung erfolgt in vier Skalen (I-C-S-G-System)

I: Informationswert (information)
C: Vergleichszuverlässigkeit (comparability)
S: Überlegenheit der Prüftherapie, Signifikanz (superiority)
G: Verallgemeinerungsfähigkeit (generalization).

Jede Skala erhält eine von vier Noten aufsteigender Qualität 0, ?, 1, 2.

Die Kombinationsmöglichkeiten lassen eine weitgehende Spezifikation der Beurteilung zu.

Die Zeiten sind vorbei, in denen man bei der Beurteilung therapeutischer Veröffentlichungen nur nach dem Prinzip des methodischen Ansatzes ging. Seitens der Statistik stand damals nur im Vordergrund, ob es sich um einen controlled clinical trial handelte, um die Art der Zufallszuteilung, um Blind- oder Doppelblinddurchführung usw. Die jahrelange Diskussion über die realen Schwierigkeiten bei der Durchführung und Anpassung an gegebene klinische Situationen, um die dabei auftretenden ethischen Probleme, um die Grenzen der Verallgemeinerungsfähigkeit der Ergebnisse u.a. haben die ursprünglich ziemlich starren methodischen Gesichtspunkte zwar nicht ungültig gemacht, aber doch relativiert.

Eine neue Lage ist auch dadurch entstanden. daß in den B-Kommissionen des Bundesgesundheitsamtes auch die Statistiker sich mit der Aussagekraft jeder therapeutischen Veröffentlichung auseinandersetzen müssen, wobei allzu starre Voreingenommenheiten fallen müssen.

Die methodische Diskussion erfolgt meist - auch in diesem Kongreß - in der Form der Erörterung von Forderungen an eine zu planende Arbeit. Das Versuchsprotokoll (ein schlechter Name für die Planungsniederschrift), die Check-list der notwendigen Arbeitspunkte, die Anpassungsmöglichkeit an das real zu bearbeitende Problem mit seinen klinischen Nebenbedingungen sind dazu die erforderlichen Gesichtspunkte. Aber bei der Beurteilung einer vorliegenden therapeutischen Veröffentlichung kehrt sich vieles um, denn dann hat der Referent nicht mehr nur zu fragen, was wie geplant war, sondern was davon wirklich gelungen ist und welche Folgerungen die tatsächlich vorliegenden Daten zulassen. Es ist ein Verdienst der offenen kritischen Analysen der großen amerikanischen therapeutischen Studien, von der Diabetes-Studie (UGPDS) angefangen, klar zwischen theoretischem Ansatz und klinisch-statistischer Wirklichkeit unterschieden zu haben. Mit dem Hinweis auf die Schwächen verschiedener Arbeiten ist auch die Kritik KIENLES im Kern verdienstvoll.

Die statistisch- methodische Beurteilung therapeutischer Veröffentlichungen erfordert eine systematische Übersicht über die bei den verschiedenen methodischen Ansätzen möglichen Schwachstellen, die die jeweils denkbaren Aussagemöglichkeiten beeinträchtigen können. Im folgenden soll eine solche Übersicht versucht werden, die durchaus noch unvollständig und ergänzungsbedürftig ist. Das Prinzip besteht darin, eine Art Gegenreferat zu den jeweiligen methodischen

Prinzipien anzufertigen, bei dem zu jedem methodisch wichtigen Gesichtspunkt in einer Art Gegen-Checkliste abgefragt wird, ob die Forderung in der Veröffentlichung überhaupt erhoben, diskutiert und erfüllt wurde, welche Mängel bei der realen Arbeit aufgetreten sind und ob und wie sie das Ergebnis in der gewünschten oder formulierten Form beeinträchtigen. Dabei gibt die Methoden-Grundsatz-Diskussion der letzten Jahre gute Anhaltspunkte - speziell im Hinblick auf mögliche Mängel der controlled clinical trials. KIENLE hat sie intensiv gesammelt und aggressiv gegen diese Methode verwendet. Heute hoffe ich, daß die auf alle denkbaren therapeutischen Studienansätze gleichmäßig zu erstreckende kritische Zusammenstellung der möglichen und tatsächlichen Unzulänglichkeiten eine gute Basis für gemeinsame Beurteilungen trotz unterschiedlicher methodischer und philosophischer Ausgangsposition bietet.

Zunächst sollen die Punkte betrachtet werden, die bei allen Veröffentlichungen als Informationsgrundlage zu beachten sind.

Thema:

☐ Therapie

Prüftherapie: . . . .

Indikation(en): . . . .

gegebenenfalls Vergleichstherapie: . . . .

☐ Nebenwirkungen, Art: . . . .

Medikament: . . . .

Veranlassung zur Veröffentlichung:

☐ Widerlegung)
☐ Bestätigung) anderer Veröffentlichungen

☐ Vom Hersteller veranlaßte Studie

☐ Veröffentlichung unabhängig vom Ergebnis geplant

Die Veranlassung zur Veröffentlichung ist in vielen Arbeiten nicht zu erkennen; manchmal ist ihre Kenntnis aber zur Beurteilung wichtig.

Grundlage der Arbeit:

☐ Eigene Beobachtungen

☐ Ausführliche Veröffentlichung

Art der Patienten: ☐ stationär im Krankenhaus
☐ ambulant im Krankenhaus
☐ bei niedergelassenem Arzt

☐ Kurzbericht; ausführliche Veröffentlichung wo ? . .
. . . .

Literaturverarbeitung

Methodischer Typ der Studie

- [ ] I Kasuistische Sammlung ausgewählter Fälle ohne Vergleiche
- [ ] II Kasuistische Sammlung ausgewählter Fälle mit geeigneten Vergleichen
- [ ] III Umfassender Erfahrungsbericht ohne eigenes Vergleichskollektiv
- [ ] IV Umfassender Erfahrungsbericht mit eigenem Vergleichskollektiv
- [ ] V Geplante kontrollierte vergleichende Studie (controlled clinical trial)

Mit dieser Typisierung sollen die methodischen Ansätze nach den Gesichtspunkten der Patientenauswahl und der Vergleichsmöglichkeiten gegliedert werden. Beide Gesichtspunkte sind methodisch neutral. Die Patientenauswahl und die vorher angeführte Art der Patienten hängen mit der Verallgemeinerungsfähigkeit der Ergebnisse zusammen. Die Vornahme und Durchführung von Vergleichen wird durch weitere Feststellungen ergänzt werden. Die "kontrollierten klinischen Studien" sind als letzte aufgeführt, da diese unscharfe Bezeichnung für ungeschulte Mitarbeiter leicht mißverstanden werden kann.

I/II Kasuistiken

I ohne Vergleichsfälle, II mit geeigneten Vergleichsfällen.

Prinzip der Auswahl

- [ ] unerwartete "Therapieerfolge"
- [ ] unerwartete "Therapiemißerfolge"
- [ ] unerwartete schwere "Nebenwirkungen"
- [ ] klinisch interessante Fälle.

Klinisch-pharmakologische Befunde

- [ ] Spezialuntersuchungen
- [ ] keine Spezialuntersuchungen

Prinzip der Auswahl der Vergleichsfälle (bei II und IV)

- [ ] gleiche Anfangssymptomatik
  - [ ] offene Auswahl
  - [ ] Auswahl im Blindversuch
- [ ] anderes Auswahlprinzip; welches . . . .

. . . .

Kasuistische Veröffentlichungen sind häufig. Sie können hohen Informationswert haben, insbesondere wenn es sich um klinisch unerwartete Verläufe handelt. Auch klinisch-pharmakologische Detailanalysen zur Klärung spezieller Einflußfaktoren oder Zusammenhänge sind oft besonders wertvolle Kasuistiken.

III Umfassender Erfahrungsbericht ohne eigenes Vergleichskollektiv

Lückenlosigkeit der dargestellten Fälle

- ☐ unklar
- ☐ ausdrücklich zugesichert
- ☐ Auswahlprinzip beschrieben; welches . . . .

. . . .

Vergleich mit Fremdkollektiv

- ☐ pauschal aus Schrifttum
- ☐ unter Verwendung von Originaldaten anderer Autoren, und zwar

. . . .

- ☐ keine Vergleiche

Studien vom Typ III kommen z.B. als Jahresberichte von Spezialkliniken vor, auch als Sammelberichte pharmazeutischer Firmen.

IV Umfassender Erfahrungsbericht mit eigenem Vergleichskollektiv

Lückenlosigkeit der dargestellten Fälle

- ☐ in beiden Kollektiven unklar
- ☐ in beiden Kollektiven ausdrücklich zugesichert
- ☐ Auswahlprinzip beschrieben, und zwar . . . .

. . . .

Vergleichskollektiv

- ☐ aus gleichzeitigen Behandlungen bei ähnlicher Indikation Entscheidungsprinzip für die Wahl der Therapie beim einzelnen Kranken . . . .
- ☐ aus früherer Zeit
  - ☐ bei ähnlicher Indikation
  - ☐ mit denselben Kranken bei chronischem Verlauf
  - ☐ mit denselben Kranken bei unzureichender Vorbehandlung

Studientyp IV ist häufig und wichtig. Hierher gehören die Studien mit historischen Vergleichen an früheren Klinikdaten, ferner diejenigen, bei denen aus irgendwelchen, meist klinischen Gründen ein controlled clinical trial nicht durchgeführt werden konnte. Von besonderer Bedeutung ist Typ IV bei Untersuchungen über Nebenwirkungen.

V Geplante kontrollierte klinische Studie (controlled clinical trial)

Bei diesem Studientyp sind Patientenauswahl und Vergleichbarkeit zwischen Prüf- und Kontrollreihe sowie alle Verfahrensfragen weitgehend vorher festgelegt. Bei der Vielzahl technischer Anforderungen kann natürlich auch bei der praktischen Anwendung vieles schiefgehen. Deshalb sind mehrere Übersichten über mögliche Schwachstellen erforderlich. Die Fragen umfassen auch Fälle, bei denen sich herausstellt, daß nicht dieser Typ, sondern einer der früheren Typen vorliegt.

<u>Auswahl der Kranken</u>, Art der Beschränkung

☐ regional . . . .

☐ klinisch . . . .

☐ krankheitsspezifisch . . . .

☐ einweisungstechnisch . . . .

Klinische Einschlußkriterien

☐ nicht angegeben ☐ angegeben

Klinische Ausschlußkriterien

☐ nicht angegeben ☐ angegeben

Sind Ein- und Ausschlußkriterien bei Prüf- und Vergleichstherapie identisch ?

☐ ja ☐ unklar, nein

<u>Zuteilung zur Prüf- und Vergleichsreihe</u>

☐ subjektiv nach Krankheitsbild

☐ objektiv nach laufender Nummer, Geburtstag, Namensanfang

☐ objektiv nach Zufallszahlen

☐ objektiv nach Zufallszahlen in Schichten gleicher Prognose

☐ Vergleiche an denselben Personen

- ☐ im zeitlichen Wechsel
- ☐ in systematischer Folge
- ☐ in Zufallsfolge
- ☐ im Halbseitenversuch

☐ anderer Versuchsplan; welcher . . . .

Hat sich der Zuteilungsplan korrekt durchführen lassen ? . . .

. . . .

Sind Gleichheitsprüfungen erfolgt ?

☐ ja ☐ nein ☐ nicht angegeben

<u>Durchführung des Therapie vergleichs</u>

☐ offen ☐ einfach blind ☐ doppelt blind

Bei Blindversuch: Ist Code-Erkennung erfolgt ?

☐ nein ☐ ja, und zwar

- ☐ bei Ärzten
- ☐ bei Schwestern
- ☐ bei Patienten

Bei den bisherigen Fragen ging es darum, einige wesentliche Punkte des Versuchsplans zu erfassen, um danach beurteilen zu können, ob die Punkte bei der praktischen Durchführung auch planmäßig realisiert werden konnten. Die nächste Fragengruppe betrifft Informationen über die klinische Planung.

Basis-(Zusatz-)Therapie (außer Prüf- und Vergleichstherapie)

☐ uneingeschränkt zugelassen

☐ eingeschränkt; welche Einschränkungen ? . . . .

. . . .

Organisation

☐ Durchführung in einer Hand

☐ Kooperative Studie; Zahl der beteiligten Stellen: . . . .

Studienplan

☐ mündlich vereinbart

☐ von allen Teilnehmern schriftlich gebilligt

Untersuchungstechnik

☐ beliebig

☐ einheitlich

☐ nach mündlicher Vereinbarung

☐ Prozeduren schriftlich festgelegt

☐ Einheitlichkeit laufend kontrolliert

Dokumentation

☐ beliebig

☐ einheitlich

Klinische Betreuung von Prüf- und Kontrollpatienten

durch dieselben Ärzte	☐ ja	☐ nur teilweise	☐ nein
durch dieselben Schwestern	☐ ja	☐ nur teilweise	☐ nein

Verhalten bei Verschlimmerung

☐ nach ärztlichem Ermessen (bei Informiertheit des Arztes über einzelne Therapie)

☐ Ermächtigung des Arztes zum Codebruch; Verhalten nach ärztlichem Ermessen

☐ Ermächtigung des Arztes zum Codebruch; Verhalten nach vorheriger Festlegung

☐ vorherige Festlegung: Beibehaltung der Therapie (auch ohne Codebruch)

☐ vorherige Festlegung: Wechsel zur Alternativtherapie

☐ vorherige Festlegung: andere festgelegte Therapie

☐ Festlegung durch Ethikkommission gebilligt

☐ Ethikkommission nicht befragt (nicht vorhanden)

Auswertung

Fallzahl: Prüfreihe . . . . . . bei Beginn. . . . bei Ende . . .

Vergleichsreihe . . . bei Beginn. . . . bei Ende . . .

Gründe für Ausfälle . . . .

Gründe für Abbruch . . . .

Vergleichbarkeit von Prüf- und Vergleichsreihe

Beobachtungstechnische Gleichheit	bei Meßverfahren	bei klinischen Kriterien
nicht sicher	☐	☐
ja, im Prinzip	☐	☐
ja, genau vereinbart	☐	☐
ja, kontrolliert	☐	☐

Strukturelle Gleichheit (Alter, Geschlecht, Stadium der Krankheit usw.)

☐ Gleichheit nicht erwähnt

☐ Gleichheit verbal behauptet

☐ Gleichheit kontrolliert; an welchen Variablen: . . . . . .

. . . .

☐ Gleichheit nicht erreicht; an welchen Variablen:. . . . . .

. . . .

Hierbei geht es um die nachträgliche Prüfung der Vergleichbarkeit von Prüf- und Kontrollreihe, wobei nicht nur das Zuteilungsverfahren, sondern auch die Ausfälle zusammenfassend beurteilt werden. Die Fragen über Auswertung und Ergebnisse werden für alle Studien, in denen Vergleiche vorgenommen werden, gestellt.

Ergebnisse Therapie Zielgrößen	Zahlenmäßige Unterschiede		Statistische Aussage	
	Prüfreihe	Vergleichsreihe	bei echtem Test	bei explorativer Auswertung
1.	. . . . .	. . . .	. . . .	. . . . . .
2.	. . . . .	. . . .	. . . .	. . . . . .
3.	. . . . .	. . . .	. . . .	. . . . . .
4.	. . . . .	. . . .	. . . .	. . . . . .

Prüfungen: ☐ jeweils eindimensional ☐ mehrdimensional

Unterschiede zwischen Teilgruppen ? Welche . . . .

. . . .

Nebenwirkungen:

1.	. . . . .	. . . .	. . . .	. . . . . .
2.	. . . . .	. . . .	. . . .	. . . . . .
3.	. . . . .	. . . .	. . . .	. . . . . .

Hierbei ist zu beachten, ob die verglichenen Zielgrößen schon bei Beginn der Studie als Prüfhypothesen festgelegt waren. Dann ist die statistische Aussage als Signifikanzaussage bei echtem Test einzutragen. Alle anderen statistischen Befunde werden als Ergebnisse explorativer Auswertung aufgefaßt. Besonders zu erwähnen sind Unterschiede zwischen Teilgruppen, z.B. zwischen den Geschlechtern, zwischen Kliniken usw. Sie werden oft als Mängel einer Studie aufgefaßt

Das trifft meines Erachtens nicht zu; solche Unterschiede geben oft wertvolle Hinweise auf weitere wichtige, bei der Planung noch nicht berücksichtigte Faktoren.

Abschließende Beurteilung

Zur abschließenden Beurteilung reicht eine einfache eindimensionale Skala nicht aus. Es sind verschiedene logisch zu trennende Aussagen nebeneinander zu stellen. Dazu schlage ich vier Skalen, das I - C - S - G - System vor, die der Beurteilende subjektiv in verantwortlicher Würdigung der kritischen Durchsicht der Arbeit bewertet:

I: Informationswert (information)
C: Vergleichszuverlässigkeit (comparability)
S: Überlegenheit der Prüftherapie; Signifikanz (superiority)
G: Verallgemeinerungsfähigkeit (generalization)

In jeder Skala gibt es vier Noten:

0: nicht vorhanden - nicht durchgeführt
?: unklar - unsicher - zweifelhaft - vom Referenten nicht beurteilbar
1: vorhanden - mäßig - wenig
2: deutlich vorhanden - zuverlässig - gut.

Zu I: Hier urteilt der Kliniker, ob eine Arbeit nur Bekanntes wiederholt oder Neues enthält; der Statistiker wird hier häufig ein Fragezeichen einsetzen.

Zu C: Auch ohne Vergleichsreihe kann hier eine Wertung, sogar mit 1 oder 2 erfolgen, wenn es sich um außergewöhnliche Kasuistiken handelt, bei denen gegenüber der bisherigen Erfahrung völlig unerwartete Verläufe beobachtet wurden.

In allen anderen Fällen kann man etwa folgende Skalierungen vornehmen:

C: Vergleiche und Fehlerquellen. Comparability

C 0: Vergleiche nicht vorgenommen
C 0: Vergleiche wurden vorgenommen, aber offensichtlich wesentliche Fehlerquellen nicht ausgeschaltet
C ?: Vergleiche wurden vorgenommen, aber offensichtlich wesentliche Fehlerquellen nur zum geringen Teil ausgeschaltet
C ?: Vergleiche mit Literaturangaben ohne Analyse der Vergleichbarkeit
C 1: Vergleiche wurden vorgenommen; Vergleichbarkeit leidlich gut, aber nicht voll erreicht; z.B. bei Mängeln der Zuteilung in kontrollierten klinischen Studien
C 2: Vergleichbarkeit voll erreicht.

S: Signifikanz von Unterschieden, Überlegenheit. Superiority

S 0: Nicht vorhanden bei ausreichender Fallzahl. Keine Vergleiche vorgenommen

S ?: Unterschiede nicht deutlich bzw. signifikant, z.B. bei kleiner Fallzahl. Deutliche bzw. signifikante Unterschiede bei C 0 und C ?

S 1: Deutliche bzw. signifikante Unterschiede bei C 1; klinisch nicht relevante Unterschiede bei C 2

S 2: Deutliche bzw. signifikante und klinisch relevante Unterschiede bei C 2

S-1: Deutliche bzw. signifikante Unterschiede zuungunsten der Prüftherapie bei C 1 und C 2.

G: Verallgemeinerungsfähigkeit der Ergebnisse. Generalization

G 0: Sehr enge Patientenauswahl; starke Einschränkung durch Nebenbedingungen bei S 0 und S ? bei kleiner Fallzahl

G ?: Unklarheit über Nebenbedingungen

G 1: Erfassung eines wesentlichen Teils der Indikation, z.B. nur Männer, nur Kranke ohne Vorbehandlung

G 2: Umfassende Repräsentation der Indikation in Beobachtungsreihen.

Die 256 Kombinationen dieser vier Skalen erlauben in zusammenfassender Kurzform die statistische Beurteilung einer Veröffentlichung über therapeutische Ergebnisse oder Nebenwirkungen von Behandlungen. Die vier Skalenwerte können nicht durch schematisches Abhaken der Punkte des vorangestellten Fragebogens gewonnen werden, sondern erfordern jeweils persönliche Erfahrung und eine ausgewogene subjektive Beurteilung in der Gegenüberstellung von positiven Leistungen und Schwachstellen einer Studie. Das Beurteilungsschema beruht weder auf philosophischen noch auf methodologischen Grundanschauungen. Positive oder negative ethische Gesichtspunkte, so wichtig sie für das Verständnis der Planung und Durchführung sind, sind im nachhinein für die nüchterne Beurteilung der Ergebnisse irrelevant.

In diesem Sinne schlage ich das I - C - S - G - System als eine neutrale und ausgewogene Basis zur Beurteilung von Veröffentlichungen über Erfolge und Nebenwirkungen von Therapien vor.

Prof. Dr. Dr. Siegfried Koller
Georg-Büchner-Straße 25
6500 M a i n z 42

SYSTEMATISCHE ANALYSE VON VERÖFFENTLICHUNGEN ÜBER KLINISCHE STUDIEN

H. FASSL
Institut für Medizinische Statistik und Dokumentation
Medizinische Hochschule Lübeck

Zusammenfassung

Die Methodik der systematischen Analyse veröffentlichter klinischer Studien wurde bis vor kurzem sporadisch diskutiert. Mit Inkrafttreten des Arzneimittelgesetzes von 1976 wuchsen jedoch die Ansprüche an Aussagen über Wirksamkeit und Unverträglichkeit von Medikamenten. Anhand von Vordrucken aus dem Bundesgesundheitsamt werden Möglichkeiten und Grenzen der retrospektiven Analyse von medizinischen Veröffentlichungen auf Verallgemeinerungsfähigkeit (Repräsentativität), Gültigkeit, Genauigkeit und Vollständigkeit des Ergebnisses diskutiert.

1. Systematische Literatur-Erschließung ist nichts Neues. Relativ neu ist das Problem, große Literaturmengen von teilweise sehr heterogener Herkunft schnell und wirtschaftlich auf relevante Informationen nach u.U. juristikablen Gesichtspunkten zu sieben. KOLLER's Vorschlag einer Eigentypisierung durch die Autoren bleibt weitgehend unbeachtet.

   Wiederbelebt wurde dieses Problem, seitdem mit Inkrafttreten des Zweiten Arzneimittelgesetzes vom 24.8.1976 zentral versucht wird, "... im Interesse einer ordnungsgemäßen Arzneimittelversorung ... für die Qualität, Wirksamkeit und Unbedenklichkeit der Arzneimittel ... zu sorgen (§ 1)." Auf die epistemiologischen und politischen Implikationen und Schwierigkeiten dieses Ansatzes will ich hier nicht eingehen. Es sei nur auf das Fehlen allgemein akzeptierter Kriterien für Gesundheit, Wirksamkeit, Verträglichkeit, Relevanz, angemessenes Kosten-Nutzen-Verhältnis usw. hingewiesen.

   Der von uns entwickelte Ansatz berücksichtigt pragmatisch die Erfahrungen, die im Laufe der Jahre bei der Planung eigener Studien und der Bewertung von Fremdstudien immer wieder gemacht werden mußten.

2. Beschreibung des Vordrucks:
   Allgemeines Ziel: Schnelle und gleichförmige Auswertung von Berichten über klinische Studien, die von Antragstellern auf Registrierung eines Medikaments als relevant bezeichnet und beim Bundesgesundheitsamt eingereicht wurden. Der Vordruck soll aus der Fülle irrelevanter Veröffentlichungen diejenigen heraussuchen, deren tiefergehende Analyse notwendig, lohnend und möglich ist.
   Als allgemein wichtig für die Beurteilung wurde die Herausarbeitung des Zusammenspiels zwischen Einfluß- und Zielgrößen unter Berücksichtigung des systematischen Einflusses von Störgrößen erachtet.
   Es werden folgende Typen klinischer Studien unterschieden:
   Studientyp A: Kontrollierte Vergleichsstudie unter Einsatz von Zufallszuteilungs- und Verschleierungstechniken zur Behebung systematischer Fehler.
   Studientyp B: Kontrollierte offene Studien (mit oder ohne Zufallszuteilung).
   Studientyp C: Fallbeschreibungen (Kasuistiken).
   Nur bei Studien vom Typ A und B wird der gesamte Vordruck ausgefüllt; bei Studien vom Typ C wird nach Erfassung der bibliographischen

Daten zum Gesamturteil (nach KOLLER) und zum freien zusammenfassenden Kommentar gesprungen. Möglichst viele Urteile sind als Auswahlangabe vorgegeben ("Zutreffendes ist anzukreuzen").

Der Vordruck gliedert sich in folgende Hauptabschnitte:

1. Identifikatoren und bibliographische Angaben (soll eindeutige Zuordnung und beschleunigte Suche ermöglichen)
2. Zielsetzungen und Aussageanspruch der Veröffentlichung (Feststellung des angestrebten Gültigkeits- und Genauigkeitsanspruches hinsichtlich Wirksamkeit, Verträglichkeit, Relevanz)
3. Planungskonzept und -realisierung
4. Zielerreichungsgrad (Performance)
5. Zusammenfassende Beurteilung der Veröffentlichung durch den Auswerter.

zu 1.: Identifikatoren und bibliographische Angaben (Zahlen in eckigen Klammern beziehen sich auf Abschnittsnummern im Vordruck).

1. Identifikatoren i.e.S. [1-6]
2. Bibliographsiche Angaben [7-11]
3. Veröffentlichungsform [12]
   Ziel: Hinweis auf Authentizitätsgrad der Veröffentlichung
4. Studiendurchführungsland [13]
   Ziel: Erkennen geographischer Schwerpunkte
5. Studientyp [14]
   Ziel: Gewichtung der Aussagekraft der Studie.
   Bei Studien vom Typ C wird gleich zum Gesamturteil [18] und zusammenfassenden Kommentar [19] weitergesprungen.

zu 2.: Zielsetzungen und Aussageanspruch

6. Allgemeine Zielsetzung der Studie [15]
   Ziel: Herausarbeiten des generellen Anspruchs der Studie auf Gültigkeit (Verallgemeinerungsfähigkeit) und Genauigkeit der Ergebnisse.
7. Einflußgrößen [16-21]
   Definition: Unter "Einflußgrößen" wird die Substanz, das Medikament oder der sonstige therapeutische Eingriff verstanden, deren Wirkung allein, in Kombination oder zur Kontrolle geprüft werden (entspricht der "Ursache" bei der Suche nach kausalen Zusammenhängen).
   Ziele: Feststellung der Art der Einflußgröße, ihres

Dosierungsbereiches, der Dosierungskonstanz und des evtl. Vorliegens von kombinierten Einflüssen im Ursache-Wirkungs-Modell (z.B. in Mischpräparaten, bei diätunterstützter Therapie). Durch die Frage nach der "Dauer der Applikation" sollen sog. Akutversuche erkannt werden. Unter "Konditionierung" ist außer Applikationsform (z.B. "oral") auch zu registrieren, ob ein cross-over-Design (mit oder ohne wash-out-Phase) eingesetzt wurde. Wichtig: Nur im Versuchsplan intentionsgemäß zu prüfende Einflußgrößen werden hier aufgeführt, nicht die im Studienverlauf ad hoc erkannten Faktoren (diese werden unter "unerwartete Wirkungen im Verlauf" registriert).

8. Zielgröße(n) für Wirkung und Wirksamkeit [22-29]
Ziel: Im Interesse der Vergleichbarkeit zwischen Veröffentlichungen sollen über die allgemeinen Zielsetzungen hinaus die eigentlich gemessenen Messparameter und Erfolgskriterien sowie die Zeitpunkte und Häufigkeiten ihrer Erfassung registriert werden.
Definitionen:
Zielgröße: Merkmal (Variable), Parameter, deren Veränderungen als Indikator für die Wirkung / Wirksamkeit einer Einflußgröße (s.o.) benutzt wird.
Wirksamkeit: ärztlich erwünschter umfassender Effekt auf das Befinden des Patienten.
Wirkung: Mess- oder zählbare Parameter, die als Kriterium für die Wirksamkeit gesetzt werden.
Anzahl der erfaßten Wirkparameter / der ausgewerteten / der statistisch signifikanten / der klinisch relevanten Parameter.
Ziel: Desinformationsversuche durch Weglassen nicht genehmer Ergebnisse sollen hierdurch im Ansatz erkannt werden können. Ferner soll diese Fragensequenz erste Hinweise auf irreführenden Gebrauch statistischer Schätz- und Testverfahren geben.
In jüngster Zeit werden auch in der Bundesrepublik die erkenntnistheoretischen Grundlagen der üblichen wissenschaftlichen Veröffentlichungspraxis in Medizin, Soziologie, Epidemiologie usw. wieder stärker in Frage gestellt (s.z.B. STEGMÜLLER, WITTE). Die Kritik entzündete sich vor allem an der Praxis, nur "signifikante" Ergebnisse, fast durchweg ohne explizite Definition der als relevant angesehenen Alternativhypothesen (mit den zugehörigen

Risiken 2. Art) zu veröffentlichen. Wahrscheinlich resultierte hieraus zumindest in den letzten 30 Jahren eine erhebliche systematische Verzerrung und Devalidisierung der Erkenntnisgrundlagen (z.B. im Bereich der Herz-Kreislaufkrankheiten, der Berufskrebsforschung). Im Gebiet der Arzneimittelprüfung ist die Auseinandersetzung wohl deswegen besonders lebhaft geworden, weil sich hier die Risiken 1. Art (ungerechtfertigte und vorzeitige Zulassung unwirksamer oder "bedenklicher" Arzneimittel gem. § 5 AMG) und die Risiken 2. Art (ungerechtfertigtes und vorzeitiges Abwürgen positiver und zukunftsträchtiger Entwicklungen auf dem Therapiesektor) fast gleichwertig gegenüberstehen. Die langfristigen Gefahren nicht-wissenschaftlicher, hastiger, politischer, etwa kurzfristig "sozial-relevanter" Entscheidungen sind bei alleiniger Berücksichtigung des Fehlers 1. Art in mangelhaft durchdachten statistischen Ansätzen mindestens ebenso groß wie der damit verbundene Serendipitäts-Effekt (es sei nur an die laufenden Tartaren-Nachrichten aus der Arbeits- und Sozialmedizin erinnert). Mit der Zahl der erfaßten, ausgewerteten und statistisch signifikanten Merkmale (Parameter) wächst die Zahl der zufällig "signifikanten" oder falsch-positiven Ergebnisse. Dies ist besonders deutlich bei Testbatterien (Labor, Psychologie). Die BONFERONI-Korrektur ist für die Praxis nicht sehr hilfreich. Werden zusätzlich Assoziationen zwischen zwei (oder mehr Merkmalen zur Analyse möglicher "kausaler" Zusammenhänge hergestellt, so sin bei zweidimensionaler Auswertung von 20 Parametern bereits $\binom{20}{2}$ = 190 Kombinationen theoretisch möglich und dami zwischen 2-11 zufällig "signifikante", auch wenn keine Assoziation vorliegt. Werden dann noch nach deskriptiv-statistischer Vorsichtung erfolgversprechende Teile des Datenmaterials nochmals interferenzstatistisch angegangen und nur diese Teilergebnisse veröffentlicht, so besteht nicht nur die Gefahr der "irreproducable events", sondern auch einer Einengung des Entscheidungsspielraums für spätere Überprüfer, die sich bei Wiederholung dem Vorwurf aussetzen "dem jeweiligen Stand der wissenschaftlichen Erkenntnisse" nicht zu entsprechen und trotz "begründetem Verdacht" ein "bedenkliches" Arzneimittel angewandt zu haben (§ 5 AMG). Eine Diskrepanz zwischen der Zahl der erfaßten (dokumen-

tierten), ausgewerteten und statistisch signifikanten Parameter sollte daher die Überprüfung veröffentlichter Ergebnisse besonders nahelegen.
Selbst wenn das Material vollständig dargelegt wird, ist die alleinige Angabe der "Signifikanz" nicht ausreichend, wenn die getesteten Unterschiede, Assoziationen und sonstigen Prüfparameter klinisch irrelevant sind. Die Ablehnung der Nullhypothese beweist nicht indirekt jede beliebige Alternativhypothese. Ferner werden Signifikanztests immer schärfer, je größer die Zahl der Beobachtungen wird (siehe auch Punkt 43-45). Bei 4.000 Beobachtungen (z.B. Massenumfragen) ist ein Korrelationskoeffizient von 0,11 hochsignifikant, klinisch wahrscheinlich absolut irrelevant (Bestimmtheitsmaß $B = 0{,}11^2 = 0{,}01$ (nur 1 % der Variabilität wird durch die hier assoziierten Merkmale verursacht)).

9. Zielgröße(n) für die Verträglichkeit und unerwartete Wirkungen im Verlauf der Studie [30-31]
Ziel: Nebenwirkungen, Unverträglichkeiten, unerwartete Interaktionen und sonstige Hinweise auf nicht intentionsmäßig geprüfte und post hoc erkannte Wirkungen sollen hierdurch erfaßt werden. Auch beim "bestimmungsgemäßen Gebrauch" (§ 4 AMG) können bisher nicht beobachtete Wirkungen auftreten. Diese können durchaus positiver Natur sein. Die Suche nach derartigen Nebenwirkungen über die ausschließliche Registrierung spontaner Angaben, also entweder ungezielt oder gezielt durch animierende lineare oder verzweigte Fragenkataloge sollte hierarchisch erfolgen. Gezieltes Fragen setzt gewisse Erwartungswerte voraus. Andererseits sind spontane, nicht intentionierte Angaben oft besonders innovationsträchtig, meist aber zur Absicherung gegen Risikofaktoren allein nicht ausreichend. "Fehlende Angaben" ist nicht gleich "Faktum nicht vorhanden" (non-response-Problem).

10. Störgrößen [32-33]
Definition: Faktoren und Randbedingungen, durch die die intentionierte Prüfung der Ursachen(n) - Wirkungsbeziehung (Einfluß-Zielgrößenbeziehung) systematisch verfälscht wird.
Ziel: Feststellung, welche Störgrößen bereits bei der Versuchsplanung als relevant (und z.B. durch Blockbildung

(Schichtung), Zufallszuteilung usw.) berücksichtigt wurden und welche sich erst im Verlauf herausstellten.

11. Versuchsplan (Design) [34-38]
Ziel: Kategorisierung der Studie nach Detailplanungsgrad

12. Gültigkeitsbereich [39-42] (Repräsentativität, Validität, Konsistenz)
Ziel: Feststellung des Gültigkeitsbereiches der Studie, auf den ihre Ergebnisse verallgemeinert werden können. Hier soll auch dokumentiert werden, welche Charakteristika der Probanden von den Verfassern als relevant beschrieben werden.

13. Erreichte Genauigkeit [43-45]
Ziel: Feststellung der in die Auswertung eingehenden Zähleinheiten und deren Bezugsgrößen. Meistens werden Abweichungen zwischen Parametern in Abweichungs- oder Streuungseinheiten eines gemeinsam gültigen Standards gemessen (z.B. in Einheiten der Standardabweichung des Mittelwertes). In deren Nenner taucht aber der Erhebungsumfang (n) auf. Damit werden Erhebungen umso empfindlicher, je mehr Beobachtungen eingehen und umgekehrt. M.a.W. jeder beliebig kleine Unterschied kann durch eine ausreichend große Beobachtungs- oder Wiederholungszhal statistisch "signifikant" gemacht werden. Das Umgekehrte wird ebenfalls gar nicht selten versucht. "Droht" die Nullhypothese abgelehnt zu werden (z.B. daß ein Antirheumatikum <u>nicht</u> blutzuckersenkende Nebenwirkungen habe), so wird der Versuch möglichst früh bei einer Beobachtungszahl abgebrochen, an der die Ergebnisse gerade noch nicht "signifikant" geworden sind.
Eine weitere Mißbrauchmöglichkeit entsteht durch den immer leichter werdenden Zugang zu mehrdimensionalen Computerauswertungsprogrammen.

14. Dokumentation [46]

15. Originalwerte [47]
Ziel: Überprüfbarkeit der Ergebnisse, des Ablaufs und der Vollständigkeit der Berichterstattung.

16. Organisation der Studie [48]
Ziel: Feststellung der Verantwortlichkeiten, organisatorische Mängel usw. Kontrollen auf Vollständigkeit, Vollzähligkeit und Sicherheit.

17. Statistische Auswertung [49]
    Ziel: Prüfung der Angemessenheit der angewandten statistischen Verfahren.
18. Gesamturteil [50-55]
    (nach KOLLER)
    Ziel: Pauschalkategorisierung nur der Arbeiten vom Typ C nach auswertungsbestimmenden Gesichtspunkten.
19. Zusammenfassender Kommentar [56]
    Ziel: Umfassende Bewertung des Nutzens der Veröffentlichung auf ihre methodologische Akzeptabilität und ihre Eignung als Grundlage künftiger wissenschaftlicher und ärztlicher Entscheidungen. Zumindest soll zu folgenden Fragen gutachterlich Stellung genommen werden:
    Liefert die Arbeit
    1. relevante, also klinisch oder wissenschaftlich bedeutsame Ergebnisse?
    2. konsistente (valide, gültige), effiziente (reliable, zuverlässige, präzise) und suffiziente (erschöpfende) Aussagen über die Wirksamkeit der geprüften Substanz?
    3. konsistente, effiziente und suffiziente Aussagen über die Sicherheit der geprüften Substanz?

Literatur

Koller, S.: (1955) Die Eigentypisierung einer medizinischen oder naturwissenschaftlichen Veröffentlichung durch den Autor. Nachrichten für Dokumentation 6, 117-120

Prof. Dr. med. Horst Fassl
Medizinische Hochschule Lübeck
Institut für Medizinische Statistik und Dokumentation
Ratzeburger Allee 160

2400 Lübeck

KAPITEL 2

ETHISCHE UND RECHTLICHE PROBLEME

INTERNATIONALE UND ETHISCHE REGELUNGEN DER KLINISCHEN THERAPIESTUDIEN

E. DEUTSCH
Forschungsstelle für Arzt- und Arzneimittelrecht
Universität Göttingen

A. Einleitung

Das Recht der klinischen Forschung am Menschen ist eine Unterdisziplin des Arzt- und Arzneimittelrechts. Ist schon dieses wenig vorgebildet, so erscheint das Recht der klinischen Forschung in den einzelnen Ländern der westlichen Welt noch wenig materiell verfestigt. Dabei gibt es gesetzliche Ausnahmen, wie z.B. das deutsche Arzneimittelgesetz von 1976. Insgesamt wird das Recht der klinischen Forschung noch weitgehend ersetzt und geformt von ethischen Erwägungen und fallrechtlichen Erkenntnissen aus dem In- und Ausland. Auf diesem Hintergrund sind die internationalen Papiere zu sehen, die insbesondere den Vorteil haben, dem eher provinziellen Auseinanderstreben der einzelnen Rechte entgegenzuwirken und eine einheitliche Ausformung des Rechts an der klinischen Forschung zu bewirken. Auch die Auslegung gesetzlicher oder von der Rechtsprechung aufgestellter Regeln wird durch die Ethik und durch internationale Abkommen und Papiere erheblich beeinflußt. Das gilt auch für das AMG von 1976, dessen §§ 40 f. deutlich von der revidierten Deklaration von Helsinki geformt sind.

Schon der Anfang der Ethik und des Rechts der klinischen Forschung am Menschen hatte einen internationalen Aspekt: Er ist nachzulesen bei keinem geringeren als Voltaire in den Lettres Anglais (Lettre Nr. 11).

Voltaire berichtet von den auch durch andere Schriftsteller bekannten Versuchen mit Pockenimpfungen im Newgate-Gefängnis in London. Dort war zum Tode Verurteilten die Chance gegeben worden, sich gegen Pocken impfen zu lassen und im Fall der gelungenen Impfung ihre Freiheit zu erlangen. Dieses gelang bei allen. Die Möglichkeit der Pockenimpfung war vom englischen Geschäftsträger an der Hohen Pforte nach London mitgeteilt worden; die Türken ihrerseits hatten die Pockenimpfung, d.h. die Infizierung von jungen Mädchen, die für den Harem hoher Würdenträger bestimmt waren und vor der entstellenden Krankheit bewahrt werden sollten, von den Tscherkessen gelernt, die sie ihrerseits wahrscheinlich aus Arabien erfahren hatten. Nach den Versuchen im Newgate-Gefängnis breitete sich die Pockenimpfung in England alsbald aus. Voltaire vergleicht diesen Zustand mit dem Beschluß des Parlaments in Paris, das Pockenimpfungen in Frankreich bei Strafe verboten hat. Das alles zu einer Zeit, als ein erheblicher Prozentsatz der Bevölkerung von Pocken befallen und entweder von dieser Krankheit starb oder für ihr Leben gezeichnet waren. Voltaire in seinen Lettres bricht eine Lanze für Versuch und Behandlung und konstantiert das liberale englische Beispiel mit der abwehrend-rücksichtslosen Praxis der Gerichte in Frankreich.

B. Internationale Papiere über klinische Therapiestudien

B.1 Die zehn Punkte des Nürnberger Ärzte-Urteils von 1949

Ins einzelne gehende Regeln über medizinische Versuche am Menschen sind zuerst im Urteil des amerikanischen Militärgerichts, das über deutsche Funktionäre der medizinischen Verwaltung und Ärzte zu Gericht saß, aufgestellt worden. Man spricht von ihnen als den 10 Punkten von Nürnberg oder dem Nürnberger Codex. Diese 10 Punkte, denen zu folgen die amerikanischen Behörden immer noch vorgeben, haben ebenso ihre Stärken wie ihre Schwächen. Von Vorteil ist etwa der absolute Schutz der Versuchsperson vor schweren Körperverletzungen und Tod, die Betonung der Aufklärung und Einwilligung sowie die Festlegung der Verantwortlichkeit des Versuchsleiters. Ebenso deutlich sind freilich die Schwächen des Nürnberger Codex: Es wird nicht unterschieden zwischen wissenschaftlichem Experiment und Heilversuch, die Einleitungssätze des Codex (he has to have capacity) schließen deutlich Versuche an Minderjährigen und geistig Behinderten aus; schließlich ist Punkt 5, der besonders gefährliche Versuche nur dann zuläßt, wenn auch der Versuchsleiter an dem Versuch teilnimmt, mit Recht als bizarr bezeichnet worden, denn wie wir aus der Medizingeschichte wissen, werden die gefährlichsten Versuche gerade von Versuchsleitern an sich selbst vorgenommen, wie etwa das Beispiel Forßmann deutlich zeigt. So hat man schon 1959 auf einer von der Universität Chicago einberufenen Konferenz versucht, nicht weniger als 5 der 10 Nürnberger Punkte neu zu formulieren. Dieser Versuch ist nicht erfolgreich gewesen und heute nicht mehr notwendig, denn der Nürnberger Codex ist mittlerweile von den Deklarationen von Helsinki überlagert worden.

Die 10 Punkte des Nürnberger Urteils sind nichtsdestoweniger eine Lektion für die Aufstellung von Regeln in diesem neuen und noch weitgehend unentwickelten Gebiet, jedenfalls was die ethische und rechtliche Betrachtung angeht. Im Nürnberger Verfahren ist es der Verteidigung anfangs gelungen, einen nicht unbeträchtlichen Erfolg zu erringen: Viele der von Ärzten in Konzentrationslagern begangenen Grausamkeiten, etwa die Versuche mit Unterkühlung und Höhenluft, stellten nichts anderes als eine grausame Vollstreckung der Todesstrafe dar, denn die Erscheinungen und das Ergebnis standen von vornherein fest. Die einzige Chance einer Verteidigung bestand darin, diese Grausamkeiten als medizinische Versuche auszugeben, leider ist das Gericht aus mißverstandener Fairness auf diese Manipulation der Tatsachen eingegangen und hat bis auf den heutigen Tag die Diskussion über klinische Therapiestudien in der Öffentlichkeit dadurch belastet. Des weiteren saßen in Nürnberg drei pensionierte Juristen zu Gericht über Mediziner. Die sich zwischen den Angeklagten und ihren Verteidigern auf der einen Seite und dem Gericht auf der anderen Seite vollziehende Diskussion litt von vornherein unter erheblichen Verständigungsschwierigkeiten, wie sie bei der Beurteilung eines engen Fachgebiets durch zwei verschiedene Disziplinen wohl zu erwarten waren. So bleibt von den Nürnberger Urteilen für die heutige Diskussion über klinische Therapiestudien vor allem der Fall Rose wesentlich. Rose war der Leiter der Abteilung für Tropenmedizin des Robert-Koch-Instituts in Berlin. Als während des Krieges Experimente mit Fleckfieber an Insassen von Konzentrationslagern durchgeführt wurden, belieferte seine Abteilung die KZs Buchenwald und Natzweiler mit Viren und Impfstoffen. Rose besuchte die Krankenanstalten in Buchenwald und sah sich die Krankengeschichten an. Dort war zu Versuchszwecken eine geimpfte und eine ungeimpfte Gruppe mit Fleckfieber infiziert worden. Eine nicht geringe Zahl von Probanden sowohl der Versuchs- als auch vor allem der Kontrollgruppe starben. Viele erlitten erhebliche Gesundheitsschäden. Insgesamt wurden 729 Probanden infiziert, von denen wenigsten 154 starben. Soweit die Insassen überhaupt aufgeklärt worden waren, war das Experiment als harmlos dargestellt worden. Das Gericht verurteilt den Angeklagten

Rose wegen Kriegsverbrechens und Verbrechens gegen die Menschlichkeit zu lebenslanger Haft. Diese Strafe wurde später im Gnadenwege herabgesetzt.

Es ist interessant, diesen Versuch mit den Experimenten zu kontrastieren, die in den Vereinigten Staaten während des Krieges mit Strafgefangenen zum Zweck der Gewinnung eines Malaria-Impfstoffes durchgeführt wurden. Wir wissen über diese Versuche deswegen so genau Bescheid, weil der bekannte jugendliche Mörder Nathan Loeb um diese Zeit im Stateville Prison in Illinois als Gefangener einsaß. Er hat später in seinen Erinnerungen "Lebenslänglich und 99 Jahre" über diese Versuche berichtet. Die Gefangenen hatten in der Tat, jedenfalls äußerlich die freie Wahl, am Versuch teilzunehmen oder die Mitwirkung abzulehnen. Außerdem wurde offenbar mit erheblicher Sorgfalt und Fürsorge vorgegangen. So mag es sich erklären, daß angeblich nicht ein einziger der Probanden als unmittelbares Ergebnis der Teilnahme am Versuch gestorben ist. Gegenüber den Versuchen in den Konzentrationslagern sticht auch die Haltung ab, daß von vornherein die Öffentlichkeit beteiligt war; Vertreter der Presse nahmen schon am Beginn der Versuche als Beobachter teil.

Wir wissen allerdings bis heute nicht, wer der tatsächliche Verfasser der 10 Punkte von Nürnberg gewesen ist. Der Hauptankläger Taylor hält den Richter Sebring "hauptsächlich verantwortlich für die berühmten 10 Prinzipien". Amerikanische Autoren sehen die 10 Prinzipien als Arbeitsergebnis entweder eines Ausschusses der American Medical Association oder ihres Mitglieds Dr. Ivy an, der später im Krebiozen-Skandal diskreditiert wurde. Wahrscheinlich ist, daß der medizinische Berater der Anklage, der Psychiater Dr. Alexander, wesentlichen Anteil an der Formulierung des Nürnberger Codex hatte. Alexander hat am 15. April 1947 der Staatsanwaltschaft und dem Gericht ein Memorandum "Ethical and Non-Ethical Experimentation on Human Beings" übergeben, das 6 Punkte enthielt. Nach seiner Ausführung sind die 10 Prinzipien dadurch zustande gekommen, daß Punkt 4 auf drei Punkte verteilt wurde und das Gericht zwei weitere Punkte aufgenommen hat. Verwunderlich bleibt allerdings, daß Versuche an Geisteskranken so strikt abgelehnt wurden. Alexander erklärt allerdings, daß das Gericht, um nahe am Fall zu bleiben, solche Vorschriften gestrichen habe. Bedauerlich bleibt bis auf den heutigen Tag, daß die 10 Punkte von Nürnberg nicht im offenen Gerichtssaal erörtert wurden und die Verteidigung keine Gelegenheit hatte, zu ihnen Stellung zu nehmen.

B.2 Revidierte Deklaration von Helsinki

In den Jahren 1962 und 1964 hat der Weltärztebund in der Deklaration von Helsinki ethische Regeln aufgestellt, welche die 10 Punkte von Nürnberg weitgehend überlagert haben. Sie sind im Jahre 1975 in Tokio revidiert und auf den neuesten Stand gebracht worden. Die revidierte Deklaration von Helsinki unterscheidet zwischen Heilversuchen und wissenschaftlichen Experimenten, sie besteht aus einem wissenschaftlichen Protokoll, das ethische Erwägungen enthält, sie stellt das Wohl der Patienten oder Probanden an die Spitze, sie besteht auf informierter Einwilligung des Patienten oder Probanden, sie betont das Persönlichkeitsrecht der Versuchsperson, insbesondere auch auf Geheimhaltung, sie führt Ethik-Kommissionen mit beratender Funktion ein, sie untersagt die Publizierung unethisch gewonnener Forschungsergebnisse und trifft schließlich besondere Vorkehrungen für den Abbruch von Versuchen und für die Behandlung von Sondergruppen. Bemerkenswert an der revidierten Deklaration von Helsinki ist, daß im Gegensatz zum Nürnberger Codex die Abwägung von Vorteil und Gefahr nunmehr an die erste Stelle gerückt ist, und die Einwilligung nach Aufklärung erst den zweiten Platz einnimmt. Zwei Fälle mögen den Wechsel in der Aufreihung belegen. Der eine ist der Entscheidung Hyman v. Jewish Chronic Disease Hospital entnommen. Es ging hier darum, daß im Jahr 1963 ohne schriftliche Zustimmung 22 schwerkranke Patienten Karzinomzellen unter die Haut gespritzt worden waren, um festzustellen, ob diese Zellen ebenso schnell von Kranken wie von gesunden Patienten abgestoßen werden. Es stellte sich heraus, daß erste Berichte, wonach es der Zweck des Versuchs gewesen sein sollte, Krebs bei den Patienten zu erzeugen, falsch waren. Die Patienten waren gefragt worden, ob sie an einem Test teilnehmen wollten, die ihre Immunreaktion und Widerstandskraft prüfen sollte. Sie konnten der Meinung sein, daß dieser Test mit der Behandlung ihrer Krankheit zusammenhing. Ein Mitglied des Aufsichtsrats des Krankenhauses klagt nunmehr auf Einblick in die Unterlagen und gewinnt erst in letzter Instanz. In einem Disziplinarverfahren wurde den beteiligten Ärzten schließlich für ein Jahr die Erlaubnis entzogen, Medizin zu praktizieren. Diese Entziehung wurde freilich zur Bewährung ausgesetzt. Einer der beiden Beschuldigten wurde übrigens wenige Jahre später zum Präsidenten der amerikanischen Krebsgesellschaft gewählt. Der Fall Hyman v. Jewish Chronic Disease Hospital ist übrigens einer der erheblichen Anlässe gewesen, weshalb in den Vereinigten Staaten von Amerika die Ethik-Kommissionen eine solche Verbreitung gefunden haben.

Der andere Fall ist Halushka v. University of Saskatschewan, der im Jahre 1965 entschieden wurde: Gegen $ 50 stellte sich ein Student zu Forschungszwecken zur Verfügung. Ihm war gesagt worden, daß an ihm ein neues Medikament ausprobiert und Katheter in eine Armvene eingeführt werden sollte. In Wirklichkeit wurde an ihm das Anästhetikum Fluoromar erprobt und der Katheter bis in das Herz vorgeschoben, wobei es zum Herzstillstand kam, er freilich nach 90 Sekunden durch offene Herzmassage wieder behoben werden konnte. Der Student hatte ein allgemeines Aufklärungsformular unterschrieben, in dem er sogar auf alle Ansprüche gegen Krankenhaus und behandelnde Ärzte verzichtet hatte. Dennoch wurden der Leiter der Anästhesieabteilung und des Herz-Lungen-Labors sowie die Universität zu Schadensersatz verurteilt. Das Gericht fand, das Experiment sei ein Eingriff in die körperliche Unversehrtheit, welche der Erlaubnis bedürfe. Die erteilte Einwilligung beruhte indes auf einer unvollständigen Aufklärung, die das Maß und den Umfang des Eingriffs verschleiert habe.

Die revidierte Deklaration von Helsinki enthält den Grundsatz, daß der Forscher den Versuch abbrechen sollte, wenn zu vermuten ist, daß eine Fortführung der Versuchsperson Schaden zufügen könnte. Obwohl diese Klausel in dem Teil über nichttherapeutische Medizin und bio-medizinische Forschung am Menschen enthalten ist, gilt sie doch wohl generell. Sie bedarf auf die Dauer dringend der genaueren Ausformulierung. Ein Beleg dafür ist der ihnen allen bekannte Abbruch der Anturan-Versuche betreffend die Behandlung von Reinfarkten.

Eher großzügig ist die revidierte Deklaration von Helsinki mit Versuchen an Personen, die nicht die volle Einsichtsfähigkeit besitzen. Danach genügt die Einholung der Zustimmung nach Aufklärung durch den gesetzlichen Vertreter entsprechend dem nationalen Recht. Diese Haltung stellt einen Kompromiß zwischen der völligen Freiheit früherer Tage und dem absoluten Verbot des Nürnberger Codex dar. Auch er bedarf auf die Dauer noch der Konkretisierung. Die Unbekümmertheit der Experimente in alter Zeit belegt übrigens der bekannte Fall Reis und Beriberi: Im Jahre 1905 brach eine Beriberi-Epedemie in einer Heilanstalt für Geistesgestörte in Kuala Lumpur aus. Von 219 Insassen steckten sich 94 an und 27 starben. Mit Zustimmung der Regierung wurde im folgenden Jahr die Hälfte der Insassen mit ungeschältem anstatt geschältem und poliertem Reis ernährt, wobei dafür Sorge getragen wurde, daß die an Beriberi Leidenden in Kontakt mit allen Insassen kamen. Das Ergebnis war, daß von 120 Personen, die weiterhin mit geschältem Reis ernährt wurden 34 Beriberi entwickelten, von denen wiederum 18 starben. Die

Testgruppe umfaßte 123 Patienten, von denen keiner starb; die beiden Fälle von Beriberi in dieser Gruppe hatten wohl schon vor Aufnahme in die Heilanstalt begonnen. Einige Unterexperimente wurden gleichfalls ausgeführt. Da die Ansicht geäußert worden war, Beriberi sei eine Platzkrankheit, wechselten die Insassen zwar nicht die Diät, aber ihr Habitat. Die Ernährung blieb der einzig trennende Faktor beider Gruppen. Im ersten Vierteljahr des Versuchs wurden 13 neu Erkrankte in das Kreiskrankenhaus verlegt, von denen 9 an Beriberi starben. Nach dieser Periode wurden 10 frische Beriberi-Fälle aus der Kontrollgruppe in die Testgruppe überführt, d.h. mit ungeschältem Reis ernährt, alle 10 erholten sich. Da auf diese Weise Platzmangel in der Testabteilung entstanden war, wurden 4 Insassen in die Abteilung verlegt, in welcher nur geschälter Reis ausgeteilt wurde. Von dieser cross-over-Gruppe entwickelten 2 Beriberi und einer starb. Diese Studie bewies, daß die Ernährung der ausschlaggebende Faktor für Beriberi war.

C. Ethische Grundsätze für klinische Therapiestudien

Über die leitende Funktion der Ethik im Bereich der klinischen Therapiestudien ist schon gesprochen worden. Nicht ohne Grund werden die Institutional Review Boards in Deutschland Ethik-Kommissionen genannt. Das hat auch darin seine Berechtigung, daß die Rechtsregeln wenig entwickelt und die Mitglieder dieser Ethik-Kommissionen in ihrer übergroßen Mehrheit und gelegentlich ausschließlich juristisch nicht ausgebildet sind. Freilich fehlt es im Bereich der medizinischen Ethik noch an der Herausarbeitung einigermaßen exakter Regeln. Ja sogar die Grundsätze ethischer Behandlung werden oft nicht genau genug umschrieben. So bleibt schon der Ausgangspunkt der ethischen Erörterung und Beurteilung nicht selten im Dunkeln. Angesichts der folgenden Referate über ethische Grundregeln bei klinischen Therapie-Studien lassen sich hier wenige ethische Grundsätze aufführen, die bei solchen Studien Beachtung finden sollten. Zu Beginn steht der Grundsatz der Unverletzlichkeit der menschlichen Person. Diese Unverletzlichkeit ist im Bereich der Behandlung, aber auch der Therapiestudien von der absoluten zur relativen geworden. Die Unverletzlichkeit verlangt jedenfalls, daß bei medizinischen Versuchen der Schutz des Lebens und der Gesundheit der Versuchsperson durchaus im Vordergrund steht. Freilich untersagt er nicht, daß ein gewisses Risiko, eine entfernte Gefahr für die Rechtsgüter dieser Person gelaufen werden darf. Der zweite Grundsatz enthält die Nichttäuschung, auf dem das Erfordernis des Informed Consent beruht. Das heißt nicht, daß Doppelblindversuche und Placebo-Vergabe in geeigneten Fällen verboten sind. Jedoch sollte eine generelle Mitteilung über die Art des Versuchs geschehen. Als dritter Grundsatz ist die Selbstbestimmung der Person zu nennen. Die Selbstbestimmung, der Hauptausdruck in der Zustimmung zum Versuch findet, reicht bis in die Problematik der Auswahl der Probanden hinein. Weitere ethische Kriterien möchte ich hier nur anreißen. Zu nennen ist hier das Rollenverständnis des Arztes als Forscher, die wissenschaftliche Erheblichkeit des Experiments, die Mitwirkung des Forschers beim Experiment, die in die sog. goldene Regel einmündet, und die Verteilung der Verantwortlichkeit durch Einholung der Beurteilung oder Genehmigung durch eine Ethik-Kommission.

D. Kommissions-Ethik

Gegenüber rechtlichen Regeln, die im allgemeinen sanktioniert sind, fehlt es ethischen Grundsätzen an der Durchsetzbarkeit. Ethische Regeln gewinnen daher an Akzeptanz, wenn Dritte in die Beurteilung als ethisch oder unethisch mit einbezogen werden. Ein gutes Beispiel dafür ist das Veröffentlichungsverbot unethisch erzielter Versuchsergebnisse durch die revidierte Deklaration von Helsinki. Dadurch, daß man den Herausgeber der Zeitschrift zum Mittäter macht, wird das ethische Gebot verbreitert und wirksamer. Auf dem gleichen Grundsatz beruht die immer mehr um sich greifende Notwendigkeit, medizinische Versuche am Menschen durch eine Kommission zu prüfen und für gut zu befinden. Dabei tritt eine Frage auf, mit der ich mein Referat beenden möchte. Das Verhältnis von wissenschaftlicher Validität und ethischer Durchführung eines Versuchs ist bis heute im Unklaren geblieben. Sind wissenschaftlich schlecht konzipierte Versuche unethisch? Sind alle unethischen Versuche, auch solche, bei denen nur technische Vorschriften, etwa die Vorlage an eine Ethik-Kommission, nicht beachtet worden sind, die aber sonst wissenschaftlich bedeutsam und zukunftsweisend sind als unethisch nicht zu veröffentlichen?

Die bange Frage nach dem Verhältnis von wissenschaftlicher Erheblichkeit und ethischer Unbedenklichkeit wird wohl in eine graduelle Unterscheidung einmünden müssen: Grob unethisch erzielte Forschungsergebnisse sollten nicht veröffentlicht werden; wissenschaftlich deutlich nicht wirksame Versuchsreihen sind nicht nur wissenschaftlich wertlos, sondern auch unethisch.

Literatur

Alexander, Leo: Medical science under dictatorship. 241 New England Journal of Medicine (1949), 39

Alexander, Leo: Psychatry: Methods and progress for investigation of drugs. 169 Ann. N.Y. Ac. Sc. (1970), 344

Arnold, J.D., Martin, D.C. and Richart, R.H.: A study of willingness to volunteer as human subjects in clinical research. American Academy of Arts and Science (1976)

Beecher, Henry: Ethics and clinical research. 274 New England Journal of Medicine (1966), 1354

Beecher, Henry: Research and the individual (1970)

Calabresi, Guido: Reflections on medical experimentation in humans. 98 Deadalus (1969), 387

Carmi, Amnon: The challenge of experimentation. Proceedings of the 4th Congress of the World Association for Medical Law

Fried, Charles: Medical experimentation: personal integrity and social policy (1974)

Gallant, London und Klerman: Research involving the institutionalized mentally infirm. Draft by the National Commission for the protection of human subjects (06.10.1976)

Glantz: The law of informed consent in human experimentation (1978)

Hastings Center: Biomedical ethics and the shadow in nazism. Supplement to the Hastings Center Report Bd. 6, Heft 4 (1976)

Jonas, Hans: Philosophical reflections on experimenting with human Subjects. 98 Daedalus (1969), 219

Katz, Jay: Experimentation with human beings (1972)

Leopold: Life plus 99 years (1958), 305-338

Mitford, Jessica: Kind an usual punishment. The prison business (1974)

Mitscherlich, Alexander und Mielke, Fred: Doctors of Infamy (1949)

Poppworth, M.H.: Human guinea pigs (1967)

Student Council of N.Y. School of Medicine: Ethical issues in human experimentation (The case of Willowbrook State Hospital Research)

Thayer, Public wrong and private action 27 Harv. L.R. (1913), 317
Trials of War Criminals before the Nuernberg Military Tribunals under Control Council Law No. 10, Vol. I, II, U.S. v. Karl Brandt et al. "The Medical Case" (1949): U.S. v. Rose

Prof.Dr. E. Deutsch
Forschungsstelle für Arzt- und Arzneimittelrecht
Juristische Fakultät der Universität Göttingen
Höltystr.8, 3400 Göttigen

KONTROLLIERTER KLINISCHER VERSUCH: EIN ETHISCHES PROBLEM ?

W. KNIPPING
Abteilung für Arbeits- und Sozialhygiene und Gesundheitsplanung
Heidelberg

Zusammenfassung

Es werden die ethischen Probleme aufgezeigt, die bei der Anwendung des kontrollierten klinischen Versuchs auftreten können. Nach kurzer Darstellung der Prinzipien des kontrollierten klinischen Versuches und der medizinischen Ethik werden die in der Literatur kontrovers gehandhabten Begriffe wie VORWISSEN des Arztes vor Beginn der Prüfung AUFKLÄRUNG des Patienten, BLINDHEIT der Versuchsteilnehmer, TREND im Versuchsverlauf, ABBRUCH des Versuches und AUFOPFERUNG des Patienten diskutiert. Insbesondere wird auf die Spannung zwischen INDIVIDUAL - und SOZIALETHIK eingegangen. Vom Versuchsdesign her besteht beim kontrollierten klinischen Versuch immer die Gefahr, daß individualethische Prinzipien verletzt werden, da das wissenschaftliche und nicht das therapeutische Tun im Vordergrund stehen. Dieser Gefahr kann nur begegnet werden durch eine strenge Indikationsstellung für den kontrollierten klinischen Versuch und die Rücksichtnahme auf die jeweilige ethische Situation, die jedoch stark von der individuellen Situation des Patienten abhängt. Durch Verwendung sequentieller Testverfahren kann ein Großteil der genannten Probleme stark vermindert werden.

Einleitung

Nicht erst seit den nationalsozialistischen Experimenten an Gefangenen ist der medizinischen Forschung mitunter unethisches Vorgehen vorgeworfen worden. In der Ablehnung und Verurteilung dieser unethischen und kriminellen Versuche sind sich alle Ärzte mit Ivy(1977) einig. Es handelt sich daher nicht um ein wissenschaftliches Problem. Andererseits ist in den letzten Jahren, aufgrund einer immer stärkeren Forderung und Anwendung von kontrollierten klinischen Versuchen (KKV), von einer Minderheit eine Kritik lautgeworden, die das Durchführen solcher Versuche und das gleichzeitige Einhalten ethischer Standards für prinzipiell unvereinbar hält. So stellt Beecher(1966) fest, daß bei medizinischen Experimenten ethische Prinzipien in etwa 10% verletzt werden. Er zählt folgende Beispiele auf: a) Das Vorenthalten einer wirksamen Behandlung, b) Prüfungen auf Toxizität, c) Studien zur Physiologie bei Patienten, d) Studien zum besseren Krankheitsverständnis, wie Hepatitisinfizierung geistig Behinderter oder Inokulation lebender Karzinomzellen. Burkhardt und Kienle (1978) glauben, daß man beim KKV bestenfalls von einer Kollektivethik sprechen könne, da die individuelle Behandlung einzelner Patienten wegen Wahrung des Versuchsdesigns oft erst an zweiter Stelle stehe. Die Befürworter des KKV hingegen gestehen zwar zu, daß es bei solchen Versuchen wie bei jedem Versuch am Menschen, ethische Probleme geben könne. Diese seien aber nicht prinzipieller Natur und daher auch bei einem guten Studiendesign vermeidbar (Report 1980;1981).

Der Beitrag kann und will bewußt keinen Lösungsversuch zu diesem Problem leisten. Damit wird vermieden, eine weitere Meinung zu den bisher geäußerten Meinungen hinzuzufügen. Es wird lediglich eine kurze Übersicht über verschiedene Positionen und Begründungen, die bisher im Zusammenhang mit der Diskussion dieses Problems geäußert wurden, versucht.

Der kontrollierte klinische Versuch als wissenschaftliche Basis für die Erprobung neuer Arzneimittel.

Auf eine erneute Beschreibung des KKV soll hier verzichtet werden, sondern einige charakteristische Punkte aufgeführt werden,an denen sich die Kontroverse entzündet hat und bis heute fortbesteht. Von der Majorität wird der KKV als echter Fortschritt in Richtung einer wissenschaftlichen Begründung einer rationalen und überprüfbaren Therapie gesehen. Er ermöglicht, daß der bisher nur vermutbare natürliche Verlauf einer Krankheit durch den tatsächlichen Verlauf bei einer Kontrollgruppe ersetzt wird. Dazu sind Annahmen der Wahrscheinlichkeits-

rechnung wie Stichprobentheorie, Randomisation, Irrtumswahrscheinlichkeit in Form eines Signifikanzniveaus notwendig. Die auch aus Patienten bestehende Kontrollgruppe erhält entweder Placebo oder ein Referenzmedikament. Damit sollen Verzerrungen durch subjektive Eindrücke einzelner Ärzte bei der Arzneimittelbeurteilung vermieden und gleichzeitig - auf die Grundgesamtheit übertragbar - wirksame von unwirksamen Medikamenten innerhalb einer gesetzten Irrtumswahrscheinlichkeit unterschieden werden können.
Die Gegner des KKV verweisen auf die Schwächen dieses Verfahrens, indem sie behaupten, daß die wahrscheinlichkeitsmathematischen Modellvoraussetzungen in der Praxis nur sehr selten eingehalten werden können. Dies gelte z.B. für die Gewinnung der Stichprobe (Repräsentativität), die Ausfälle während des Versuchs (Dropouts), sowie für das Signifikanzniveau, das erst mittels eines induktiven Sprunges zu einem klinischen Vorteil wird.

Die ethischen Grundlagen medizinischer Forschung.

Die medizinische Ethik orientiert sich an der allgemeinen Ethik, die sich seit der Aufklärung durchgesetzt hat und auch in der Verfassung der Bundesrepublik Deutschland verankert wurde. Die Würde des Patienten nicht zu verletzen heißt für den Patienten Selbstbestimmung, für den Arzt Aufklärung des Patienten, soweit nicht eine medizinische Kontraindikation besteht.
Eine weitere Orientierung findet der Arzt in der Deklaration von Helsinki, revidiert in Tokio. Hier wird unter anderem gesagt, daß das wissenschaftliche oder das gesellschaftliche Interesse nicht über das individuelle Interesse gestellt werden dürfe. Dennoch gibt es einzelne Stimmen, die gerade im Hinblick auf den KKV nicht nur Rechte, sondern z.B. auch die Aufopferungspflicht der Patienten sehen möchten. So bemängelt Bock (1980a), daß das 2. Arzneimittelgesetz zwar den Schutz des Patienten eingehend geregelt habe, aber keine Andeutung einer vielleicht sozialethischen Verpflichtung des Patienten, sich an Arzneimittelprüfungen zu beteiligen, finden lasse. Auch Böckle (1980) meint, daß der Patient die Vorteile des Fortschritts für sich in Anspruch nehmen könne, wenn er auch bereit sei, diesem zu dienen. Man müsse daher aus einer individualistischen Einseitigkeit herauskommen.

Mir scheint diese Position , die nach Curran (1968) in der marxistischen oder chinesischen Sozialphilosophie angesiedelt ist, aber auch dem mehr pragmatischen amerikanischen Begriff des "socialengineering" verwandt ist, problematisch, da sie stillschweigend voraussetzt, daß individualethische Prinzipien , wie sie in der Deklaration von Helsinki niedergelegt wurden, verletzt. Mir scheint diese Position darüberhinaus, von ihren Konsequenzen her wenig durchdacht: 1. Wie werden die Patienten selektiert ? Beecher (1966) fand in den USA, daß Kassenpatienten häufiger ethisch fragwürdigen Studien ausgesetzt wurden. 2. Wie werden die gesellschaftlichen Prioritäten gesetzt ? Jonas (1969) glaubt, daß solche Prioritäten generell schwer feststellbar seien und meint lapidar: Eine Gesellschaft sei nicht von einer gleichbleibenden Krebserkrankungsrate bedroht.

Diese sozialphilosophischen Reflexionen sind jedoch nicht geeignet, das eigentliche Problem zu klären: Werden durch den KKV ethische Standards zwangsläufig verletzt ?

Kontrollierter klinischer Versuch und medizinische Ethik.

Die Analyse ob der KKV ethische Probleme aufwirft, muß je nachdem welche Annahmen die Möglichkeit wissenschaftlicher Erkenntnisse in der Medizin gemacht werden, zu unterschiedlichen Ergebnissen führen. Die Befürworter des KKV als bevorzugte oder gar gesetzlich verankerte Erkenntnisquelle sehen bei vernünftigem Versuchsdesign keine unüberwindbaren ethischen Probleme:
Vor und während der Behandlung besteht ein Nichtwissen hinsichtlich der Überlegenheit bzw. Wirksamkeit einer Therapie. Dies schließt nicht aus, daß einzelne Prüfärzte "Meinungen" hinsichtlich des verwendeten Medikaments haben oder während des Versuches entwickeln. Sie beruhen aber gerade nicht auf einer nur durch den KKV gewährleisteten rationalen Erkenntnisgewinnung. Um Verzerrungen durch vor-urteilende Prüfärzte zu vermeiden, kann der Versuch doppelblind durchgeführt werden. Die ärztliche und ethische Verantwortung wird dann von einer überwachenden Kommission übernommen (Ethikkommission). Immer wieder zitierte während des Versuches auftretende "Trends" entsprechen der früher geübten subjektiven bzw. intuitiven Arzneimittelbeurteilung, die durch den KKV überwunden werden soll. Solange auf Überlegenheit getestet wird (neues Medikament gegen Standardmedikament) werden überhaupt keine ethischen Probleme gesehen.

Die Gegner des KKV argumentieren konträr: Es besteht schon vor der Prüfung ein Wissen der Ärzte über das Medikament, sonst wäre die Prüfung unethisch. Insbesondere wenn der Versuch doppelblind ausgeführt wird, führt dies zu einer ethischen Blindheit der behandelnden bzw. prüfenden Ärzte. Der individuelle Behandlungsauftrag kann dann wegen des

Versuchsdesigns nicht mehr eingehalten werden. Zumindest bei stärker wirkenden Medikamenten kann sich schon frühzeitig ein "Trend" bemerkbar machen. Anders ausgedrückt, die Stichprobe wurde "zu groß" gewählt. Es ist dann unethisch, insbesondere bei Prüfungen auf Überlebensraten, die ganze Stichprobe durchzuprüfen. Der KKV ist aus logischen Gründen eingebettet in unkontrollierte Urteilsbildungen. D.h. diese Urteile werden sowohl vor der Durchführung als auch danach abgegeben. Es ist also nicht einzusehen, weshalb während des Versuchs diese unkontrollierten Urteile nicht zugelassen sein sollen. So bemerkt Hill (1963), daß beim KKV wie bei jedem Experiment kein Grund bestehe, den gesunden Menschenverstand über Bord zu werfen. Wird beim KKV mit festen Stichproben gearbeitet, treten prinzipiell ethische Probleme auf, da ja geprüft wird, ob ein Unterschied zwischen beiden Kollektiven besteht. Die Größe des Unterschiedes bestimmt das Ausmaß der Benachteiligung, die eine der beiden Gruppen erfährt. Damit werden die in der Deklaration von Tokio festgelegten individualethischen Prinzipien eindeutig verletzt. Eine Tatsache, die auch von den Befürwortern gesehen wird. Sonst wäre der Ruf nach einer Aufopferungspflicht des Patienten bei Bock (1980a) und Böckle (1980) unverständlich.

Diskussion:

Es ist unstrittig, daß der KKV erhöhte Gefahr der Verletzung ethischer Prinzipien mit sich bringt. Jede bisher verfaßte medizinische Deklaration enthält einen Passus, der dieses Problem betrifft. Strittig ist die Indikationsbreite des KKV: So glaubt Jesdinsky (1980), daß der KKV immer dann angewendet werden muß, wenn es sich um einen akuten Zustand handelt und das Wirksamkeitskriterium nicht reversibel ist. Entsprechend glaubt Bock (1980b), daß die Therapie bei der mittelschweren Hypertonie hinsichtlich verminderter Häufigkeit von Komplikationen und längerer Lebensdauer nur mit einem KKV beurteilbar sei. Hill (1963) hingegen glaubt, daß z.B. der KKV bei Patienten mit tuberlöser Meningitis mit Streptomycin nur möglich war, weil dieses Medikament nicht ausreichend zur Verfügung stand. Aber auch Jesdinsky (1980) schränkt seine von der Statistik ausgehenden Forderungen wieder ein, wenn er sagt, daß ein KKV dann nicht infrage kommt, wenn erhebliche Wirksamkeitsunterschiede vermutet werden, sodaß eine prospektive vergleichende Untersuchung ethisch bedenklich erscheine.
Das Problem ist nur, daß diese "erheblichen Unterschiede" unkontrolliert gewonnen wurden.
Somit ist auch strittig,bis zu welchem Ausmaß ein "Vorwissen" noch als "Nichtwissen" gewertet werden darf, wie es aus ethischen Gründen vor Durchführung des KKV notwendig ist.
So glaubt Hill (1963), daß nur bei echtem Nichtwissen des Arztes

über Vorteile der neuen Therapie ein Patient in einen Versuch aufgenommen werden darf. Samson (1980) argumentiert von juristischer Seite ähnlich. Der Arzt dürfe das getestete Präparat nicht für besser halten. Andernfalls würde das Vorwissen zur Behandlungspflicht der Kontrollgruppe führen. Von klinischer Seite meint Kewitz (1980a), daß der Untersucher dem Patienten versichern können muß, daß er selbst nicht weiß, welche Therapie besser ist. Dies leitet über zum Begriff der Aufklärung. Auch hier ist die Art und das Ausmaß umstritten. Hier fragt Hill (1963) ironisch, welches "Vorwissen" man dem Patienten mitteilen soll. Wenn man ihm das "offizielle" Vorwissen, d.h. Nichtwissen mitteilt, wird er fragen, was das Ganze soll.
Unstrittig ist wohl, daß die Aufklärung methodenfeindlich ist (Kewitz 1980b).Insbesondere, wenn sie auf die laufende Untersuchung ausgedehnt wird. In der Literatur wird meist nur für den Arzt gefordert, daß es ihm auch beim KKV möglich sein muß, jederzeit eine andere Behandlung zu wählen, selbst, wenn dies das Design zerstört (Hill 1963). Daß damit Probleme insbesondere bei doppelblindem Versuchsdesign auftreten können, zeigt die Forderung von Hill (1963), daß dieses Design nie gewählt werden darf, wenn eine individuelle Anpassung der Therapie erforderlich ist.
Alle bisher genannten Probleme werden kleiner,wenn statt fester Stichprobenwahl ein sequentielles Vorgehen angestrebt wird. Damit wird das frühere intuitive Vorgehen mit statististischen Methoden verbunden. Es kommt zu einer besseren Berücksichtigung des jeweiligen "Vorwissens". Der Vorwurf der unterlassenen Hilfeleistung, wie ihn der Jurist Finke (1977) allgemein gegenüber dem KKV erhebt, wäre dann weitgehend entkräftet.
Sein Vorschlag, immer da, wo der Versuch nicht unmittelbar dem Interesse des Patienten dient, mit dem Patienten Experimentierverträge abzuschließen, bleibt jedoch weiter bedenkenswert. Hierzu finden sich jedoch kaum Überlegungen, insbesondere wie sich dies auf das Vertrauensverhältnis zwischen Arzt und Patient auswirkt. Andererseits ist davon auszugehen, daß die derzeitige bestehende Unsicherheit (Behandlung oder Experiment?) über die unseriöse Laienpresse auch den Patienten erreichen wird. Dieser Entwicklung sollte eine Abklärung unter Fachleuten zuvorkommen. Die Entscheidung ob beim KKV ethische Prinzipien verletzt werden oder nicht, hängt von der jeweiligen ethischen Situation ab. Diese ist jedoch stark an der individuellen Situation des Patienten orientiert. Es besteht also immer die Gefahr, daß der Behandlungsauftrag des einzelnen Patienten zugunsten der statistischen Prozedur vernachlässigt wird. Zum Eintritt in die längst fällige Diskussion dieses Dilemmas möchte dieser Beitrag anregen.

Literatur

Beecher,H.K.(1966). Ethics and Clinical Research. New England Journal of Medicine 274, 1354-1360.

Bock,K.D.(Hrsg.)(1980). Arzneimittelprüfung am Menschen. Vieweg Braunschweig.

Bock,K.D.(1980a). In: Bock (1980) 9-12.

Bock,K.D.(1980b). In: Bock (1980)59-65.

Böckle,F.(1980). Ethische Aspekte der Arzneimittelprüfung. In: Bock (1980) 29-35.

Burkhardt,R. and Kienle,G. (1978). Controlled Clinical Trials and Medical Ethics. The Lancet 2, 1356-1359.

Curran,W.J.(1968). Current Legal Issues in Clinical Investigation with Particular Attention to the Balance between the Rights of the Individual and the Needs of Society. Psychopharmacology. U.S. Public Health Service Publication No. 1836, 337-343.

Finke,M.(1977). Arzneimittelprüfung: Strafbare Versuchsmethoden. Heidelberg/Karlsruhe.

Hill, A.B.(1963). Medical Ethics and Controlled Trials. British Medical Journal 1, 1043-1049.

Ivy,A.C.(1977).in Reiser,St.,J.,Dyck,A.J. and Curran,W.J. (1977). Ethics in Medicine. Nazi War Crimes of a Medical Nature,267-272. Cambridge/Mass. and London.

Jesdinsky,H.(1980). Wahl der Versuchsanordnung.In: Bock(1980)102-120.

Jonas,H.(1969).Philosophical Reflections on Experimenting with Human Subjects In: Freund,P.A.,ed.Experimentation with Human Subjects. New York,1-31.

Kewitz,H.(1980a) Patientenaufklärung.In: Bock(1980) 135-141.

Kewitz,H. (1980b)Diskussion in: Bock (1980),143.

Report (1980). The Scientific and Ethical Basis of the Clinical Evaluation of Medicines. European Journal of Clinical Pharmacology 18, 129-134.

Samson.E.(1980). Diskussion in: Bock(1980).164 und 179.

Überla,K.(1980). Methoden der Urteilsbildung.In: Bock(1980),41-47.

Überla,K.(1981). Ethische Fragen bei Versuchen am Menschen aus der Sicht des Biometrikers. Münchner medizinische Wochenschrift 123, 701-705.

Dr.med.Wolfgang Knipping
Institut f. Sozial-und Arbeitsmedizin
Im Neuenheimer Feld 368
6900 Heidelberg

WELCHE ETHISCHEN FRAGEN WIRFT DIE BIOMETRIE BEI KONTROLLIERTEN RANDOMISIERTEN KLINISCHEN PRÜFUNGEN AUF UND WIE LÖST SIE DIESE ?

K. K. ÜBERLA
Institut für Medizinische Informationsverarbeitung, Statistik und Biomathematik
Ludwig-Maximilians-Universität München

Zusammenfassung

Die Biometrie vermindert menschliches Leiden, trägt zur Objektivierung und Konsensfindung bei, stellt Denkschemata für ethische Fragen zur Verfügung und bringt neue ethische Fragen hervor. Folgende für den Biometriker typische Bewertungsfragen werden behandelt:

1. Welche Kontrollgruppe soll man wählen?

2. Welche Merkmale werden gewählt und wie eingreifend sind die Untersuchungsmethoden?

3. Wie viele Fälle soll man für einen Versuch planen?

4. Ist ein ethisches Komitee nötig?

5. Wie verhält sich der Biometriker bei der Interpretation einer Studie?

6. Wie sicher muß man sein, damit man eine sogenannte Standardtherapie nicht in einer kontrollierten Studie überprüfen muß?

Abschließend werden 7 Thesen aufgestellt zur Rolle des Biometrikers als Partner bei ethischen Fragen in Versuchen am Menschen.

Bei Versuchen am Menschen spielt die Biometrie bezüglich ethischer Fragen eine wichtige Rolle. Es sind grundsätzlich vier Fakten, die einleitend hervorzuheben sind:

1. Die Biometrie vermindert menschliches Leiden. Es ist der Kern aller Versuchsplanung, mit möglichst wenigen Patienten zu einer sicheren Erkenntnis zu kommen. Biometrische Verfahren sind wirksame und unersetzliche Instrumente für die praktische Realisierung ethischer Forderungen.

2. Die Biometrie trägt zur Objektivierung und zur Konsensfindung bei. Ohne Statistik ist in unserem Gebiet eine Objektivierung von Tatbeständen unmöglich. Unsere Methoden haben eine unersetzliche Funktion in der Konsensfindung bei Bewertungsfragen.

3. Die Biometrie stellt Denkschemata für etwas bereit, was ich ein "ethisches Kalkül" nennen möchte. Ein Beispiel für ein solches ethisches Kalkül ist die Frage, wie viele Personen in einen Versuch aufgenommen werden sollen.

4. Die Biometrie bringt neue ethische Fragen hervor. Das Paradigma des kontrollierten Versuchs ist die Ursache dafür, das heute ethische Fragen bei Versuchen am Menschen in der ganzen Breite diskutiert werden können. Ohne den kontrollierten klinischen Versuch entziehen sich viele ethische Fragen jeder Diskussion, da sie nicht den nötigen Formalisierungsgrad erreichen.

Ich möchte im folgenden aus der Sicht dessen, der seit 20 Jahren an kontrollierten Studien beteiligt ist, 6 Fragen aus sehr vielen möglichen kurz herausgreifen, die für den Biometriker typisch sind und die im Kern Bewertungsfragen sind und mit Ethik zu tun haben. Vieles werde ich aus Zeitgründen nur andeuten können, vieles muß ich weglassen.

1. <u>Welche Kontrollgruppe soll man wählen?</u>

Der Biometriker besteht auf mindestens einer Kontrollgruppe. Es muß nicht Placebo sein, aber wenn es Placebo sein kann, ist die Chance der Erkenntnis oft größer. Wenn die Kontrolle eine Standardtherapie ist, wird diese - zusammen mit dem natürlichen Verlauf der Krankheit den wesentlichen Heilungseffekt bringen. Beim Hinzufügen einer neuen Behandlung wird der zu erwartende Unterschied klein sein. Die Fallzahl wird dann zum Beispiel viel größer sein müssen, als wenn man Placebo zur Kontrolle wählen kann. Dies ist abzuwägen und ist im Kern eine ethische Frage: Größere Studien ohne Placebo gegenüber kleineren Studien mit Placebo.

2. Welche Merkmale werden gewählt und wie eingreifend sind die Untersuchungsmethoden?

Wählt man weniger Merkmale, ist die Durchführung leichter, man wird sich weniger widersprechen und der Versuch wird in sich konsistenter sein. Aber man wird auch weniger wissen und bei manchen Fragen passen müssen. Wählt man zahlreiche Merkmale, wird man bei dem einen oder anderen zufällig etwas finden, man wird Widersprüche im gleichen Versuch haben, und man wird mehr Patienten verlieren während des Versuchs. Ethisch ist es nicht vertretbar, daß eingreifende Untersuchungsmethoden allein deswegen verwendet werden, weil die Methodik steht und es wissenschaftlich interessant ist. Die Untersuchungsmethodik muß im Einzelfall zu einer genaueren Prognosestellung oder zu präziserem therapeutischen Handeln beitragen.

3. Wieviele Fälle soll man für einen Versuch planen?

Dies ist keine Frage, die durch eine statistische Formel gelöst werden kann. Die Festlegung der Fallzahl ist ein ethisches Problem, das statistische Plausibilitätsüberlegungen als Grundlage benötigt, das aber in jedem Einzelfall mit Sachverstand, Erfahrung, Verantwortung und mit dem Blick auf das Ganze zu entscheiden ist.

Aus biometrischer Sicht sind es im wesentlichen 6 Größen, die auf die Fallzahl einen Einfluß haben: Der Fehler Alpha, der Fehler Beta, die Inzidenz der Zielgröße, die Differenz zwischen den Behandlungen, die drop-out-Rate, und manchmal die Beobachtungszeit pro Patient. Legt man diese 6 Größen fest, so ergibt sich aus ihnen rechnerisch der Umfang für die Studie. Wegen der Ungenauigkeit der Vorgaben und wegen der verschiedenen möglichen Vorgaben erhält man weit variierende Fallzahlen in Abhängigkeit von dem, was man in das Kalkül hineinsteckt. Die Ungenauigkeit erreicht dabei leicht den Faktor 3. Man führt unter den verschiedensten Annahmen solche Plausibilitätsberechnungen durch und stellt die Ergebnisse in einer Tabelle zusammen. Angesichts dieser Übersicht wählt man die geeignete und akzeptable

Kombination der 7 Parameter für den konkreten Versuch aus. Dabei spielen Nebenbedingungen - z.B. die verfügbaren Patienten, die Zeit oder die Kosten - eine wesentliche Rolle. Die endgültige Festlegung der Fallzahl bei einem fixed sample trial erfolgt immer durch ein sachverständiges Urteil. Man strebt eine Zahl an, die so klein wie möglich ist, und dazu trägt die Biometrie bei.

Der Fehler Beta spielt in diesem ethischen Kalkül eine wichtige Rolle. Wählt man ihn klein, z.B. 0,05, was manche Biometriker fordern, so hat das große Fallzahlen zur Folge. Wählt man ihn groß, z.B. 0,50 so verringert sich die Fallzahl beträchtlich. Die Festlegung der Größe von Beta ist - ebenso die von Alpha - nicht ein biometrisches Problem, sondern ein ethisches Problem. Es beinhaltet folgende Abwägung: Wie sicher möchte man einerseits sein, daß man einen eventuell vorhandenen Unterschied nicht zufällig übersieht? Dem steht gegenüber die größere Zahl von Menschen, die man der Belastung des Versuchs aussetzen muß. Ist die Belastung der Probanden klein, kann man ein kleines Beta in Kauf nehmen. Ist sie groß, z.B. bei Krebsstudien, sollte man aus ethischen Gründen ein Beta von 0,50 wählen. Beta kann nicht generell festgelegt werden, sondern muß für jede Studie neu bestimmt werden nach den Umständen des Einzelfalls. Unter individualethischen Gesichtspunkten ist ein kleines Beta - ebenso wie ein kleines Alpha - nicht erstrebenswert. Aus ethischen Gründen werden also die Studien kleiner sein müssen, als dies von einzelnen Biometrikern manchmal gefordert wurde. Die Biometrie darf nicht allein eine Gruppenethik vertreten und auf der Seite derer stehen, die eine sicherere Erkenntnis wollen. Sie muß auch auf der Seite der Patienten stehen, deren Belastung und deren Fallzahlen so klein wie möglich zu halten sind. Eine Chance von 50%, den vorhandenen Unterschied zufällig zu übersehen, ist in manchen Fällen eine durchaus faire Lösung.

4. Ist ein ethisches Komitee nötig?

Dazu einige provozierende Fragen ohne Antworten: Haben demokratische Prozesse etwas mit Wahrheitsfindung zu tun? Was geschieht, wenn wir von ethischen Komitees langfristig die Steuerung der Wissenschaft abhängig machen? Kann ein Gruppe überhaupt eine ethische Entscheidung fällen oder kann dies nur der Einzelne? Maximieren solche Komitees nicht in erster Linie die Teilnahme an Entscheidungen? Haben sie in der Praxis nicht vor allem Erziehungsaufgaben für ihre Mitglieder, die etwas über Medizin lernen? Können sie mehr, als einen Minderheitenschutz etablieren? Wer soll über die Ethik entscheiden - die Macht der Experten, das Mittelmaß der Unverständigen, die Interessen der Beteiligten, oder welche Mischung daraus? Welche Alternativen haben wir für ethische Komitees? Gerade wenn wir ethische Fragen zutief ernst nehmen, müssen wir ethische Komitees ständig hinterfragen, sonst können sie zu einer bösen Alibifunktion werden, die niemanden nützt und den Besten gelegentlich schadet.

5. Wie verhält sich der Biometriker bei der Interpretation einer Studie?

Er ist der Anwalt der Wahrheit. Einseitige Einflußnahme oder die tendentielle Herausstellung von zufälligen Teilbereichen unterdrückt er. Bei der Interpretation ist er in seiner ganzen Berufsethik gefordert. Erst, wenn er das Ganze der Studie übersieht und in seiner inneren Konsistenz mit anderen Studien verglichen hat, wird er sich im Urteil festlegen. Auch im Biometriker kann sich im Verlauf einer Studie der Übergang vollziehen von dem, der in seiner Meinung noch offen ist, zu dem, der eine Meinung hat. Dies geschieht bei ihm erst am Ende und distanziert. Wenn er zu einer sachlich klaren Aussage kommt, muß er diese auch klar vertreten, gegenüber dem klinischen Partner und gegenüber der Lehrmeinung. Dabei nimmt er Konflikte in Kauf.

6. Wie sicher muß man sein, damit man eine sogenannte Standardtherapie nicht in einer kontrollierten Studie überprüfen muß?

Viele Standardtherapien, die der jeweils geltenden Lehrmeinung entsprechen, beruhen auf irrtümlichen oder falschen Theorien und haben keinen oder einen sehr geringen praktischen Nutzen. Trotzdem ist es fast unmöglich, davon abzuweichen, wenn alle daran glauben. Hier muß der Biometriker immer wieder auf Auslaßversuche drängen. Wie sollen wir sonst unwirksame oder möglicherweise gefährliche Standardtherapien jemals wieder loswerden? War es ethischer, 100 Patienten vor einer Operation keine Antibiotika zu geben, als 1000 folgende Patienten mit Antibiotika zu versorgen - vorausgesetzt, diese nützen nichts und haben Allergien als Nebenwirkung? Auch die Krankheiten ändern sich über Jahrzehnte. Will man den Kontakt zur Realität nicht verlieren, muß man Auslaßversuche, z.B. mit Placebo durchführen, die heute als unethisch angesehen werden. Meine Gegenfrage lautet: Wie sicher muß man eigentlich sein über eine Behandlung, damit man sie nicht mehr überprüfen darf in einem kontrollierten Versuch, wenn man die große Zahl möglicherweise falsch behandelter Patienten mit ins Kalkül einbezieht?

Wie Sie sehen, stellt die Biometrie mehr ethische Fragen, als sie lösen könnte. Lassen Sie mich abschließend 7 kurze Thesen aufstellen zur Rolle des Biometrikers als Partner bei ethischen Fragen in Versuchen am Menschen.

1. Der Biometriker ist der unabhängige Partner des Leiters der klinischen Prüfung. Als solcher ist er eine Gewähr dafür, daß ethische Fragen mit Ernst gestellt und diskutiert werden.

2. Die Entscheidung ethischer Probleme bei kontrollierten Studien ist ohne einen Biometriker nicht sinnvoll. Die ethische Diskussion kann ohne ihn meist nicht in hinreichender Tiefe und Detaillierung geführt werden.

3. Durch die Zufallszuteilung bringt der Biometriker ein Anathema in die Medizin, das das medizinische Denken säkular verändert. Seine wissenschaftlich-ethische Funktion ist es, Wissen immer wieder in Frage zu stellen, bis es sicherer ist.

4. Der Biometriker vertritt gleichermaßen eine Ethik der Sicherheit und eine Ethik des Risikos. Ethik ist auf der einen Seite bestimmt durch den Schutz des Schwachen, durch Sicherheitsüberlegungen, auf der ande ren Seite durch die bewußte Übernahme von Risiko und Verantwortung als ethische Güter. Die Biometrie ist nicht einseitig für den Verbraucherschutz oder einseitig für die Interessen der Industrie zu reklamieren. Der Biometriker wird sich einmal mehr der einen, einmal mehr der anderen Betrachtungsweise zuneigen.

5. Der Biometriker darf nicht eine schwachbrüstige Selbstverteidigungsethik annehmen, die eine Alibifunktion hätte und die dazu führte, daß ihm keine Studie gut genug ist. Mit einer solchen Ethik würde er in den Elfenbeinturm einer Vergangenheit zurücksinken. Er muß ethische und wissenschaftliche Verantwortung übernehmen.

6. Die Erziehung der Biometriker zu Persönlichkeiten, die mit Augenmaß

Verantwortung übernehmen, ist eine ganz wichtige Aufgabe für uns. Wir haben uns als Fachgesellschaft den ethischen Fragen bisher nicht ausreichend gestellt. Es darf keinen Biometriker geben, der als Person nicht so gefestigt ist, daß er unethische Versuche am Menschen mit planen und mit durchführen würde. Wie wollen wir solche Biometriker in Zukunft erziehen, wie wollen wir unethisch handelnde Kollegen behandeln? Das Beispiel der Älteren, ihr Engagement und die Bindung der Jüngeren an Lehrer sind eine erste Antwort von der ich nicht sicher bin, ob sie ausreicht.

7. Der Biometriker ist nicht ein Technokrat, der lediglich Formeln parat hat, sondern er ist ein verantwortlicher Mensch mit einer Berufsethik. Diese beinhaltet die bedingungslose Vertretung der Wahrheit, die Genauigkeit im Detail, das Vermeiden von Vorurteilen und Bias aller Art, die Aufrechterhaltung der Nullhypothese, bis das Gegenteil sicherer ist, die Abgrenzung dessen, was wir wissen, von dem was wir nicht wissen, die Vertretung der Zufallszuteilung, und schließlich die Einbeziehung der zukünftigen Patienten in das ethische Kalkül. Dies sind zumindestens einige Determinanten meiner eigenen Berufsethik, auf die ich nicht verzichten möchte.

Literatur

1. Groß, F.:Ethische Betrachtungen aus europäischer Sicht in Zusammenhang mit klinischen Studien. Triangel 19, 83-87 (1980).
2. Levin, R.J. and Lebacyz, K.: Some ethical considerations in clinical trials. Clinical Pharmacology and Therapeutics 25, Part 2, 728-746 (1979).
3. Reiser, St.J.; Dyck, A.J. and Curran, W.J. Editors: Ethics in Medicine. Historical Perspectives and Contemporary Concerns. MIT Press Cambridge, Massachusetts, and London, England (1977).
4. Überla, K.K.: Ethische Fragen bei Versuchen am Menschen aus der Sicht des Biometrikers. Münchner Medizinische Wochenschrift 123, 701-705 (1981).
5. Verl, D.: Controlled clinical trials: The current ethical debate. Journal of the Royal Society of Medicine, 74, 85-87 (1981).

Prof. Dr. med. K.K. Überla, Institut für Medizinische Informationsverarbeitung, Statistik und Biomathematik der Ludwig-Maximilians-Universität München, 8000 München 70, Marchioninistraße 15.

TYPISCHE RECHTSPROBLEME BEI DER PLANUNG UND DURCHFÜHRUNG VON KONTROLLIERTEN THERAPIESTUDIEN

E. SAMSON
Juristisches Seminar der Universität
Kiel

Zusammenfassung

Die rechtliche Beurteilung kontrollierter Therapiestudien ist nur in Teilbereichen für Arzneimittel und radioaktive Substanzen gesetzlich geregelt. Im übrigen gelten die Grundsätze zum ärztlichen Heileingriff, die verlangen, daß der Patient auch für die Randomisation aufgeklärt wird und ihr zustimmt. Daraus ergeben sich schwerwiegende praktische Probleme für die Planung und Durchführung zahlreicher Therapiestudien.

Kontrollierte Therapiestudien werden in Deutschland seit Jahren in Zusammenarbeit von Klinikern und Biometrikern geplant und durchgeführt. Daß dabei auch eine erhebliche Zahl komplizierter rechtlicher Probleme auftritt, ist eine Erkenntnis, die sich nur allmählich durchzusetzen beginnt. Dies gilt nicht nur für die beteiligten Kliniker und Statistiker. Auch unter Juristen sind die Rechtsprobleme kontrollierter Studien noch kaum bekannt.

I. Spezielle Rechtsvorschriften über die Durchführung von Therapiestudien gibt es nur für wenige Teilbereiche. Das Arzneimittelgesetz trifft detaillierte Regelungen für die Prüfung noch nicht zugelassener Fertigarzneimittel in den §§ 40, 41 AMG. Diese Vorschriften gelten allerdings nicht für die Erprobung von Einzelzubereitungen und die (erneute) Prüfung von Fertigarzneimitteln, die für diese Indikation bereits zugelassen sind (§ 42 AMG). Auch die Strahlenschutzverordnung vom 13.10.1976 (StrSchVO) regelt in sehr detaillierter Weise einen Teilbereich. Nach § 3 Abs. 1 StrSchVO bedarf der Umgang mit radioaktiven Substanzen einer behördlichen Genehmigung. Diese Genehmigung darf für den Umgang mit radioaktiven Substanzen in der medizinischen Forschung gem. § 41 StrSchVO nur erteilt werden, wenn eine Fülle von einzelnen dem Probandenschutz dienenden Voraussetzungen erfüllt ist. Während für das AMG klar ist, daß es in § 40 die Erprobung noch nicht zugelassener Fertigarzneimittel am Gesunden und in § 41 AMG am Patienten regelt, bestehen bei § 41 StrSchVO Zweifel, ob die Einzelregelungen nur für die Erprobung am Gesunden gelten. Das liegt daran, daß § 41 StrSchVO immer von dem "Probanden" spricht und in § 42 StrSchVO für die Anwendung radioaktiver Substanzen am Menschen "in Ausübung des ärztlichen oder zahnärztlichen Berufes" eine generelle Erlaubnis ohne einschränkende Voraussetzungen aufstellt. Damit entsteht die nicht geklärte Zweifelsfrage, ob die Durchführung kontrollierter Therapiestudien am Patienten Ausübung des ärztlichen Berufes und daher generell erlaubt ist oder ob die bei Therapiestudien typische Gemengelage aus Therapie-und Forschungsinteressen zur Anwendung des sehr viel restriktiveren § 41 StrSchVO zwingt.

Abgesehen von dieser sehr speziellen - für den angesprochenen Teilbereich aber außerordentlich bedeutsamen - Einzelfrage tritt bei der Anwendung der §§ 40, 41 AMG und des § 41 StrSchVO eine überwältigende Fülle von ungeklärten Detailproblemen auf, die für die Rechtmäßigkeit kontrollierter Therapiestudien bedeutsam, nichtsdestoweniger aber in der juristischen Literatur völlig unbehandelt ist.

II. Die folgenden Ausführungen wollen und können sich nicht mit diesen Einzelfragen beschäftigen, die auch immer nur bei einzelnen Therapiestudien auftreten. Es sollen vielmehr nur die zentralen bei allen kontrollierten klinischen Versuchen zu lösenden Rechtsfragen skizziert werden.

Da bei kontrollierten Studien stets eine Therapie gegen wenigstens eine Alternativtherapie gestellt wird, entstehen immer zwei verschiedene Rechtsfragen: Im Hinblick auf einen konkreten

Patienten ist zunächst zu fragen, ob die bei ihm angewendete Therapie rechtmäßig eingesetzt wurde. Außerdem muß stets gefragt werden, ob bei ihm die Vorenthaltung der jeweils anderen Therapie rechtlich bedenklich ist.

1. Im Hinblick auf die erste Frage: "Ist der Einsatz der diesem konkreten Patienten zugeteilten Therapie rechtlich zulässig?" gelten zunächst die allgemeinen Regeln des Arztrechtes:

a) Jeder Heileingriff ist nach Ansicht der Rechtsprechung tatbestandsmäßige Körperverletzung und bedarf der Rechtfertigung.

b) Die Rechtfertigung von Heileingriffen kann beim Geschäftsfähigen und bei Bewußtsein befindlichen Patienten nur durch seine Einwilligung erfolgen.

c) Die vom Patienten erteilte Einwilligung ist nur wirksam, wenn die Einwilligung in Kenntnis all der Umstände erteilt wurde, die für die Entscheidung eines besonnenen Patienten von Bedeutung sein können.

Aus dem Grundsatz c) ergibt sich die sog. Aufklärungspflicht des Arztes, über die zwischen Medizinern und Juristen seit Jahrzehnten erbittert gestritten wird. Es sollen hier jedoch nicht Gründe und Gegengründe erneut dargestellt, sondern lediglich die Konsequenzen geschildert werden, die sich aus der maßgeblichen Rechtsprechung für die Aufklärung bei kontrollierten Therapiestudien ergeben.

Existieren bei bestimmter Diagnose jedenfalls in der "Schulmedizin"mehrere alternative Therapien, dann muß der Patient nicht nur über die für ihn festgelegte Therapie, sondern auch über die Therapiealternative aufgeklärt werden. Die Idee des mündigen Patienten, den die Rechtsprechung zur Leitfigur ihrer Entscheidungen gemacht hat und über deren Realitätsnähe hier nicht gestritten werden soll, setzt außerdem voraus, daß dem Patienten die Wahl zwischen den mehreren Therapiearten überlassen wird. In der Praxis der ärztlichen Behandlung überläßt der Patient die Entscheidung dem Arzt. Dagegen ist rechtlich nichts einzuwenden.

Zum Problem wird dieses Verhalten des Patienten aber bei kontrollierten Studien, bei denen die Zuteilung einer konkreten Therapie durch Randomisation erfolgt. Überläßt der Patient die Entscheidung über die zu applizierende Therapieart dem Arzt, dann geht er regelmäßig davon aus, der Arzt werde die Entscheidung ausschließlich unter Berücksichtigung individueller Besonderheiten dieses Patienten treffen. Da diese Erwartung bei Therapiezuteilung durch Randomisation aber enttäuscht werden muß, besteht die Notwendigkeit, den Patienten auch über den Randomisationsvorgang aufzuklären.

Der rechtlich gebotene Ablauf sieht daher so aus:

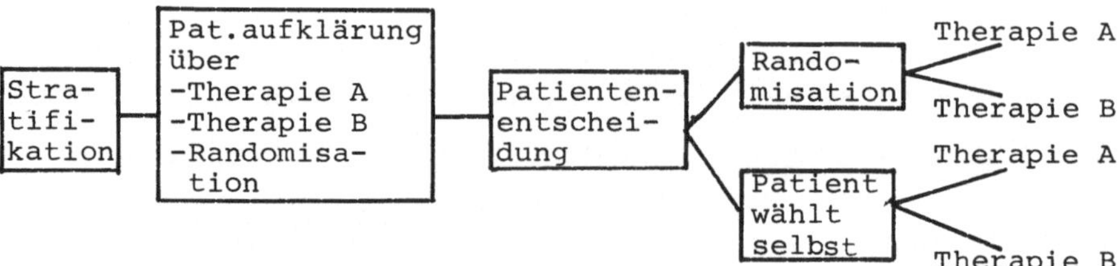

Angesichts dieser Aufklärungserfordernisse ergibt sich zwar kein grundsätzliches, aber häufig ein praktisches Problem. Mag auch die Gestaltung einer Studie so möglich sein, daß statistische und rechtliche Anforderungen eingehalten werden können, die praktische Durchführbarkeit von kontrollierten Therapiestudien wird durch diese Rahmenbedingungen gelegentlich in Frage gestellt.

Die Chance, die Zustimmung eines vollständig aufgeklärten Patienten zur Randomisation zu erhalten, dürfte in der Praxis von folgenden Parametern abhängen:

- Es handelt sich nicht um eine existentielle Erkrankung.
- Die verschiedenen Therapiearten scheinen nach dem Stande des Vorwissens gleichwertig.
- Es handelt sich um eine chronische und keine akute Erkrankung.
- Die Folgen von Therapieversagern sind reversibel.
- Die äußeren Anmutungen der beiden Therapiearten unterscheiden sich nicht allzusehr (anders z.B. bei der Wahl zwischen Chemo-Radiotherapie; konservativer-chirurgischer Behandlung).

Fehlen eine oder mehrere dieser Voraussetzungen, dann sinken die Chancen, daß der Patient in die Randomisation einwilligt. In dieser Lage hängt dann gelegentlich die Durchführbarkeit der Studie an einem weiteren Parameter: dem Maß der Patientenaufklärung. Wer der Versuchung wiedersteht, die Zahl der Patientenzustimmungen über diesen Parameter zu manipulieren, wird eingestehen müssen, daß nach dem derzeitigen Stand der biostatistischen Anforderungen manche Therapiestudien rechtlich undurchführbar sind.

Mit der Aufklärung des Patienten hängt ein weiteres schwieriges Grundproblem zusammen. Bei länger rekrutierenden Studien kann bei sich schnell realisierenden Zielkriterien die Studie selbst das Maß des Vorwissens zu einem Zeitpunkt verändert haben, zu dem nach der ursprünglichen Planung die Studie noch weiter geführt werden sollte. Ergibt die Zwischenauswertung einen signifikanten Unterschied, dann ist der vorzeitige Abbruch der Studie nicht nur rechtlich geboten, sondern auch wissenschaftlich problemlos. Ein intrikates Problem entsteht aber, wenn die Zwischenauswertung lediglich einen Trend und noch keinen signifikanten Unterschied ergibt. Ob und von wann an in einem solchen Fall die neu aufzunehmenden Patienten über die Trends der laufenden Studie aufgeklärt werden müssen, ist juristisch noch nicht erörtert, nichtsdestoweniger aber ein existentielles Problem der kontrollierten Therapiestudien überhaupt (Burkhardt, 1978).

2. Die zweite Frage: "Durfte dem Patienten die Alternativtherapie vorenthalten werden?" entsteht vornehmlich bei der Prüfung noch nicht zugelassener Fertigarzneimittel, die gegen ein Standardpräparat oder gegen ein Placebo getestet werden, bei der Standard- oder Placebogruppe.

Fincke (1977) hat hierzu die These vertreten: Das Verum darf nach § 41 AMG nur getestet werden, wenn es nach dem Stande des Vorwissens möglicherweise überlegen ist. Dann sei der Arzt aber nach dem Behandlungsvertrag verpflichtet, dieses Präparat allen seinen Patienten anzubieten. Im Hinblick auf die Patienten der Kontrollgruppe verletze der Arzt daher regelmäßig den Behandlungsvertrag und beginge deshalb je nach dem Ergebnis Körperverletzung oder gar Totschlag.

Die juristische Literatur hat sich inzwischen mit dieser These auseinandergesetzt und sie überwiegend zurückgewiesen (Samson, 1978; Schimikowski, 1980). Eine Pflicht des Arztes zur Gabe des Verum bestehe aus zwei Gründen nicht: Der Arzt sei schon deshalb nicht zum allgemeinen Einsatz des noch nicht zugelassenen Fertigarzneimittels verpflichtet, weil der Hersteller das neue Präparat vor der Zulassung nur zum Zwecke der klinischen Prüfung und nicht allgemein ausgeben dürfe. Darüber hinaus gingen die

Pflichten des Arztes nur bis zur Grenze der üblichen Standardbehandlung und nicht - wie Fincke meint - auf das Optimum, das sich nicht durchgesetzt habe.

Obwohl diese Argumente unter Juristen allgemein anerkannt sind, dürfte die Problematik noch nicht erledigt sein. Das erste Argument beseitigt die von Fincke aufgeworfenen Probleme nur bei Fertigarzneimitteln,nicht bei den sonstigen Therapiearten. Das zweite Argument betrifft zwar alle Therapiearten, es verwendet aber einen naiven Begriff der "Schulmedizin", der mit der Realität nicht übereinstimmt und verkennt, daß es auch in der "Schulmedizin" verschiedene Strömungen mit konkurrierenden Therapien gibt.

III. Faßt man zusammen, dann ergibt sich neben den zahlreichen und teilweise noch ungeklärten Detailfragen insbesondere das Grundproblem der Aufklärung über die Randomisation. Nach dem derzeitigen Stand der Biostatistik kollidieren jedenfalls bei bestimmten Erkrankungen und Therapiearten die methodischen Anforderungen mit den rechtlichen Grenzen. Manche kontrollierten Studien mögen klinisch erforderlich und methodisch einwandfrei sein, sie müssen dennoch vor den Kriterien des Rechts scheitern.

Der Jurist würde sich in dieser Lage einen intensiveren Dialog zwischen der Medizin, der Biostatistik und der Rechtswissenschaft wünschen. Einen solchen Wunsch spricht freilich nur aus, wer zwei Voraussetzungen erfüllt: Er hält kontrollierte Therapiestudien für den medizinischen Fortschritt überhaupt für wichtig und er glaubt zugleich daran, daß die gemeinsamen Bemühungen der drei Disziplinen auch das geschilderte Dilemma zu bewältigen vermögen.

Literatur

Burkhardt, Kontrollierte Versuche und ärztliche Ethik, Deutsches Ärzteblatt 1978, 2842.

Fincke, Arzneimittelprüfung, Strafbare Versuchsmethoden, 1977.

Samson, Zur Strafbarkeit der klinischen Arzneimittelprüfung, Neue Juristische Wochenschrift 1978, 1182.

Schimikowski, Experiment am Menschen, 1980.

Prof. Dr. E. Samson
Olshausenstraße
Juristisches Seminar
2300 Kiel

PATIENTENAUFKLÄRUNG IN THERAPIESTUDIEN AUS BIOMETRISCHER SICHT[1]

P. IHM, N. VICTOR

Institut für medizinisch-biologische Statistik und Dokumentation
Universität Marburg

Abteilung Biomathematik, FB 18
Universität Gießen

1 Juristische Voraussetzungen

Wir haben dem vorangegangenen Beitrag Samsons [10] entnommen, daß eine klinische Studie mit Randomisierung eine Reihe juristischer Probleme mit sich bringt. Hierbei wird auch indirekt die Frage gestellt, ob kontrollierte Studien überhaupt notwendig seien. Diskutiert wurden an anderer Stelle [9] auch die Festlegung der Irrtumswahrscheinlichkeiten und Abbruchkriterien. Unumstrittene Rechtsauffassung ist, daß 1. jeder Heileingriff eine Körperverletzung darstellt und der Rechtfertigung, d. h. im allgemeinen der Einwilligung des Patienten bedarf, und 2. der Arzt zur Aufklärung über die möglichen Therapien und deren Folgen verpflichtet ist und der Patient die Therapie bestimmt (Informed Consent). Es besteht auch kein Zweifel darüber, daß ein den Einschlußkriterien genügender Patient nicht ohne seine Zustimmung in eine Studie aufgenommen werden darf und über das Wesen der Randomisierung in Kenntnis gesetzt werden muß. Noch unbeantwortet bleibt die Frage, ob dieser Patient auch über bisherige Ergebnistrends aufzuklären ist. Mit der Beantwortung dieser Frage stehen und fallen kontrollierte klinische Studien.

---

[1] Dieses Korreferat zu [10] wurde unter Verwendung einer Stellungnahme abgegeben, die von den Zentren für methodische Betreuung von Therapiestudien in Aachen, Gießen-Marburg, Hannover, Heidelberg und München sowie Prof. Dr. H. J. Jesdinsky, Düsseldorf, und Prof. Dr. E. Walter, Freiburg, für das 3. Arbeitstreffen zu methodischen und juristischen Durchführungsvoraussetzungen bei randomisierten Therapiestudien, veranstaltet von der DFVLR am 18. 3. 1981 in Frankfurt, ausgearbeitet wurde.

2 Sachliche, personelle und methodische Voraussetzungen

Über Notwendigkeit, Durchführung und rechtliche Voraussetzungen kontrollierter klinischer Studien existiert eine umfangreiche Literatur, aus der wir nur exemplarisch zitieren können [1,2,4,5,7]. Aus ethischen, rechtlichen und sachlichen Gründen muß die Durchführung dieser Studien an eine Reihe von Voraussetzungen geknüpft werden. Diese beruhen auf dem Nürnberger Codex [2,S.176-177] und der in Tokio revidierten Deklaration von Helsinki des Weltärztebundes [2,S.178-181], die den Rahmen der für notwendig erachteten biomedizinischen Forschung am Menschen bestimmen. Insbesondere müssen folgende Voraussetzungen erfüllt sein [1,7]:

a) Es ist a priori unbekannt, welche der zu vergleichenden Therapien A, B, C, ... die bessere ist.

b) Die Risiken der teilnehmenden Patienten müssen, gemessen an der voraussichtlichen Bedeutung der neuen Therapie, ärztlich vertretbar sein (entsprechend § 40(1)1 AMG).

c) Es müssen ein Versuchsleiter mit mindestens zweijähriger praktischer Erfahrung in der klinischen Prüfung von Arzneimitteln sowie ein unabhängiger Kontrollausschuß vorhanden sein [1,2,3].

d) Die statistische Methodik bei Planung und Auswertung muß effizient sein. Wirksamkeit und Nebenwirkungen müssen ständig überwacht werden. Wo es sinnvoll ist, sollen sequentielle Verfahren angewendet werden ("Zwischenauswertungen"). Die Kriterien für den Studienabbruch werden im voraus festgelegt.

e) Die Patienten werden nach dem derzeitigen Wissensstand ausführlich über die Risiken der Therapie, das Wesen der Randomisierung, die Abbruchkriterien, ihr Recht auf Ausscheiden aus der Studie aufgeklärt und nach ihrer Bereitschaft zur Teilnahme gefragt. Daß es Grenzen der Aufklärungspflicht gibt, hat ein kürzlich ergangenes Urteil des OLG Celle gezeigt.

Wir gehen bei den weiteren Erörterungen ohne Einschränkung der Allgemeingültigkeit von zwei Therapien A und B aus und nehmen an, daß sich zu ihrem Vergleich eine kontrollierte klinische Studie mit Patientenrandomisierung als notwendig erwiesen hat. Im Prinzip ist eine derartige Studienart nicht die einzige Möglichkeit der Wissensgewinnung über Therapieeigenschaften, jedoch wegen der Vergleichbarkeit der Patientengruppen das empfindlichste und überzeugendste Instrument des Wirksamkeitsvergleichs, das im besonderen dort eingesetzt werden muß, wo nur kleine Verbesserungen zu erwarten sind.

3 Informationspflicht über Trends in der Studie ?

Um die Patientenzahl so klein wie möglich zu halten, werden Sequentialverfahren für notwendig gehalten. Bei längerer Beobachtungszeit der einzelnen Patienten wird man gruppensequentielle Verfahren anwenden müssen, wobei dann Zwischenauswertungen über Fortführung oder Ende der Studie entscheiden. Von juristischer Seite [9] wird geltend gemacht, daß die Aufklärung eines Patienten - auch außerhalb klinischer Studien - so weit gehen muß, daß diesem bei verschiedenen zur Wahl stehenden Therapien Kenntnisse über Wirksamkeit oder Überlegenheit, sowie Risiken aus kontrollierten Studien, retrospektiven Untersuchungen usw. zu vermitteln seien. Auszuschließen sei dies nur, wenn der Patient durch die Mitteilung voraussichtlich Schaden nimmt. In [9] wird nun die Frage gestellt, ob diese Verpflichtung so weit geht, daß einem in eine Studie aufzunehmenden Patienten alle bisherigen Daten und Ergebnistrends, wie sie sich etwa in den Zwischenauswertungen darstellen, mitzuteilen seien, damit er seine Entscheidung davon abhängig machen könne. So schreibt Samson [9]:
"*Wenn bei einer Phase-III-Studie die Vorstudien der Phase II Hinweise darauf gegeben haben, daß die* (neue) *Therapie B der* (alten) *Therapie A ... möglicherweise überlegen ist, dann mögen diese Ergebnisse der Vorstudien noch keine wissenschaftliche Beweiskraft haben. Das ist ja auch der Grund für die Durchführung der Phase-III-Studie. Dadurch sind die Ergebnisse der Vorstudie Umstände, die vernünftigerweise in die Therapiewahl mit eingehen. In einer Situation, in der eine Entscheidung unter Risiko zu fällen ist, kann die Entscheidung nicht nur auf der Basis sicheren Wissens fallen, sie muß sich wenigstens auch auf mehr oder minder sichere Wahrscheinlichkeitsurteile stützen.*" Wir werden derartige Tendenzen zugunsten der einen oder anderen Therapie, die in der Terminologie der Statistiker "nicht signifikant" sind, als Trends bezeichnen. Es geht also um die Frage, ob in Analogie zu der von Samson [9] geschilderten Situation den neu zur Aufnahme in die Studie anstehenden Patienten Trends aus Zwischenauswertungen mitzuteilen sind. Müßte einer solchen Forderung Rechnung getragen werden, wären kontrollierte Studien nicht mehr durchführbar. Dies zeigt das folgende Beispiel: Wir nehmen ein Sequentialverfahren an und gehen davon aus, daß die Patienten paarweise in den Versuch genommen und pro Paar nach A und B randomisiert werden. Jeder neu hinzukommende Patient erhält Aufklärung über den bisherigen Stand der Studie. Nach

dem ersten Paar mit einem Erfolg und einem Mißerfolg wird der neue Patient die Therapie verlangen, die einen Erfolg mehr aufzuweisen hat, und die kontrollierte Studie kann nicht mehr zu Ende geführt werden. Bei einem gruppensequentiellen Verfahren wird sich der Patient nach der ersten Auswertung bei gleich viel Patienten in den beiden Therapiearmen und z.B. sechs Erfolgen bei A und elf bei B für die letztere entscheiden. Dieses Verhalten läßt sich in der Tat rational begründen. Ist nämlich eine der beiden Therapien besser als die andere, hat der Patient, der diejenige mit dem günstigeren Trend wählt, die größere Wahrscheinlichkeit, sich für die bessere entschieden zu haben, auch wenn die Wahrscheinlichkeitsunterschiede in realistischen Fällen nur gering sind. Da die Aufklärung eines Patienten über den Verlauf der Studie nur informativ sein kann, wenn die bereits an der Studie teilnehmenden Patienten den Behandlungen streng zufällig, d. h. ohne eine solche Aufklärung, zugeteilt wurden, wird dem über den Studienverlauf informierten Patienten damit eine Vorzugsstellung gegenüber allen seinen Vorgängern eingeräumt. Weil die Studie nun nicht mehr zu Ende geführt werden kann, haben sich die randomisierten Patienten umsonst zur Verfügung gestellt, was ethisch nicht zu vertreten ist. Da dies vorhersehbar ist, müssen die zu Beginn der Studie eintretenden Patienten über diesen Tatbestand aufgeklärt werden, weshalb mit einer kontrollierten Studie garnicht erst begonnen werden kann.

Dem einmaligen Gewinn eines Einzigen steht hier der dauernde Verlust Aller wegen des notwendigen Verzichts auf therapeutische Forschung mit kontrollierten klinischen Studien gegenüber, über deren Schicksal also eine Abwägung des individuellen gegenüber dem kollektiven Risiko entscheidet. Wie oben gezeigt wurde, kann der über den Trend aufgeklärte Patient durch die Wahl der tendiell besseren Therapie sein Risiko - wenn auch nur geringfügig - vermindern. Er tut dies auf Kosten der Allgemeinheit, der möglicherweise eine bessere Therapie wegen der nicht zu Ende geführten Studie vorenthalten wird. Konkret wird also das Risiko später zu behandelnder Patienten erhöht. Eine Lösung des Konfliktes zwischen Individual- und Kollektivrisiko existiert, wenn man von juristischer Seite einer geringen Vergrößerung des Individualrisikos zustimmen kann. Es muß sich also die Auffassung durchsetzen, daß es sich beim Verzicht auf die Aufklärung über Trends um eine erlaubte Risikoerhöhung handelt. Diese Auffassung wird durch eine Reihe von Argumenten gestützt:

a) § 40(1)1 AMG spricht vom Risiko des Versuches im Verhältnis zum Nutzen des Arzneimittels. Wenn im Arzneimittelrecht kontrollierte

Studien ausdrücklich genannt werden, wird ein erhöhtes Risiko für einen Teil der Patienten legalisiert. Dies muß auch für therapeutische Studien gelten, die nicht vom AMG betroffen sind. Eine kontrollierte Studie wäre jedoch ausgeschlossen, wenn die erwähnte Erhöhung des Individualrisikos mangels Trendmitteilung rechtlich nicht akzeptabel wäre.

b) Die Auffassung, das Prinzip des erlaubten Risikos sei zwar bei abstrakter, nicht jedoch konkreter Gefährdung gültig, wird auch von Juristen nicht einmütig vertreten. So diskutiert Fincke [6] das *erlaubte* Risiko als mögliche Begründung der Straffreiheit des einen konkreten Patienten behandelnden Arztes. Es ist hier unerheblich, daß Fincke - aufgrund falscher Annahmen [8] - diese Straffreiheit verneint. Eser verlangt eine Nutzen-Risiko-Abwägung als rechtfertigungskonstitutive Ergänzung zur unerläßlichen Einwilligung des Patienten [4]. Deutsch [2] weist auf S. 153 auf den Vorteil des Individuums bei Anwendung der Regeln der statistischen Ethik hin "... *die sich mit dem Vorurteil* (befaßt), *daß es nicht angehe, eine bekannte Person für das gemeine Wohl aufzuopfern, es wohl aber zulässig sei, eine große Zahl von Individuen ein geringes Risiko laufen zu lassen, sogar wenn nach dem Gesetz der großen Zahl Todesopfer mit Sicherheit zu erwarten sind*"(2,S.67). Wer von einem Vorurteil spricht, sieht also die genannte Risikoerhöhung eines Einzelnen zugunsten der Allgemeinheit als begründet an. Im übrigen sei auf Schewe [11] verwiesen, der als Bezug das Risiko eines Patienten außerhalb eines kontrollierten Versuches festlegt, in dem intuitiv zugeteilt und damit bei Unkenntnis der Unterschiede zwischen den Therapien auch nur randomisiert wird. Ein Patient, der vor Eintritt in eine Studie über die Trends aufgeklärt werden will, verlangte somit mehr als er ohne Studie haben könnte.

c) Es ist unrealistisch, von einer Rechtswidrigkeit der individuellen Risikoerhöhung zu sprechen, da die Risiken nicht nennenswert sind. Einmal werden kontrollierte Studien nur dort durchgeführt, wo mögliche Unterschiede zwischen Therapien nicht sehr deutlich sind. Zum anderen wird eine hypothetische Risikoerhöhung bei der schlechteren Therapie durch andere, außerhalb der Studie nicht erreichbare Vorteile aufgewogen wie z.B. die sehr gründliche Beobachtung des Patienten, die in der Routine nicht immer möglich ist.

d) Eine neue Therapie kann rechtlich nicht erreichbar sein. Dies gilt für neue Arzneimittel, muß aber auch auf solche Therapien ausgedehnt werden, die noch nicht erprobt und anerkannt sind. Ein Patient, der sich einer solchen Therapie unterzieht, geht naturgemäß ein Risiko ein, das wie auch bei Arzneimitteln vorher gegen den Nutzen abzuwägen war, ein erlaubtes Risiko aber nur im Rahmen der Prüfung darstellt. In diesem Falle ist die rechtliche Erreichbarkeit der neuen Therapie außerhalb des Versuches nicht gegeben bzw. eingeschränkt. Ein Verlangen nach einer neuen, trendmäßig besseren Therapie nach Ablehnung der Teilnahme an der Studie ist daher unter Umständen wirkungslos.

e) Das individuelle Risiko wird durch den Vorteil aufgewogen, der sich für das Individuum aus der Durchführung anderer kontrollierter Studien ergibt. Die Reziprozität bleibt gewahrt.

4 Signifikanz und Signifikanzniveau

Fehler erster und zweiter Art, α und β, entscheiden über Versuchsumfang und Dauer. Wie groß wir beide wählen müssen, ist letzten Endes ein Problem der Entscheidungstheorie, wenn auch in der Praxis die dort auftretenden Verlustfunktionen oft nur geschätzt werden können. Dies führt dazu, daß Wissenschaftler in einzelnen Fällen kleinere, in anderen größere Werte von α oder β für angemessen halten. Dies ist eine Ermessungsfrage des Einzelnen und gerichtlich nicht nachprüfbar. Man muß aber wissen, daß jede Diskussion über diese Werte in den Bereich der Entscheidungstheorie führt. $\alpha=5\%$ wird als vertretbarer Kompromiß zwischen dem Schutz vor falsch signifikanten Ergebnissen und der Gefahr, echte Differenzen zu übersehen, angesehen. Je kleiner α, desto konservativer ist der Test. Forschung ist ein Wagnis.

Der Abbruch einer Studie ist ein Thema, das bei juristischen Erörterungen eine große Rolle spielt. Daß gravierende Nebenwirkungen ein Abbruchgrund sind, ist offensichtlich. Dagegen werden Befürchtungen laut, die Studie könne fortgeführt werden, obwohl vorzeitig Klarheit über die Überlegenheit einer Therapie erhalten wurde. Hier wird vielleicht der Abbruchautomatismus eines Sequentialverfahrens übersehen, es schwingt aber möglicherweise der Gedanke mit, Patienten könnten nicht rechtzeitig in den Genuß der signifikant besseren Therapie kommen. Es hat den Anschein, als werde die Bedeutung der Signifikanz von juristischer Seite überschätzt. Ist das Ergebnis zugunsten einer neuen Therapie B signifikant, hat dies im allgemeinen nicht die Konsequenz, daß nun sofort überall B angewendet wird und sich jeder strafbar macht, der dies nicht tut.Sicher ist ein signifikantes Ergebnis ein wichtiger Hinweis auf Unterschiede, es muß aber dringend vor der Vorstellung gewarnt werden, Wissenschaftler machten Annahme oder Ablehnung von Hypothesen ausschließlich oder im wesentlichen von Signifikanzen abhängig. Zunächst mögen die an einer Studie beteiligten Ärzte darüber diskutieren, ob eine Würdigung aller Umstände zu einer Empfehlung der neuen Therapie führen soll; ein Konfidenzintervall für die reale Differenz zwischen den beiden Therapieeffekten hilft hier sicher weiter als die bloße Ablehnung der Nullhypothese. Es wäre auch denkbar, daß bezüglich der Zielgröße kein signifikantes Ergebnis vorliegt, eine der Therapien aber wegen fehlender Nebenwirkungen, Patientenfreundlichkeit, Einfachheit u. a. interessant ist usw. Das Ergebnis der Diskussion hat zunächst Rückwirkungen auf den eigenen Bereich. Dann werden die Ergebnisse publiziert, womit die Fachwelt überzeugt werden soll, die sich im allgemeinen konservativ abwartend verhält und oft auf zusätzliche Bestätigungen von anderer Seite wartet, ehe sie eine neue Therapie in Erwägung zieht. Schließlich ist noch die rechtliche Erreichbarkeit zu erwähnen. Die neue Therapie könnte mangels Einrichtungen zu ihrer Durchführung nicht überall zur Verfügung stehen. Das kann sogar für die Institution gelten, in der die Studie durchgeführt wurde, wenn hierfür Sondermittel zur Verfügung standen, die für die Routine fehlen. Die Einführung einer neuen Therapie ist weitgehend arational. Von Strafbarkeit der an einer Studie Beteiligten wegen unterlassener sofortiger Einführung einer neuen Therapie zu sprechen und dies von Formalismen wie Signifikanzprüfungen abhängig zu machen, ginge an der Wirklichkeit vorbei.

5 Was schlagen wir vor ?

Wie kommt man aus der Schere von Notwendigkeit kontrollierter Studien und Schutz der Interessen der teilnehmenden Patienten heraus? Einigkeit herrscht darüber, daß eine Nutzen-Risiko-Abwägung angestellt und die Einwilligung der Patienten erlangt werden muß. Neu in die Diskussion gebracht und in der juristischen Literatur noch nicht abschließend behandelt ist die Frage nach der Trendaufklärung. Wir glauben, daß die Erläuterung der Abbruchkriterien vor Eintritt eines Patienten in die Studie Klarheit darüber schafft, ab wann deren Betreiber genügend Hinweise besitzen, um die eine oder andere Therapie empfehlen zu können. Der verständige Patient, mit dem wir es bei unseren theoretischen Erörterungen ja immer zu tun haben, ist damit hinreichend über die Grenzen dessen informiert, was als "Trend" nicht für mitteilenswert erachtet wird. Wir sind der Ansicht, daß die studienbegleitende Kontrollkommission entscheiden muß, wann einem Patienten gegebenenfalls Zwischenergebnisse mitzuteilen sind. Richtschnur muß dabei das Verhalten eines verantwortungsbewußten Therapeuten sein. Daß bei der Nutzen-Risiko-Betrachtung das individuelle gegen das kollektive Risiko abwägbar sein muß, ist für den Fortgang der therapeutischen Forschung essentiell. Ebenso muß das Recht eines naturwissenschaftlich orientierten Mediziners respektiert werden, sich vor verhängnisvollen Zufallsergebnissen in Form von Trends zu schützen und erst dann zu handeln, wenn Hinweise auf Außerzufälligkeit, also Signifikanzen, vorliegen. Andernfalls führte man die "Erfahrungsmedizin" durch Gesetz ein. Wollen wir das?

Literaturverzeichnis

[1] Biefang,S.,Köpcke,W.,Schreiber,M.A.: Manual für Planung und Durchführung von Therapiestudien. Reihe: Medizinische Informatik und Statistik, Bd.13. Berlin,Springer (1979)

[2] Deutsch,E.: Das Recht der klinischen Forschung am Menschen. Frankfurt,P.Lang (1979)

[3] Deutsch,E.: Ethik-Kommissionen für medizinische Versuche am Menschen. Entwicklung, Funktion, Verfahren. Neue Jur.Wschr. 34,614-617 (1981)

[4] Eser,A.: Heilversuch und Humanexperiment. Zur rechtlichen Problematik biomedizinischer Forschung. Chirurg 50,215-221 (1979)

[5] Feinstein,A.R.(Herausg.): Klinische Forschung im Wandel. Triangel 19,77-118 (1980)

[6] Fincke,M.: Strafbarkeit des"kontrollierten Versuchs" beim Wirksamkeitsnachweis neuer Arzneimittel. Neue Jur.Wschr.30,1094-1096 (1977)

[7] Jesdinsky,H.J.(Herausg.): Memorandum zur Planung und Durchführung kontrollierter klinischer Therapiestudien. Schriftenreihe der GMDS Bd.1.Stuttgart, Schattauer (1978)

[8] Samson,E.:Zur Strafbarkeit der klinischen Arzneimittelprüfung. Neue Jur.Wschr.31,1182-1187 (1978)

[9] Samson,E.: Patientenaufklärung bei kontrollierten Therapiestudien. 3. Arbeitstreffen zu methodischen und juristischen Durchführungsvoraussetzungen bei randomisierten Therapiestudien. DFVLR,Frankfurt 18. 3. 1981

[10] Samson,E.: Typische Rechtsprobleme bei der Planung und Durchführung von kontrollierten Therapiestudien. In diesem Bande

[11] Schewe,G.: Sind kontrollierte Therapistudien aus Rechtsgründen undurchführbar? In diesem Bande

Prof. Dr. Peter Ihm
Ernst-Giller-Str.20

3550 Marburg

Prof. Dr. Norbert Victor
Heinrich-Buff-Ring 44

6300 Gießen

SIND KONTROLLIERTE THERAPIESTUDIEN AUS RECHTSGRÜNDEN UNDURCHFÜHRBAR ?

G. SCHEWE
Institut für Rechtsmedizin
Universität Gießen

Zusammenfassung

Nach der Rechtsprechung muß der Patient über Chancen und Risiken des Heileingriffs aufgeklärt werden. Danach bestünde bei kontrollierten Therapiestudien eine Aufklärungspflicht auch über Zwischenauswertungen, selbst wenn sich nur ein Trend zugunsten einer der getesteten Therapien ergäbe. Da dann die Patienten dem günstigeren Trend folgen würden, würde dies regelmäßig zum vorzeitigen Abbruch der Studie führen. Nach biostatistischen Stellungnahmen sind zwar die Chancen des Patienten, der dem Trend folgt, etwas günstiger; für die Beurteilung der Rechtslage wäre aber zu vergleichen zwischen dem Patienten, der an einer Studie teilnimmt und dem, der nicht teilnimmt. Dann bedeutet die Teilnahme jedoch keine Benachteiligung, da in beiden Fällen nur Zufallsentscheidungen möglich sind. Daraus ließe sich juristisch die Berechtigung ableiten, unter dem Aspekt der Zumutbarkeit die Aufklärungspflicht auf das Ausmaß der berechtigten Behandlungsinteressen der Patienten zu begrenzen.

Einleitung

Für die mit randomisierten kontrollierten Therapiestudien befaßten Biostatistiker und Ärzte spitzt sich alles zu auf die Frage, ob die Patienten vor oder während der Teilnahme an einer Studie über Ergebnisse von Zwischenauswertungen auch dann aufzuklären sind, wenn sich zwischen zwei getesteten Therapien noch kein signifikanter Unterschied, sondern lediglich ein Trend zugunsten einer der beiden Therapien ausmachen läßt. Bestünde eine solche Trendaufklärungspflicht, so wären kontrollierte Therapiestudien aus Rechtsgründen in den meisten Fällen kaum noch durchführbar.

I

Grob vereinfachend läßt sich der D i s k u s s i o n s - s t a n d [+)] wie folgt skizzieren: Man kann in bestimmten Fällen nur aufgrund einer kontrollierten Therapiestudie klären, welche von zwei Therapien die bessere ist. Nach statistischer Vorausberechnung der erforderlichen Patientenzahl benötigt man zwei Gruppen von z.B. je 100 Patienten mit der gleichen Krankheit. Aufgrund einer Zufallsentscheidung soll die eine Gruppe die Therapie A, die andere die Therapie B erhalten. Nachdem mit jeder Therapie je 10 Patienten behandelt worden sind, hat man bei der Therapie A 4, bei der Therapie B 2 Erfolge. Statistiker meinen, der Unterschied könnte auf Zufall beruhen und sei medizinisch-praktisch irrelevant; sie fordern deshalb, daß festgestellte Differenzen "signifikant" sein müssen. Eingeräumt wird aber, daß nach dem im Beispiel genannten Zwischenergebnis die Therapie A eine ganz geringfügig bessere, praktisch und mathematisch allerdings zu vernachlässigende Chance eröffne.

Nun gilt juristisch jeder therapeutische Eingriff als rechtswidrige Körperverletzung; die Rechtswidrigkeit kann nur durch wirksame Einwilligung ausgeschlossen werden, und die Einwilligung ist nur wirksam, wenn der Patient über die Chancen und Risiken des Eingriffs aufgeklärt wurde. Als Maßstab für den Umfang der Aufklärungspflicht gilt allgemein das Aufklärungsbedürfnis des verständigen Patienten. Wünscht der Patient eingehendere Aufklärung, so muß sie ihm aber gewährt werden.

Danach müßte man wohl genau genommen die Patienten schon über das im Beispiel genannte Zwischenergebnis aufklären. Dann würden aber alle Patienten nur noch die Therapie A wählen. Da zumindest eine moralische Verpflichtung bestünde, Ergebnisse kontrollierter Therapiestudien zu veröffentlichen und da die Ärzte das wohl auch lesen und dann ihre Patienten wiederum aufklären müßten, wäre die Therapie B für alle Zeit "gestorben" - obwohl, im Extremfall, die 4 günstigen Ergebnisse der Therapie A in Wirklichkeit Spontanremissionen, die 2 günstigen Ergebnisse der Therapie B dagegen echte Heilerfolge sein könnten und sich bei Fortsetzung der Studien erweisen könnte, daß die Therapie A völlig unbrauchbar, die Therapie B dagegen durchaus erfolgreich ist.

+) Von juristischer Seite liegen bislang keine Publikationen zu der speziellen Problematik vor; nur Samson hat sie in einigen nicht veröffentlichten Manuskripten behandelt; aus biostatistischer Sicht haben in unveröffentlichten Manuskripten Stellung genommen: Überla, Victor, Walter; Publikation: Burkhardt (1981). Ferner liegt eine Stellungnahme des BMFT v. 26.11.80 (Az: 113-0302-3-4/80) vor.

Die juristische Konstruktion würde also in strenger Konsequenz nicht nur auf ein Verbot hinauslaufen, kontrollierte Therapiestudien bis zu einem sinnvollen Ergebnis durchzuführen, sondern zumindest der Tendenz nach zugleich auf ein Gebot zur vorzeitigen Festschreibung von u.U. irreführenden Zufallsergebnissen. Mit Mephistopheles aus Goethe's "Faust" müßte man dann wohl sagen: "Drum besser wär's, daß nichts entstünde".

Vermutlich wird dem mancher beipflichten. Denn für viele hat die Vorstellung etwas Unheimliches, daß dezidiert der Zufall über die Therapie entscheiden soll, solange bis statistisch gesicherte Forschungsergebnisse publiziert werden können. Verbreitet dürfte der Eindruck sein, hier sind die Patienten nur noch Versuchskaninchen, die dem Ehrgeiz und Erkenntnisdrang der von weltfremden Statistikern fehlgeleiteten Ärzte geopfert werden sollen. Ist es nicht ganz richtig, daß das Recht einem solchen von vornherein suspekten Unternehmen enge Grenzen zieht?

Bei genauerem Hinsehen erkennen aber auch Skeptiker, daß solche Studien u.U. und in gewissen Grenzen sinnvoll sein können. Man sucht deshalb nach Möglichkeiten, das aus der uneingeschränkten Anwendung der juristischen Konstruktionen resultierende "de-facto-Verbot" einzugrenzen und den Rahmen des Zulässigen etwas weiter zu fassen. Zielvorstellung ist offenbar, Therapiestudien zu erlauben, soweit sie sinnvoll sind und nicht dazu führen, daß dem Patienten allein wegen lebensfremder statistischer Maximalforderungen oder sonst aus reinen Forschungsinteressen die bessere Therapie vorenthalten wird. Man sucht also nach "Regulativen".

Dazu wird 1. verwiesen auf die Vielfalt oft sehr unterschiedlicher Bedingungen und Nebenwirkungen, 2. auf das "Aufklärungsbedürfnis der verständigen Patienten", 3. auf die Möglichkeit, den Patienten zum Aufklärungsverzicht zu bewegen, und 4. wird von Statistikern erwogen, ob ein jedenfalls teilweiser "Verzicht auf Trendaufklärung im Allgemeininteresse" juristisch zu legitimieren sei. - Alle diese "Regulative" erscheinen aber letztlich kaum brauchbar:

Wenn man über Richtigkeit von Rechtsgrundsätzen diskutiert, läßt sich schwerlich damit argumentieren, daß diese Rechtsgrundsätze wegen der "Vielfalt des Lebens" kaum einmal in aller Schärfe anwendbar seien. Man muß sie wohl am idealtypischen Fall überprüfen. Und da wären eben zwei in Nebenwirkungen und Begleitumständen gleiche Therapien miteinander zu vergleichen. Schlagwortartig gesagt: Die "Vielfalt des Lebens" gibt kein Regulativ her, mit dem man um ein faktisches Verbot sinnvoller kontrollierter Therapiestudien und ein Gebot zur Festschreibung von Zufallsergebnissen herum käme. Man kann also auf diese Weise den Rahmen des Erlaubten nicht in vernünftigen Grenzen umschreiben.

Ähnlich ist es mit dem "Aufklärungsbedürfnis des verständigen Patienten": Wenn ein Soldat zwischen zwei unter Beschuß liegenden Wegen entscheiden müßte, und man würde ihm sagen, beim Weg A wären die Chancen ganz geringfügig besser, dann würde es kein Mensch als unverständig empfinden, wenn er sich für diesen Weg entscheidet - auch wenn der Unterschied mathematisch zu vernachlässigen wäre. - Jedenfalls wird auch ein "verständiger Patient" sich bereits aufgrund von "Trends" und "Wahrscheinlichkeiten" entscheiden, die erheblich hinter dem zurückbleiben, was objektiv als Entscheidungsgrundlage vernünftigerweise zu fordern wäre - auch dann, wenn man hier keineswegs statistische Maximalforderungen zum Maßstab machen würde, sondern sich etwa an jener Art "praktischer Gewißheit" orientiert, die auch ein Richter für seine Entscheidung braucht.

Das läßt sich auch kaum dadurch erreichen, daß man die Patienten zu einem gewissen "Aufklärungsverzicht" bewegt. Vermutlich werden nur Patienten zu Beginn der Studie bereit sein, auf spätere Aufklärung über statistisch irrelevante Zwischenergebnisse zu verzichten. Patienten, die neu in eine bereits laufende Studie aufgenommen werden sollen, werden vermutlich ganz besonders gerade daran interessiert sein, was bislang herausgekommen ist. Es wäre wohl auch nicht unverständig, wenn sie sich dann für die Therapie entscheiden würden, die andeutungsweise die besseren Chancen bietet. Man kann sich auch kaum darauf zurückziehen, der Patient verstehe die schwierigen statistischen Probleme nicht. Denn die Rechtsprechung fordert eine seinem Verständnis entsprechende Aufklärung. Dann bleibt aber, wie in unserem Beispiel, der springende Punkt, daß die Chancen der Therapie A nach dem Zwischenergebnis geringfügig besser sind.

Man mag es also drehen und wenden wie man will - jedenfalls liegt eine breite Kluft zwischen dem Informationsstand, nach dem ein Patient entscheiden würde, und dem, was Ärzte und Statistiker vernünftigerweise fordern müßten, um aufgrund einer aufwendigen Studie zu ermitteln, welche von zwei Therapien man künftig anwenden und welche man ad acta legen sollte. Das würde selbst dann noch gelten, wenn man sich einen "verständigen Patienten" denkt, der sich nicht schon an jeden Strohhalm klammert und wenn man andererseits vom Statistiker fordert, daß er sich mit dem niedrigsten vertretbaren Signifikanzniveau zufrieden gibt. - Aber allzuviel kann man dem "verständigen Patienten" im Forschungsinteresse kaum zumuten; andererseits kann man bei dem Forschungsvorhaben wohl kein allzugroßes Risiko eingehen, Zufallsergebnisse vorzeitig festzuschreiben.

Von Statistikern wird deshalb ein "Verzicht auf Trendaufklärung im Allgemeininteresse" zur Diskussion gestellt, etwa i.S. einer Abwägung von

Individual- und Allgemeininteressen unter dem Aspekt der Aufopferung, wie wir ihn vom Impfschadensrecht her kennen. Dieser Aspekt hätte aber kaum eine Chance, als juristischer Legitimationsgrund Anerkennung zu finden - eine "Sozialpflichtigkeit von Leben und Gesundheit" wäre wohl auf keinen Fall mit dem Grundgesetz vereinbar.

II

Gleichwohl wird Kritik an den Rechtsgrundsätzen herausgefordert durch das unbestimmte Gefühl, hier könne etwas nicht stimmen. Man hat den Eindruck, daß durch Zufallsprodukte einer an sich schon problematischen juristischen Konstruktion ein im Prinzip jedenfalls sinnvolles Unternehmen ad absurdum geführt werde und daß dies sich eigentlich weniger gegen dieses Unternehmen, sondern eher als "argumentum ad absurdum" gegen die juristischen Konstruktionen selbst oder jedenfalls gegen die Art ihrer Anwendung richtet.

Überprüfen wir zunächst die Diskussion über die Chancen und Risiken des einzelnen Patienten: Sie befaßt sich regelmäßig mit der Situation dieses Patienten in der laufenden Studie, in der die Zwischenauswertung bereits einen gewissen Trend zeigt. Man vergleicht in dieser Situation Chancen und Risiken des Patienten im ungünstigeren Therapiezweig mit denen im günstigeren Zweig. Man müßte aber wohl vorher fragen, was denn überhaupt die Alternative zu einer kontrollierten Therapiestudie sein könnte. In Betracht käme zunächst eine "historische Studie", die bereits vorliegendes Material randomisiert, vergleicht und beurteilt. Sie wäre aber vielfach kaum durchführbar, insbesondere weil keine hinreichenden Vergleichsmöglichkeiten und standardisierten Bedingungen vorliegen. Jedenfalls aber würde man bis zum Abschluß regelmäßig einer weit größeren Anzahl von Patienten die bessere Therapie vorenthalten als bei einer kontrollierten Studie auch unter statistischen Maximalforderungen zu erwarten wäre. Die eigentliche Alternative zur kontrollierten Therapiestudie, die wir hier erörtern müßten, wäre also: "keine Studie". Es erscheint deshalb angebracht, zunächst einmal zu vergleichen zwischen dem Patienten, der an der Studie teilnimmt und dem, der nicht teilnimmt. Dazu stellen wir uns zwei Kliniken X und Y vor; in der Klinik X wird eine kontrollierte Therapiestudie durchgeführt; in der Klinik Y wird weiter nach "Intuition" über Therapie A und B entschieden. Patienten, die sich für die Teilnahme an der Studie entscheiden, werden in die Klinik X aufgenommen, die anderen in die Klinik Y.

Wenn wirklich die Voraussetzung der kontrollierten Therapiestudie erfüllt ist, daß sonst keine objektiven Entscheidungskriterien vorliegen, dann ist aber jede Entscheidung - mag sie nun auf "Intuition" oder Randomisierung beruhen - der Sache nach eine Zufallsentscheidung. Mit der kontrollierten Therapiestudie wird lediglich der "Zufall" der vermeintlich "intuitiven Entscheidung" des Arztes oder des Patienten gegen den "Zufall der Randomisierung" ausgetauscht. Durch Aufnahme in eine kontrollierte Therapiestudie wird also die Interessenlage des einzelnen Patienten nicht zu dessen Nachteil verändert, weil der Sache nach immer nur qualitativ gleichartige Zufallsentscheidungen getroffen werden.

Ein Patient, der zwischen den Kliniken X und Y zu wählen hätte, hätte also in beiden Kliniken genau die gleichen Vor- und Nachteile - selbst dann, wenn man in der Klinik X die Studie noch weit über das Stadium der "Entscheidungsreife" hinaus fortführen würde; denn in der Klinik Y wären prinzipiell niemals andere als Zufallsentscheidungen zu erwarten.

Dies würde selbst für den ungünstigsten Fall gelten, in dem es nicht um zwei Langzeittherapien, sondern nur um jeweils einen einzigen "Therapiestoß" ginge.

Berücksichtigt man aber, daß kontrollierte Therapiestudien meist mit besonderem Aufwand und besonderer Sorgfalt, von hochqualifiziertem Personal in optimal ausgestatteten Kliniken durchgeführt werden, so wäre die Teilnahme für den Patienten sogar vorteilhafter. Vorteilhafter wäre sie insbesondere bei chronischen Krankheiten und Langzeittherapien. Denn hier wird sicher irgendwann einmal die Überlegenheit einer Therapie festgestellt werden, wenn sie wirklich besteht, und dann hat auch der Patient, der zunächst nach der schlechteren Therapie behandelt wurde, die Chance, jetzt die bessere zu bekommen. An der Klinik Y, die keine Studie durchführt, hätte er diese Chance überhaupt nicht. Ein "verständiger Patient" könnte sich hier nur für die Klinik X entscheiden.

Danach erhebt sich die Frage nach der <u>moralisch-materiellrechtlichen Gewichtung und Abwägung der Positionen</u>: Selbst wenn in der Klinik X die Studie bis zur Erfüllung statistischer Maximalforderungen fortgeführt würde, ginge der Patient also auch im ungünstigsten Falle nur das gleiche Risiko ein wie wenn er sich für die Klinik Y entschieden hätte. Er gerät also bei der Entscheidung für die Klinik X im Vergleich zu den Patienten der Klinik Y prinzipiell niemals in die Lage, ein größeres Opfer zu bringen als diese. Wenn das aber so ist - wie sind dann die Rollen von Opfern und Begünstigten in dem Augenblick verteilt, in dem in der Klinik X die Studie vor der "Entscheidungsreife" wegen der Verpflichtung zur Trendaufklärung abgebrochen werden muß? - Unterstellt, der Patient wäre durch die Trendaufklärung tatsächlich in die Lage versetzt, eine geringfügig bessere Chance wahrzunehmen - dann stünde er jetzt besser da als die Patienten in der Klinik Y, aber auch als die vor ihm behandelten Patienten in der Klinik X. Er wäre also begünstigt - allerdings u.U. nur um mathematisch zu vernachlässigende Größenordnungen. Er erhielte einen Sondervorteil um den Preis, daß dafür die Studie einschließlich der Beiträge der bisher behandelten Patienten geopfert würde. D.h. aber, nicht dieser Patient brächte der Allgemeinheit ein Opfer, wenn er ohne vorzeitige Trendaufklärung an der Studie teilnimmt, sondern die Allgemeinheit bringt ihm ein Opfer, wenn sie ihn durch Trendaufklärung begünstigt und damit den vorzeitigen Abbruch der Studie herbeiführt.

Die Rechtsbegriffe und Konstruktionen, so wie sie bislang zur Diskussion stehen, werden diesen Zusammenhängen schwerlich gerecht.

III

Wenden wir uns jetzt den juristisch-konstruktiven Problemen zu, so ist zunächst zu bedenken, daß ein Arzt an medizinisch sinnvollem Handeln durch vorrangige Rechtsnormen gehindert sein kann; z.B. darf man einen Mündigen nicht gegen seinen Willen am Blinddarm operieren, auch wenn er dann sicher stirbt und durch die Operation sicher gerettet worden wäre. Aber ist das hier auch so? - Immerhin scheint es für die Klinik X Pflichten zu geben, wie sie für die Klinik Y nicht bestehen. Man muß also wohl genauer fragen, was denn der gerechte Grund für diesen Unterschied sein könnte.

Er kann nicht in einer Risikoerhöhung liegen; denn die Patienten der Klinik X würden ja, selbst bei völligem Verzicht auf Trendanalysen, kein höheres Risiko eingehen als die Patienten der Klinik Y. Zusätzliche Pflichten für die Klinik X könnten sich dann nur noch ergeben aus allgemeinen Fahrlässigkeitsgrundsätzen: Danach hat jeder das Optimum dessen zu leisten, was er zur Vermeidung von Gefahren leisten kann, und wer mehr leisten kann, muß es auch und darf sich nicht auf Durchschnittsmaßstäbe zurückziehen. Also: da die Klinik X eine Therapiestudie durchführt, kann sie Zwischenauswertungen vornehmen und muß es deshalb auch. - Aber angenommen, im ganzen Land wären nur die Kliniken X und Y auf die Therapien A und B eingerichtet, und die Klinik Y wäre genauso wie die Klinik X imstande gewesen, die Studie durchzuführen: Wäre die Klinik Y dann nicht nach den gleichen Fahrlässigkeitsprinzipien auch dazu verpflichtet gewesen? [+] - Jedenfalls kann man nicht mit den Fahrlässigkeitskriterien der "erforderlichen und möglichen Sorgfalt" be-

[+] Immerhin weist Burkhardt (1978) darauf hin, daß ein Komitee in England unter bestimmten Bedingungen einen kontrollierten Versuch nicht nur für vertretbar, sondern den Verzicht auf eine solche Studie für unethisch gehalten habe.

gründen, daß die Klinik X zu Zwischenauswertungen, die Klinik Y aber nicht zur Aufnahme einer Therapiestudie verpflichtet sei, wenn dies der einzige Weg wäre, für die Patienten die bessere Behandlungsmöglichkeit zu finden. Der Unterschied kann nur darin liegen, daß der Klinik X Zwischenauswertungen eher zuzumuten sind als der Klinik Y der Beginn einer Studie. Es fragt sich aber, ob es hier per Saldo überhaupt "Zumutbarkeitsdifferenzen" geben kann, wenn die Zwischenauswertung wegen der Aufklärungspflicht sogleich wieder zum Abbruch der Studie führen müßte.

Trotzdem ist die Verpflichtung zu Zwischenauswertungen ganz ohne Frage akzeptabel; sie findet ihre moralische und materiellrechtliche Begründung darin, daß den Patienten die bessere Therapie nicht unnötig lange vorenthalten werden darf, also im "Behandlungsinteresse" der Patienten. Deshalb haben ja auch Statistiker erhebliche Anstrengungen unternommen, geeignete Methoden für Trendanalysen zu entwickeln.

Problematisch ist aber der weitere Schritt: Wer über die Ergebnisse von Zwischenauswertungen aufklären kann, der muß es auch - selbst wenn damit das ganze Unternehmen nicht nur in Frage gestellt, sondern wegen der Tendenz zur Zementierung von Zufallsergebnissen geradezu ad absurdum geführt wird und wenn Statistiker jetzt denken müssen, sie hätten den Ast abgesägt, auf dem sie sitzen oder saßen.

Der eigentliche und einzig akzeptable Grund für die Verpflichtung zu Zwischenauswertungen ist doch wohl das Behandlungsinteresse der Patienten - sicher nicht das "Aufklärungsinteresse": Denn es erscheint offensichtlich abwegig, die Verpflichtung zu Zwischenauswertungen unmittelbar mit der Aufklärungspflicht über Trends zu begründen, die nur für eine problematische Entscheidung des Patienten relevant wären, nicht aber für die einigermaßen zuverlässige Ermittlung der besseren Therapie. Aber warum eigentlich? Man kann doch auch sonst eine Aufklärungspflichtverletzung begehen, weil man Risiken nicht kennt, die man bei gehöriger Sorgfalt und Anstrengung hätte kennen können, z.B. wenn man sich belesen hätte? Müßte man dann nicht mit diesen Fahrlässigkeitskriterien auch die Verpflichtung zur Zwischenauswertung allein zu Aufklärungszwecken begründen oder sogar die Verpflichtung zu einer ausschließlich Aufklärungszwecken dienenden Therapiestudie? - Offensichtlich wäre beides abwegig, weil die Anstrengungen, obzwar möglich, allein wegen des Aufklärungsinteresses nicht zumutbar wären. Aber man hat für die Verpflichtung zu Zwischenauswertungen das Behandlungsinteresse der Patienten als akzeptablen Grund, und wenn man dann die Zwischenergebnisse erst einmal hat, scheinen der Aufklärungspflicht keine Zumutbarkeitsgrenzen mehr gesetzt zu sein. Der springende Punkt ist aber, daß vom Ergebnis her der ganze Aufwand eben doch nur wegen der Aufklärung gemacht worden wäre. Von rückwärts betrachtet, sieht es jedenfalls so aus, als wäre die ganze Studie nur wegen der Trendaufklärung unternommen worden, als wären die Methoden zur Trendanalyse nur um der Aufklärung willen entwickelt worden; allein diese erscheint als End- und Zielpunkt des ganzen Unternehmens. Eigentlich wäre aber doch anders Maß zu nehmen: Wenn Therapiestudie und Zwischenauswertungen allein zum Zweck der Aufklärung über Wahrscheinlichkeiten nicht zumutbar wären, dann können sie auch nicht auf dem Umweg über die Pflicht zur Zwischenauswertung im Behandlungsinteresse zumutbar sein und so zum End- und Zielpunkt der ganzen Unternehmung gemacht werden. D.h. die Aufklärungsinteressen wären danach mit Hilfe des Zumutbarkeitskriteriums zu begrenzen auf das Maß der berechtigten Behandlungsinteressen.

Eine Begrenzung der Aufklärungspflicht nach Zumutbarkeitskriterien wäre freilich rechtsdogmatisch nicht unproblematisch. Die Zumutbarkeit wird nämlich als übergreifendes regulatives Rechtsprinzip nur bei Fahrlässigkeitstaten und Unterlassungen von der Rechtsprechung und h.M. anerkannt. Ob eine de facto "unterlassene Aufklärung" aber auch rechtsdogmatisch unter die Kategorie der "Unterlassungen" einzuordnen wäre, ist bislang nicht geklärt. Soweit ersichtlich, hat erstmals Bodenburg (1981) im Zusammenhang mit der Aufklärungspflicht die Zumutbarkeitsfrage aufgeworfen; er hat aber diese rechtsdogmatische Problematik nicht weiter verfolgt.

Versucht man, die anstehenden Probleme am Sinn und Zweck der einschlägigen Rechtsgrundsätze zu messen, so liegt der Sinn der Pflicht zur Trendanalyse darin, dem Patienten die bessere Therapie nicht unnötig lange vorzuenthalten, also darin, Behandlungsfehler zu vermeiden. Das praktische Problem ist aber, daß bei kontrollierten Studien die Haftungsvoraussetzungen für fahrlässige Behandlungsfehler kaum zu beweisen sind: Schon Fehler und Fahrlässigkeit wären schwer nachzuweisen; der Kausalitätsbeweis zwischen Fehler und Schaden aber stieße auf nahezu unüberwindliche Schwierigkeiten.

Der eigentliche Sinn der Aufklärungspflicht ist es, das Selbstbestimmungsrecht des Patienten zu wahren. Dieses Selbstbestimmungsrecht kann aber nicht in unerlaubter Weise beeinträchtigt sein, wenn der Patient außerhalb der Therapiestudie genauso vor einer Zufallsentscheidung stünde wie - sogar völlig ohne Trendaufklärung - in der Studie oder wie wenn es die Studie nicht gäbe. Eher noch könnte sein Selbstbestimmungsrecht beeinträchtigt sein, wenn er außerhalb einer Studie vermeintlich intuitivem ärztlichem Rat folgen würde, während der Sache nach nur Zufallsentscheidungen möglich sind.

Was nun die praktischen Zwecke anlangt, so dient die Aufklärungspflicht nach Deutsch als "Ersatzhaftungsgrund für den dringend vermuteten, aber nicht bewiesenen Kunstfehler". - In ironischer Überspitzung könnte man also sagen: Da bei kontrollierten Therapiestudien fast immer ein Verstoß gegen die Aufklärungspflicht vorliegt, wäre die Konstruktion gut geeignet, den praktisch niemals möglichen Behandlungsfehlernachweis zu ersetzen; die Folge wäre freilich, daß dann nicht nur Behandlungsfehler in kontrollierten Therapiestudien vermieden, sondern keine Studien mehr durchgeführt würden.

Würde man aber die Aufklärungspflicht in kontrollierten Therapiestudien begrenzen auf den Kreis der schützenswerten Behandlungsinteressen, dann käme man vielleicht zu einem akzeptablen Ergebnis: Man wäre bei nachgewiesenem Behandlungsfehler - d.h. einer Fortsetzung der Studie über das therapeutisch vertretbare Maß hinaus - nicht darauf angewiesen, einen praktisch kaum möglichen Kausalitätsbeweis zu führen, sondern könnte statt dessen auf die Verletzung der Aufklärungspflicht zurückgreifen.

Literatur

Bodenburg, R. (1981). Entzerrung der ärztlichen Aufklärungspflicht: Grundaufklärung und Einschätzungsprärogative. NJW 1981, 601-605

Burkhardt, R. (1978). Kontrollierte Versuche und ärztliche Ethik. Deutsches Ärzteblatt, 2841-2845

Prof. Dr. Dr. G. Schewe
Institut für Rechtsmedizin
der Justus Liebig-Universität
Frankfurter Str. 58

6300 Giessen

KAPITEL 3

PLANUNG, ORGANISATION, AUSWERTUNGSKONZEPTE UND MESSINSTRUMENTE

PLANNING AND ORGANIZATION OF THERAPEUTIC STUDIES

I. SUTHERLAND
Medical Research Council, Biostatistics Unit
Cambridge

Summary

The plan and the organization are the two most important aspects of any therapeutic study. Without an adequate plan, and sufficient organization to implement it, the results will be of uncertain validity.

The four essentials for an adequate plan are a clear definition of the aims and scope of the trial, a good expectation of a worthwhile practical advance, a random procedure for the allocation of patients to the treatment series, and the subsequent maintenance of similar management and assessment in each treatment series.

There are also four essentials for the organization to serve this plan, namely informed, enthusiastic and dedicated investigators, a sufficiency of administrative arrangements, clear arrangements for recording the observations, and a written reference "protocol".

If these are achieved, the investigator can be confident that the trial will provide reliable and analysable results. The comparison of the treatments will be unbiased, and as precise and informative as possible.

1. Introduction

Anyone who has been involved in a clinical trial knows how difficult it is to achieve results which will be above criticism, and will know too how many points of detail have to be considered in the process. I want to concentrate on the principles which should be followed when planning and organizing a trial and as far as possible avoid the details, which differ anyway from trial to trial. I shall be talking entirely about those studies known as "Phase III studies", that is comparisons of the clinical efficacy of treatments, whether medical or surgical, and of their unwanted effects. For simplicity I shall consider only studies in which two treatments are compared, though the same principles apply with a larger number of treatments. I shall also restrict myself to studies in which two series of similar patients, treated differently, are observed in parallel. I shall not refer to studies such as cross-over trials, in which the treatments are compared in the same patient, though this again is for simplicity as the same principles apply.

The plan and the organization are quite fundamental to the success of a clinical trial. If the plan is not adequate the findings of the study must necessarily also be inadequate. Again, however well-planned the study, the results will be uncertain or even uninterpretable unless there is sufficient good organization to ensure that the plan is fulfilled. In comparison, the analysis is of subsidiary importance; the validity of the results, whether they are well or badly analysed, depends ultimately on the adequacy of the plan and of the organization. A recent letter in the Lancet was highly critical of several aspects of the plan of a trial which had already been criticised for the method of analysis, and made this same point in the following terms: "We believe this trial does not reach a point where analysis is relevant" (Gawel, Steiner and Rose, 1981).

The aim of a good therapeutic study is to make the comparison between the treatments unbiased, and as precise and informative as possible. To achieve this the plan must be realistic, that is, capable of being realised. The organization should be the minimum required to realise it.

2. The Plan

There are four points which I regard as essential for an adequately planned study.

2.1 Clear Aims and Precise Scope

The first is a clear definition of its aims, and a precise specification of its scope in terms of the disease, the patients, the treatments and the clinical responses (beneficial and adverse) to be studied. The main purpose of specifying these points clearly and in detail is so that the precise fields of application of the results of the trial are defined. The results cannot be generalised outside the types of disease and patient studied, relate only to the exact treatments compared, and provide information only on those clinical responses which have been observed and assessed during the study. It is therefore important not to make the selection criteria too restricted; it is just as important not to make them too wide, as insufficient information may then be obtained on sub-groups which are of special clinical importance, and for which improved forms of treatment are most desired. For example, in the classic MRC trial of streptomycin in the treatment of pulmonary tuberculosis, the drug was in very short supply, and only those aged 15-30 years with acute rapidly progressive bilateral disease of recent origin were included, this being the clinical group in greatest need of effective treatment (Medical Research Council, 1948). In the earliest trials of isoniazid, however, (Medical Research Council, 1952), supplies of this drug were ample; older patients and other less severe clinical groups were included, and information was thus obtained on the role for isoniazid in such patients as well as in acute bilateral disease in young adults. When considering the clinical responses to be studied, it is important to remember that some responses to treatment are beneficial to the patient, and some are adverse; both must be studied if the value of a treatment is to be fully assessed.

2.2 A Good Expectation of a Worthwhile Practical Advance

The second essential is that the patients and the disease under study should represent a series in which an improvement in treatment is much desired, and in which the newly proposed treatment, as far as can be judged from animal and other laboratory studies, offers a real hope of making a worthwhile practical contribution. In this I include a cheaper or safer treatment, not only a more effective one. It is, of course, extremely difficult to predict the outcome of a trial, and frequently a treatment which appears to be of considerable promise is found to be less impressive when put to clinical trial. But, if there is no great confidence in the possibility of a worthwhile advance in the treatment of a clinically important disease, it may be better not to embark upon a laborious and perhaps unproductive study, but instead to shelve the plans in the hope of further evidence favouring that treatment, or the development of a more promising treatment.

This second point also includes the need to consider the statistical "power" and the size of the trial, so that the results will be unequivocal and reasonably precise. A study will not be of particular value if, when it has ended, an apparent difference between the treatments emerges which is indeed of practical importance, but where the trial was too small to enable chance to be discounted as the explanation for the difference. Indeed such an outcome can be positively harmful to the assessment of a new treatment, as it may hinder the further evaluation which is needed. This situation should therefore not be allowed to arise. The benefits in chosen responses, which would be regarded as worthwhile with the new treatment, should be established in preliminary discussions with clinicians. This will permit calculation of the size of trial which would provide a reasonable probability (at a specified high level) of demonstrating that that difference (or a greater difference) in results is unlikely to be due to chance (at a specified low level). If this total is impractically large, the trial may have to be abandoned. If the total is attainable, the trial (assuming good planning and organization) should provide adequate information on the reality and the magnitude of the hoped-for difference.

2.3 Random Allocation

The third essential concerns the division of the patients between the two treatment series, and here I am in no doubt that this should be done by some random allocation procedure. Randomization represents the only fully effective, and in statistical terms predictable, method for ensuring an absence of bias between the two treatment series at the outset of the study; without randomization it is impossible to be certain that no bias has entered the comparison. The findings of trials in which the comparison was established in some other way must as a consequence always be regarded as less reliable than those from a randomized study.

I am well aware of the controversy concerning randomization in the context of clinical trials in Germany, and the ways in which this appears to conflict with the criminal law (Burkhardt and Kienle, 1980). I am myself firmly convinced that a trial based on random allocation is fully ethical (Report, 1980). It represents the most efficient and rapid method of obtaining reliable information on the merits and the demerits of a new treatment in man, and it can legitimately be argued that because of this it would be <u>unethical</u> to proceed in any other way. After a drug of pharmacological and experimental promise has first been used in man, there is a transition period during which clinical experience is accumulating, and in which no individual doctor can fully understand the benefits or the disadvantages of the new treatment because his experience is too limited. In this situation a well-planned clinical trial of adequate power based on a random allocation scheme represents the best way of pooling the experience of different doctors, of assessing the bad as well as the good features of the new treatment, and so of assessing its true place in clinical practice at the earliest possible moment. Any other approach will almost certainly mean that the transition period between introduction and full evaluation will be longer, and consequently a larger number of patients will receive the treatment which is eventually judged to be of lesser value (and this may well be the new treatment, not the old). It follows that as soon as a safe therapeutic dose for a new medicament has been established, the drug should at once be used in well-planned randomized comparative studies. To use it at that stage in a group of patients with no comparative series, as is so often done, wastes the opportunity to gain knowledge when it is most needed. The time to introduce randomization in the assessment of a new drug is at the very beginning.

I can illustrate these points most simply from the British clinical trials of isoniazid in pulmonary tuberculosis. A classic controlled trial of streptomycin in this disease had already been made (Medical Research Council, 1948). When the drug isoniazid was first found to have antituberculous activity in February 1952 the goodwill and the mechanism therefore existed in Britain for the rapid establishment of a controlled trial to study it. The trial was planned in a few weeks and the first patient was admitted before the end of March. Two months later, at the end of May, 331 patients had been admitted from 39 hospitals. By the end of August clinical results were therefore available on all these patients at the end of three months treatment and these were reported in a full analysis early in October (Medical Research Council, 1952). During the course of this first study the clinicians taking part were invited privately, on the basis of their own experience of isoniazid, to assess its efficacy in comparison with the drugs already available for this disease, namely streptomycin and PAS. The replies covered the whole range of responses from no value at all to a considerably greater value than streptomycin; the individual's experience of the drug was not sufficient to provide a reliable guide to its efficacy.

Moreover, although isoniazid given alone for 3 months was found in the trial to be of similar efficacy to streptomycin plus PAS in the treatment of tuberculosis, the drug had the disadvantage, also shown in the first report, that bacterial resistance developed rapidly. It was thus possible to plan further studies in which isoniazid alone was compared with isoniazid plus streptomycin and with isoniazid plus PAS. These were already in progress when the first report was published, and soon showed that isoniazid resistance developed much less frequently with the combinations, which were also more effective (Medical Research Council, 1953). Those who claim that a controlled trial is unethical must accept that the high efficacy of this important drug would have taken longer to assess, and that many more patients would have been treated undesirably with isoniazid alone, if the drug had been introduced in the haphazard way which is still so common outside the field of tuberculosis.

2.4 The Maintenance of Similarity Following Random Allocation

The fourth aspect of planning is only marginally less important than randomization. The purpose of randomization is to ensure that at the start of treatment the two series consist of similar patients with clinically similar disease, in whom any difference in outcome can be attributed to the difference in treatments because there is no bias and no other important differences between them. This will only apply, however, if the management of the patients throughout the trial is similar in the two series, if any ancillary treatments are similar, and if there is no bias in the assessment procedures which might favour the results in one treatment series rather than the other. Having attained close similarity with the aid of a random allocation procedure, it must not be allowed to leak away in the course of the trial. This is the reason for arrangements such as the "double-blind" administration of treatment, and the assessment of results either by fully objective observations or by the "blind" evaluation of subjective observations.

A particular problem arises with patients who interrupt or who fail to complete the specified course, who change to another form of treatment, or who are lost to view before the end of the follow-up period, because the frequency with which they do so, and the reasons, may be associated with the prescribed treatment itself, and so affect the two series to a different extent. If there are many such changes, a trial which started as a neat scientific comparison of two specified treatments may change gradually into a comparison of the effects of two treatment _policies_, as they might be applied in practice. The comparison between the two _residual_ series of patients, treated as prescribed, and remaining under observation, can then no longer be regarded as a randomised comparison because the withdrawals may have led to a bias. The total series may still be used to compare the policies, but there is no longer a valid comparison of the specific treatments. It follows that once included in a trial, no patient should be withdrawn from observation. In whatever way the patient departs from the plan, the observations should continue as planned, as they will be required when the findings are analysed.

This distinction between the scientific or "explanatory" type of trial and the practical or "pragmatic" type (Schwartz and Lellouch, 1967, Schwartz, Flamant and Lellouch, 1980) is well illustrated by a British study of the relative merits of surgery and radical radiotherapy for patients with oat cell carcinoma of the bronchus (Medical Research Council, 1966, Miller, Fox and Tall, 1969, Fox and Scadding, 1973). The aim was to perform a complete resection in patients in the surgery group and to compare this with a course of radical radiotherpay in the other group.

Table

Surgery and Radiotherapy in Oat-Celled Carcinoma of the Bronchus

Initial treatment	Total patients	Additional treatment in five years (%)			Surviving at these anniversaries (%)			
		Surg.	Rad.	Chem.	1	2	5	10
All surgery patients	71	8	50	20	21	4	1	0
All radical radiotherapy patients	73	3	22	12	22	10	4	4
Complete resection	(34)	15	39	24	Not a meaningful comparison			
Radical radiotherapy	(62)	2	24	8				

Although all the patients by definition had tumours considered likely to be operable, a substantial proportion of those in the surgery group (34 percent) had a thoracotomy only, not a complete resection, and a further 18 percent were not treated by surgery at all. In the other series, randomly allocated to radical radiotherapy, 11 percent of the patients received only palliative courses and 4 percent no radiotherapy at all. In this situation, there could be no confidence that the sub-group of 34 of the 71 patients allocated to surgery, who actually had a complete resection, consisted of a similar group initially to the 62 of the 73 allocated radical radiotherapy, to whom radical radiotherapy was given. Not only were there many fewer departures from treatment in the radiotherapy group, but a proportion of the 62 actually given radical radiotherapy would presumably have been found to have inoperable lesions had they come to surgery. Moreover, this specific comparison would be further affected by the substantial differences in additional treatment in the next five years. It cannot be regarded as providing any information whatever on the relative merits of complete lung resection and radical radiotherapy in similar patients. In this situation the only valid comparison is of the complete series of 71 and 73 patients as randomized, that is, a comparison of a policy of initial surgery with the intention of complete resection, and a policy of initial radical radiotherapy. This showed a small but consistent benefit to those for whom the policy was initial radical radiotherapy.

3. Organization

Having gone through these four aspects of the plan, and having considered the aims and the scope of the study, assessed the importance of the questions it will answer, agreed its size, set up the framework for random allocation to treatment and for the maintenance of the similarity of the treatment series subsequently, it is necessary to consider what organization is necessary to implement the plan.

3.1 Informed, Enthusiastic and Dedicated Investigators

The first aspect of the organization which I regard as essential may surprise you. It is no good having a perfect plan, and a meticulous organization to achieve it, unless it is supported by at least one, and preferably several, individuals (usually doctors or statisticians) who understand the principles which I have outlined, have themselves been involved deeply in the planning and the organization, and in all the necessary detail, and are deeply aware of the medical background to the trial. If those taking part in a study understand the reasons for such essential factors such as randomization, they are much more likely to contribute to a trouble-free organization.

3.2 Administration to Implement the Plan

Secondly, there have to be administrative arrangements, but these should be the minimum necessary to serve the plan, and to preserve it as the study proceeds; they must not become an end in themselves. Arrangements have to be made for the recruitment and assessment of suitable patients, for their random allocation to treatment, for the treatment itself, and for the control of departures from it. Inevitably a trial undertaken in many centres will require much more administration than one undertaken in a single centre.

3.3 Recording of Observations

Thirdly, arrangements are needed for recording the required observations on patients before, during and after treatment in the study. This is of major importance and deserves more thought than is usually given to it. Some of the observations may already be made routinely, others may require special examinations at special times or in special places. The ways in which these should be made, and the results assembled, are likely to vary from hospital to hospital or even from one doctor to another. The problem of ensuring that the correct person is in the right place at the right time to record a particular measurement or assessment on a patient is of great complexity and can often only be solved by dedicated enthusiasm locally rather than by a central co-ordinator.

3.4 The Protocol

Finally, the plan and the organizational procedures should all be described in detail in what is usually referred to as the "protocol". This is a reference document containing detailed information and guidance for all those undertaking the study, not merely on the general procedures, but also on appropriate action in special circumstances. There should be some method for resolving points not covered by the protocol; it is inevitable that some will arise.

One final aspect of organization should be mentioned, although it is coming very close to the topic which is not mine, namely analysis. It is becoming increasingly common, particularly in large multi-centre trials, to make interim reviews and analyses of the trials at intervals during its course. The need for such assessments should be recognised both in the plan and the organization. The aim is threefold, namely to check whether adequate numbers of patients are entering the trial, with suitable action if they are not, to check on all aspects of the organization and (very much as a third consideration) to look at the early results, and decide whether they warrant either an earlier end to the intake, or alternatively an extension for a longer period.

It is a matter of common experience that planning and organizing a trial involves a great deal of work, and it is difficult to do this as quickly and efficiently as is usually desirable. However, having once completed this, the intake of patients and the collection of data are normally a period of relative calm, followed by increased activity again at the analysis stage. The better planned and better organized the study, the calmer the period of intake and data collection will be for the investigator, because he will know that the trial cannot fail to provide reliable and analysable results. These will meet the basic requirements of a good therapeutic study; they will provide a comparison of treatments which is unbiased, and as precise and informative as possible.

References

Burkhardt, R. and Kienle, G. (1980). Controlled clinical trials and drug regulations. A report of recent developments in the Federal Republic of Germany. Controlled Clinical Trials, 1, 151-164.

Fox, W. and Scadding, J. G. (1973). Medical Research Council comparative trial of surgery and radiotherapy for primary treatment of small-celled or oat-celled carcinoma of the bronchus. Ten-year follow-up. Lancet, 2, 63-65.

Gawel, M. J., Steiner, T. J. and Rose, F. C. (1981). Pentoxifylline for prevention of transient ischaemic attacks. Lancet, 1, 1266.

Medical Research Council (1948). Streptomycin treatment of pulmonary tuberculosis. British Medical Journal, 2, 769-782.

Medical Research Council (1952). The treatment of pulmonary tuberculosis with isoniazid. Interim report. British Medical Journal, 2, 735-745.

Medical Research Council (1953). Isoniazid in combination with streptomycin or with PAS in the treatment of pulmonary tuberculosis. Fifth report. British Medical Journal, 2, 1005-1014.

Medical Research Council (1966). Comparative trial of surgery and radiotherapy for the primary treatment of small-celled or oat-celled carcinoma of the bronchus. Lancet, 2, 979-986.

Miller, A. B., Fox. W, and Tall, R. (1969). Five-year follow-up of the Medical Research Council comparative trial of surgery and radiotherapy for the primary treatment of small-celled or oat-celled carcinoma of the bronchus. Lancet, 2, 501-505.

Report (1980). The scientific and ethical basis of the clinical evaluation of medicine. Report of an international conference, Ditchley Park, England 13-16 September 1979. European Journal of Clinical Pharmacology, 18, 129-134.

Schwartz, D., Flamant, R. and Lellouch, J. (1980). (Translated by M. J. R. Healy). Clinical Trials. Academic Press.

Schwartz, D. and Lellouch, J. (1967). Explanatory and pragmatic attitudes in therapeutical trials. Journal of Chronic Diseases, 20, 637-648.

Ian Sutherland,
MRC Biostatistics Unit,
Medical Research Council Centre,
Hills Road,
Cambridge CB2 2QH,
England.

STRATEGY AND OPTIONS IN CLINICAL TRIALS *

M. ZELEN
Sidney Farber Cancer Institute and Harvard School of Public Health
Boston

1. INTRODUCTION

At the present time there are a large number of clinical trials being conducted to find better ways of treating cancer. These trials come in many varieties. Some are based on small numbers of patients, others on large number of patients; some are multi-institutional, others are carried out within a single institution; some are randomized, others are non-randomized. However, regardless of the scientific quality and the care with which a trial is carried out, if the clinical investigator claims that the therapy under investigation is beneficial, it is likely to influence patient treatment everywhere. The problem of choosing the "best" treatment for the cancer patient is difficult and for many cancer sites unresolved. One reason for this is that the outcome depends on many factors; e.g. anatomic stage, pathology, demographic factors, physical status of patient, prior history, extra disease symptoms, as well as special characteristics of the natural history of the disease site. One point of universal agreement is that the treatment outcome with most patients is not well predicted because of the wide fluctuations and complex nature of the natural history of the disease. Poorly conducted trials may ignore the influence of characteristics of the natural history of the disease and report a positive effect of therapy which may be an artifact.

Advances in surgery and radiotherapy for treating cancer have not

* This paper was supported in part by grants from the U.S. Public Health Service, CA-06516 and CA-23415.

radically changed treatment outcomes in cancer. Often the changes introduced by modifying surgery are to do less surgery. The idea is that less surgery would achieve the same therapeutic effect as more surgery. However, one is not expecting increased cure rates or longer survival. Replacing a radical mastectomy by a simple mastectomy will not result in a better prognostic outlook for the patient with breast cancer. Similarly, substituting surgery with radiotherapy will not improve prognosis. Since it is widely recognized that most cancers are systemic, the emphasis in therapeutic research is to find chemical therapies that have the potential for benefiting the patient by systemic treatment. The bulk of the clinical trials carried on are chemotherapy studies or chemotherapy combined with surgery and/or radiotherapy. In addition to single agents, these chemotherapy experiments emphasize combinations of agents. The number of possible combinations, dose schedules, regimens is endless and has served to generate thousands of cancer clinical trials.

It is a curious, but not a surprising fact, that publications of therapeutic investigations in cancer tend to be dominated by "positive" results. Editors and even authors are reluctant to publish negative results. A journal does not gain in scientific reputation nor does an investigator become acclaimed by publishing negative studies. Hence, the question arises as to how many false-positive studies are likely to be published in the literature. Since the 5% false-positive rate is the objective criteria for deciding if a therapy is beneficial or not, we would expect (on the average) 50 positive results for every one thousand null clinical trials. It is estimated that there may be six to ten thousand studies currently being carried out. These in turn would ultimately generate 300 to 500 false positive reports if all of these studies were, in truth, negative.

Of course, one cannot tell a reported false positive from a true positive therapy. To fully accept a report of a positive study, one should have a well conducted confirmatory study. However, such a study would ordinarily take approximately the same length of time as the initial study and thus involves similar resources. Some investigators regard confirmatory studies as "duplicative" or "redundant." Furthermore, there is an ethical problem in dealing with the patient. How does the attending physician advise the patient to enter a study in which there is a real possibility that a reported beneficial therapy would be withheld? As a result confirmatory studies are rare. We may have now reached an impasse in cancer chemotherapy in which there are so many false-positive therapies in the clinic that they are overwhelming the true positives. There exists a deep feeling held by many that very few patients may be benefiting in any significant way from most of the treatments being administered. Who can strongly defend the current treatments for lung and colo-rectal cancers? Do women on adjuvant chemotherapy for breast cancer actually live longer, or do they simply have a longer disease-free period?

2. STRATEGY AND TACTICS

We shall examine the strategy and tactics of the clinical trial research process. In order to examine the process, we require three elements which underly the entire phenomenon. These are the prior probability of success (denoted by θ), the true positive rate (denoted by β), and the false positive rate (denoted by α).

The prior probability of success represents the expectation before the trial starts that the result will be positive. It reflects the level of clinical innovation and basic science which go into the decision to initiate a trial. If one is simply combining ineffective drugs into a new combination, then the prior expectation of success may be low. Why should one believe that combining ineffectual treatments will result in a positive therapeutic advance? On the other hand, a trial based on promising pilot studies or based on new findings from the laboratory may have a much higher prior expectation of success.

The true positive rate (the probability of finding an effective treatment), if it is in truth effective, is dependent on both the number of patients in a trial and the value of the false positive rate. Increasing either will result in an increase of the true positive rate.

Finally, by universal scientific agreement, most investigators choose a false positive rate of 5%. Lowering it to 1% decreases the true positive rate. Increasing it to a higher value may result in too many false positives.

Suppose we had 1,000 clinical trials and adopted values for (θ,β,α) of (.10, .30, .05). Then 10% or 100 trials will be true positives; among these true positives only 30% or 30 will be reported as positive. Among the 900 true negative studies, 5% or 45 will be reported as positive studies with the remainder being reported as negative. Thus the ratio of the number of false positives to true positives is

$$R = \frac{\text{number of false positive results}}{\text{number of true positive results}} = \frac{45}{30} = \frac{3}{2} .$$

Consequently, for every two true positive therapies, there will be three false positives . Another way of viewing these results is that the probability of a reported positive result being a false positive is 60%. Even if all 100 true positive values were reported to be positive, the ratio of false positives to true positives would be

$$R = \frac{\#\text{ false }+}{\#\text{ true }+} = \frac{45}{100} = .45$$

and the probability of a reported positive result being a false positive is 31%. In other words, varying the true positive rate from 30% to 100% still results in a relatively high number of false positive therapies being used in the clinic.

It is easy to write an explicit formula for the ratio of false positives to true positives in terms of (θ,β,α). This formula is:

$$R = \frac{\#\text{ false + therapies}}{\#\text{ true + therapies}} = \frac{(1-\theta)\alpha}{\theta\beta}$$

The formula for the probability of a reported positive being a false positive is:

$$P = \frac{(1-\theta)\alpha}{(1-\theta)\alpha + \theta\beta} = \frac{R}{1+R}$$

The above numerical example is based on the parameters θ=.10, β=.30 , α=.05. The assumed true positive rate (30%) corresponds to finding a 50% increase in survival (or disease-free survival, etc.) if one has a clinical trial comparing two treatments when there are 25 patients in each group. A review of the published literature during 1977, 78 and 79 shows that among published cancer trials, 25 patients per treatment is the median number of patients in a trial. Thus a "typical" trial has a low sensitivity to finding a 50% increase in survival.

We can change the value of these parameters to determine how these affect the ratio of false positives to true negatives. Table 1 summarizes the ratio for a range of different parameter values. The ratios reported in this table are disappointingly high. The lowest ratio is R=.20 (which corresponds to the probability of 17% for a positive result being in truth false) is achieved with values of θ=.20 and β=1.0. A value of β=1.0 reflects an experiment with a very large number of patients. (Conceptually, to achieve a value of β=1.0, one would require an infinite number of patients.) The 20% prior probability of success represents a situation where there is a relatively high expectation of success. If, indeed, the prior probability of success was that high, then one would have a large number of new therapies being adopted in which there would be substantial patient benefit. This does not seem to be the case in cancer.

The problem of reducing the value of R is limited by the adoption of the 5% false positive rate. If one reduced the false positive rate then the true positive rate (power) of the trial would be lowered. If one increased the number of patients the true positive rate would be raised. Table 2 summarizes the ratio of false positives to true positives over a range of different parameters when the false positive rate is lowered to α=.01. Note that with a value of θ=.10 and sample sizes exceeding 300, the ratio of false positives to true positives is approximately 10%, i.e. for every ten true positive treatments in the clinic, there will be one false positive treatment. A ratio of R=0.1 seems to be a desirable goal for using treatments in the clinic. Note that even with a prior expectation of success of $\theta=.20$, a clinical trial will require more than a hundred patients to achieve this goal.

Finally what can we conclude from our study of the strategy of clinical trials? The obvious conclusions are:

(i) Do not initiate a definitive clinical trial unless there is a reasonable a priori probability greater than 0.05 that a clinically important gain may exist. One way of interpreting this rule of behavior is to carry out pilot studies before launching a definitive study. If the pilot studies are encouraging, then proceed with a large comparative study.

(ii) Comparative trials should be planned with a minimum of 100-200 patients per treatment. Trials with fewer patients are likely to produce more false positive results than true positive results.

To these two recommendations, we can add a third:

(iii) All positive results should be independently confirmed. This will lower the false positive rate and raise the true positive rate. Physicians in practice should exercise caution in adopting a new therapy if there is no independent confirmation.

3. ALTERNATIVES TO CLASSICAL RANDOMIZED TRIALS

Randomized clinical trials are regarded as the most credible way of generating scientific data to compare the benefits of different therapies. However, randomized studies present difficulties in their execution. Often physicians are unwilling to participate in such studies because they do not wish to inform the patient that the treatment will be chosen by a chance mechanism. They feel that such a discussion may compromise the physician-patient relationship. This section discusses alternatives to classical randomized trials which do not change this relationship.

The new experimental designs which will be discussed are based on the paper by Zelen (1979). These experimental designs have been termed Randomized Consent Designs or Pre-Randomized Designs. Problems of stratification will not be discussed as this will detract from the main conceptual issues.

These designs are put forth in situations where patient consent must be obtained whenever the treatment deviates from normal practice. In the United States, the regulations are very specific about requiring consent whenever the patient would be at increased risk because of deviations from normal or standard practice.

To simplify the discussion, we will only discuss the comparison of two treatments which will be designated by A and B respectively. Figure 1a shows the experimental design for a convential randomized study. Figure 1b shows the modification if patient consent is required. Even though physician and patient selection biases are present, the randomization equally distributes these biases (on the average).

Suppose that treatment A is the best standard treatment and B represents an experimental treatment. Treatment A is what one would expect to receive under normal circumstances. Figure 2 describes the Randomized Consent Design for this kind of trial. It is called a "Single Consent Randomized Design."

After the patient's eligibility is established, the patient is randomized into one of two groups. One group (G_1) is called a "do not seek consent" group. Patients randomized for this group are not approached for consent to enter the clinical trial - they receive the best standard therapy (A). Patients assigned to the second group (G_2) are asked for their informed consent. These patients are asked if they wish to participate in the clinical trial and are willing to receive the experimental therapy B. All potential risks, benefits and treatment options are explained. If the patient agrees, the experimental treatment (B) will be given; if the patient declines to receive the experimental treatment, the patient will (presumably) receive the best standard treatment (A).

The proposed new design has the desirable feature that the physician need only approach the patient to discuss a single therapy. The physician need not leave himself open, in the eyes of the patient, to not knowing what he is doing and "tossing a coin" to decide the treatment. Thus, the patient-physician relation is not compromised. On the patient's side, there is also an important advantage: before providing consent the patient knows which treatment will be given. Many patients agree to participate in a randomized study but have reservations about continuing after the treatment is known to them. At this point, some decline treatment and are considered "cancelled patients." However, others may continue the treatment, despite their reservations, because of the built-up momentum to do so and their reluctance to renege on their consent. This design requires a decision by the patient only on the experimental treatment. Hence, the patient's decision-making processes should be more straightforward. This new design cannot be used when there are important reasons for conducting a "double-blind" experiment - i.e., a trial in which neither the physician nor the patient knows the identity of the treatment during the course of treatment or its evaluation.

The analysis of this new design requires that Group G_1 (receiving only treatment A) is compared with Group G_2 (receiving treatment A or B). In other words, the comparison must be made with all patients in Group G_2, regardless of which treatment each received. It is clear that including all patients dilutes the measurable effect of treatment B. Nevertheless, all patients must be included if the analysis is to provide a valid comparison with treatment A. If only a small proportion of patients are willing to take treatment B, this experimental plan may be useless in evaluation of this treatment. However, the refusal of a large proportion of patients to agree to accept B may be interpreted to indicate that it was premature to introduce the experimental therapy into a clinical trial.

Figure 3 describes another kind of Randomized Consent Design. We call this a <u>Double Consent Randomized Design</u>. It is suitable for comparing two treatments in which there is no control or best standard treatment. Patients are randomized to each of the two treatments and then are asked if they wish to accept the randomized treatment. If they decline, they are given the alternate treatment or perhaps another treatment not under investigation in this study. Comparison of the two treatments is made by comparing groups G_1 vs. G_2 regardless of the treatment actually received.

Table 3 summarizes the efficiencies of the single and double consent randomized design. These efficiencies depend on the probability of acceptance of the designated treatment by the patient. For example consider a Single Consent Randomized Design in which only 50% accept the experimental treatment. The efficiency of the design is 25%. This means that four times as many patients in this design are required to obtain the same sensitivity as a conventional randomized design. Thus, unless there is increased accrual by at least a factor of four, this design may not be useful. This factor of 4 is called the "Break Even Accrual Factor" in Table 3.

Such experimental designs as these are beginning to receive attention in the U.S. for carrying out clinical trials. It is the belief of this author that these designs will dominate the field of randomized controlled clinical trials. They preserve the physician-patient relationship and also are more informative to the patient because in advance of consent the patient will know what treatment is being received. At the same time, these designs are truly randomized designs.

REFERENCE

Zelen, M., "A New Design for Randomized Clinical Trials," New England Journal of Medicine, 300, 1242-1245, 1979.

Prof. Dr. Marvin Zelen
Sydney Farber Cancer Institute
44 Binney Street

USA-Boston, MA 02115

Table 1.

SUMMARY OF RATIO OF FALSE POSITIVE TO TRUE POSITIVE TREATMENTS OVER A RANGE OF PARAMETERS

(False Positive Rate is 5%)

		θ		
		.05	.10	.20
β	.3	3.2	1.5	.67
	.5	1.9	.9	.40
	.9	1.0	.5	.25
	1.0	0.95	.45	.20

Table 2.

SUMMARY OF RATIO OF FALSE POSITIVE TO TRUE POSITIVE TREATMENTS OVER A RANGE OF PARAMETERS

(False positive rate is 1%)

		θ		
		.05	.10	.20
Sample Size*	100	.66	.31	.14
	200	.31	.15	.06
	300	.23	.11	.05
	400	.20	.10	.04
	500	.20	.09	.04

θ = A priori probability that clinical trial will result in a significant advance

β = Probability of detecting a true positive treatment

* Sample size refers to total sample size of trial. Each treatment group contains half of total number of patients.

Table 3.

EFFICIENCIES OF SINGLE AND DOUBLE CONSENT RANDOMIZED DESIGNS

	Single Consent		Double Consent	
Probability of Acceptance	Efficiency	Break Even Accrual Factor	Efficiency	Break Even Accrual Factor
.50	25%	4	0	--
.60	36%	2.8	4%	25
.70	49%	2.0	16%	6.2
.80	64%	1.6	36%	2.8
.90	81%	1.2	64%	1.6
.95	90%	1.1	81%	1.2

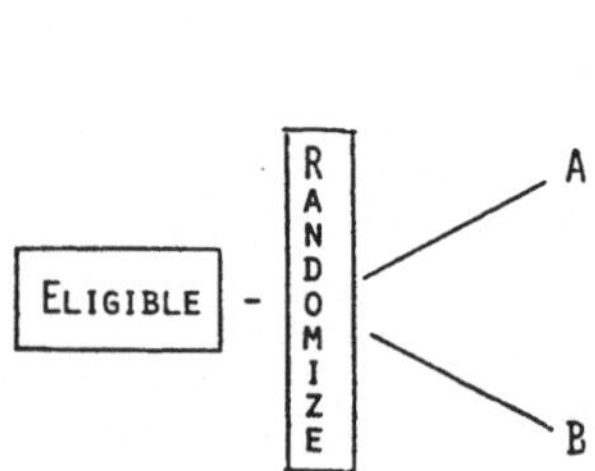

Figure 1a. Classical Randomized design. No Patient Consent.

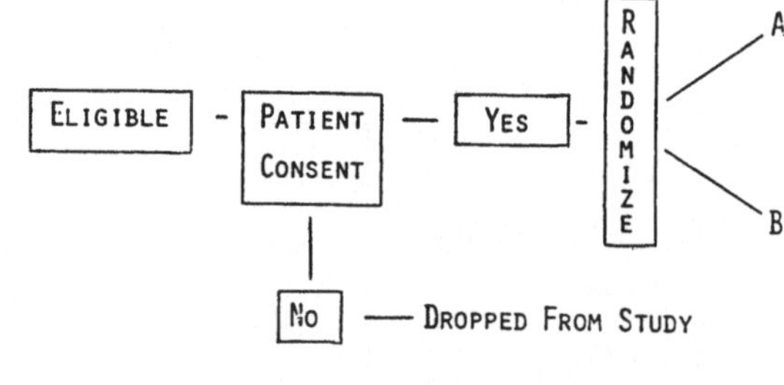

Figure 1b. Classical Randomized Design. Patient Consent.

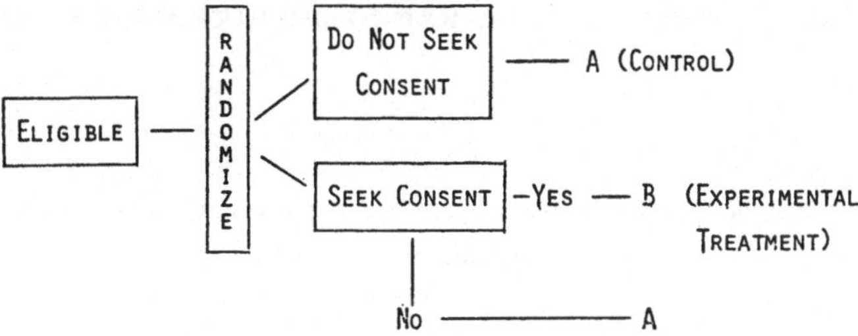

A. Control Treatment Best Standard Treatment

B. Experimental Treatment

Figure 2. Single Randomized Consent Design

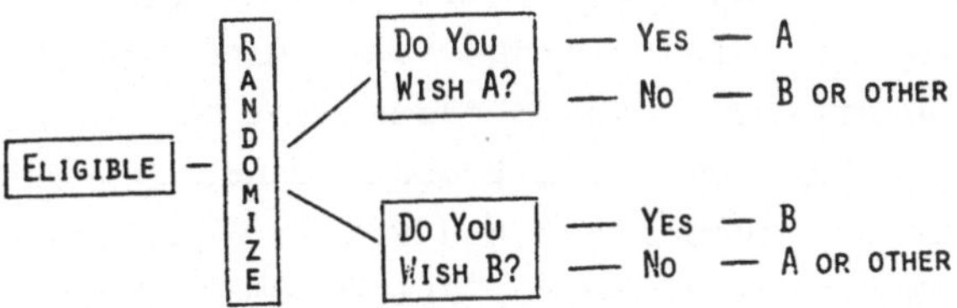

Figure 3. Double Randomized Consent Design

EIN LINEARES MODELL FÜR DIE RANDOMISIERUNGSPLÄNE VON ZELEN

P. IHM

Institut für medizinisch-biologische Statistik und Dokumentation

Universität Marburg

Zusammenfassung

Bei einem kontrollierten klinischen Versuch werden die teilnahmebereiten Patienten normalerweise im Anschluß an ihre Zustimmung randomisiert. Es ist mitunter vorteilhaft, die Randomisierung zuerst vorzunehmen und die Patienten hinterher zu fragen, ob sie mit der Zufallsentscheidung einverstanden sind; andernfalls erhalten sie die Therapie ihrer Wahl. Es wäre falsch, die mit der Zufallszuteilung nicht einverstandenen Patienten aus Versuch und Auswertung herauszunehmen, da die Ablehnung von Therapievorschlag und Prognose abhängig sein kann. Für zwei von Zelen [4,5] vorgeschlagene Versuchspläne wird ein entsprechendes lineares Modell behandelt.

1 Einleitung

Kontrollierte klinische Vergleiche von Therapien mit Patientenrandomisierung sind in vielen Fällen die Methode der Wahl. Sollen sie ethisch vertretbar sein, setzen sie die volle Aufklärung der Patienten voraus (vgl. hierzu u.a. die Beiträge von Samson und Ihm in diesem Bande). In einem derartigen Versuch müssen vor Studienbeginn die Patienten gefragt werden, ob sie mit einer Randomisierung einverstanden sind. Dies kann zu psychologischen Schwierigkeiten und einer schichtenspezifischen Verzerrung der Stichprobe führen. Man hat sich daher Versuchspläne ausgedacht, bei denen die Randomisierung vor der Aufklärung der Patienten erfolgt und diese erst hinterher nach ihrer Zustimmung gefragt werden. Hierbei ist besonders eine von Zelen [4,5] vorgeschlagene Vorgehensweise von Interesse. Sie gilt für zwei zu vergleichende Therapien. Zelen geht von einem Standard A und einer neuen Therapie B aus, die rechtlich (noch) nicht verfügbar ist. Der Patient kann auf B daher keinen Anspruch erheben, weil B als Arzneimittel nur unter der Ausnahmesituation des §40 AMG innerhalb einer Phase-III-Studie geprüft werden kann oder als sonstige Therapie noch keine allgemeine Anerkennung gefunden hat. Verspricht man sich von B eine Verbesserung (andernfalls kann man den Versuch nicht durchführen), ist es gerecht und damit ethisch vertretbar, die für B vorgesehenen Patienten nach Zufall auszuwählen. Die in Gruppe B randomisierten Patienten werden dann nach ihrem Einverständnis gefragt; wird dieses verweigert, werden sie mit A behandelt. Dagegen ist es nicht erforderlich, die nach A randomisierten Patienten zu befragen, da A die beste Standardtherapie ist und B keine normale Alternative darstellt. Sowohl aus ethischer als auch mathematischer Sicht sind gegen diesen Plan keine Einwände erhoben worden, jedoch wird gelegentlich an der Praktikabilität gezweifelt (vgl. Horwitz u. Feinstein [1]), insbesondere wird vor der Gefahr gewarnt, daß die Patienten in den beiden Gruppen nicht mit der gleichen Gründlichkeit untersucht werden.

Anders ist die Situation, wenn A und B für den Patienten gleichermaßen rechtlich verfügbar sind. Nach unserer Rechtsauffassung muß der Arzt den Patienten über beide Therapiemöglichkeiten aufklären und ihm die Wahl überlassen (Informed Consent). Hier ist ein "doppelter Zelenplan" anwendbar, bei dem auch die nach A randomisierten Patienten nach ihrer Zustimmung gefragt und bei Verweigerung mit B behandelt werden. Die von Samson [2] gestellte Frage nach der methodischen Brauchbarkeit dieses Planes läßt sich positiv beantworten, so daß seiner Anwendung in der Praxis nichts entgegensteht. Es mag eingewandt werden, daß die Randomisierung im Anschluß an die Einwilligung vorzuziehen ist, doch stellen sich die gleichen Probleme, wenn Patienten, die zunächst zugestimmt haben, nach der Randomisierung zurücktreten und die andere Therapie wollen. Es wäre falsch, diese aus der Studie auszuschließen. Es dürfte auch im Sinne einer Einfluß-der-Randomisierung-Forschung sein, auch diejenigen Patienten in die Studie einzuschließen, die eine Randomisierung ablehnen. Der erweiterte Plan, der der einfachen Plan als Spezialfall enthält, erlaubt eine ähnlich einfache Verrechnung wie letzterer.

2 Zwei Randomisierungspläne

Wir nehmen an, daß Zielgröße und Therapiepräferenz voneinander abhängig sind. Zur Vereinfachung wollen wir annehmen, daß große Werte der Zielgröße y günstig, kleine ungünstig sind. Ein einfaches Abhänigkeitsmodell entspricht der Annahme, daß der vom Patienten empfundene Schweregrad t der Krankheit mit y negativ korreliert ist. Sei $f(t,y)$ die gemeinsame Dichte von t und y. Die Wahrscheinlichkeit der Entscheidung für die neue Therapie B dürfte im allgemeinen durch eine monoton nicht fallende Funktion $G(t-\tau)$ gegeben sein (z.B. die logistische Funktion); $G(\tau)=1/2$. $f(t,y)$ zerlegt sich für die Patienten, die nach A randomisiert wurden, in die beiden Komponenten $\{1-G(t-\tau)\}f(t,y)$ und $G(t-\tau)f(t,y)$, die den Patienten entsprechen, die mit A einverstanden sind bzw. B wollen. Analoges gilt für die nach B randomisierten Patienten. Hätten t und y eine gemeinsame Normalverteilung, wären die marginalen Verteilungen von y der der beiden Komponenten i.a. weder normalverteilt noch hätten sie gleiche Varianzen. Im übrigen beschränken wir uns in der Folge auf zwei Therapien und nehmen im Zweifelsfall an, daß A die alte, B eine neue Therapie ist. Zwei Randomisierungsmodelle sind in Abb. 2 und 3 bei Zelen [5] dargestellt. Wie die beiden Schemata zeigen, werden die Patienten zunächst in die Gruppen G_1 und G_2 randomisiert, für deren Angehörige die Therapien A bzw. B vorgesehen sind. Man kann sich nun vorstellen, daß ein Patient mit schlechter Prognose, der die relative Wirkungslosigkeit von A kennt, nach Randomisierung in G_1 seine ganze Hoffnung in die neue Therapie B setzt und diese verlangt; eine Verschlechterung der Werte in G_2 wäre die Folge. Andererseits könnte B zu aufwendig oder risikoreich sein, so daß leichter erkrankte oder sich im Anfangsstadium befindliche Patienten in G_2 lieber A wollen, was zu einer globalen Verbesserung in G_1 und einer weiteren fälschlichen Zunahme eines Unterschiedes zugunsten A führte. Man kann nicht voraussetzen, daß die Patienten, die mit dem Randomisierungsergebnis einverstanden sind, genau denen entsprechen, die einer zukünftigen Randomisierung zustimmen. Daher müssen die "Verweigerer" in die Auswertung einbezogen werden. Dies kann ohne weitergehende Voraussetzungen im Rahmen eines linearen Modelles vorgenommen werden.

3 Die linearen Modelle

Mit dem Indexpaar ij bezeichnen wir die Randomisierung nach G_1 (i=1,2) und die anschließende Therapie (j=A,B). Zunächst nehmen wir an, daß je m Patienten nach G_1 und G_2 randomisiert werden, 2m=n. Die Verweigerungswahrscheinlichkeiten seien p_{1B} und p_{2A} mit $p_{1A}=1-p_{1B}$ bzw. $p_{2B}=1-p_{2A}$; die erwartete Anzahl der Patienten in Gruppe G_{ij} d.h. der Gruppe der nach i randomisierten und mit j behandelten Patienten, ist also mp_{ij} . Der Therapiegewinn von B gegenüber A sei γ. Für $\gamma=0$ differieren G_{1A} und G_{1B} um α, G_{2A} und G_{2B} um β . Verlangen wir dann, daß die Erwartungswerte der Zielgröße in G_1 und G_2 jeweils μ sind, $Ey_i=\mu$, i=1,2, gelten dann wegen

$$Ey_i = p_{iA}Ey_{iA} + p_{iB}Ey_{iB}$$

die Beziehungen

$$\mu_{1A} = \mu + p_{1B}\alpha \ , \qquad \mu_{1B} = \mu - p_{1A}\alpha$$

$$\mu_{2A} = \mu + p_{2B}\beta \ , \qquad \mu_{2B} = \mu - p_{2A}\beta \quad .$$

Man beachte, daß dies keine Annahme, sondern eine Eigenschaft von Erwartungswerten ist. In Analogie hierzu betrachten wir den Therapieeffekt γ, der als Erwartungswert über alle vier Gruppen wieder null werden soll. Dann gilt mit $p_j = p_{.j}$ (d.h. $p_A = p_{1A} + p_{2A}$, $p_B = p_{1B} + p_{2B}$) schließlich bei Modell I (Zelens "Double Randomized Consent Design" [5], Abb.3)

$$(3.1) \qquad \begin{aligned} \mu_{1A} &= \mu + p_{1B}\alpha - p_B\gamma/2 \ , \qquad \mu_{1B} = \mu - p_{1A}\alpha + p_A\gamma/2 \\ \mu_{2A} &= \mu + p_{2B}\beta - p_B\gamma/2 \ , \qquad \mu_{2B} = \mu - p_{2A}\beta + p_A\gamma/2 \quad . \end{aligned}$$

Diesem Ansatz liegt die Annahme der Additivität von α bzw. β einerseits und γ andererseits zugrunde. Bei Modell II (Zelens "Single Randomized Consent Design" [5], Abb. 2) reduziert sich (3.1) zu

$$(3.2) \qquad \begin{aligned} \mu_{1A} &= \mu \qquad\qquad\quad - p_B\gamma/2 \\ \mu_{2A} &= \mu + p_{2B}\beta - p_B\gamma/2 \ , \qquad \mu_{2B} = \mu - p_{2A}\beta + p_A\gamma/2 \quad . \end{aligned}$$

Schreibt man wie hier wegen $p_{2B} = p_B$ einmal das eine oder das andere, erweist sich (3.2) als Spezialfall von (3.1) für $p_{1B} = 0$ und $\alpha = 0$.

Nun werden die Gruppen G_1 und G_2 nicht in allen Fällen genau $m = n/2$ Patienten enthalten. Es ist daher zweckmäßig, den Ansatz für ungleiche Gruppengrößen zu verallgemeinern. Sei n_{ij} die Anzahl der Patienten in Gruppe G_{ij}, $n_{i.} = n_i$, $n_{.j} = n_j$, $n_{..} = n$. Dann erhalten wir anstelle von (3.1) und (3.2)

$$(3.3) \qquad \begin{aligned} \mu_{1A} &= \mu + \alpha n_{1B}/n_1 - \gamma n_B/n \ , \qquad \mu_{1B} = \mu - \alpha n_{1A}/n_1 + \gamma n_A/n \\ \mu_{2A} &= \mu + \beta n_{2B}/n_2 - \gamma n_B/n \ , \qquad \mu_{2B} = \mu - \beta n_{2A}/n_2 + \gamma n_A/n \end{aligned}$$

$$(3.4) \qquad \begin{aligned} \mu_{1A} &= \mu \qquad\qquad\qquad - \gamma n_B/n \\ \mu_{2A} &= \mu + \beta n_{2B}/n_2 - \gamma n_B/n \ , \qquad \mu_{2B} = \mu - \beta n_{2A}/n_2 + \gamma n_A/n \quad . \end{aligned}$$

Auch hier ist der Ansatz (3.4) für Modell II Spezialfall von (3.3) für $n_{1B}=0$ und $n_B=n_{2B}$.

4 Die Schätzung der Parameter

Zur Schätzung von α, β und γ bedienen wir uns der Methode der kleinsten Quadrate (Schach u. Schäfer [3]). Für die Wahrscheinlichkeiten p_{ij} setzen wir die Größen $\hat{p}_{ij}=n_{ij}/n$ ein. Durch Verwendung von $y_{ijk}-\bar{y}$ anstelle von y_{ijk} wird μ eliminiert. Die Strukturmatrix ist eine 3x2m-Matrix. Der Parametervektor $\underline{\theta}=(\alpha,\beta,\gamma)'$ ist dann Lösung von

$$(4.1) \qquad \underline{X}'\underline{X\theta} = \underline{X}'\underline{Y}$$

mit

$$(4.2) \qquad \underline{X}' = \begin{pmatrix} \overbrace{\hat{p}_{1B}\ldots}^{n_{1A}} & \overbrace{-\hat{p}_{1A}\ldots}^{n_{1B}} & \overbrace{0\ \ldots}^{n_{2A}} & \overbrace{0\ \ldots}^{n_{2B}} \\ 0\ \ldots & 0\ \ldots & \hat{p}_{2B}\ldots & -\hat{p}_{2A}\ldots \\ -\hat{p}_B/2\ldots & \hat{p}_A/2\ldots & -\hat{p}_B/2\ldots & \hat{p}_A/2\ldots \end{pmatrix}$$

Unter Berücksichtigung von $n_{ij}=m\hat{p}_{ij}$ erhalten wir dann

$$(4.3) \qquad m\begin{pmatrix} \hat{p}_{1A}\hat{p}_{1B} & 0 & -\hat{p}_{1A}\hat{p}_{1B} \\ 0 & \hat{p}_{2A}\hat{p}_{2B} & -\hat{p}_{2A}\hat{p}_{2B} \\ -\hat{p}_{1A}\hat{p}_{1B} & -\hat{p}_{2A}\hat{p}_{2B} & \frac{1}{2}\hat{p}_A\hat{p}_B \end{pmatrix}\begin{pmatrix}\alpha\\ \beta\\ \gamma\end{pmatrix} = m\begin{pmatrix} \hat{p}_{1A}\hat{p}_{1B}(\bar{y}_{1A}-\bar{y}_{1B}) \\ \hat{p}_{2A}\hat{p}_{2B}(\bar{y}_{2A}-\bar{y}_{2B}) \\ \frac{1}{2}\hat{p}_A\hat{p}_B(\bar{y}_B - \bar{y}_A) \end{pmatrix}$$

mit

$$\bar{y}_A = (\hat{p}_{1A}\bar{y}_{1A} + \hat{p}_{2A}\bar{y}_{2A})/\hat{p}_A\ , \qquad \bar{y}_B = (\hat{p}_{1B}\bar{y}_{1B} + \hat{p}_{2B}\bar{y}_{2B})/\hat{p}_B$$

Wir können uns auf Modell I beschränken, weil bei Modell II lediglich die erste Zeile der Strukturmatrix, folglich die erste Spalte und erste Zeile von (4.3) gestrichen werden müssen. Die Lösungen sind

$$\hat{\gamma} = (\hat{p}_{2A}\bar{y}_{2A} + \hat{p}_{2B}\bar{y}_{2B} - \hat{p}_{1A}\bar{y}_{1A} - \hat{p}_{1B}\bar{y}_{1B})/\Delta$$

$$(4.4) \qquad = (\bar{y}_2 - \bar{y}_1)/\Delta$$

mit

$$(4.5)\qquad \Delta = \hat{p}_{1A} - \hat{p}_{2A} = \hat{p}_{2B} - \hat{p}_{1B} \quad ,$$

sowie

$$(4.6)\qquad \hat{\alpha} = \bar{y}_{1A} - \bar{y}_{1B} + \hat{\gamma} \;, \quad \hat{\beta} = \bar{y}_{2A} - \bar{y}_{2B} + \hat{\gamma} \quad .$$

Gehen wir von (3.3) und (3.4) aus, führt (4.1) zu

$$(4.7)\qquad \begin{pmatrix} n_{1A}n_{1B}/n_1 & 0 & -n_{1A}n_{1B}/n_1 \\ 0 & n_{2A}n_{2B}/n_2 & -n_{2A}n_{2B}/n_2 \\ -n_{1A}n_{1B}/n_1 & -n_{2A}n_{2B}/n_2 & n_A n_B/n \end{pmatrix} \underline{\theta} = \begin{pmatrix} n_{1A}n_{1B}(\bar{y}_{1A}-\bar{y}_{1B})/n_1 \\ n_{2A}n_{2B}(\bar{y}_{2A}-\bar{y}_{2B})/n_2 \\ n_A n_B(\bar{y}_B - \bar{y}_A)/n \end{pmatrix}$$

Die Lösungen sind

$$\hat{\gamma} = (\frac{n_{2A}}{n_2}\bar{y}_{2A} + \frac{n_{2B}}{n_2}\bar{y}_{2B} - \frac{n_{1A}}{n_1}\bar{y}_{1A} - \frac{n_{1B}}{n_1}\bar{y}_{1B})/\Delta$$

$$(4.8)\qquad = (\bar{y}_2 - \bar{y}_1)/\Delta$$

mit

$$(4.9)\qquad \Delta = \frac{n_{1A}}{n_1} - \frac{n_{2A}}{n_2} = \frac{n_{2B}}{n_2} - \frac{n_{1B}}{n_1}$$

sowie

$$(4.10)\qquad \hat{\alpha} = \bar{y}_{1A} - \bar{y}_{1B} + \hat{\gamma} \;, \quad \hat{\beta} = \bar{y}_{2A} - \bar{y}_{2B} + \hat{\gamma} \quad .$$

(4.8) entspricht bei Modell II der von Zelen [4] angegebenen Lösung, wobei dann $\Delta = n_{2B}/n_2$ ist.

5 Varianzen und Kovarianzen

Die Kovarianzmatrix von $\underline{\theta}' = (\hat{\alpha},\hat{\beta},\hat{\gamma})$ ist $\sigma^2(\underline{X}'\underline{X})^{-1}$. Aus (4.2) erhalten wir

$$(5.1)\qquad (\underline{X}'\underline{X})^{-1} = \frac{2}{m\Delta^2}\underline{1}\underline{1}' + \frac{1}{m}\begin{pmatrix} \frac{1}{\hat{p}_{1A}\hat{p}_{1B}} & 0 & 0 \\ 0 & \frac{1}{\hat{p}_{2A}\hat{p}_{2B}} & 0 \\ 0 & 0 & 0 \end{pmatrix}$$

mit $\underline{1}'=(1,1,1)$ und Δ nach (4.5). Hieraus folgt speziell

$$(5.2)\qquad \mathrm{var}(\hat{\gamma}) = 2\sigma^2/(m\Delta^2) \quad .$$

Bei Modell II hätten wir die Matrix zu invertieren, die durch Streichen der ersten Zeile und Spalte von $\underline{X}'\underline{X}$ in (4.2) entsteht. Mann kann leicht zeigen, daß diese Inverse mit der Submatrix von (5.1) identisch ist, die ebenfalls durch Streichen der ersten Zeile und Spalte entsteht. Wegen $p_{1B}=0$ ist dann $\Delta=p_{2B}$. Aus (4.7) folgt

$$(\underline{X}'\underline{X})^{-1} = \frac{n}{n_1 n_2 \Delta^2}\,\underline{1}\underline{1}' + \begin{pmatrix} \frac{n_1}{n_{1A}n_{1B}} & 0 & 0 \\ 0 & \frac{n_2}{n_{2A}n_{2B}} & 0 \\ 0 & 0 & 0 \end{pmatrix}$$

mit Δ nach (4.9) und

$$(5.3)\qquad \mathrm{var}(\hat{\gamma}) = \sigma^2 n/(n_1 n_2 \Delta^2) \quad .$$

Man beachte, daß bei Modell II in (5.2) und (5.3) $\Delta=p_{2B}$ bzw. $\Delta=n_{2B}/n_2$ ist. Bei Modell I ist

$$(5.4)\qquad \hat{\sigma}^2 = \Sigma_i \Sigma_j \Sigma_k (y_{ijk} - \bar{y}_{ij})^2/(n-4)$$

Schätzwert für σ^2 . Schwieriger sind die Verhältnisse bei Modell II. $\Sigma_k(y_{ik} - \bar{y}_1)^2/(n_1-1)$ wäre zu groß, weil G_1 ja die potentiellen B-Verweigerer enthält, die beim Angebot von B aufgetreten wären. Böte man den Patienten in G_1 zum Schein B an, könnte man die Verweigerer direkt registrieren und mit (5.4) arbeiten. Dieses Vorgehen scheidet aus naheliegenden Gründen aus. Die Quadratsumme aus G_1 muß daher um $\hat{\beta}^2 n_1 n_{2A} n_{2B}/n_2^2$ reduziert werden. Die Schätzung (5.4) ist allerdings nur bei Annahme von Homoskedastizität sinnvoll. Bei geringer Korrelation zwischen y und Schweregrad t der Krankheit dürfte es keine Probleme geben, doch ist die Prüfung auf gleiche Varianzen in den vier Gruppen G_{ij} immer angezeigt. Aus (5.2) und (5.3) läßt sich die Effizienz berechnen. Wir bezeichnen den klassischen Versuchsplan mit Befragung der Patienten vor der Randomisierung als Modell III. In der Regel wird man $n_1=n_2=m$ wählen. Lassen sich alle Patienten randomisieren, ist

$$(5.5) \qquad var(\hat{\gamma}) = 2\sigma^2/m \quad .$$

Nimmt man vereinfachend an, daß der Anteil der Patienten, die bei Modell III mit der Randomisierung einverstanden sind,

$$(5.6)\ (1 - p_{1B} - p_{2A}) = p_{2B} - p_{1B} = \Delta$$

beträgt, erhält man für den reduzierten Umfang der Stichprobe statt (5.5

$$(5.7) \qquad var(\hat{\gamma}) = 2\sigma^2/(m\Delta)$$

Vergleicht man nun mit der entsprechenden Varianz für Modell I (5.2), ergibt sich eine relative Effizienz von Δ^2 oder Δ, je nachdem ob man auf (5.5) oder (5.7) bezieht. Ersteres ist richtig, wenn man bei III die Verweigerer durch andere Patienten ersetzen kann, letzteres, wenn dies nicht möglich ist. Modell II schneidet etwas günstiger ab. Hier steht (5.2) mit $\Delta=p_{2B}$ den Varianzen (5.5) oder (5.7) gegenüber. Kann man in (5.6) $p_{1B}=p_{2A}=1-p_{2B}$ voraussetzen, ist Modell II sogar besser als Modell III. Mit der Effizienz hängt unmittelbar die Trennschärfe zusammen. Bei einem t-Test der Hypothese $\gamma=0$ müßte man die Versuchsumfänge durch $2m/\Delta^2$ bzw. $2m/\Delta$ ersetzen, um die Schärfe eines Versuches nach Modell III ohne bzw. einem Anteil von Δ Verweigerern zu erhalten. Ein t-Test setzt normalverteilte Werte voraus, ist jedoch geringeren Abweichungen von dieser Verteilung gegenüber recht unempfindlich.

6 Diskussion

Bei der Beurteilung der einzelnen Modelle spielen sowohl versuchsökonomische als auch psychologische Gründe eine Rolle. Die Effizienzbetrachtungen, die zwar auf vereinfachenden Annahmen beruhen, aber doch modellhaften Charakter haben, zeigen, daß die Beurteilung davon abhängt, ob man bei Modell III (Randomisierung nach Aufklärung) Verweigerer leicht ergänzen kann, so daß mit einem Stichprobenumfang von 2m gearbeitet werden kann. Stehen der Frage nach Bereitschaft zur Randomisierung keine psychologischen Faktoren entgegen und besteht auch keine Gefahr mangelnder Repräsentativität der Stichprobe (Bereitschaft an psychosozialen Faktoren geknüpft), ist Modell III den anderen überlegen. Ist bei Verweigerungen ein Auffüllen der Stichprobe bis zum Umfang 2m nicht möglich, etwa wegen Seltenheit der Fälle, hat Modell III gegenüber I immer noch die größere Effizienz.

Bei letzterem muß man ja alle 2m Patienten untersuchen, während es bei Modell III nur die mit der Randomisierung einverstandenen Patienten 2mΔ Patienten sind. Außerdem benötigt man zur Erzielung der gleichen Effizienz zirka 1+Δ mal mehr Patienten. Verglichen mit 2m Patienten bei Modell III ist auch der Plan von Modell II weniger effizient, erweist sich aber als zumindest gleichwertig, wenn mit 2mΔ Patienten verglichen wird. In Gruppe G_1 gibt es ja keine Ausfälle. Dafür müssen aber bei II in jedem Fall 2m Patienten untersucht werden. Ich glaube, daß es besonders psychologische Gründe sind, die Modell II attraktiv machen.

Ökonomische Gründe sprechen also kaum für Modell I. Es läßt sich rechtfertigen, wenn man glaubt, es sei einfacher, die Patienten nach ihrer Zustimmung zu einer bereits vorgenommenen Einteilung zu fragen. Es gibt aber eine andere Situation für die Zugrundelegung von Modell I: Patienten, die sich mit einer Randomisierung einverstanden erklären, verlangen aufgrund ihres Rücktrittsrechtes nachträglich die andere Therapie. Dann sind wir in der Situation von Modell I (oder II) und können die hier beschriebenen Methoden verwenden. Für die Praxis bedeutet dies, daß die "Aussteiger" mit der Therapie ihrer Wahl im Versuch bleiben und mit den anderen Patienten verrechnet werden. Die Schätzung des Therapieeffektes γ ist denkbar einfach: Man bildet die Differenz der Mittelwerte von Gruppe G_1 und G_2, ohne Berücksichtigung der Therapie (zählt also gewissermaßen Äpfel und Birnen zusammen), und teilt durch Δ.

Literatur

[1] Horwitz,R.I.,Feinstein,A.R.: Advantages and drawbacks of the Zelen design for randomized clinical trials. J. Clin. Pharmacol. 20,425-427 (1980)

[2] Samson,E.: Patientenaufklärung bei kontrollierten Therapiestudien. 3. Arbeitstreffen zu methodischen und juristischen Durchführungsvoraussetzungen bei randomisierten Therapiestudien. DFVLR. Frankfurt, 18. 3. 1981

[3] Schach,S.,Schäfer,Th.: Regressions- und Varianzanalyse. Berlin,Springer (1978)

[4] Zelen,M.: A new design for randomized clinical trials. New England J. Med. 300, 1242-1245 (1979)

[5] Zelen,M.: Strategy and options in clinical trials. In diesem Bande

EXPLANATORY VERSUS PRAGMATIC APPROACH IN CONTROLLED CLINICAL TRIALS, WITH SPECIAL REFERENCES TO CLINICAL TRIALS OF PLATELET-ACTIVE DRUGS

E. ESCHWEGE, D. SCHWARTZ
Unité de Recherches Statistiques de l' Institut National
de la Santé et de la Recherche Médicale
Paris

Summary.

A comparative trial may be undertaken with more than one aim in view. One type of objective is to ascertain whether a new treatment actually possesses the favourable activity in man which laboratory studies have led to expect. This is typical of the situation with a new drug or a new use for an old drug. In this case, the clinical trial, motivated by the same research-orientated attitude that the laboratory experimentation, requires the "top" conditions. Another type of objective is to assess the practical value of a new treatment in relation to other treatments : in this case,the advantages and drawbacks of the various possible treatments have to be taken into account with a view to making a recommendation for clinical practice. The trial is aimed at providing practising clinicians with a basis for decisions concerning the choice of therapy, and its motivation is strictly practical in nature. Finally, the explanatory or pragmatic problem formulation is determining for the choice of treatment, of patients, of criteria and of methods of comparison. The clinical trials of platelet-active drugs in coronary and cerebro-vascular diseases, started and completed in the last ten years, are discussed on basis of these two different approaches. Their aim was to demonstrate the efficacy of these drugs and all had an explanatory design. However, for most of them, the choice of purely pragmatic criteria for assessing outcome could explain the questionable and unsatisfying conclusions to which they ended. These examples show the necessity of an unambiguous formulation and a corresponding design of the tria . They underline the importance of strategy in the choice and the priorities of different trials.

PROBLEM FORMULATION : NECESSITY AND CONSEQUENCES OF THE CHOICE

The first stage in planning a trial is the precise definition of its objectives. A comparative trial may be undertaken with more than one aim in view (Schwartz et al. 1980). At first sight, it is enough to say "the comparison of two treatments, A and B" ; but this is by no means sufficient. This description is in fact totally inadequate, not merely in being insufficiently detailed, but even at a quite general level in that it fails to bring out a whole set of problems which we can view from two radically different viewpoints.

One type of objective is to ascertain whether a new treatment actually possesses the favourable activity in man which laboratory studies have led to expect. This is typical of the situation with a new drug, or a new use for an old drug when we wish to confirm its efficacy as an analgesic, an antibiotic, an antimitotic agent, a platelet-active drug or whatever. In this case, the clinical trial is a direct extension of laboratory experimentation and is motivated by the same research-orientated attitude (explanatory approach). The other type of objective is to assess the practical value of a new treatment in relation to other treatments. Here again, we need a comparative trial, but now we must take into account all the advantages and drawbacks of the various possible treatments with a view to making a recommendation for clinical practice. The trial is aimed at providing practising clinicians with a basis for decisions concerning the choice of therapy and its motivation is strictly practical in nature (pragmatic approach). Suppose, for example, we are to study a platelet-active drug in preventing post-operative thromboembolic disease (Samama et al. 1976). This problem can be tackled from two points of view. We may aim to find out whether this drug is an active agent, in which case it may serve as a starting point for further drugs of this type, or we may aim to find out whether it is an improvement upon the treatment currently in use (under the condition that there is no ethical constraint).

CHOICE OF TREATMENT.

Control Group :

- According to which viewpoint is adopted, we shall need to compare the drug, for example acetyl-salicylic acid either with no treatment at all (possibly giving a placebo), or with the best current therapy, suppose low doses of heparin (Kakkar et al. 1975).

Treated Group :

- In explanatory approach we shall use treatments which are most likely to demonstrate the phenomenon we wish to study, "laboratory" conditions, rigid policies.
- In pragmatic approach, we shall use "current" conditions of treatment administration, flexible policies.

CHOICE OF THE CRITERIA FOR ASSESSING OUTCOME.

If we are to study the effect of the drug in preventing post-operative thromboembolic disease , we shall choose accurate indices with relatively biological meaning such as isotopically detectable phlebitis, without physical meaning for the patient. On the other hand, to compare two treatment regimes at the practical level, we shall need criteria of more "direct" interest to the patient, such as pulmonary embolism, or even fatal pulmonary embolism, but also we shall take into account the respectively burden of undergoing the treatments. In general terms, an explanatory type of criterion will be concerned essentially with the course of the disease and be expressed as far as possible in strictly defined biological terms. The pragmatic type may also be concerned with the course of the disease in an overall way, but will take into account other aspects such as side effects of the treatment, the drawback of replacing a well-known treatment by a new one and the more incomplete state of knowledge of the latter. Quality of the criteria partly determines the necessary number of subjects for the study ; the explanatory criterion, more precise and accurate, would involve fewer subjects than the criteria in pragmatic approach, more complex and rough.

CHOICE IN DEFINING THE SUBJECTS.

If the problem is primarily one of fundamental research, we shall select a very homogeneous group of patients who is specially likely to respond to the treatment. In our example, we shall choose subjects who have to undergo a hip surgery and show additional factors possibly predisposing to venous thromboembolism, such as varicose diseases, or previous pulmonary embolism, use of contraceptive pills (Kakkar et al. 1971). From a pragmatic viewpoint, on the other hand, it will be essential to choose patients who are representative of those to whom the recommended treatment will be administered. We shall choose subjects who will have to go through a major operation, which will be performed under general anaesthesia, lasting for more than half an hour and requires a postoperative hospital stay of at least seven days (Kakkar et al. 1975), whatever the type of surgery and the predisposing factors. In general terms, with a pragmatic approach, the appropriate type of patient is determined by the population to which the results of the trial will be applied. In somewhat blunt terms, we say that the explanatory approach could regard the patient as a mean, the pragmatic one as an end.

THE METHOD OF COMPARING THE TWO GROUPS depends also on the choice of the viewpoint : from an explanatory approach, we wish to know whether a difference exists or not between the two treatments ; to conclude that one exists when this is not so is an error. Rather than making such an error, we may sometimes be prepared to reach no conclusion. The solution is then provided by a significance test. In the second approach, we require to choose one or the other treatment. To choose one when it is equivalent to the other is perfectly acceptable. It is essential to reach a conclusion and we do so without performing a test. We are involved with a decision problem. The comparison of the two treatments contains three possible outcomes (Table 1) and six errors of three kinds.

When the treatments are actually equivalent, we may conclude that a difference exists in one direction or the other (Type I error α) ; when one treatment is actually better than the other, we may reach no conclusion (Type II error β), or we may conclude that the better treatment is actually worse (Type III error γ).

In fixing the error rates, and consequently when we determine the necessary number of subjects, the two approaches lead to the following choices :

- with an explanatory viewpoint, we shall fix the value for α and β as small as possible. In this case, we demonstrate that the error rate γ is entirely negligible. So we can ignore γ.

- with a pragmatic viewpoint, we see at once that errors of the first kind are of no importance if A = B ; how can it matter whether we recommend A or B ?

Table 1.

		Conclusion		
		B - A < 0	B - A = 0 No conclusion	B - A > 0
Reality	B - A < 0		Type II error β	Type III error γ
	B - A = 0	Type I error $\frac{\alpha}{2}$		Type I error $\frac{\alpha}{2}$
	B - A > 0	Type III error γ	Type II error β	

Methods of comparison of two treatments A and B error types.

If the error rate α is of no importance, there is no point in trying to minimize it. On the contrary, we shall do well to do the reverse since the necessary number of subjects is larger when α is small. We therefore set α at its largest possible value, $\alpha = 100\%$, then $\beta = 0$, and the only error rate to be fixed is γ. Since the conclusion B-A=0 is ruled out (we always decide in a one direction or the other) we can ignore the second column of the table. The problem is then one with two outcomes, whereas, with an explanatory viewpoint, there are always three outcomes.

THE IMPLICATIONS OF THE CHOICE

The explanatory approach aims at providing an increase in knowledge or understanding : treatment, criteria of assessment, appropriate patients, methods of comparison are chosen to this aim. Its findings may not be applicable to the more heterogeneous and less responsive patients who occur in practice ; roughly speaking, we can apply the findings only if they are negative (indicating the lack of effectiveness of the drug) but not in the opposite situation. On the other hand, if the trial is done on the patients occuring in practice, it will solve the practical problem but the find-

Table 2 summarizes the two approaches for the trial proposed as an example.

Table 2.

APPROACH	EXPLANATORY "Top" conditions	PRAGMATIC "Every day life" conditions
CRITERIA	ISOTOPIC DEEP VEIN THROMBOSIS	FATAL PULMONARY EMBOLISM AND OTHER ASPECTS.
TREATMENTS	ASA/PLACEBO≠	ASA/LOW DOSES OF HEPARIN
PATIENTS	HIP SURGERY AND HIGH RISK FACTORS	MAJOR GENERAL SURGERY FOR EXTRAPOLATION
MODE OF COMPARISON	SIGNIFICANCE TEST FOR FOR CRITERION	DECISION METHOD MERIT AND DEMERIT EVALUATION.
CONCLUSION	. NOT ALWAYS . RESEARCH VALUE	. ALWAYS . PRACTICAL VALUE

The two approaches to study a platelet-active drug (Acetyl-Salycilic Acid) in preventing post-operative thromboembolic disease .

≠ Under the condition there is no ethical constraint.

ing will only contribute to fundamental knowledge if it is positive, that is if we observe a significant difference ; a negative result leaves often the possibility that the drug might be found efficacious in selected conditions (patients, criteria of assessment, treatment...)

CLINICAL TRIALS OF PLATELET-ACTIVE DRUGS IN CORONARY AND CEREBRO-VASCULAR DISEASE IN THE LIGHT OF EXPLANATORY OR PRAGMATIC APPROACH.

Involvement of platelets in the pathogenesis of thrombosis and the susceptibility of their aggregation to certain drugs notably aspirin, has provided a firm theoretical basis for a possible mechanism of action (Packham and Mustard, 1980 ; Weiss 1980). It has therefore been reasonable to hypothesis a role for these drugs which alter platelet reactivity in the clinical management of the coronary artery and cerebro-vascular diseases. Then and rightly enough, all the well-known trials started and completed in the last ten years (Elwood et al., 1984 ; The Coronary Drug Project Group - CDPA - 1976 ; Breddin et al., 1977 ; Aspirin Myocardial Infarction Study Research Group - AMIS -, 1980 ; Elwood and Sweetnam, 1979 ; The Persantine Aspirin Reinfarction Study Research Group - PARIS -, 1980 ; The Anturan Reinfarction Trial Research Group - ART -, 1978 ; Boissel et al., - EPSIM -, 1980 ; Fields et al., - AITIA -, 1977 ; Canadian Cooperative Study Group - CCSG -, 1978) had an explanatory formulation, except for one and a half of them in the secondary prevention of myocardial infarction : the French EPSIM under the guidance of J.P. Boissel (Boissel et al. 1980) and the part Phenprocoumon versus Acetyl-Salicylic Acid (ASA) of the German Austrian Trial (Breddin et al., 1977). For both of them the problem was to compare ASA to oral anticoagulant therapy (OA) which was at the time of the study the usual long-term management for post myocardial infarction patients ; furthermore, any comparison of OA and ASA in EPSIM Trial had to take into account all aspects of each treatment, i.e. taste, practical requirements, difficulties of handling, etc...

For all other trials, in secondary prevention of both coronary heart disease (CHD) and cerebrovascular disease (CVD), the control group was not treated and received a placebo. The platelet active drug was ASA, alone or plus dipyridamole for all the trials except for the Canadian Studies (CHD and CVD) which used sulfinpyrazone alone or with ASA (ART, 1978, CCSG, 1978).

The primary response variable was the mortality from any cause for all the CVD trials and for 5/7 CHD trials (Table 3). This criterion had the advantage of being based on a simple count with no reliance on definite diagnosis or interpretation. However, this pragmatic approach for the assessment criterion, as underlined by Furberg and May (1980), might "be inappropriate if the main objective was to determine a mechanism of action of an intervention". The German-Austrian trial (Breddin et al., 1977), as well as the ART (1978) used more explanatory response variables : fatal or non fatal coronary events for the first, cardiac mortality for the second. Furthermore, PARIS (1980) had also two more explanatory primary response variables which were coronary mortality and coronary incidence.

Table 3.

TRIAL	PRIMARY CRITERION	PATIENT ELIGIBILITY (age of qualifying event)
ELWOOD et al., 1974	Total mortality	15 days - 6 months
CDPA, 1976	Total mortality	days - years
GERMAN-AUSTRIAN 1977 (Breddin et al.)	Coronary event (fatal and non fatal)	28 days - 42 days
AMIS, 1980	Total mortality	2 months - 60 months
ELWOOD & SWEETNAM, 1979	Total mortality	days - weeks
PARIS, 1980	Total mortality Coronary mortality	2 months - 60 months
ART, 1978	Cardiac mortality	25 days - 35 days
AITIA, 1977 (Fields et al.)	Total mortality plus stroke, plus transient ischemic attack.	Less than 3 months.
CCSG, 1978	Total mortality plus stroke, plus transient ischemic attack.	Less than 3 months.

Clinical trials of platelet-active drugs versus no treatment in coronary artery and cerebrovascular diseases : primary predetermined endponts and patient eligibility criteria.

The eligibility criteria for the patients demonstrated similar differences between the trials (Table 3) : all the CHD trials, except the German-Austrian and Canadian ones (Breddin et al., 1977) (ART, 1978) chose a more pragmatic viewpoint to define the patients and their disease : especially the time between qualifying myocardial infarction and randomization was not accurately defined : few weeks to many years. The ART (1980) results showed later three fairly distinct periods in the mortality rate within the first year of the recovery period : the early post recovery one (within 30 days to 6 months) might be more appropriate to demonstrate a preventive

effect of drugs.
At last, the mode of comparison and the number of subjects were chosen according to an explanatory approach.

All these trials had an explanatory design : their aim was to demonstrate the efficacy of platelet-active drugs. However, the patient eligibility criteria, and even more the predetermined endpoint, were not chosen according to an explanatory viewpoint except for two of them (Breddin et al., 1977, ART, 1978). The choice of such criteria led to non-conclusive, questionable and unsatisfying results. The formulation of such trials was not ambiguous : they aimed at providing an increase in knowledge and understanding : so the chosen criteria, particularly for assessing outcomes, had really to have an explanatory meaning even if it implied subjects more difficult to find, or a longer duration of follow-up.
Along this line, the approach followed by R. Peto (Anomymous, 1980) is of special interest : in a first step, since there was no statistically significant heterogeneity in the magnitude of the benefits reported in the six separate ASA versus Placebo trials, it was possible to view them together, according to an appropriate analysis. Then it made it possible to demonstrate a significant difference in favour of aspirin in cardiovascular mortality supported by an even more significant reduction in cardiovascular morbidity.
However, as underlined by Peto, although we knew that aspirin could reduce to a worthwile extent the risk of cardio-vascular morbidity and mortality in post CHD or CVD patients, it was by no means a harmless treatment ; consequently, we needed to discover what the balance of benefit and risk would be in current conditions and really long-term use of aspirin. Finally, Doll and Peto, as well as Miall (Passamani, 1980) planned pragmatically formulated trials : they are designed to compare the effect of aspirin with no therapy in non-blinded fashion, using death and major vascular morbididy as response variables. The chosen population for the trial under the guidance of Doll and Peto is composed of 5 000 British physicians over age 50 years at entry to the trial in 1978 and 1979. Follow-up is by questionnaire and will be carried out for 5 years. The framework is that of a pragmatic formulation trial.

Whether the mode of comparing will agree or not with the pragmatic approach seems to me difficult to foresee. Anyway, with 5 000 enrolled patients (2 500 by treatment group), from a pragmatical viewpoint (Type I error α = 100%, and Type II error β = 0%), we have fair chances (Table 4) not to choose, for practical use, the worse treatment as the better (γ< 5% for a reduction of 30% or more of the usually observed mortality rate).

Table 4.

Estimates of reference criteria for assessment	Difference to be detected		Accepted Type III error	Approximate number of patients by group
(P_0)	(Δ)	($\frac{\Delta}{P_0}$)	(γ)	(n)
0.10	0.01	10%	0.05	5 300
			0.01	10 600
	0.03	30%	0.05	600
			0.01	1 200
			0.005	2 400
	0.05	50%	0.05	150
			0.01	300
			0.005	350
			0.0005	600
0.15	0.015	10%	0.05	2 800
			0.01	5 600
	0.05	30%	0.05	250
			0.01	500
			0.005	600
			0.0005	1 000
	0.075	50%	0.05	90
			0.01	190
			0.005	400
			0.0005	500

Required number of patients in pragmatic approach for platelet-active drugs in the secondary prevention of cardiovascular events. Type I error α = 100%, Type II error β = 0%.

In conclusion, it becomes more and more clear that the problem formulation is essential, determining as it does the choice of treatments, of patients, of criteria and of methods of comparison, interacting with the material and ethical constraint. The choice between the explanatory and pragmatic approach is difficult, at least for two reasons :

- the problems, more often, are neither purely explanatory, nor purely pragmatic.
- doctors and research workers would really like to adopt the two approaches.

Along this line, most trials have to be a compromise between the two approaches. If the compromise is an attempt to reconcile irreconciliables, no valid conclusion in either domain will be reached. If a genuine compromise is achievable, a clear-cut choice on the priority to be accorded either to explanation or decision will make it possible to reach a well thought out formulation of the problems. Then it will lead to the strategy of organizing a succession of different trials which will achieve far more clear and valuable conclusions.

Acknowledgment :

Part I of this paper has been drawn from the book Clinical Trials, by D., Schwartz, R., Flamant and J., Lellouch, translated by M.J.R. Healy Academic Press 1980 London, New-York, Toronto, Sidney, San Francisco.

Dr. E. Eschwege
Prof. Dr. D. Schwartz
Institut National de la Santé
et de la Recherche Médicale
Unité de Recherches Statistiques
16, Avenue Paul-Vaillant-Couturier
F-94800 Villejuif/France

REFERENCES

Anonymous (1980). Aspirin after myocardial infarction. The Lancet, I, 1172-1173.

Aspirin Myocardial Infarction Study Research Group (1980). A randomized controlled trial of aspirin in persons recovered from myocardial infarction. The Journal of American Medical Association, 243, 661 - 669.

Bredin, K. (1977). Multicenter two-year prospective study on the prevention of secondary myocardial infarction by ASA in comparison with phenprocoumon and placebo. In Multicenter Controlled Trials: Principles and problems, edited by Boissel JP, Klimt CR, Paris, INSERM, 76, 79 -92

Boissel, JP., Leizorovicz, A., Schbath, J., Destors, J.M., Gillet, J. (1981). EPSIM, the French oral anticoagulant-aspirin trial in post-myocardial infarction patients : design, organization and quality control procedures. The Scandinavian Journal of Haematology, 27, sup. 38, 47-70.

Elwood, P.C., Cochrane, A.L., Burr, M.L., Sweetnam, P.M., Williams G., Welsby E., Hughes S.J., Renton R. (1974). A randomized controlled trial of acetylsalicylic acid in the secondary prevention of mortality from myocardial infarction. British Medical Journal, I, 436 -440.

Elwood, P.C., Sweetnam, P.M., (1979). Aspirin and secondary mortality after myocardial infarction. The Lancet, II, 1313-1315.

Fields, W.S., Lemak, N.A., Frankowski, R.F., Hardy, R.J. (1977). Controlled trial of aspirin in cerebral ischemia. Stroke, 8, 301-314.

Furberg, C.D., May, G.S. (1980). Clinical trials of platelet active drugs in coronary heart disease : summary of design features. Circulation 62, sup. V : V 49-V 52.

Kakkar, V.V., Howe, C.T., Nicolaïdes, A.N., Renney, J.T.G., Clark, M.B. (1971). Deep vein thrombosis of the leg : is there a high risk group ? American Journal of Surgery, 120, 527-533.

Kakkar, V.V., Corrigan, T.P., Fossard, D.P., Sutherland, I. (1975). Prevention of fatal postoperative pulmonary embolism by low doses of heparin. The Lancet, II, 45-51.

Packham, M.A., Mustard, J.F. (1980). Pharmacology of platelet-affecting drugs. Circulation, 62, (sup. V), V 41-V 41.

Passamani, E.R. (1980). Summary of on-going clinical trials of platelet-active drugs in cardiovascular disease. Circulation, 62 (sup. V), V 106- V 110.

Samama, M., Devred, C., Bousser, M.G. (1976). Etude critique des essais thérapeutiques consacrés à l'héparine à faibles doses et aux antiagrégants plaquettaires. La Revue de Médecine, 21-22, 1191-1200.

Schwartz, D., Flamant, R., Lellouch, J. (1980). Clinical Trials. Academic Press. London, New York, Toronto, Sidney, San Francisco.

The Anturane Reinfarction Trial Research Group (1978). Sulfinpyrazone in the prevention of cardiac of cardiac death after myocardial infarction. The New England Journal of Medicine, 298, 289-295.

The Canadian Cooperative Study Group (1978). A randomized trial of aspirin and sulfinpyrazone in threatened stroke. New England Journal of Medicine, 299, 53-59.

The Coronary Drug Project Research Group (1976). Aspirin in coronary heart disease. Journal of Chronic Disease, 29, 625-642.

The Persantine Aspirin Reinfarction Study Research Group (1980). Persantine and Aspirin in coronary heart disease. Circulation, 62, 449-461.

Weiss, H.J. (1980). Platelet-active drugs in the secondary Prevention of Cardiovascular Events. An overview. Circulation, 62 (sup. V), V 41-V 43.

KORREFERAT ZUM BEITRAG VON E. ESCHWEGE UND D. SCHWARTZ

B. SCHNEIDER
Medizinische Hochschule Hannover
Institut für Biometrie

The paper by E. Eschwege and D. Schwartz points out a very important feature of clinical trials: "that problem formulation is essential". Different clinical trials may be concerned with different problems and need different methods for analysis. It is not appropriate to restrict the analysis of all clinical trials primarily to acception or rejection of a null-hypothesis at a preassigned significance level. This was already stated by M. Zelen during a Biometric Seminar of the National Institutes of Health in Bethesda 1965. He said in the discussion: "We have learned one has only to determine whether to reject at the 5 per cent or 1 per cent level. Then the statistician can grandly draw obvious conclusions about data from any scientific field by proclaiming significance or non-significance. Such nonsense is taught usually by professors who have had minimal contact with the applications of statistical methods to scientific problems" (Cutler et al. (1966), page 873).

In the paper two approaches for design and analysis of clinical trials are treated:

- the <u>explanatory approach</u> which corresponds to the classical two-tailed significance test of a null-hypothesis: H_0 : B-A = 0 against the alternative H_1 : B-A $\neq$ 0.
- the <u>pragmatic approach</u> where the decision is made between two alternatives: H_1 : B-A $<$ 0 and H_2 : B-A $>$ 0.

The pragmatic approach seems to be similar to the classical one-tailed hypothesis except for the fact, that in each of the two hypotheses the zero-point is excluded.

One could combine both approaches by a 3-decision formulation:

$H_1 : B\text{-}A < \theta_1$ with a priori probability q_1

$H_o : \theta_1 \leqq B\text{-}A \leqq \theta_2$ with a priori probability q_o

$H_2 : \theta_2 < B\text{-}A$ with a priori probability q_2

where θ_1, θ_2 are some arbitrarily chosen constants ($\theta_1 < \theta_2$). Fixing the a priori probabilities q_1, q_o and q_2 and the corresponding likelihoods an optimal decision rule can be obtained by Bayes-methods. We see the "pragmatic approach" results from this 3-decision problem by fixing $q_o = 0$ and $q_1 = q_2$. The explanatory approach corresponds to a selection of q_o and $q_1 = q_2$ in such a way, that the error probability for rejecting H_o (if it is true) does not exceed the pre-assigned value α. As Wald (1950) has shown, the corresponding a priori probability can be considered as "least favorable". It should be mentioned that the 3 decision formulation is also used in sequential trials (see Armitage (1960)) by combining two one-tailed sequential test procedures for the hypotheses: H_1 ($B\text{-}A < \theta_1$) against H_o' ($B\text{-}A \geqq \theta_1$) resp. H_o'' ($B\text{-}A \leqq \theta_2$) against H_2 ($B\text{-}A > \theta_2$). For each of the hypotheses H_o' and H_o'' the error probability $\beta/2$ is assigned (if either H_1 or H_2 is true and H_o' or H_o'' accepted) and for each of the other hypotheses H_1 and H_2 the error probability $\alpha/2$ (if $H_o' \cup H_o''$ is true). This approach corresponds to an assignment of "least favorable" a priori probabilities to the 3 hypotheses.

The question may be allowed, whether the two-decision or three-decision approach is adequate and really "pragmatic" for all or at least most of the clinical studies. I do not believe it. Most of the clinical trials are characterized by the following features:

- There are more than one response variable and plenty of concomitant variables.
- There are more than one question to be answered by the results (e.g. questions for the treatment effect to different response variables as prolongation of lifetime and prevention of recurrent events; questions for therapeutic and toxic effects; questions for prognostic indicators of the adequateness of therapeutic strategies).
- There may be unexpected findings during the trials, which may change the originally planned design or intended analysis.

For the first two situations the approaches discussed above have only limited relevance and can almost be used to answer partial questions. The problem is how to combine such partial answers to a satisfactory analysis of the whole trial. This problem is classified as "exploratory data analysis" (see Victor et al. (1980)).

I believe strongly that the methods of exploratory data analysis are more realistic and pragmatic approaches for the analysis of clinical trials than hypotheses testing.
The problem of analyzing unexpected findings is controversly discussed by statisticians. Some of them - the "purists" - would strongly object to do such an analysis. On the other hand there are outstanding statisticians who strongly recommend the application of statistical methods in such situations. So the late Jerome Cornfield said at the above cited Biometric Seminar in 1965: "Of course a re-examination in the light of results of the assumptions on which the pre-observational partition of the sample space was based would be regarded in some circles as bad statistics. It would, however, be widely regarded as good science. I do not believe that anything that is good science can be bad statistics, and conclude my remarks with the hope that there are no statisticians so inflexible as to decline to analyze an honest body of scientific data simply because it fails to conform to some favored theoretical scheme. If there are such, however, clinical trials, in my opinion, are not for them" (Cutler et al. (1966), page 866).

References

Armitage, P. (1960). Sequential Medical Trials. Springfield, Ill.: C.C. Thomas.

Cutler, S.J., Greenhouse, S.W., Cornfield, J., Schneiderman, M.A. (1966). The role of hypothesis testing in clinical trials. Journal of chronical Diseases 19, 857-882.

Victor, N., Lehmacher, W., van Eimeren, W. (1980). Explorative Datenanalyse. Berlin, Heidelberg, New York: Springer-Verlag.

Wald, A. (1950). Statistical Decision Functions. New York: Wiley and Sons.

Prof.Dr. B. Schneider
Medizinische Hochschule Hannover
Institut für Biometrie
Karl-Wiechert-Allee 9
3000 Hannover 61

DIE BEDEUTUNG DER EINZELFALLBETRACHTUNG IN DER PSYCHOTHERAPIEFORSCHUNG

F. PETERMANN
Psychologisches Institut der Universität
Bonn

Zusammenfassung

Die Ausführungen verstehen sich als umfassendes Plädoyer für die Einzelfallbetrachtung in der Psychotherapieforschung und gehen davon aus, daß die Einzelfallanalyse eine optimale Möglichkeit der Therapieverlaufskontrolle (Verlaufskontrolle, Veränderungsmessung; Petermann 1978) bildet. Im Detail verfolgen die Ausführungen zwei Ziele:

(1) Darstellung eines methodischen Konzeptes der Einzelfallanalyse, wobei besonders die formal-statistischen Anforderungen an die Auswertung von klinischen Einzelfällen diskutiert werden.

(2) Diskussion der praxisnahen Gewinnung und Verarbeitung von Einzelfalldiagnosen im Alltag des Klinikers.

Das methodische Vorgehen wird am Beispiel von Effizienzkontrollen bei Rehabilitationsmaßnahmen mit psychiatrischen Langzeitpatienten erläutert. Die Ergebnisse der Zeitreihenanalyse (nach den ARIMA-Modellen) werden diskutiert und deren Grenzen im Forschungsprozeß aufgezeigt.

1. Einführung

Die Einzelfallbetrachtung verkörpert als Ansatz die Reduktion einer Verlaufsbetrachtung auf einen konkreten Einzelfall und eröffnet die Chance, Teilschritte eines Veränderungsprozesses aufzuschlüsseln (Petermann, 1978). Innerhalb der Psychotherapieforschung beschäftigt sich die Einzelfallbetrachtung mit der Abbildung von Therapieverläufen, der Erfassung von Therapiefortschritten oder des Rehabilitationserfolges eines einzelnen Patienten. Für die Realisierung einer Einzelfallstudie sind zumindest die in Abbildung 1 zusammengestellten fünf Schritte notwendig. Zweifellos ergibt sich eines der schwierigsten Unterfangen aus der Erstellung eines einzelfallzentrierten Prädiktionsmodells zur Vorhersage des individuellen Verhaltens. Unter einem einzelfallzentrierten Prädiktionsmodell wird das Produkt der Bemühungen verstanden, eine globale psychologische Theorie auf die Bedingungen des konkreten Einzelfalles zu übertragen. Die wesentlichen Aussagen eines solchen Prädiktionsmodelles beziehen sich auf:

- die Bestimmung von Variablen, von denen eine Veränderung durch eine therapeutische Intervention erwartet werden kann,
- die Einordnung der therapeutischen Veränderungen in vorgegebene Konzepte der Konstanz und Variabilität und
- die Aufstellung einer hierarchischen Sequenz von Therapieschritten, die am ehesten einen Therapieerfolg gewährleistet.

Das einzelfallzentrierte Prädiktionsmodell kann aber erst dann präzisiert werden, wenn es gelingt, qualitative Informationen, die im Rahmen einer Fallbeschreibung mit Hilfe von Explorationen gewonnen werden, in es zu integrieren. Es wird dabei vorausgesetzt, daß die bisherige Problembewältigung bzw. der Krankheitsverlauf als entscheidende Variablen des Therapieverlaufes anzusehen sind. Die qualitativen Informationen sollten auch Hinweise auf subjektive (persönliche) Ziele des Patienten hinsichtlich der Therapie beinhalten und vor allem einen Hinweis darauf geben, in welchen Situationen das Problemverhalten optimiert werden soll. Es ist oftmals entscheidend, die qualitativen Informationen (biographische und pathographische Hinweise) für die Therapieplanung heranzuziehen; sie sind für die Gewinnung von Erfolgskriterien von entscheidender Bedeutung.

Eine zentrale Information für die Abschätzung des Therapieerfolges ergibt sich aus der Stabilität der Daten aus der Vorphase der Therapie (Baseline). Diese prospektiven Daten bestehen meist aus der Beobachtung des Problemverhaltens (z.B. täglich erhobene Beobachtungen, Selbstreports, Einschätzung von Dritten). Für die Bestimmung des Aussagewertes dieser Informationen ist es bedeutsam, daß es sich um Erfassungsmethoden handelt, die wiederholt eingesetzt werden können (Petermann, 1978).

(1) Erstellung eines einzelfallzentrierten Prädiktionsmodells zur Vorhersage des individuellen Verhaltens bzw. der Verhaltensänderung (Festlegung der zentralen variablen Komplexe, Abklärung der Konzepte der Konstanz und Variabilität, Erstellung einer Taxonomie bzw. Hierarchisierung von problematischen Situationen)

↓

(2) Gewinnung qualitativer Informationen zur Erstellung einer Fall-Beschreibung (Heranziehung von Explorations-/Anamnesedaten zur Bestimmung des bisherigen Krankheitsverlaufes; Hinweise auf subjektive Ziele; Erfragen von Situationen, in denen das Problemverhalten modifiziert werden soll)

↓

(3) Festlegung von Erfassungsmethoden, die wiederholt eingesetzt werden können (psychophysiologische Maße, Selbstreports, Beobachtungsdaten u.ä.)

↓

(4) Durchführung von Beobachtungen hinsichtlich des Problemverhaltens (z.B. täglich erhobene Beobachtungsdaten, Hinweise hinsichtlich der aktuellen Verhaltensstabilität)

↓

(5) Erstellung einer Verlaufsstrukturhypothese (Verlaufsschablone zur Charakterisierung der individuellen Veränderungen)

Abbildung 1:
Schritte bei der Realisierung einer Einzelfallstudie

Das Kernstück im Rahmen der Realisierung einer Einzelfalluntersuchung besteht in der Formulierung einer auf die Veränderbarkeit (Veränderungssensibilität) des Patienten bezogenen Hypothese. Diese Verlaufsstrukturhypothese stellt eine theoretische Schablone dar, die über die therapiebegleitend erhobenen Daten gelegt wird. In der Präzision der Formulierung dieser Hypothese liegt der Informationszuwachs für die Praxiskontrolle. Der Informationszuwachs bezieht sich auf die Prüfung der Abfolge der individuellen Lernschritte und die zeitliche Erstreckung der Lernniveaus.

2. Ein Anwendungsbeispiel: Rehabilitationserfolg bei hospitalisierten Patienten

Das Anwendungsbeispiel beschäftigt sich mit der Effektabsicherung bei milieubezogenen Interventionsmaßnahmen (Heim, 1978) bei psychiatrischen Langzeitpatienten (Klinikaufenthalt von mehreren Jahren). Langzeitpatienten weisen die charakteristischen Folgen der Institutionalisierung auf:

- Reduktion der Fähigkeit zum unabhängigen Denken und Handeln,
- "Verflachung" der Bedürfnisse und der Initiative sowie
- sozialer Rückzug, d.h. es entstehen keinerlei freundschaftliche Beziehungen zwischen Personal und Patienten oder unter den Patienten.

Die milieubezogenen Maßnahmen sollten innerhalb eines zeitlich eng umgrenzten Rahmens (ca. 2 - 3 Monate) durch die Einrichtung eines Modellhaushaltes, der vom Versorgungssystem der Klinik abgekoppelt war, erfolgen. In dem Modellhaushalt hatten die Patienten (männliche Patienten zwischen 20 und 40 Jahren) ein eigenes Zimmer, eine gemeinsame Küche, ein gemeinsames Wohnzimmer und Bad. Die hierarchisch abgestufte Hinführung zu dem Rehabilitationsziel umfaßt die folgenden Schritte: (A) Einzug in den Modellhaushalt, (B) Planen und Zubereiten von Mahlzeiten, (C) Umgang mit eigenem Geld und (D) Alleine-Planen (z.B. Freizeitaktivitäten).

Durch den vorgestellten Interventionsplan soll den Langzeitpatienten ein Mehr an Lern-, Erlebnis- und Handlungsmöglichkeiten geboten werden. Dieses Ziel läßt sich durch ein strukturiertes Milieu erreichen, das die Auftrittswahrscheinlichkeit von kompetenten Verhaltensweisen erhöht. Das strukturierte Milieu wird durch die Umsiedlung der Langzeitpatienten von der Klinikstation in eine kleine, weitgehend von der Klinik unabhängige Wohngruppe und durch die Hierarchisierung der Milieufaktoren (A) - (D) realisiert.

Die durch den Modellhaushalt hervorgerufenen Veränderungen wurden anhand eines überarbeiteten Beobachtungsbogens nach Kayser et al. (1973)

erfaßt, der die folgenden Teilbereiche beinhaltet: Körperlicher Gesamteindruck, psychische Stabilität, Stimmungslage, Selbstsicherheit, Selbständigkeit, Auffassungsgabe, Konzentration, Initiative, Fleiß, Gruppenaktivität, Gruppengefühl, Regelverhalten, Arbeitstempo und Arbeitserledigung.

Die Verhaltensbeobachtungen wurden täglich über einen Zeitraum von 30 Minuten während der Besprechungen der Mitglieder des Modellhaushalts von zwei Klinischen Psychologen durchgeführt; zudem wurden die Gespräche aufgezeichnet und inhaltsanalytisch ausgewertet. Die vorliegenden Ausarbeitungen beziehen sich allerdings ausschließlich auf die Auswertung der Beobachtungsdaten.

3. Hypothesen

Der Modellhaushalt zielt auf eine Aktivierung der Einzelperson ab, die im Rahmen der automatischen und vollkommenen Bedürfnisregelung durch die Klinik nicht gewährleistet ist. Die Entwicklung von Aktivitäten zur Bedürfnisabdeckung geht Hand in Hand mit einem Wandel vom Passiv-Sein zum Aktiv-Sein, d.h. der Selbständigkeit und Selbstversorgung des Patienten. Im einzelnen wird nicht erwartet, daß ein in allen Punkten reibungsloses Funktionieren des Modellhaushaltes erreicht wird, sondern vielmehr das Heranführen an die eigenständige Problemerkennung, -strukturierung und -bewältigung. Diese Heranführung wird mehr oder weniger ausgeprägt durch die Veränderung der Umwelt und der daraus resultierenden Anforderungen moderiert. Die einzelnen Stufen werden in folgenden zeitlichen Abständen durchlaufen: Nach 16 Tagen (A), nach weiteren 16 Tagen (B), nach 20 (C) und schließlich nach 18 Tagen (D). Es ist jedoch nicht davon auszugehen, daß bei allen Patienten interventionsanaloge Einschnitte auftreten, d.h., daß die Veränderungen bei jedem Patienten unmittelbar durchschlagen.

Um zumindest teilweise eine Vergleichbarkeit zwischen den Patienten zu gewährleisten, werden folgende drei - für alle Patienten mehr oder weniger charakteristische - Kategorien im Rahmen der Hypothesenformulierung berücksichtigt: psychische Stabilität, Gruppengefühl und Selbständigkeit.

Psychische Stabilität bezieht sich auf die Fähigkeit, mit Kritik, Unsicherheiten und Angriffen umzugehen. Die Folge einer hoch ausgeprägten psychischen Stabilität beinhaltet, daß konfliktbeladene Situationen bewältigt werden und nicht mit Flucht (aus dem Felde gehen) reagiert wird. Das Ausmaß an Selbständigkeit ist in der Beziehung Individuum und Aufgabe erkennbar. Die Intervention sollte zu einer eigenständigen Bearbeitung einer Aufgabe führen, die durch aktives, unabhängiges Denken und Handeln bestimmt ist. Die Kategorie "Gruppengefühl" erfaßt jene Verhaltensweisen, die sich auf das Wahrnehmen von sozialen Zusammenhängen und das Einordnen in soziale Gefüge beziehen.

Neben diesen generellen Kategorien werden für jeden Patienten jeweils zwei für ihn charakteristische gewählt. Die nachfolgende Hypothesenformulierung demonstriert am Beispiel des Patienten V. das methodische Vorgehen.

Hypothesenformulierung für Patient V.

Die Personenbeschreibung legt den Schluß nahe, daß aufgrund der Aufgeschlossenheit von V. eine sehr gute Förderungsmöglichkeit besteht. Als besonders änderungssensitive Kategorien aus dem Kayser et al.-Bogen, die die Grundlage der Hypothesenformulierung bilden, können angeführt werden:

- aufgrund der Sensibilität von V. und durch die gezielten Hilfen in dem Modellhaushalt kann man annehmen, daß sich die psychische Stabilität erhöht;
- die Aufnahmebereitschaft für Kritik wird entscheidend die persönliche Initiative fördern;
- das positive "Erleben" des Modellhaushaltes wird zur Folge haben, daß Gruppengefühl und Gruppenaktivität sich ausbilden; und
- die Schwierigkeiten bei der Umsetzung von erkannten Problemen in Handlungsanweisungen zu deren Bewältigung vermindern sich durch den Modellhaushalt (= Erhöhung der Selbständigkeit).

HYP (1): Bei V. treten stufenweise sich vollziehende, kontinuierliche, mit einem ansteigenden Trend verlaufende Veränderungen auf, die aufgrund der intellektuellen Flexibilität und Aufgeschlossenheit von V. unmittelbar den hierarchisch geplanten Interventionen folgen.

HYP (1.1): Der unter HYP (1) angenommene Verlaufstyp trifft für alle änderungssensitiven Kategorien zu.

4. Ergebnisse und Interpretation

Die statistische Datenauswertung erfolgt mit Hilfe der Zeitreihenanalyse nach den ARIMA-Modellen (vgl. Kratochwill, 1978; Petermann & Hehl, 1979), die eine Meßreihe (bei Patient V. über 70 Tage) in verschiedene Komponenten wie Niveau, Trend oder Oszillation zerlegen. Es handelt sich hierbei um eine stochastische Zerlegung der Komponenten, da eine Veränderung über die Zeit nicht nur einer oder mehreren eindeutig zu identifizierenden Variablen zugeschrieben wird, sondern ein gewisser

nisse ist in der intellektuellen Flexibilität und psychischen Sensibilität zu sehen, die bei V. in ihrer Kombination als ideale Moderatoren des therapeutischen Erfolges fungieren.

5. Einzelfallbetrachtung und klinische Praxis

In der klinischen Praxis zeigt es sich, daß die Zeitreihenanalyse nur schwer oder gar nicht durchgeführt werden kann, da der EDV-Aufwand zu groß ist. Für die klinische Praxis gilt es zukünftig in verstärktem Maße, die Bedingungen zu formulieren, die eine Einzelfalldiagnose möglich machen. Eine Einzelfalldiagnose ist hierbei in der klinischen Praxis sowohl für die Indikationsstellung als auch für das therapiebegleitende Prüfen bedeutsam. Für beide Belange sind unterschiedliche Informationsquellen notwendig und so werden in der Praxis situationsbezogene Informationen (Situationstests), regelgeleitet aufbereitete retrospektive und prospektive Daten erforderlich sein (vgl. Petermann & Petermann, 1978).

Ein für die Praxis leicht handhabbares Datenbeschreibungsmodell stellen multivariate Kontingenztafeln dar, die es gestatten, Verlaufsstrukturen zu testen (Hildebrand et al., 1977). Dieses Datenbeschreibungsmodell, die sogenannte "DEL-Analyse", analysiert therapiebegleitend erhobene Daten (z.B. Informationen aus dem Krankenblatt), wobei das statistische Verfahren ca. 40 - 70 wiederholte Messungen bei einem Patienten voraussetzt, um bei differenzierten Einschätzungen des Patienten zu reliablen Veränderungsaussagen zu gelangen. Empirisch bestätigte Verlaufsstrukturaussagen sind im klinischen Alltag zur Durchführung einer differentiellen Indikation von großer Bedeutung.

Literatur

Heim, E. (Ed.), (1978). Milieutherapie. Huber, Bern.

Hildebrand, D.K., Lang, J.D. & Rosenthal, H. (1977). Predicition of cross classifications. Wiley, New York.

Kayser, M., Krüger, M., Mävers, W., Petersen, P., Rohde, M., Rose, H.K., Veltin, A. & Zumpe, V. (1973). Gruppenarbeit in der Psychiatrie. Erfahrungen in der therapeutischen Gemeinschaft. Thieme, Stuttgart.

Kratochwill, T.R. (Ed.), (1978). Single-case analysis. Academic Press, New York.

Petermann, F. (1978). Veränderungsmessung. Kohlhammer, Stuttgart.

Petermann, F. & Hehl, F.-J. (Ed.), (1979). Einzelfallanalyse. Fortschritte der Klinischen Psychologie. Vol. 18. Urban & Schwarzenberg, München.

Petermann, F. & Petermann, U. (1978). Training mit aggressiven Kindern. Urban & Schwarzenberg, München.

Priv.-Doz. Dr. Franz Petermann
Psychologisches Institut der Universität Bonn
An der Schloßkirche 1, 53oo Bonn

Tabelle 1:

Ergebnisse der Zeitreihenanalyse

Kategorien	Abhängigkeitsmodell	Schätzwerte Theta/Phi	HYP (1) t-Wert
PATIENT V.			
psychische Stabilität	0,1,1	.98/-	5.87
Selbständigkeit	0,1,1	.98/-	5.81
Gruppengefühl	1,0,0	-/.36	6.43
Initiative	0,1,1	.98/-	7.03
Gruppenaktivität	0,0,0	-/-	2.48 +

+ = Anstieg zwischen (B) und (C)

Erläuterung:

Die Abhängigkeitsmodelle stellen die mit Hilfe von Auto- und Partialautokorrelation bestimmte seriale Abhängigkeit in den Daten dar (= das Ausmaß des Erinnerns eines Meßwertes an vorhergegangene; vgl. Kratochwill, 1978; Petermann & Hehl, 1979). Es lassen sich die folgenden Abhängigkeitsmodelle in Tabelle 1 unterscheiden:

0,0,0 = unabhängige Meßreihe; es liegt keine seriale Abhängigkeit vor und der übliche t-Test wird zur Signifikanzprüfung herangezogen.

1,0,0 = autoregressiver Prozeß erster Ordnung, d.h. die Meßwerte werden von den jeweils unmittelbar vorausgehenden Messungen beeinflußt.

0,1,1 = nicht-stationäre Abhängigkeit, die zu gewichteten Gleitmittelprozessen erster Ordnung führt.

Die Schätzwerte Theta und Phi geben das Ausmaß der Abhängigkeit genauer an und können von ihrem Zahlenwert wie Korrelationskoeffizienten interpretiert werden.

Signifikanzgrenzen: $t_{0.05} = 2.00$; $t_{0.01} = 2.66$; $t_{0.001} = 3.46$

Teil als zufällig angesehen wird. Die hier zugrundegelegten linearen Zeitreihenmodelle bestehen aus autoregressiven Prozessen, Gleitmittelprozessen oder deren Kombination. Die Ergebnisse der Hypothesen für Patient V. gibt Tabelle 1 wieder, wobei die nicht-aufgeklärten Restvarianzen der jeweiligen Modelle nicht gesondert aufgeführt wurden, da alle vergleichbar niedrig ausfallen (zwischen 0.3 und 1.00).

Zeitreihenanalytische Ergebnisse von Patient V.

V. zeigt sehr gute Übereinstimmungen mit den angegebenen Hypothesen (HYP (1) und HYP (1.1)). Die Ergebnisse können ohne Einschränkung die positiven Einflüsse des Modellhaushaltes auf die schrittweise "Nachsozialisierung" des Patienten stützen. Es ist erstaunlich, wie unmittelbar sich bei V. die Veränderung von Umweltfaktoren auf die "Festigung" der Persönlichkeit auswirkt. Der Erklärungshintergrund für diese Ergeb-

PROZESSKONTROLLE THERAPEUTISCHER INTERVENTIONEN MITTELS ZEITREIHENANALYSE

F. MEIER
Medizinische Psychologie, Ruhr-Universität
Bochum

Immer dann, wenn subjektiv-emotionale Bewertungen durch den Patienten für die abschließende Beurteilung der Effektivität von therapeutischen Maßnahmen wesentlich sind, erscheint wegen vielfältiger Urteilsfehler eine detaillierte, verlaufsorientierte Beurteilung von Empfindungsveränderungen als Effekte der therapeutischen Intervention notwendig.

In diesem Beitrag wird die Möglichkeit der Analyse von erhobenen Merkmalsprozessen auf der Grundlage von Regressionsschätzungen diskutiert, wobei das Problem der stochastischen Unabhängigkeit bei Meßwiederholungen mit Hilfe der ARIMA-Prozeßmodelle von Box & Jenkins gelöst wird.

Die Kontrolle medizinisch-therapeutischer Interventionseffekte bereitet immer dann besondere Schwierigkeiten, wenn erwartete Effekte nicht ausschließlich im Bereich objektivierbarer physiologischer oder biochemischer Indikatoren liegen, sondern sich eher im subjektiv-emotionalen Befinden und Urteil des Patienten ausdrücken sollen. Vor allem abschließende bzw. summative Urteile müssen als suboptimal gelten, wenn sie einen längeren Erlebenszeitraum abbilden sollen, in dem neben der Interventionsmaßnahme vielfältige Ereignisse des täglichen Lebens wirksam geworden sind. Zudem ergeben sich oft Probleme bei der Überprüfung möglicher Effekte in streng experimentellen Untersuchungsanordnungen, wenn Kontroll- oder Wartegruppen gewonnen werden sollen, nicht zuletzt aus wissenschaftlich-ethischen Bedenken.

Als alternativen Zugriff zur Kontrolle zeitwirksamer Therapieeffekte hatten bereits Campbell & Stanley (1963) im Bereich der sozialwissenschaftlichen Methodologie die Anwendung 'quasi-experimenteller' Untersuchungsanordnungen empfohlen, die im wesentlichen auf die detaillierte Beschreibung von Merkmalsausprägungen im Zeitverlauf ausgerichtet sind. Lange Zeit standen aber für die angemessene Analyse von Verlaufsdaten keine quantitativen Methoden zur Verfügung, so daß entweder die visuelle Beurteilung graphischer Darstellungen oder aber eine varianzanalytische Auswertung angewendet wurde, bei der zahlreiche wertvolle Einzeldaten zu Blöcken zusammengefaßt werden. Die geforderte stochastische Unabhängigkeit der Ereignisse wurde aber bei der Verwendung linearer Regressionsmodelle in der Regel ungeprüft vorausgesetzt.

Im Rahmen medizin-psychologischer Verlaufsuntersuchungen habe ich dagegen einen Ansatz der Zeitreihenanalyse an verschiedenen Untersuchungsfragen erprobt, der von Glass, Willson & Gottman (1975) in Anlehnung an die grundlegende Arbeit von Box & Jenkins (1970) in die sozialwissenschaftliche Forschung eingeführt worden ist. Die Ausgangsüberlegung dieses Ansatzes ist die Analyse von Effekten in Zeitreihen aufgrund angenommener externer Bedingungen mittels Linearkombination im Regressionsansatz:

$$b_1 x_{1t} + b_2 x_{2t} + \dots + b_k x_{kt} + a_t$$

Die abhängige Variable Y wird dabei gedacht als Kompositum aus mehreren gewichteten unabhängigen Variablen X und einem Zufallsfehler A. Die wesentliche Schwierigkeit bei diesem Regressionsansatz ergibt sich, wie bereits angedeutet, aus Fehlschätzungen aufgrund von stochastisch unabhängigen Verlaufsdaten. Die sequentiellen Interdependenzen in Merkmalsprozessen lassen sich recht einfach mit Indikatorfunktionen wie der Autokorrelations- oder Partialautokorrelationsfolge oder aber dem Frequenzspektrum sichtbar machen.

Darüberhinaus konnen aber mit Hilfe der von Box & Jenkins (1970) entwickelten ARIMA-Prozeßmodelle Transformationsgewichte zur Bereinigung der sequentiellen Interdependenzen hergeleitet werden, wodurch eine Anwendung von Regressionsanalysen auf Zeitreihen möglich wird. Das bei Wiederholungsmessungen am häufigsten zu identifizierende Abhängigkeitsmodell ist der Moving-Average 1. Ordnung,

$$\text{MA}(1): \quad z_t = L + a_t - \Theta a_{t-1}$$

bei dem sich ein Prozeßereignis z aus dem Prozeßniveau L, einem aktuellen Zufallsereignis a und einem mit Θ gewichteten vorhergehenden Zufallsereignis ergibt. Es wird also angenommen, daß ein Prozeßereignis das folgende mitbeeinflußt. Daraus läßt sich dann als korrigierte Regressionsgleichung zur Bestimmung von k Effekten entwickeln:

$$\text{MA}(1): \quad y_t = (1 + \Theta + \ldots + \Theta^{t-1})b_1 x_{1t} + \ldots$$

$$\ldots + (1 + \Theta + \ldots + \Theta^{t-1})b_k x_{kt} + a_t$$

Unter Verwendung von Design- bzw. Dummy-Variablen als unabhängige Variablen X lassen sich so beliebige, möglichst aber theoriegeleitete Bedingungseffekte in Zeitreihen untersuchen.

Zur Veranschaulichung ist in Abbildung 1 die tägliche Antwort eines Rheumapatienten auf die Frage "Wie sind Ihre Schmerzen jetzt?" während eines vierwöchigen Klinikaufenthaltes graphisch dargestellt. Der Patient hatte die Möglichkeit, sein Urteil auf einer siebenstufigen Skala von 'sehr schlechtem Befinden (1)' bis 'sehr gutem Befinden (7)' abzubilden. Mit einem vierfaktoriellen Design konnten für jede Woche des Klinikaufenthaltes mittlere Befindensurteile ermittelt werden:

1. Woche: 5,55 Skaleneinheiten (SE)
2. Woche: 4,84 SE
3. Woche: 3,72 SE
4. Woche: 3,33 SE

Das Ausmaß der sequentiellen Interdependenz entsprechend einem MA(1)-Prozeßmodell betrug dabei $\theta = -.33$, die Residualvarianz $v = 0{,}434$. Die geschätzten Effekte bilden den Verlauf des Schmerzempfindens recht gut ab, der insgesamt eine Zunahme des Schmerzempfindens beinhaltet, wenngleich sich lediglich die Verschlechterung in der vierten Woche gegenüber der ersten Woche um 2,22 SE als statistisch bedeutsam erwies.

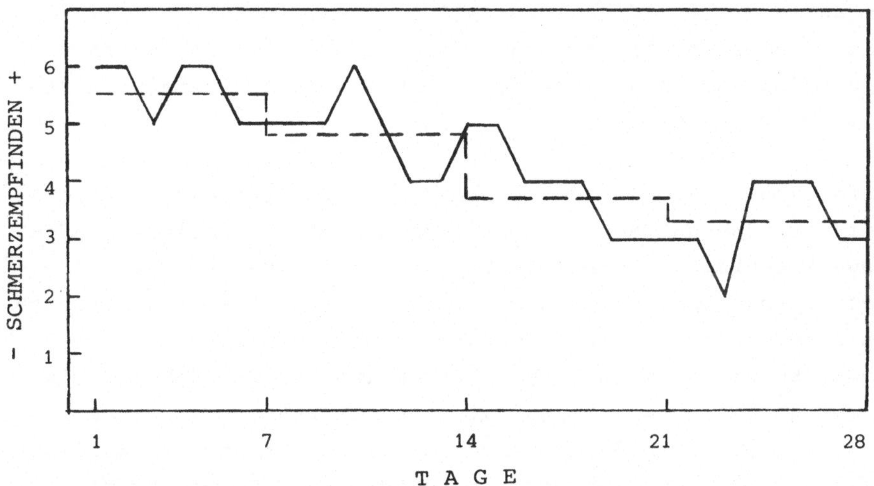

Abbildung 1:
Verlauf der Urteilsausprägung auf die Frage "Wie sind Ihre Schmerzen jetzt?" während 28 Tagen Klinikaufenthaltes eines Rheumapatienten und die mittleren Wochenschätzungen (gestrichelte Linie)

Die Vorteile dieser prozeßorientierten Analysemethode für die Kontrolle subjektiv-emotionaler Befindensurteile ergeben sich aus der Möglichkeit,

(a) Erlebensräume bezüglich der Auswirkungen therapeutischer Maßnahmen in ihrer zeitlichen Erstreckung soweit wie nötig einzugrenzen,
(b) erhobene Merkmalsprozesse nicht nur visuell zu beurteilen, sondern im Zeitbereich quantitative Effektschätzungen vornehmen zu können,
(c) die einzelfallstatistischen Ergebnisse intraindividueller Verlaufsanalysen aggregieren zu können, d.h. die individuell ermittelten Bedingungseffekte können als 'personspezifische Prozeßparameter' in gruppenstatistische Analysen mit der Möglichkeit der Validierung bzw. Bedeutungszuordnung (vgl. Meier 1981a) überführt werden, wobei allerdings ein einheitliches Interventionsdesign für alle untersuchten Merkmalsprozesse vorausgesetzt werden muß,
(d) die in Merkmalsprozessen enthaltenen sequentiellen Interdependenzen nicht nur zu bereinigen, sondern ihr Ausmaß zu quantifizieren. So konnte ich beispielsweise bei der Untersuchung des täglichen Zeitaufwandes für die Lernarbeit von Medizinstudenten im Verlaufe eines Semesters die Ausprägung der sequentiellen Interdependenzen in bedeutsame Zusammenhänge mit Motivationsdimensionen stellen (vgl. Meier 1981b).

Als ein relevantes Problem der Prozeßkontrolle ergibt sich allerdings bei der Erhebung von subjektiv-emotionalen Urteilsverläufen die adäquate Befragung. Die Erfahrungen haben gezeigt, daß die Anzahl der Fragen einerseits nicht zu groß sein darf, andererseits aber den interessierenden Befindensausschnitt differenziert abbilden muß. So bieten sich einmal allgemeine Befindensskalen mit relativ wenigen Items wie beispielsweise die B-S von v.Zerssen & Koeller (1976) an, die 28 Adjektive enthält, oder aber es werden Protokollbögen mit ganz wenigen problembezogenen Items für die tägliche oder auch häufigere Beantwortung konstruiert. Da bei allen sogenannten reaktiven Meßverfahren Probleme durch Antworttendenzen wie z.B. der 'sozialen Erwünschtheit' nicht auszuschließen sind bzw. im Gespräch mit dem Arzt oftmals auf der Hand liegen, ist es sinnvoll, Gegenkontrollen durch Fremdbeurteilung und -einschätzung vorzunehmen, die mit denselben prozeßanalytischen Methoden auf Übereinstimmung hin untersucht werden können.

Der Einsatz prozeßorientierter Untersuchungsmethoden bringt naturgemäß einen höheren Aufwand an Datenerhebung, -aufbereitung und

-auswertung mit sich, der aber durch die hinzugewonnene Informationsdichte bei der Beurteilung von therapeutischen Maßnahmen gerechtfertigt wird. Somit wird ein Einsatzkriterium die Reichweite der Entscheidungen für den Patienten aufgrund der Interventionseffekte sein, wie es z.B. bei Fragen der Verlängerung von Klinikaufenthalten oder anderen kostenwirksamen therapeutischen Maßnahmen der Fall ist.

Box, G.E.P. & Jenkins, G.M. (1970). Time series analysis, forecasting, and control. San Francisco: Holden-Day.

Campbell, D.T. & Stanley, J.C. (1963). Experimental and quasi-experimental designs for research on teaching. In: Gage, N.L. (1963). Handbook of research on teaching. Chicago: Rand McNally.

Glass, G.V., Willson, V.L. & Gottman, J.M. (1975). Design and analysis of time-series experiments. Boulder, Colorado: Associated University Press.

Meier, F. (1981a). Zur Gewinnung und Bedeutungszuordnung personspezifischer Prozeßparameter der Befindlichkeit. Diagnostica, 27, 23-38.

Meier, F. (1981b). Studentisches Arbeiten als Prozeß. Eine Anwendung der Zeitreihenanalyse in der Feldforschung. Psychologia Universalis. Meisenheim / Glan: Hain. (im Druck).

Zerssen,D.v. & Koeller, D.M. (1976). Die Befindlichkeitsskala. Weinheim: Beltz.

Dipl.-Psych. Dr. Friedhelm Meier
Medizinische Psychologie, Abtl. 16
Ruhr-Universität Bochum
4630 Bochum

DOKUMENTATIONSVERFAHREN PSYCHIATRISCHER THERAPIEFORSCHUNG

J. TEGELER
Psychiatrische Klinik der Universität
Düsseldorf

Zusammenfassung

Dokumentationssysteme sind heute für die psychiatrische Therapieforschung unerläßlich. Es werden einige Zielsetzungen standardisierter Beurteilungsverfahren genannt. Eine Einteilung diagnostischer Methoden für psychische Phänomene wird vorgestellt, wobei die Bedeutung der multimethodalen Diagnostik betont wird. Allgemeine Prinzipien der quantitativen Beurteilung werden erläutert. Im weiteren werden Anwendungsmöglichkeiten, Gütekriterien und mögliche Vor- und Nachteile von verschiedenen Fremdbeurteilungsskalen - unter besonderer Berücksichtigung des AMDP-Systems - und von verschiedenen Selbstbeurteilungsskalen beschrieben. Auf Probleme und Beschränkungen (untersucherabhängige und instrumentabhängige Störfaktoren) bei der Anwendung von Beurteilungsskalen wird näher eingegangen.

1. Einleitung

Seit Einführung der Psychopharmaka ist eine nahezu unübersehbare Anzahl von Dokumentationsverfahren und Symptomlisten entwickelt worden. Diese sollen dazu dienen, psychopathologische Phänomene, die in diagnostisch und therapeutisch geführten Gesprächen nur eindrucksmäßig erfaßt werden können, zu objektivieren, quantifizieren, statistisch auswertbar und damit auch international vergleichbar und nachprüfbar zu machen. Dokumentationsverfahren werden mit folgenden Zielsetzungen eingesetzt (FÄHNDRICH, 1978; von ZERSSEN und MÖLLER, 1980):

1. Zur Statusdiagnostik im Sinne einer quantifizierten Deskription psychischer Merkmale im Querschnitt. Sie dient u.a. der Auswahl von Patienten für wissenschaftliche Untersuchungen und liefert Daten für Verlaufsbeschreibungen.
2. Zur Verbesserung der Diagnostik auf syndromatologischer Ebene im Sinne einer Zuordnung von Einzelfällen zu syndromatologischen oder nosologischen Kategorien. Diese mit Hilfe von Faktoren- oder Clusteranalysen ermittelten Syndrome haben sich als Selektionsprinzip in der Therapieforschung bewährt, werden in der Prozeßdiagnostik benutzt und können zur empirischen Überprüfung klinisch intuitiv erfaßter Syndrome beitragen.
3. Zur Prozeßdiagnostik in Form einer Quantifizierung von Veränderungen psychischen Erlebens und Verhaltens im Verlauf. Eine standardisierte Veränderungsmessung ist zur Dokumentation von Krankheitsverläufen und zur Effizienzkontrolle therapeutischer Verfahren von Bedeutung.
4. Zur Verbesserung der Ausbildung von Therapeuten und Pflegepersonal in der Bewertung psychischer Phänomene. Dokumentationssysteme, wie z.B. das AMDP-System werden in vielen Kliniken eingesetzt, um die deskriptive Psychopathologie zu erlernen. Auf AMDP-Trainingsseminaren wurden "Experten-Ratings" von video-aufgezeichneten Interviews hergestellt.
5. Zur Vereinheitlichung der Diagnostik psychischer Auffälligkeiten zwischen Therapeuten unterschiedlicher Schulen. Mit Hilfe von Skalen konnte, auch auf internationaler Ebene, eine wesentliche Verbesserung der Beurteilungsübereinstimmung in der psychiatrischen Diagnostik erreicht werden.
6. Als Voraussetzung für einen Datenpool für spezielle wissenschaftliche Fragestellungen, z.B. für Therapieverläufe oder für die Dokumentation von Begleitwirkungen einer bestimmten Therapieform.
7. Zur Durchführung multizentrischer Forschungsprojekte, die in den letzten Jahren immer mehr an Bedeutung gewonnen haben.

2. Einteilung diagnostischer Methoden

Folgende diagnostische Methoden können unterschieden werden (Tab. 1).

Methode	Informationsart	Beispiele
Fremdbeurteilung (Exploration und freie Verhaltensbeobachtung)	Einschätzungen über gegenwärtiges und/oder vergangenes Verhalten und/oder Erleben	Schätzskalen zur Erfassung von Persönlichkeitszügen oder psychopathologischen Symptomen
Subjektive Tests: Selbstbeurteilung (Selbstbeobachtung, Introspektion)	Einschätzungen über gegenwärtiges und/oder vergangenes Verhalten und/oder Erleben	Selbstbeurteilungsskalen zur Erfassung von Persönlichkeitszügen oder von psychopathologischen Symptomen, Eigenschaftswörterlisten
Systematische Verhaltensbeobachtung (Zeitstichproben-Verfahren, Ereignisstichprobenverfahren)	Anzahl und Art von Verhaltensweisen (Ausdruck, Handlung) während festgelegter Beobachtungsabschnitte	Registrierung des mimischen Ausdrucksverhaltens, Registrierung sozialer Interaktionen
Objektive Tests	Reaktionen auf standardisiert vorgegebenes "Reizmaterial"	Intelligenztests, Konzentrationsleistungstests,
Physiologische Methoden	physiologische Parameter psychischen Erlebens	Messung von Puls, und Blutdruck, Elektroencephalographie
Biochemische Methoden	biochemische Parameter psychischen Erlebens	biogene Amine, Psychopharmaka-Plasmaspiegel

Tab. 1 : Einteilung diagnostischer Methoden

Fremdbeurteilungs- und Selbstbeurteilungsskalen werden vor allem wegen ihrer Praktikabilität besonders häufig eingesetzt. Die Multidimensionalität psychischer Erlebens- oder Verhaltensweisen und therapeutischer Verfahren macht den kombinierten Einsatz verschiedener Beurteilungsmethoden im Sinne einer multimethodalen Diagnostik (BAUMANN und SEIDENSTÜCKER, 1977) erforderlich. Bevor die verschiedenen Fremd- und Selbstbeurteilungsskalen detaillierter beschrieben werden, soll kurz auf einige allgemeine Prinzipien der quantitativen Beurteilung eingegangen werden.

3. Allgemeine Prinzipien der quantitativen Beurteilung

Die Struktur von Dokumentationsverfahren läßt sich durch das in Tab. 2 dargestellte Variablenraster beschreiben (BAUMANN und SEIDENSTÜCKER,1977)

Rater:	Patient, Therapeut, unabhängiger Beurteiler, Bezugspersonen
Situation:	natürlich ... bis ... konstruiert, undurchschaubar oder durchschaubar
Reaktionsausschnitt:	Erlebnisweisen, Verhaltensweisen, Persönlichkeitszüge, Leistungsmerkmale
Reaktionssampling:	unspezifiziert oder unsystematisch bis systematisch, Ereignisstichproben oder Zeitstichproben
Kodierungsregel:	unspezifiziert ... bis ... explizit
Beurteilter Parameter:	Häufigkeit, Dauer, Intensität
Beurteilungskategorien:	beobachtbar ... bis ... erschließbar, einzelheitlich ... bis ... global
Skalierungsform:	numerisch, graphisch, Kontrolliste, Zwangswahl
Zeitrelation zwischen Urteil und Reaktionsausschnitt:	simultan oder retrognostisch
Inferenzregeln:	unspezifiziert ... bis ... explizit
Aussage:	Klassifikation, Statusdiagnostik, Veränderungsdiagnostik, Prognose

Tab. 2 : Variablenraster für standardisierte Beurteilungsverfahren (aus: BAUMANN und SEIDENSTÜCKER, 1977)

Als Rater kommen Patient, Therapeut, unabhängiger Beurteiler und Bezugspersonen in Frage. Die im Rating zu erfassende Situation kann entweder natürlich sein, z.B. die Beurteilung des Probanden durch Angehörige, oder kann konstruiert sein, z.B. durch das von einem Therapeuten strukturiert durchgeführte Interview. In einer durchschaubaren Situation muß mit einer erheblichen Fehlervarianz gerechnet werden. Als Reaktionsausschnitte sind Erlebensweisen, Verhaltensweisen, Persönlichkeitszüge und Leistungsmerkmale zu unterscheiden. Schätzskalen können sich entweder als unidimensionale Skala auf einen Aspekt, z.B. auf die Depressivität oder als multidimensionale Skala auf ein breiteres Spektrum psychischen Befindens beziehen. Im Reaktionssampling, d.h., der für ein Rating in Frage kommenden Reaktionsausschnitte, kann der Beurteilungszeitraum festgelegt werden. Die Codierungsregel kann unspezifiziert bis explizit sein, z.B. durch genaue Beurteilungsvorschriften in einem Glossar. Bei der Beurteilung wird meist ein Integral aus Intensität, Häufigkeit und Dauer des betreffenden Merkmals gebildet. Die Beurteilungskategorien sind entweder beobachtbar oder müssen aus den Äußerungen und aus dem Verhalten des Patienten geschlossen werden. Beurteilungskategorien werden in Skalen entweder als einzelne Merkmale (Items) oder als globales Urteil vorgegeben. Die Skalierungsform der meisten Dokumentationsverfahren ist numerisch. In einigen Skalen wird nur das Vorhandensein bzw. Nichtvorhandensein eines Merkmals registriert, während in differenzierteren Skalen Codierungsmöglichkeiten für mehrere Graduierungen eines Items angeboten werden. Bei unipolaren Skalen erbringen mehr als sieben Graduierungen nur Scheingenauigkeiten. Außerdem sollte bedacht werden, daß die Punkte auf einer derartigen Ordinalskala nicht äquidistant sind. Die Zeitrelation zwischen Urteil und Reaktionsausschnitt ist entweder simultan oder sehr viel häufiger retrognostisch. Die Inferenzregeln für den Schluß von den numerischen Werten einer Skala auf die unterschiedlichen Aussagemöglichkeiten (Klassifikation, Status, Veränderung, Prognose) sind in der Regel explizit am weitesten dort, wo sie in Form eines Algorithmus vorliegen.

4. Standardisierte Beurteilungsverfahren

Im folgenden sollen einige besonders häufig benutzte Fremdbeurteilungs- und Selbstbeurteilungsskalen beschrieben und ihre Anwendungsmöglichkeiten, Gütekriterien und mögliche Vor- bzw. Nachteile genannt werden. Einen umfassenden Überblick dieser Problematik gibt die Monographie von PICHOT (1974). Das COLLEGIUM INTERNATIONALE PSYCHIATRIAE SCALARUM (CIPS, 1977) hat eine Sammlung der wichtigsten Skalen zusammengestellt.

4.1. Fremdbeurteilungsskalen

Das AMDP-System, ein im deutschsprachigen Raum besonders häufig eingesetztes Dokumentationssystem, erfaßt außer dem psychischen und somatischen Befund auch Daten zur Biographie und zur Krankheitsvorgeschichte auf Markierungsleser-Belegen. Die 1oo Merkmale des psychischen Befundbogens basieren im wesentlichen auf der klassischen deskriptiven Psychopathologie. Das AMDP-System ist in erster Linie für die Beurteilung schizophrener und depressiver Erkrankungen konzipiert und differenziert weniger gut organische Psychosen und Neurosen. Ein ausführliches Glossar beschreibt das Vorgehen bei der Befunderhebung und definiert die einzelnen Merkmale. Folgende Codierungsmöglichkeiten sind vorgegeben: nicht vorhanden, keine Aussage, leicht, mittel und schwer.
In den letzten Jahren wurden mehrere Testanalysen des AMDP-Systems durchgeführt. Faktorenanalysen haben, je nach der Zusammensetzung der untersuchten Stichproben, 9 - 12 Faktoren bzw. Syndrome gefunden. Die Symptome des psychischen und somatischen Befundbogens werden nach ihrer Häufigkeit und Spezifität in folgende drei Klassen unterteilt: unspezifisch, spezifisch und unspezifisch selten. Der Vergleich mit anderen Fremdbeurteilungsskalen läßt auf eine ausreichende Validität schließen.
In einer multizentrischen Interrater-Reliabilitätsstudie wurden die mit Hilfe von audio-visuellen Methoden aufgezeichneten Interviews von 12 Patienten von 1oo Beurteilern dokumentiert (BUSCH et al., 1980). Die Interrater-Reliabilität wurde über a_2 und Kappa-Koeffizienten bestimmt. a_2 beschreibt die paarweise Übereinstimmung der Beurteilung und läßt sich aus den arithmetischen Mittelwerten der Übereinstimmung von allen möglichen Rater-Paar-Kombinationen berechnen. Kappa gilt als ein allgemein anerkannter Reliabilitäts-Koeffizient. Bei der Auswertung der AMDP-Belege wurde unterschieden zwischen der Original-Codierung d.h. zwischen den einzelnen fünf Urteilsmöglichkeiten nicht vorhanden, keine Aussage, leicht, mittel, schwer und der dichotomen Codierung, bei der die Markierungen nicht vorhanden und keine Aussage zum Urteil nicht anwesend zusammengefaßt wurden. Die Reliabilität wurde getrennt für die Anwesenheit bzw. Abwesenheit eines Merkmals berechnet. Die Gesamt-Reliabilität der Rater aller Kliniken war mit a_2-Werten von .79 - .86 befriedigend, wobei sich die einzelnen Kliniken nicht wesentlich voneinander unterschieden. Die Beurteilungsübereinstimmung lag besonders hoch für die Items der Merkmalskategorien Orientierungsstörungen, Wahn und Sinnestäuschungen, während sie für die Items der Kategorien Störungen der Affektivität, Störungen der Psychomotorik und Störungen des Trieb- und Sozialverhaltens niedrig war.

Das AGP-System, ein Dokumentations-System für Alterspatienten, ist aufgebaut wie das AMDP-System und hat sich in der Geronto-Psychiatrie bewährt. Validitäts- und Reliabilitätsprüfungen sind geplant.
Die Inpatient Multidimensional Psychiatric Scale (IMPS) umfaßt 75 bzw. 9o in nichtfachlicher Terminologie abgefaßte Merkmale, die sich vor allem auf die Beurteilung schizophrener und depressiver Erkrankungen beziehen. Eine fünf- bis neunstufige Skalierung wird vorgegeben. Die Items können zu zehn Syndromen zusammengefaßt werden. Zahlreiche Validitäts- und Reliabilitätsuntersuchungen, auch aus dem deutschen Sprachraum, haben befriedigende Ergebnisse erbracht.
Bei der Brief Psychiatric Rating Scale (BPRS) handelt es sich um eine gut untersuchte und häufig eingesetzte Skala für schizophrene Patienten. Die BPRS besteht aus 18 Items mit einer siebenstufigen Skalierung. Ein Gesamtpunktwert und Syndrompunktwerte können berechnet werden. Neben dem geringen Zeitaufwand bietet die BPRS den Vorteil, daß jedem Item ein kurzer Kommentar beigegeben ist. Die Differenzierungsfähigkeit ist jedoch im Vergleich zu anderen Skalen geringer.
Die HAMILTON Depression Scale (HAMD) zeichnet sich dadurch aus, daß die Mehrzahl der 21 Items in ihren zwei- bis vier Graduierungen operationalisiert sind. Ein Gesamtscore und Scores von vier Syndromen können berechnet werden. Die Validität und Reliabilität gilt als gut.
Das Present State Examination (PSE) ist ein sehr umfangreiches Dokumentationssystem mit einem strukturierten Interview und ist für die Beurteilung endogener Psychosen konzipiert. Die Reliabilität ist auf Grund der besonderen Standardisierung hoch, während die Praktikabilität wegen des erheblichen Umfangs eingeschränkt ist.
Außer diesen Fremdbeurteilungsverfahren gibt es Skalen, die die soziale Adaption, z.B. das SSIAM, das Verhalten auf der Station, z.B. mit Hilfe der NOSIE und spezielle Begleitwirkungen einer Psychopharmako-Therapie bewerten.

4.2. Selbstbeurteilungsskalen

Selbstbeurteilungsskalen sind ökonomisch, haben keinen Untersucherbias, können aber durch Simulations- und Dissimulationstendenzen verfälscht werden. Patienten mit akuten psychiatrischen Erkrankungen sind häufig nicht in der Lage, die Skalen zuverlässig auszufüllen. Viele Selbstbeurteilungsbögen unterscheiden nicht genau zwischen habituellen Persönlichkeitsdispositionen und aktuell gestörtem Verhalten. Im weiteren werden einige Selbstbeurteilungsskalen beschrieben.
Die Beschwerdenliste (BL), in zwei Parallelformen mit jeweils 24 Merkmalen, registriert das Ausmaß subjektiver Beeinträchtigung durch kör-

perliche und allgemeine Beschwerden. Normwerte aus der bundesdeutschen Durchschnittsbevölkerung und Referenzwerte für verschiedene klinische Gruppen liegen vor.

Die Eigenschaftswörterliste (EWL-K), eine mehrdimensionale Skala mit 123 Merkmalen, mißt 14 Aspekte augenblicklicher Befindlichkeit. In einer eigenen test-analytischen Vergleichsuntersuchung der EWL-K und des AMDP-Systems bei 152 teilremittierten Schizophrenen ermittelten wir für die 14 EWL-K-Skalen die innere Konsistenz. Die CRONBACHS Alpha-Koeffizienten lagen im Bereich von .62 - .9o . Eine gemeinsame Faktorenanalyse der AMDP- und EWL-K-Skalen führte zu drei AMDP und zwei EWL-K-Faktoren zweiter Ordnung. Damit konnte gezeigt werden, daß beide Beurteilungsskalen eindeutig voneinander abgrenzbare Bereiche psychischen Befindens messen und sich gegenseitig gut ergänzen (TEGELER, LEHMANN und QUADBECK, 1980).

Die Paranoid-Depressivitäts-Skala (PDS) mit 43 Merkmalen berücksichtigt paranoide und depressive Tendenzen und die Tendenz zur Krankheitsverleugnung. Sie ist bisher mit guten Ergebnissen bei schizophrenen und depressiven Patienten eingesetzt worden.

6. Probleme und Beschränkungen der Anwendung von Beurteilungsskalen

Bei der Befunderhebung können untersucherabhängige und instrumentabhängige Störfaktoren unterschieden werden. Neben systematischen Beurteilungsfehlern, wie dem Halo-Effekt, dem logischen Fehler, der Tendenz zur Mitte und der Tendenz zur Großzügigkeit und Milde haben individuelle Faktoren, wie die klinische Erfahrung, der wissenschaftstheoretische Hintergrund, die Persönlichkeitsstruktur, die Motivation und die Einstellung des Raters gegenüber dem Patienten einen Einfluß auf die Beurteilung. Zu den instrumentabhängigen Störfaktoren sind zu rechnen:

1. die semantische Unschärfe psychopathologischer Merkmale,
2. die unzureichende bzw. fehlende Operationalisierung der Graduierung in den meisten Skalen,
3. die Unmöglichkeit, Intensität, Häufigkeit und Dauer eines Merkmals getrennt beurteilen zu können,
4. die Diskordanz unterschiedlicher Meßmethoden im Zeitverlauf,
5. unzureichende test-statistische Analysen einzelner Skalen.

Darüber hinaus ist zu bedenken, daß Dokumentationssysteme, die auf Gesetzmäßigkeiten und Gemeinsamkeiten von Patienten oder Krankheiten ausgerichtet sind, die Individualität des Patienten nur annäherungsweise erfassen können. Für die Zukunft erscheint es von Bedeutung, die genannten Störfaktoren genauer zu analysieren, um evtl. Verbesserungen der Skalen vornehmen zu können. Auch unter Berücksichtigung der genannten Ungenauigkeiten der Befunderhebung sind Dokumentationssysteme heute für die Bewertung von psychischen Krankheiten und Behandlungsmethoden unerläßlich.

Literatur

Baumann, U. und Seidenstücker, G. (1977). Zur Taxonomie und Bewertung psychologischer Untersuchungsverfahren bei Psychopharmakaprüfungen. Pharmakopsychiatrie Neuro-Psychopharmakologie 10, 165 - 175.

Busch, H., v. Cranach, M., Gulbinat, W. Renfordt, E. und Tegeler, J. (1980). Reliability of the AMDP-System. Acta Psychiatria Scandinavia 62, 382 - 392.

CIPS (Hrsg.) (1977). Internationale Skalen für Psychiatrie. Berlin

Fähndrich, E. (1978). Erfassung und Dokumentation psychopathologischer Befunde. In: Bergener, M. (Hrsg.) Mehrdimensionale Psychiatrie. Janssen Düsseldorf

Pichot, P. (Hrsg.) (1974). Psychological Measurements in Psychopharmacology. Karger Basel

Tegeler, J., Lehmann, E. und Quadbeck, H. (1980). Test-statistischer Vergleich von Fremdbeurteilungs (AMP)- und Selbstbeurteilungsverfahren (EWL-K) bei Schizophrenen. Arzneimittelforschung (Drug Research) 30 (II), 1210

Zerssen, D. v. und Möller, H.-J. (1980). Psychopathometrische Verfahren in der psychiatrischen Therapieforschung. In: Biefang, S. (Hrsg.) Evaluationsforschung in der Psychiatrie. Enke Stuttgart

Dr. med. J. Tegeler
Rheinische Landesklinik
- Psychiatrische Klinik
der Universität - Düsseldorf
Bergische Landstraße 2
4000 Düsseldorf 12

MESSINSTRUMENTE FÜR BEURTEILUNG VON ZUSTAND, VERLAUF UND ERFOLG IN THERAPIESTUDIEN BEI RHEUMATISCHEN KRANKHEITEN

J.-M. ENGEL, J. MAU

Staatliches Rheumakrankenhaus
Baden-Baden

Biometrisches Zentrum der RWTH
Aachen

Zusammenfassung:

Rheumatische Erkrankungen - dabei handelt es sich um etwa 450 durchaus unterschiedliche Diagnosen - zeigen üblicherweise einen chronischen Verlauf wechselnder Intensität und Progredienz über Jahre. Dramatische Wendungen im Krankheitsbild sind nachgerade die Ausnahme. Die frühzeitige Erfassung auch diskreter Befundänderungen ist die Basis einer erfolgreichen Therapie. Um in der Vielzahl der erhobenen Befunde und der subjektiven Angaben des Patienten stets einen Überblick auch bei langjährigem Verlauf zu behalten, müssen speziell bei Therapiestudien praktikable Instrumente zur Verfügung stehen, in denen die für die verschiedenen rheumatischen Erkrankungen relevanten Daten gruppiert enthalten sind.

Die mit Unterstützung des BMFT (Projekt MT 0289) erarbeitete, einheitliche "Dokumentation Rheuma" und ihre Erprobung an 14 rheumatologischen Kliniken konnte zeigen, daß die Datenbasis und die Definition der zugrundeliegenden Meßmethoden und therapeutischen Verfahren weitgehende Zustimmung fand.
Die Ergebnisse der Pilotstudie führen zu einem modular strukturierten, studienübergreifenden Dokumentations-Systems mit verschiedenen Elementen, die jeweils studienspezifisch erweitert werden sollen. Die Erhebungszeiträume der studienübergreifenden Dokumentation können studienspezifisch festgelegt werden. Der studienübergreifende Teil ist überdies ein Bindeglied zwischen verschiedenen parallel laufenden Studien unterschiedlicher Zielsetzung. Er erlaubt neben einer nachträglichen Stratifikation auch Untersuchungen zur Klassifizierung von Zustand und Verlauf rheumatischer Erkrankungen.

Rheuma - das Fließende

Bereits mit der Begriffsbestimmung rheumatischer Erkrankungen gerät man in Schwierigkeiten. Die Klassifikation rheumatischer Erkrankungen umfaßt etwa 450 Einzeldiagnosen, mit im wahrsten Sinne

des Wortes fließenden Übergängen. Längst nicht alle Krankheitsbilder sind dabei nosologische Einheiten, trennscharf definiert; ganz abgesehen davon, daß ein Patient gleichzeitig an mehreren rheumatischen Krankheiten erkrankt sein kann.
So vielfältig wie die möglichen Diagnosen sind auch die Heilmethoden (Therapie). Medikamentöse, physikalische, operative und psychosoziale Maßnahmen einschließlich der beruflichen Rehabilitation stehen fast gleichrangig nebeneinander, wenngleich nicht geleugnet werden soll, daß sich bestimmte Schwerpunkte bei einzelnen Krankheitsbildern ergeben. Entsprechend fließend sind die Übergänge zwischen erwünschter und unerwünschter therapeutischer Wirkung einer oder mehrerer dieser Maßnahmen und der Krankheitsaktivität: ein denkbar schlechter Ausgangspunkt für Therapiestudien im strengen Sinne der klinischen Forschung.

Mögliche Beziehungen der verschiedenen rheumatischen Krankheitsbilder und Syndrome (nach: EHRLICH 1981)

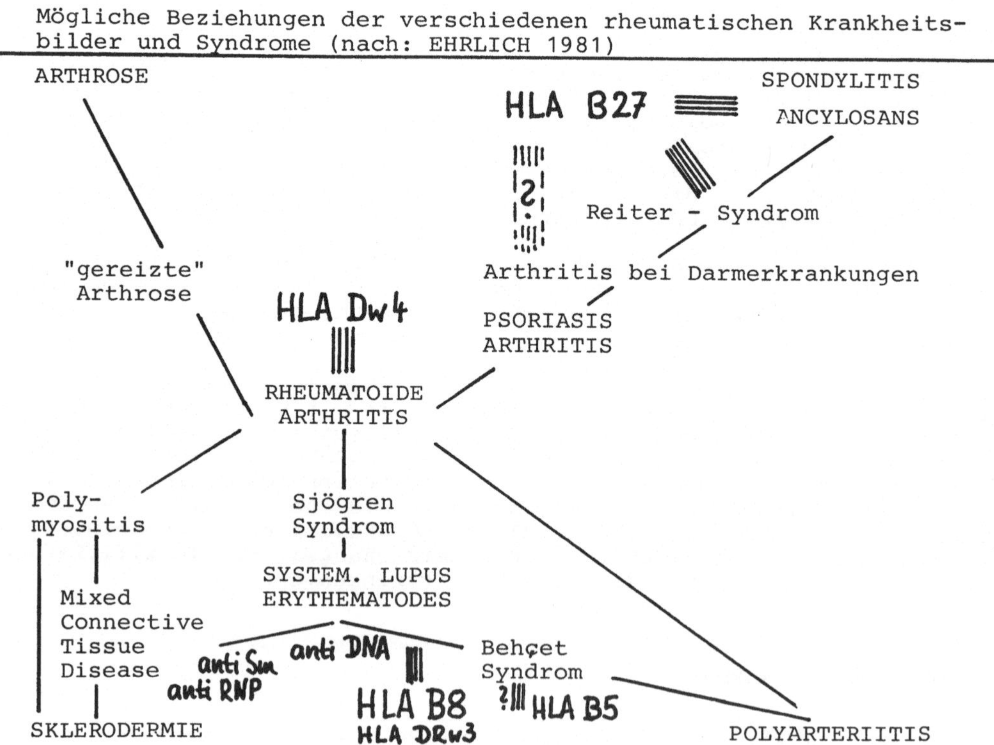

Klassische, kontrollierte, randomisierte klinische Studien scheinen aus der Sicht des klinisch tätigen Rheumatologen möglich, jedoch wenig erfolgversprechend gemessen an dem ungeheuren Aufwand. Reine

Beobachtungsstudien (Feld- oder Erfahrungsstudien) wären hier schon eher geeignet. Leider fehlen dazu aber noch probate methodische Ansätze und statistische Prüfverfahren (SELBMANN 1981).

Bei der Entwicklung von Strategien zur Therapieforschung rheumatischer Erkrankung gilt es also, der Multimorbidität der Patienten (an derselben anatomischen Struktur), der sehr oft problematischen Differentialdiagnose bei nicht ganz klar definierten Krankheitsbildern, der unterschiedlichen Aktivität des Prozesses und der Stadien der Erkrankungen ebenso Rechnung zu tragen wie der Vielschichtigkeit der Therapie, die nicht im strengen Sinne klinisch randomisierter Studien standardisiert werden kann. Auch die Art der Therapiewirkung, ihre Dauer bis zum Einsetzen und die möglichen gegenseitigen Beeinflussungen des oder der zugrundeliegenden Krankheitsprozesse müssen berücksichtigt werden. Besondere Schwierigkeiten ergeben sich in der Definition von Erfolgskriterien, solange der zugrundeliegende Krankheitsprozeß und seine modifizierenden Faktoren noch unbekannt und nicht vorhersagbar sind. So gibt es chronisch progrediente, mehr schubweise oder intermittierend verlaufende oder gar in einer Remission endende Krankheitsverläufe. Bis heute kennt man keine prognostischen Faktoren für rheumatische Erkrankungen.

Eine ähnliche Problematik beherrscht die Überwachung der unerwünschten Therapiewirkung. Ist eine beobachtete Veränderung nun bereits schon unerwünschte Folge der Therapie oder möglicherweise "nur" eine Wende im Krankheitsverlauf ? Die Schwierigkeit liegt in der Differenzierung zwischen unerwünschter Therapiewirkung und Krankheitssymptom. Aus der kontinuierlichen, vollständig dokumentierten Verlaufsbeobachtung des Einzelfalles mag sich die Antwort vielleicht noch finden lassen, indem die Entwicklung bestimmter Befundkonstellationen betrachtet wird. Bei der summarischen statistischen Auswertung einer Therapiestudie ist die Entscheidung dagegen kaum abzuleiten. Schwierig gestaltet sich daher die Festlegung von Abbruch- und Ausschlußkriterien ohne umfassende Verlaufsdokumentation.

Ausweg Indexbildung ?

Die Komplexität der bisher geschilderten Probleme zeigt, daß diagnostische und therapeutische Fortschritte nur durch langwierige, ausgesprochen aufwendige Beobachtungsstudien erreichbar sind. Ein

Ausweg aus der komplexen Problematik wurde daher in der Indexbildung zur diagnostischen Klassifizierung und zur aktivitätsbezogenen Quantifizierung gesucht. Bereits am Beispiel einer einzigen Erkrankung - der rheumatoiden Arthritis/chronischen Polyarthritis - zeigen sich die Schwierigkeiten der Indexbildung ohne genaue Kenntnisse des pathogenetischen Hintergrunds:

Ausgehend von der Klassifzierung des Krankheitsbildes durch die American Rheumatism Association (ARA) mit der Einteilung nach STEINBROKER et al. (1949) folgten weitere diagnostische Kriterien (ARA 1959), gefolgt von Indexbildungen zur Quantifizierung der Krankheitsaktivität aus anamnestischen Daten, klinischem Befund und Blutsenkungsgeschwindigkeit: LANSBURY (1959, 1966), RITCHIE et al. (1968), CAMP (1971), HAATAJA u. KALLIOMÄKI (1978), FRANKE et al. (1978), HANSEN et al. (1979), um nur einige zu nennen. Die Tatsache, daß ständig nach neuen Indizes gesucht wird - die einschlägige Literatur weist zahllose Versuche auf, die Diagnose, das Stadium und die funktionelle Beeinträchtigung des Patienten mit RA in Krankheitsindizes zu fassen - zeigt eindeutig die tiefgreifende Problematik der Indexbildung.

Beispiel eines "Aktivitätsindex" zur Beschreibung der Krankheitsaktivität der Rheumatoiden Arthritis (ENGEL 1980)

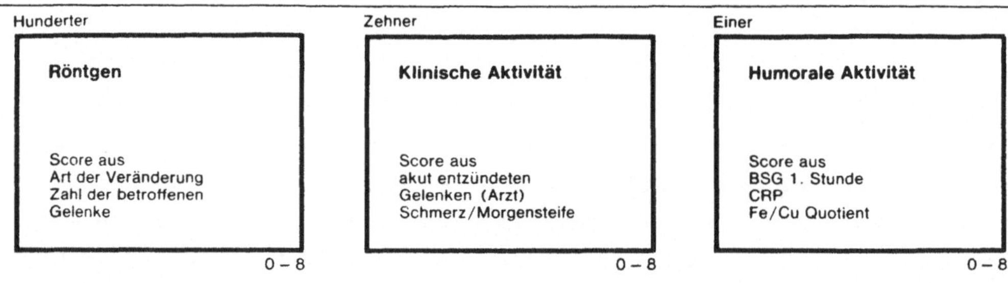

Eine Dokumentation im Rahmen von Therapiestudien muß daher immer die Originaldaten aufweisen und sollte sich nicht auf die Dokumentation von Indexwerten stützen, deren Berechnung zudem oft schwer nachprüfbar und deren Aussagekraft meist zweifelhaft bleibt. (MARKS et al. 1978, SCOTT und HUSKISSON, 1979)

Lösungsansätze

Im Rahmen des Programms der Bundesregierung zur Förderung von Therapiestudien im Bereich Rheuma erkannten die Beteiligten sehr schnell, daß man keineswegs alle rheumatischen Erkrankungen in dieses Programm einbeziehen kann. Auf der Basis der Konsensfindung beschränkte man sich auf die wichtigsten Krankheitsbilder:

Rheumatoide Arthritis
Spondylitis ancylopoetica
systemischer Lupus erythematodes
primäre und sekundäre Arthrosen
degenerative Wirbelsäulenerkrankungen

Alle Beteiligten waren sich auch klar darüber, daß die Durchführung von Therapiestudien im Bereich dieser Erkrankungen eine Verbesserung der Stadieneinteilung und die Entwicklung geeigneter Wirkkriterien voraussetzt. Die Basisdaten für diese Erkenntnisse sollte eine einheitliche Dokumentation der Diagnostik und des Verlaufs der rheumatischen Erkrankungen liefern, die in der Folgezeit auf der Basis der Konsensfindung und unter Berücksichtigung bereits vorhandener Dokumentationsansätze erfolgte. Streng studienspezifische, voneinander grundsätzlich verschiedene Dokumentationssysteme für die verschiedenen Therapiestudien wurden allgemein abgelehnt. Vielmehr sollte ein universelles Dokumentationssystem erarbeitet werden, welches folgende Bedingungen erfüllt:

- vielseitig einsetzbar
- in den ausgewählten Merkmalen langfristig und studienübergreifend von Interesse
- so kurz wie möglich und nur so arbeitsaufwendig wie nötig

Unter diesen Zielen wurde die "DOKUMENTATION RHEUMA" entwickelt und damit ein Instrument geschaffen, das einerseits den Erfordernissen einer kontrollierten klinischen Studie entspricht, andererseits aber auch der Vielschichtigkeit der rheumatischen Krankheitsbilder, ihren fließenden Übergängen und wechselnden Aktivitäten sowie der Unterschiedlichkeit der therapeutischen Ansätze Rechnung trägt.

Dokumentation Rheuma - Erfahrungen der Pilotstudie

Unter Berücksichtigung verschiedener in- und ausländischer Konzepte (u.a. der Uniform Database for Rheumatic Diseases der American Rheumatism Association HESS (1976) wurde 1979 - 1980 die Dokumentation Rheuma von einem Arbeitskreis Deutscher Rheumatologen zusammengestellt und in einer Pilotstudie mit einem entsprechenden Dokumentationsbogen an 14 Kliniken getestet. Beteiligt waren 41 Ärzte und 199 Patienten.

Die rheumatologischen Diagnosen verteilten sich wie folgt:

Rheumatoide Arthritis	50%
Spondylitis ancylosans	25%
Degenerative Wirbelsäulenerkrankungen	15%
Kolagenosen/systemischer Lupus erythematodes	10%

Bei der Hälfte der Patienten wurde mehr als eine rheumatische Erkrankung diagnostiziert!

Die Verteilung der rheumatologischen Diagnosen ergab - wenn man noch die unterschiedlichen Krankheitsstadien und Aktivitätszustände berücksichtigt - eine sehr geringe Besetzungszahl in den möglichen Subklassen der Patientenstichprobe. Dadurch wurden die Aussagen über häufig vorkommende Merkmale oder Merkmalsausprägungen relativiert.

Die gewonnenen Erkenntnisse zur Praktikabilität werden dadurch etwas relativiert, daß 41 Ärzte aus 14 Kliniken beteiligt waren, die - jeder für sich genommen - jeweils nur wenige Dokumentationsbogen ausgefüllt haben. Ein "Trainingseffekt" der den Zeitaufwand beim Ausfüllen der Dokumentation begünstigt hätte, war daher nicht festzustellen.

Dennoch hatte die Pilotstudie der Dokumentation Rheuma ein überwiegend positives Echo. Bezüglich der Einzelergebnisse sei auf den Abschlußbericht des BMFT-Projekts hingewiesen. Die in der Dokumentation Rheuma zusammengefaßte Merkmalsliste muß heute nur wenig modifiziert werden. Die Klassifikationen und Meßvorschriften für die Merkmale können durchaus studienübergreifend standardisiert werden.

Ergebnisse für die Planung und Auswertung von Therapiestudien

Die zufriedenstellenden Ergebnisse der Pilotstudie "Dokumentation Rheuma" werden sich in dem Vorschlag eines modular strukturierten, studienübergreifenden Dokumentationsbogen niederschlagen, der kapitel- und abschnittsweise gegliedert ist:

- Basisdaten
- Anamnese/Angaben des Patienten
- Klinischer Befund, allgemein
- Gelenke

- Wirbelsäule
- Labor
- Technische Diagnostik
- Therapie

Studienspezifische Erweiterungen einzelner Kapitel und Abschnitte sind nötig und möglich; denn ein Erhebungsbogen für eine Studie über Langzeiteffekte von Basistherapeutika bei rheumatoider Arthritis wird - außer dem studienübergreifenden Datenteil - wenig mit einem Erhebungsbogen einer Studie über die operativen Behandlungsergebnisse bei Hüftgelenk-Arthrosen haben. Dennoch ist es möglich, einen studienübergreifenden Datenteil (SÜD) zu definieren und in studienspezifisch festgelegten Zeitabständen zu erheben.

Jede Erhebung des SÜD-Teils ist eine detaillierte Momentaufnahme des Zustands des Patienten. Aufgrund des erforderlichen Arbeitsaufwands wird die Frequenz dieser Erhebung gering gehalten werden müssen. In einer Kurzzeitstudie bis zu 6 Monaten Dauer wird der SÜD-Teil nur bei Beginn und am Ende der Studie erhoben werden. In mehrwöchigen Abständen würde nur eine studienspezifisch ausgerichtete, verkürzte Version benutzt.

Bei Langzeitstudien (bis zu 5 Jahren und länger) wird der studienübergreifende Teil jeweils zu Beginn und dann in halbjährlichen oder jährlichen Abständen erhoben werden. In kürzeren Abständen oder bei notwendigen Zwischenuntersuchungen kann der Krankheitsverlauf mit einer Version für Zwischenuntersuchungen dokumentiert werden.

Auswertung

Neben einer gewissen Ökonomie bei der Erstellung von Dokumentationsbelegen, der Programmierung von Plausibilitätskontrollen und der Strukturierung der Datenbanken eröffnet ein studienübergreifender Dokumentationsteil innerhalb des Gesamtprogramms zur Förderung von Therapiestudien im Bereich Rheuma zusätzliche Perspektiven und Möglichkeiten:

innerhalb einer Studie:

Nachträgliche Stratifikation von Einflußfaktoren,
deren Bedeutung bei der Planung der Studie nicht bekannt war

in einem studienübergreifenden Datenpool:

- Untersuchung zur Klassifizierung von Zustand und Verlauf rheumatischer Erkrankungen
- Statistische Untersuchungen zur Eignung von Erfolgskriterien
- Identifizierung prognostischer Faktoren
- Bessere Diskriminierung rheumatischer Erkrankungen
- Prüfung von Indizes an Kontrollkollektiven außerhalb der einzelnen Therapiestudie
- Kontrolle und Reduktion der zur Beurteilung notwendigen Daten

Die organisatorische Realisierung sollte so weit gehen, daß zumindest der studienübergreifende Datenteil Bestandteil der jeweils hauseigenen Krankenblattdokumentation der beteiligten Kliniken wird. Dies ist insofern sinnvoll, als an den relativ wenigen rheumatologischen Zentren in der Bundesrepublik jeweils mehrere Therapiestudien gleichzeitig laufen werden.

Bei stationärer Aufnahme und Entlassung des Patienten wäre eine "Hauptuntersuchung" mit studienübergreifenden und studienspezifischen Erhebungen erforderlich.

Bei ambulanten Untersuchungen und im Verlauf der stationären Behandlung könnten die jeweils studienspezifischen "Zwischenuntersuchungen" durchgeführt werden, bei denen aber auch Raum gegeben ist, Änderungen bei Merkmalen des studienübergreifenden Datenteils zu dokumentieren.

Damit wäre die "Dokumentation Rheuma" Teil der Krankengeschichte des Patienten. Die Auswertung innerhalb der Klinik könnte über ein hauseigenes Datenverarbeitungssystem erfolgen, das gleichzeitig der Beschreibung der eigenen Patienten dient und damit eine unmittelbare Beurteilung eigener Ergebnisse ermöglicht. Der studienbezogene Dokumentationsbogen mit studienübergreifendem Datenteil kann entweder in Form eines schriftlichen Belegs oder eines magnetischen Datenträgers zur zentralen Auswertung eingesandt werden. Dabei werden die patientenbezogenen Daten jeweils gelöscht. Eine Rückidentifikation ist dann nur noch über einen in der Klinik verbleibenden Schlüssel möglich. Den Anforderungen des Datenschutzes wird damit Rechnung getragen.

Bei der zentralen Auswertung in dem beauftragen Biometrischen Zentrum gibt es studienbezogene Datenbanken mit kompatiblen studienübergreifendem Teil zur Herstellung eines Datenpools. Den beteiligten Kliniken und Ärzten wird in regelmäßigen Abständen eine Auswertung des studienspezifischen Datenteils zur Verfügung gestellt, um die Bereitschaft zur weiteren Mitarbeit zu erhöhen und den juristischen Anforderungen an die freie Entscheidung des Patienten über den Verbleib in der Studie Rechnung zu tragen. Aus dem studienübergreifenden Datenpool können die beteiligten Kliniken zusätzlich bestimmte Fragestellungen auch außerhalb der gerade laufenden Therapiestudien beantworten lassen.

Nach nunmehr dreijähriger Diskussion und Erfahrung mit der Problematik der Dokumentation Rheuma ist eine praktikable Lösung gefunden, deren Realisierung jetzt baldmöglich - nicht zuletzt im Interesse der betroffenen Patienten - begonnen werden sollte.

Die Aufgabe der Ärzte wird es dabei sein, die Liste der Merkmale und die methodischen Anweisungen anzunehmen und in die tägliche Arbeit zu integrieren.

Die Aufgabe der Biometriker besteht darin, statistische Prüf- und Entscheidungsverfahren für Beobachtungsstudien zu entwickeln, die dem komplexen Sachverhalt rheumatischer Krankheiten ausreichend Rechnung tragen.

Literatur

Camp, A.V.(1971). An articular index for the assessment of rheumatoid arthritis.
Orthopaedics 4, 39-45.

Committee of the American Rheumatism Association (1959). Diagnostic criteria for rheumatoid arthritis. 1958 revision.
Annals of rheumatic Diseases 18, 49-53.

Engel, J.M.(1980). Verlaufsbeobachtung und Befunddokumentation entzündlich-rheumatischer Erkrankungen.
Medizinische Welt 31, 1138-9.

Ehrlich, G.E.(1980). Brief Review of Rheumatic Diseases and their Response to Drug Therapy.
In: Controversies in the Clinical Evaluation of Analgesic-Anti-Infalmmatory- Antirheumatic Drugs Paulus, H.E., Ehrlich G.E., Lindenlaub E. (ed.), Stuttgart-New York: F.K.Schattauer.

Franke, M., Engel, J.M., Manz, G. und Ströbel, G.(1978). Stadieneinteilung der rheumatoiden Arthritis in einem Aktivitätsindex".
Verhandlungen der Deutschen Gesellschaft für Innere Medizin 84, 1496-1499.

Haataja, M. und Kalliomäki, J.L. (1978). Laboratory scale for evaluating the activity of rheumatoid arthritis.
Rheumatology and Rehabilitation 17, 83-85.

Hansen, T.M., Keiding, S., Lauritzen, S.L. et al.(1979). Clinical Assessment of Disease aktivity in Rheumatoid Arthritis. Scandinavian Journal of Rheumatology 8, 101-105.

Hess, E.W. (1976). A Uniform Database for Rheumatic Diseases. Arthritis and Rheumatism 19, 645-648.

Lansbury, J. (1959). The systemic and articular indexes as a measure of activity and progress of rheumatoid arthritis. Arch.Interamer.Rheum. 2, 628-643.

Lansbury, J. (1966). Methods for evaluating rheumatoid arthritis. In: Arthritis and Allied Conditions 7th ed. Hollander, J.L. (ed.), Philadelphia: Lea & Febiger.

Marks, J.S., Palmer, M.K., Burke, M.J., Smith, P. (1978). Observer variation in the examination of knee joints. Annals of rheumatic Diseases 37, 376-377.

Ritchie, D.M., Boyle, J.A., McInnes, J.M., Jasani, M.K., Dalakos, T.G., Grieveson, P. und Buchanan, W.W. (1968). Clinical studies with an articular index for the assessment of joint tenderness in pationts with rheumatoid arthritis. Quarterly Journal of Medicine, New Series XXXVII, 393-406.

Scott, J., Huskisson, E.C. (1979). Accuracy of subjective measurements made with or without previous scores: an important source of error in serial measurement of subjective states. Annals of rheumatic Diseases 38, 558-559.

Steinbrocker, O., Traeger, C.H. und Batterman, R.C. (1949). Therapeutic criteria in rheumatoid arthritis. Journal of the American Medical Association 140,659-662.

Selbmann, H.K. (1981). Die Handikaps der Beobachtungsstudien. Münchner medizinische Wochenschrift 123, 1288-1290.

Dr.med. Joachim-Michael Engel
Staatliches Rheumakrankenhaus
Klinik für innere und
physikalische Medizin
Rotenbachtalstraße 5
7570 Baden-Baden

Dr. Jochen Mau
Biometrisches Zentrum Aachen
Abt.Med.Statistik und
Dokumentation der RWTH Aachen
Goethestraße 23
5100 Aachen

KAPITEL 4

METHODISCHE PROBLEME

VERGLEICHBARKEIT UND VERGLEICHSMÖGLICHKEITEN VERSCHIEDENER KLINISCHER STUDIEN

B. SCHNEIDER
Medizinische Hochschule Hannover
Institut für Biometrie

Zusammenfassung

Die Problematik eines Vergleichs verschiedener klinischer Studien über dieselben oder ähnliche Behandlungsverfahren wird diskutiert. Für diesen Vergleich sollten die Studien bezüglich der relevanten Kriterien (Studienanlage, Fragestellung, Auswertung) vergleichbar sein und die Ergebnisse in geeigneter Weise zusammengefaßt werden. Als zusammenfassende Verfahren kommen in Frage:

a) Berechnung einer "overall significance" aus den einzelnen Testergebnissen.
b) Berechnung eines "pooled result".

Die Problematik wird am Beispiel von Therapiestudien mit Legalon(R) erläutert.

1. Einleitung

Ein Vergleich verschiedener klinischer Studien, die sich mit derselben oder einer ähnlichen Fragestellung befassen, geschieht implizit bei den meisten klinischen Arbeiten, Dissertationen, Habilitationsschriften u.ä. In der Einleitung und bei der Diskussion der Ergebnisse wird im allgemeinen eine Übersicht über analoge Studien und deren Ergebnisse gegeben. Diese Übersicht erfolgt jedoch deskriptiv mit der Absicht, die Notwendigkeit und Bedeutung der eigenen Untersuchung herauszustellen und sie gegenüber den früheren Untersuchungen anderer Autoren oder auch der eigenen Arbeitsgruppe abzugrenzen. Bei diesem Vergleich geht es also weniger darum, Gemeinsamkeiten der verschiedenen Untersuchungen aufzuspüren, sondern die Unterschiede darzulegen und damit die eigene Arbeit zu begründen.

Eine andere Motivation liegt vor, wenn Behörden oder Industrie verschiedene klinische Studien, die mit demselben Präparat durchgeführt wurden, miteinander vergleichen. Das Ziel eines solchen Vergleichs besteht darin, einen umfassenden Überblick über die Anwendungsmöglichkeiten und Wirkkomponenten des Präparats zu erhalten. Es kommt daher weniger darauf an, das Unterschiedliche und Trennende der verschiedenen Studien zu betonen, sondern vor allem die Gemeinsamkeiten und Verallgemeinerungsmöglichkeiten herauszufinden und herauszustellen. Es soll die Frage beantwortet werden, welchen Beitrag diese verschiedenen Studien zur Charakterisierung des therapeutischen Nutzens und des möglichen Schadens des betreffenden Präparats liefern und wann oder wie ein therapeutischer Einsatz des Präparats gerechtfertigt ist. Bei dieser Art des Vergleichs besteht also das Problem darin, die Informationen zusammenzufassen und zu einer verallgemeinerungsfähigen, allgemeingültigen Aussage über die therapeutischen Möglichkeiten des Präparats zu verdichten.

Es fällt auf, daß diese Aggregation der Informationen meist heuristisch und verbal geschieht. Analytisch-statistische Methoden werden kaum angewandt. Das Ergebnis des Vergleichs ist daher auch keine statistische Aussage, sondern eine mehr oder minder subjektive Bewertung.

In der statistischen Literatur werden zwei methodische Zugänge zur Lösung dieses Problems angeboten:

a) Das Zusammenfassen der verschiedenen Testergebnisse zu einer "overall significance" (z.B. Fisher (1950), Littell und Folks (1971)).

Tabelle 1: Erste Indikation: Akute Hepatitis

	Studie	Kontrolle	Zuteilung	n(T) n(K)	Behand-lungs-Dauer	Zielgrößen	Statistische Auswertung
1.1	Cavalieri, S. Gazzetta Medica Italiana 133, 628-635, 1974	konventionelle Therapie (Glukose, Inosit, Hydrokortison u.ä.)	randomisiert	20 20	variabel	Behandlungsdauer, Änderung der Laborparameter (GOT u.ä.)	U-Test, verbundener t-Test, Kovarianzanalyse
1.2	Bode, Schmidt, Dürr Med. Klin. 72, 513-518, 1977	"Basistherapie" (Bettruhe, leichte Kost)	Geburtstag	100 51	5 Wochen	Änderung von GOT, GPT, alkal. Phosphatase, Bilirubin	Rangsummentest Vierfeldertest
1.3	Magliulo, Gagliardi, Fiori Med. Klinik 73, 1060-1065, 1978	Placebo	randomisiert doppelblind multizentrisch	29 30	variabel	Verlauf von GOT, GPT, Bilirubin, γ-GT, alkal. Phosphatase, Normalisierung HB-Ag	Exponentialausgleich, Kovarianzanalyse Vierfeldertest
1.4	Plomteux, Albert, Heusghem IRCS Medical Science 5, 259, 1977	Placebo	randomisiert doppelblind multizentrisch	35 42	variabel	Verlauf von GOT, GPT	Regression t-Test der Regressionskoeffizienten
1.5	Saba, Mignani, Pagliai, Guidi, Scalabrino, Stroppa, Galeone, Troyer IRCS Medical Science 8, 46, 1980	konventionelle Therapie	randomisiert	18 20	variabel	Verlauf von GOT, GPT, alkal. Phosphatase, Bilirubin	Exponentialausgleich t-Test der Parameter

b) Das Zusammenfassen der einzelnen Studienergebnisse zu einem "gepoolten Resultat" (z.B. Mantel-Haenszel (1959)).

Im folgenden sollen diese beiden Möglichkeiten und die erforderlichen methodischen Voraussetzungen für einen analytisch-statistischen Vergleich verschiedener Therapiestudien diskutiert und demonstriert werden. Als Beispiel wurde der Vergleich einiger kontrollierter Studien über die therapeutische Wirkung von Legalon(R) bei Lebererkrankungen gewählt. Dabei geht es in dieser Arbeit nicht darum, den therapeutischen Wert dieses Präparats zu diskutieren; es soll vielmehr nur als Beispiel für die methodischen Zugänge der analytischen Vergleichsmöglichkeiten gewählt werden.

Therapeutische Studien bei Lebererkrankungen scheinen zur Demonstration der Problematik deshalb besonders geeignet zu sein, weil sich in der Festlegung der Zielgrößen, der Indikationen und der Bewertung der Resultate einige wichtige Probleme des Therapievergleichs besonders deutlich zeigen. Hierauf haben z.B. Tygstrup et al. (1979) hingewiesen, die selbst einen Vergleich verschiedener klinischer Studien mit Lebertherapeutika durchführten.

Die methodischen Probleme des Studienvergleichs betreffen 2 Aufgaben:

1. Das Aufstellen und Bewerten von Vergleichskriterien und deren Randbedingungen zur Beurteilung der einzelnen Studien.
2. Die Zusammenfassung der relevanten Einzelkriterien zu Globalaussagen.

Einige Fragen der ersten Problematik werden im folgenden zweiten Abschnitt diskutiert; die Fragen der Zusammenfassung im dritten Abschnitt.

2. Kenngrößen der Einzelstudien und ihre Randbedingungen für einen Vergleich

Zur Beurteilung von Therapiestudien und ihrer Vergleichbarkeit sind die folgenden drei Kriterien bedeutsam:

1. Die Studienanlage
2. Die Studienabsicht
3. Die Studienauswertung.

Die Problematik der Vergleichbarkeit von Studien bezüglich dieser Kriterien soll anhand der in Tabelle 1 aufgelisteten Therapiestudien mit

Legalon(R) bei akuter Hepatitis diskutiert werden. Zu jeder Studie sind die wichtigsten Kriterien in den Spalten der Tabelle 1 aufgelistet.

2.1 Studienanlage

Die Studienanlage ist durch folgende Punkte charakterisiert:

- Kennzeichnung des Kollektivs durch Einschluß- und Ausschlußkriterien.
- Zuteilung der Patienten zu den Vergleichsbehandlungen.
- Stichprobenumfänge.

Das Kollektiv sollte entsprechend der beabsichtigten Indikation durch objektivierbare Einschluß- und Ausschlußkriterien charakterisiert werden. Bei den in Tabelle 1 aufgelisteten Studien war als Indikation akute Hepatitis (ohne Beschränkung im Alter oder Geschlecht) vorgesehen. Als entsprechendes Einschlußkriterium wurde meist das Vorliegen eines Ikterus angegeben, dessen Beginn nicht länger als 8 Tage zurückliegen durfte. Dies ist eine verhältnismäßig breite Indikation, die eine erhebliche Variabilität zwischen den Patienten ermöglicht. Man könnte daran denken, diese Variabilität durch eine Verschärfung der Einschlußkriterien einzuschränken; z.B. durch die Beschränkung auf einen bestimmten Virustyp oder auf Patienten mit Transaminasenwerten über einer bestimmten Schwelle. Dadurch wird zwar die Variabilität verringert und damit die Genauigkeit der Studienaussage erhöht. Gleichzeitig wird aber auch die induktive Basis für die Übertragbarkeit der Ergebnisse wesentlich reduziert. Daher sollte eine allzu starke Einschränkung des Kollektivs vermieden werden. Stattdessen ist eine Stratifikation oder Blockbildung vorzuziehen, bei der die Patienten entsprechend ihrer Ausgangssituation nach objektiven Kriterien (z.B. Virustyp) in "Blöcke" eingeteilt und die Behandlungen innerhalb der Blöcke randomisiert zugeteilt werden. Eine solche Stratifikation vor der Studie scheitert aber oft an dem erheblichen organisatorischen oder klinischen Aufwand. Man begnügt sich daher meist damit, die Stratifikation nach der Studie vorzunehmen und bei der Auswertung zu berücksichtigen (z.B. durch Kovarianzanalysen). Bei einem Vergleich verschiedener Studien spielen diese Faktoren und Maßnahmen eine erhebliche Rolle.

2.2 Studienabsicht

Die Studienabsicht manifestiert sich in

- den gewählten Zielgrößen,
- den Vergleichsbehandlungen (Kontrollbehandlung),

- der Behandlungsdauer, dem Behandlungsschema und dem Beobachtungsmodus,
- den Fragestellungen.

Die sorgfältige Auswahl und Definition der Zielgrößen vor Studienbeginn ist besonders wichtig für valide Studienaussagen. Ein Vergleich von Studien kann nur dann vorgenommen werden, wenn auch die gewählten Zielgrößen vergleichbar sind. Vom Typus her unterscheidet man:

- Zielereignisse (z.B. Heilung, Tod),
- Zielwerte (z.B. Krankheitsdauer, Änderung von Meßwerten (z.B. GOT) in einem definierten Behandlungszeitraum),
- Zielverläufe (z.B. Verlauf der GOT-Werte während der Behandlung).

Diese Typisierung ist nicht starr und kann bei einem Vergleich verschiedener Studien entsprechend geändert werden; z.B. kann ein Zielverlauf (Verlauf der GOT-Werte) in einen Zielwert transformiert werden, indem man die Änderung der Verlaufsgrößen in einem bestimmten Behandlungszeitraum betrachtet (Vor- und Nachwertvergleich). Man kann weiter diesen Zielwert in ein Zielereignis transformieren, indem das Überschreiten einer bestimmten Schwelle als "Therapieerfolg" und das Unterschreiten der Schwelle als "Therapieversagen" gewertet wird. Die umgekehrte Transformation ist allerdings nicht möglich. Daher wird ein Vergleich oft auf den einfachsten Typ des Zielereignisses beschränkt bleiben.

Wie bereits 1965 auf einem Biometric Seminar des National Institute of Health festgestellt wurde (vgl. Cutler et al. (1966)), ist es nicht sinnvoll, die Fragestellung einer klinischen Studie auf das Annehmen oder Ablehnen einer einfachen Nullhypothese zu reduzieren. Es werden vielmehr eine Reihe verschiedener Fragestellungen durch die Studie zu beantworten sein. Man muß hierbei unterscheiden, ob es sich um unabhängige Fragestellungen handelt (z.B. die Frage nach den Wirkungen und die Frage nach den Nebenwirkungen der Behandlungen), ob die verschiedenen Fragen in einem logischen (meist hierarchischen) Zusammenhang stehen (z.B. die Frage nach der Wechselwirkung zwischen den Behandlungen und bestimmten Ausgangsbedingungen und - bei Vorliegen einer solchen Wechselwirkung - die Frage nach den Therapieunterschieden bei unterschiedlichen Ausgangsbedingungen) oder ob die verschiedenen Fragen in einem multivariat-statistischen Zusammenhang stehen; d.h. gegenseitig abhängige, aber etwas unterschiedliche Aspekte desselben Vorgangs betreffen (z.B. die Frage nach der Änderung verschiedener Laborwerte, die alle dasselbe Krankheitsbild charakterisieren). Bei einer multivariaten Fragestellung kann die Zahl der Fragestellungen oft dadurch reduziert werden, daß in einem Vorversuch die zur Charakterisierung des Vorgangs sensitiven Variablen analysiert und die eigentliche klinische Studie nur mit diesen sensitiven Variablen durchgeführt wird. Die Beantwortung solcher komplexeren Fragestellungen übersteigt die Möglichkeiten der klassischen Testtheorie und verlangt nach allgemeineren Methoden, wie sie z.B. in der explorativen Datenanalyse (vgl. Victor et al. (1980)) entwickelt werden. In diesem Zusammenhang sei auch auf ein Buch von Schwartz et al. (1980) hingewiesen, in dem bei der Fragestellung und Auswertung klinischer Studien zwischen einem "explanatory approach" und einem "pragmatic approach" unterschieden wird. Diese Unterscheidung scheint allerdings auch noch zu eng zu sein, in Anbetracht der Vielseitigkeit von Fragestellungen, wie sie bei klinischen Studien gestellt werden. Es interessiert den Arzt oft nicht, ob die Behandlung A im Kollektiv aller Patienten besser ist als die Behandlung B. Er möchte vielmehr wissen, bei welchen Patienten die Behandlung A indiziert und bei welchen Patienten die Behandlung B indiziert ist bzw. bei welchen Patienten keine von diesen Behandlungen angemessen ist. Hier soll in der klinischen Studie nicht eine Aussage über die generelle Therapiewirkung von A und B gemacht werden, sondern es sollen Indikatoren erarbeitet werden, die eine optimale Selektion der Patienten für die betreffenden Therapiemöglichkeiten gestatten.

2.3 Studienauswertung

Mit der Festlegung der Studienanlage, der Auswahl der Zielgrößen und Begleitvariablen sowie der Formulierung der Fragestellung sind im Prinzip die Aufgaben der Auswertung fixiert. Freiheitsgrade bestehen allerdings noch in der Auswahl von entsprechenden Auswertungsmodellen. Man kann z.B. der Auswertung ein parametrisches oder nicht parametrisches Modell zugrundelegen. Daher ist es nicht verwunderlich, wenn in Tabelle 1 bei verschiedenen Studien mit ähnlicher Studienanlage und ähnlichen Zielgrößen unterschiedliche Auswertungsverfahren benutzt wurden. Bei einem Vergleich dieser Studien und der daraus resultierenden Ergebnisse sind die Aussagemöglichkeiten und Grenzen der gewählten Auswertungsverfahren zu berücksichtigen.

Besonders große Variationsmöglichkeiten und Unsicherheiten in der Wahl geeigneter Auswertungsmodelle bestehen bei der Auswertung von Verlaufsgrößen. Diese können auf Zielwerte reduziert werden durch einen Vor-Nachvergleich. Der verbundene t-Test oder der Vorzeichenrangtest von Wilcoxon bieten sich dann als Auswertungsverfahren bei quantitativen Zielwerten an, der McNemar-Test bei qualitativen Zielwerten. Zur Auswertung des Gesamtverlaufs können parametrische Regressionsmodelle angewandt werden. Man kann aber auch einen Vergleich der verschiedenen Verläufe ohne Fixierung eines festen Regressionsmodells durchführen. Hierbei wurden früher oft varianzanalytische Verfahren angewandt (vgl. Zerbe (1979)), die aber auf unrealistischen Voraussetzungen beruhen. Besser wäre die Verwendung von multivariaten Methoden (Potthoff und Roy (1964), Healy (1981)). Diese Methoden sind allerdings - ähnlich wie die Regressionsmethoden - oft sehr unbefriedigend, da auch innerhalb derselben Behandlungsgruppe die individuellen Verläufe meist sehr unterschiedlich sind und deshalb eine Mittlung dieser Verläufe, wie sie bei den erwähnten Methoden vorgenommen wird, den möglichen Therapieeinfluß mehr verschleiert als enthüllt. Vorzuziehen sind daher Verfahren, bei denen der individuelle Verlauf zunächst durch ein Charakteristikum quantitativ erfaßt wird und anschließend diese Charakteristika zwischen den verschiedenen Behandlungen analysiert werden. Bei monotonen Verläufen bietet sich an, als eine solche Kenngröße den Zeitpunkt zu wählen, bei dem die Verlaufsgröße wieder einen normalen Wert erreicht hat. Diese Zeitwerte können dann nach den üblichen Life-table-Methoden analysiert werden (vgl. Kalbfleisch und Prentice (1980)). Bei nicht monotonen Verläufen kann man sich oft durch eine allgemeine Typisierung der Individualverläufe helfen, die dann anschließend in ein qualitatives Zielereignis (Therapieerfolg, Therapieversagen) transformiert werden. So konnten z.B. in einer Studie von Fintelmann und Albert (1980) die GPT-Verläufe in einen "Normaltypus" und einen "Anomalen Typus" unterschieden werden. Beim normalen Typus wird im Verlauf der Studie der Normbereich der GPT-Werte erreicht, beim anomalen Typus wird er entweder nicht erreicht oder es treten erneute Anstiege in den pathologischen Bereich auf. Die Häufigkeit der Patienten in den verschiedenen Behandlungsgruppen mit normalen Verlauf (Therapieerfolg) und anomalen Verlauf (Therapieversagen) können in einer 4-Feldertafel dargestellt werden:

	Placebo	Legalon(R)	
Therapieerfolg	12	18	30
Therapieversagen	18	8	26
	30	26	56

Der χ^2-Wert ist 4,28 bei einem Freiheitsgrad. Die Hypothesen, daß die Wahrscheinlichkeiten für den Therapieerfolg in beiden Behandlungsgruppen gleich sind, kann somit bei einer Irrtumswahrscheinlichkeit von 5% abgelehnt werden.

Für eine zusammenfassende Beurteilung der Therapieergebnisse wäre es wünschenswert, wenn bei den einzelnen Studien ähnliche Auswertungsmodelle (z.B. für die Verläufe) verwendet werden. Wenn möglich, sollten daher vor einer zusammenfassenden Beurteilung die einzelnen Studienergebnisse nach einem solchen einheitlichen Verfahren noch einmal analysiert und diese Ergebnisse dann zusammengefaßt werden. Anderenfalls besteht die Gefahr, daß die zusammenfassende Beurteilung weniger durch die Meßergebnisse als durch die unterschiedlichen Auswertungsmodelle beeinflußt ist.

3. Globale Vergleichsmöglichkeiten

Für einen analytisch-statistischen Vergleich verschiedener Studienergebnisse gibt es zwei Ansätze:

- Zusammenfassung der Testergebnisse zu einer "overall"-Signifikanz.
- Zusammenfassung der Einzelergebnisse zu einem "gepoolten"-Resultat.

3.1 Die "overall"-Signifikanz

Eine Möglichkeit, verschiedene Testergebnisse zu einer "overall"-Signifikanz zusammenzufassen, hat bereits R.A. Fisher in seinem bekannten Lehrbuch "Statistical Methods for Research Workers" (1950) aufgeführt. Bei dieser Methode werden die Signifikanzwahrscheinlichkeiten P_i der Studien i (i = 1,...,k), d.h. die Wahrscheinlichkeiten, mit denen die in den einzelnen Versuchen ermittelten Werte der Teststatistik bei Gültigkeit der Nullhypothese erreicht oder überschritten werden, als unabhängige Zufallsgrößen aufgefaßt. Es wird dann als globale Nullhypothese angenommen, daß diese Zufallsgrößen unabhängig und im Intervall (0,1) gleichverteilt sind. Unter dieser Nullhypothese ist die Teststatistik

$$X^2 = -2 \sum_{i=1}^{k} \ln P_i$$

χ^2-verteilt mit 2 k Freiheitsgraden (wobei k die Anzahl der zu vergleichenden Tests ist).

Abweichungen von dieser Nullhypothese deuten an, daß irgendwelche der Signifikanzwahrscheinlichkeiten keine Gleichverteilung haben, d.h.

daß bei irgendwelchen Einzeltests die entsprechende Nullhypothese nicht zutrifft.

Diese Methode von Fisher ist eine spezielle Form von simultanen Testaussagen (vergleiche Miller (1981)) und könnte entsprechend verallgemeinert werden. Solche Verallgemeinerungsmöglichkeiten bieten z.B. die Abschätzungen von Rüger (1978) (siehe auch Morgenstern (1980)) bzw. di sequentielle Entscheidungsprozedur von Holm (1979).

Man muß allerdings sorgfältig fragen, ob die gewählte Form der zusammenfassenden Aussage, d.h. die der "overall significance" zugrundeliegende Globalhypothese, sinnvoll und problemadäquat ist. N. Mantel (1980) bemerkt z.B., daß das Verfahren von Fisher nur dann sinnvoll ist, wenn die verschiedenen Tests sich auf dieselbe Alternativhypothese beziehen. Wenn dagegen unterschiedliche Alternativen vorliegen, dann ist eine zusammenfassende Darstellung nach dem Fisher-Verfahren sinnlos. In diesem Fall sollten die verschiedenen Tests getrennt betrachtet werden. Es hätte höchstens noch Sinn danach zu fragen, ob irgendeiner dieser Tests überhaupt eine bedeutsame Aussage liefert. Dies würde bedeuten, daß das minimale P zur Beurteilung herangezogen wird, was äquivalent zur sogenannten Bonferoni-Methode ist.

3.2 "Gepoolte" Resultate

Dieses Verfahren wurde in einem Artikel im "The Lancet" (1980) angewandt, um verschiedene Studien über die sekundäre Prävention des Herzinfarkts durch Aspirin miteinander zu vergleichen. Hierbei wurden für jede Studie die in der Aspirin- bzw. Kontrollgruppe beobachtete Zahl von Todesfällen bzw. Infarktfällen mit der "erwarteten" Anzahl verglichen, die aus den Ergebnissen beider Therapiegruppen der Studie unter Annahme von gleichen Therapieeinflüssen geschätzt wird. Die Differenz zwischen den beobachteten und erwarteten Fällen wurde dann für die beiden Behandlungsgruppen getrennt über alle Studien aufaddiert.

Im Prinzip besteht diese Methode darin, daß der in den einzelnen Studien festgestellte "Therapieerfolg" (z.B. Unterschied zwischen beobachteter und erwarteter Anzahl von Todesfällen) von den speziellen Studienbedingungen "bereinigt" wird (z.B. durch Bezug auf die in der jeweiligen Studie "erwarteten" Anzahl) und diese bereinigten Ergebnisse - u.U. noch gewichtet - über die Studien aufkumuliert werden. Dieses Verfahren entspricht bei quantitativen Zielgrößen einer Zerlegung der Variabilität in einen "Behandlungseinfluß", "Studieneinfluß" und "Wechselwirkung" zwischen Behandlung und Studien. Hier zeigt sich die

Grenze für ein einfaches Aufkumulieren der Behandlungsergebnisse: Dieses ist nur dann sinnvoll, wenn keine Wechselwirkung besteht, d.h. wenn die Behandlungen bei allen Studien gleich wirken. Anderenfalls sollten die Wechselwirkungsterme für die einzelnen Studien getrennt betrachtet werden und man kann explorativ untersuchen, bei welchen Studien unterschiedliche Behandlungseffekte vorliegen und wie sich dies erklären läßt.

Die Frage des "poolings" von Ergebnissen bei unterschiedlichen Stichproben wurde in einer fundamentalen Arbeit von Mantel und Haenszel (1959) behandelt und wird seitdem auch als "Mantel-Haenszel"-Problem bezeichnet. Diese Arbeit geht davon aus, daß in jeder Stichprobe 2 alternative Einflüsse (z.B. Prüfbehandlung - Kontrollbehandlung) bezüglich einer qualitativen Zielgröße (z.B. geheilt - nicht geheilt) verglichen werden. Die Ergebnisse können in einer 4-Feldertafel dargestellt werden, z.B.:

	geheilt	nicht geheilt	
Prüfbehandlung	a_i	b_i	n_i
Kontrollbehandlung	c_i	d_i	N_i-n_i
	m_i	N_i-m_i	N_i

wobei in den Feldern die zur entsprechenden Kombination gehörenden Patientenzahlen der i-ten Studie stehen. Eine Maßzahl für den Studienerfolg ist die relative Quote:

$$RQ_i = \frac{a_i \cdot d_i}{b_i \cdot c_i}$$

Mantel-Haenszel haben gezeigt, daß eine sinnvolle Maßzahl für den gesamten Erfolg aller Studien die "gepoolte" relative Quote ist:

$$RQ_{pooled} = \frac{\sum a_i \cdot d_i / n_i}{\sum b_i \cdot c_i / n_i}$$

(wobei n_i der gesamte Stichprobenumfang in der i-ten Studie ist). Zu beachten ist, daß auch diese gepoolte Quote nur dann sinnvoll ist, wenn die Heilungswahrscheinlichkeit p_1 unter Prüfbehandlung und die Heilungswahrscheinlichkeit p_2 unter Kontrollbehandlung (bzw. ihre relative Quote $p_1(1-p_2)/p_2(1-p_1)$ in den verschiedenen Stichproben als gleich angesehen werden können.

Für die Legalon(R)-Studien wäre eine solche Zusammenfassung sinnvoll, wenn die Studienanlage und die gewählten Zielkriterien vergleichbar sind; etwa für die Studien bei akuter Hepatitis mit dem Zielkriterium: GOT-Senkung nach 28 Tagen. Vorausgesetzt müßte werden, daß alle Patienten zu Beginn der Studie einen pathologisch erhöhten GOT-Wert hatten. Die adäquate Methode wäre die Varianzanalyse (falls die Einzelergebnisse verfügbar sind). Das Mantel-Haenszel-Verfahren ist im Prinzip auch anzuwenden, wenn unterschiedliche Zielkriterien erfaßt wurden; vorausgesetzt, daß die Feststellung von "geheilt" auch bei unterschiedlichen Kriterien als gleichwertig angesehen werden kann (so daß a priori in den verschiedenen Studien dieselben Wahrscheinlichkeiten p_1 und p_2 angenommen werden können).

Einen Vergleich der beiden Verfahren "overall significance" und "pooling of results" hat N. Mantel angestellt (1980). Er kommt zu der Empfehlung ((1980), Seite 391): "Whereever possible, it is the data which should be combined in some proper manner rather than the significance test probabilities". Allerdings kann diese Empfehlung nur verwirklicht werden, wenn für die einzelnen Studien die Originaldaten zur Verfügung stehen. Anderenfalls ist man doch auf die weniger effiziente erste Methode der "overall significance" angewiesen. Die hier gebrachten Vorschläge und Einschränkungen sollten dabei beachtet werden, um Fehlinterpretationen und Mißverständnisse zu vermeiden.

Literatur

Anonymous (1980). Aspirin after myocardial infarction. The Lancet I. 1172-1173.

Cutler, S.J., Greenhouse, S.W., Cornfield, J., Schneiderman, M.A. (1966). The role of hypothesis testing in clinical trials. Journal of chronical Diseases 19, 857-882.

Fintelmann, V., Albert, A. (1980). Nachweis der therapeutischen Wirksamkeit von Legalon[R] bei toxischen Lebererkrankungen im Doppelblindversuch. Therapiewoche 30, 5589-5594.

Fisher, R.A. (1950). Statistical methods for research workers. 11th ed. London: Oliver and Boyd.

Healy, M.J.R. (1981). Some problems of repeated measurements. In: Perspectives in Medical Statistics. European Symposium on Medical Statistics, Rome 1980. London: Academic Press.

Holm, S. (1979). A simple sequentially rejective multiple test procedure. Scandinavian Journal of Statistic 6, 65-70.

Kalbfleisch, J.D., Prentice, R.L. (1980). The statistical analysis of failure time data. New York: Wiley and Sons.

Littell, R.C., Folks, J.L. (1971). Asymptotic optimality of Fisher's method of combining independent tests. Journal of the American Statistical Association 66, 802-806.

Mantel, N., Haenszel, W. (1959). Statistical aspects of the analysis of data from retrospective studies of disease. Journal of the National Cancer Institute 22, 719-748.

Mantel, N. (1980). Assessing laboratory evidence for neoplastic activity. Biometrics 36, 381-399.

Miller, R.G., Jr. (1981). Simultaneous statistical inference. 2nd ed. New York, Heidelberg, Berlin: Springer-Verlag.

Morgenstern, D. (1980). Berechnung des maximalen Signifikanzniveaus des Testes "Lehne H_0 ab, wenn k unter n gegebenen Tests zur Ablehnung führen". Metrika 27, 285-286.

Potthoff, R.F., Roy, S.N. (1964). A generalized multivariate analysis of variance model useful especially for growth curve problems. Biometrika 51, 313-326.

Rüger, B. (1978). Das maximale Signifikanzniveau des Testes "Lehne H_0 ab, wenn k unter n gegebenen Tests zur Ablehnung führen". Metrika 25, 171-178.

Schwartz, D., Flamant, R., Lellouch, J. (1980). Clinical trials. London: Academic Press.

Tygstrup, N., Christensen, E., Juhl, E. (1979). Randomisierte klinische Therapiestudien in der Hepatologie. Der Internist 20, 565-570.

Victor, N., Lehmacher, W., van Eimeren, W. (1980). Explorative Datenanalyse. Berlin, Heidelberg, New York: Springer-Verlag.

Zerbe, G.O. (1979). Randomization analysis of the completely randomized design extended to growth and response curves. Journal of the American Statistical Association 74, 215-222.

Prof.Dr. B. Schneider

Medizinische Hochschule Hannover

Institut für Biometrie

Karl-Wiechert-Allee 9

3000 Hannover 61

INTERPRETATION DER ERGEBNISSE VON VERGLEICHENDEN THERAPIESTUDIEN MIT HILFE DER HAZARDFUNKTION

I. ARMBRUSTER, G. BASTERT, R. KAY, D. LEIBBRAND,
M. OLSCHEWSKI, H. RAUSCHECKER, H. SCHEURLEN,
M. SCHUHMACHER, G. WECKESSER

Institut für Medizinische Dokumentation, Statistik und Datenverarbeitung
Universität Heidelberg

Universitätsfrauenklinik
Frankfurt

Klinik und Poliklinik für Allgemeinchirurgie
Universität Göttingen

Zusammenfassung

Hazardfunktionen, heute ein selbstverständliches Hilfsmittel für die mathematisch-statistische Analyse von Überlebensdaten, wurden in der Medizin schon früher implizit dazu benutzt, um zur Frage der Lebensverlängerung durch eine Behandlung Stellung nehmen zu können. In dieser Arbeit soll am Beispiel des Mammakarzinoms dargestellt werden, daß das Konzept der Hazardfunktionen geeignet ist, biologische Krankheitsmodelle in eine mathematische Sprache zu übersetzen.

I

In der ersten Hälfte unseres Jahrhunderts hatte die Diagnose Brustkrebs fast unausweichlich eine radikale Mastektomie (nach Rotter und Halsted) zur Folge[1]. In dieser Periode weltweit stabiler Behandlungskonzepte konnten größere Kliniken ein interessantes Phänomen beobachten, sofern sie dazu aufgrund einer lückenlosen Dokumentation der Krankheitsverläufe bei ihren Patienten in der Lage waren[2]: Die Überlebenschancen verbesserten sich kontinuierlich. Berkson (1957) nannte dieses durch eine Schar von Überlebenskurven veranschaulichte Phänomen Time Trend.

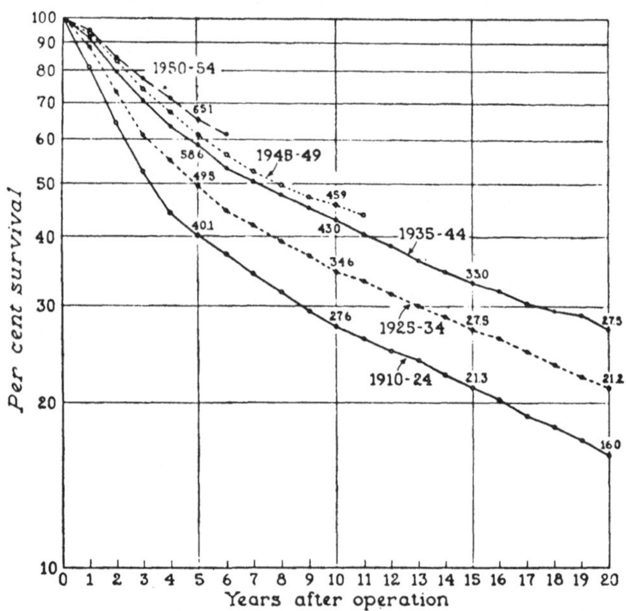

Abb. 1: Überlebenskurven von Brustkrebspatientinnen in verschiedenen Zeitperioden (Quelle: Berkson, J. et al. (1957), p. 658)

Kritische Zeitgenossen haben schon damals davor gewarnt, aus dem Time Trend auf einen Fortschritt im Kampf gegen den Brustkrebs zu schließen. Der Annahme eines direkten Zusammenhangs zwischen Überlebensraten und einem lebensverlängernden Behandlungseffekt stand die enttäuschende klinische Erfahrung entgegen, daß selbst bei kleineren Karzinomen mit einer hohen und anscheinend kaum rückläufigen Rückfallquote zu rechnen war.

[1]Ausnahmen von dieser Regel bildeten nur solche Patientinnen, deren Karzinom zu weit fortgeschritten war, die aus anderen Gründen als inoperabel galten oder die eine Operation verweigerten. Meinungsverschiedenheiten beschränkten sich auf die Definition der Operabilität und die Bewertung einer postoperativen Bestrahlung.

[2]Vorbildlich in dieser Hinsicht war die Mayo-Klinik in Rochester/Min.

Hinzu kam, daß die amtlichen Statistiken keinen Rückgang der Mortalitätsraten melden konnten. Nach den Zahlen aus Connecticut hat sich daran bis heute nichts geändert[3].

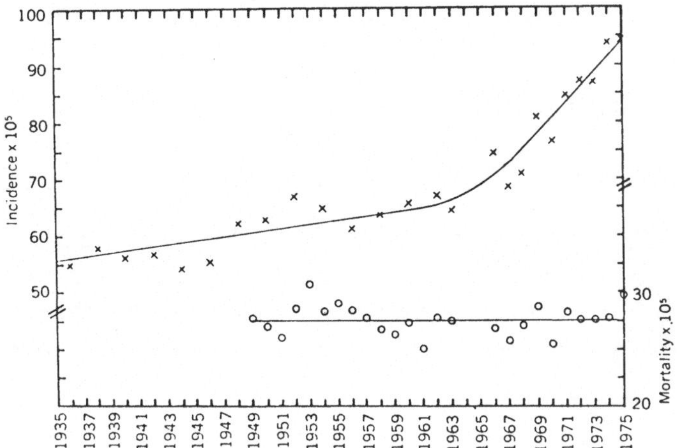

Abb. 2: Inzidenz (x) und Mortalität (o) von Brustkrebs in Connecticut (Quelle: Fox (1979), p. 490)

Aus solchen Beobachtungen konnte nur der Schluß gezogen werden, daß eine Verlängerung der Überlebenszeit im Laufe der Jahre in erster Linie durch eine Verschiebung des Anfangspunktes und erst in zweiter Linie, wenn überhaupt, durch eine Verschiebung des Endpunktes der beobachteten Lebensspanne zu erklären ist.

II

Als Ergebnis historischer Vergleiche bringt der Time Trend die vermengten Effekte aller mit der Zeit assoziierten Faktoren auf die Überlebenszeit zum Ausdruck. Kann der lebensverlängernde Effekt einer Behandlung durch eine kontrollierte klinische Studie geprüft werden[4]? Diese Frage läßt sich sicherlich nur dann beantworten, wenn genügend lange beobachtet wurde. Behandlungseffekte in der Frühphase der Nachbeobachtungsperiode besagen wenig. Wo aber ist die Grenze zwischen der Früh-und der Spätphase?

---

[3]Ein leichter Anstieg der Inzidenz bis in die frühen Sechzigerjahre läßt sich zwanglos durch eine Verbesserung der ärztlichen Versorgung und die Aufklärung der Bevölkerung erklären. Die Krankheit wurde dadurch früher entdeckt und behandelt. Der steile Anstieg in den Sechzigerjahren läßt sich zwanglos auf die Einführung der Mammographie zurückführen.

[4]Nicht untersucht werden soll in diesem Zusammenhang, daß bei keiner der bekannt gewordenen Studien über Brustkrebs eine unbehandelte Kontrollgruppe mitgeführt wurde und daß schon aus diesem Grunde immer nur relative Behandlungseffekte geprüft werden konnten.

Es erscheint vernünftig, neben den kumulativen Überlebensraten auch die momentanen Sterberisiken zu betrachten und sie mit denen einer vergleichbaren Normalbevölkerung in Beziehung zu setzen.

Ausgangspunkt der folgenden Überlegungen sind die Life-Table-Schätzungen

$$\hat{q}_i = \frac{d_i}{n_i} \qquad (i = 1,2,\ldots) \tag{1}$$

für die bedingten Wahrscheinlichkeiten

$$P\,\{\text{Patient stirbt in } [t_{i-1},t_i)\,|\,\text{Patient lebt zur Zeit } t_{i-1}\},(t_o=0). \tag{2}$$

Hierbei bezeichnet d_i die Anzahl der im i-ten Intervall[5] $[t_{i-1}, t_i)$ Gestorbenen und n_i die Zahl der Patienten unter Risiko. Als Produkt bedingter Überlebensraten $1-\hat{q}_i$ läßt sich die kumulative Überlebensrate

$$\hat{S}(t) = \prod_{i|t_i<t} (1-\hat{q}_i) \tag{3}$$

durch Logarithmieren in additive Komponenten zerlegen:

$$-\log \hat{S}(t) = \sum_{i|t_i<t} (-\log(1-\hat{q}_i)). \tag{4}$$

Stimmen zwei Überlebenskurven, die man in ein Koordinatensystem mit logarithmischer Ordinate gezeichnet hat, von einem bestimmten Zeitpunkt an in den momentanen (bedingten) Sterberaten überein, dann verlaufen sie von da an parallel, haben also zu einem bestimmten Zeitpunkt danach auch die gleiche Steigung. Ist dabei die eine der beiden Kurven die Schätzung für die Survivalfunktion (Überlebenskurve) S(t) von Brustkrebspatientin-

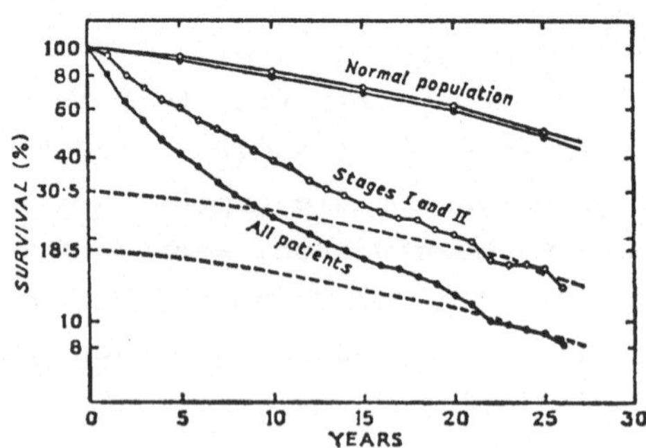

Abb.3: Überlebenskurven von Brustkrebspatientinnen und altersadjustierter Normalbevölkerung (Quelle: Brinkley, D. - Haybittle, J.L. (1975), p. 96)

[5] Es handelt sich typischerweise um Intervalle fixer Breite, die bei Brustkrebs fast immer ein Jahr beträgt.

nen und repräsentiert die andere Kurve die Survivalfunktion einer altersadjustierten Normalpopulation, dann läßt sich aus dem parallelen Verlauf beider Kurven ab einer gewissen Zeit auf den Anteil der "so gut wie" Geheilten in der Krankenpopulation schließen (Abb.3)[6].

Die momentanen Sterberisiken entsprechen bei einer stetigen Verteilung der Steigung der logarithmierten Survivalfunktion

$$\lambda(t) = \frac{d}{dt}(-\log S(t)) \tag{5}$$

$\lambda(t)$ bezeichnet man als Hazardfunktion[7]. Löst man die Gleichung (5) nach $S(t)$ auf, erhält man für die Survivalfunktion

$$S(t) = \exp\{-\int_0^t \lambda(u)du\} \tag{6}$$

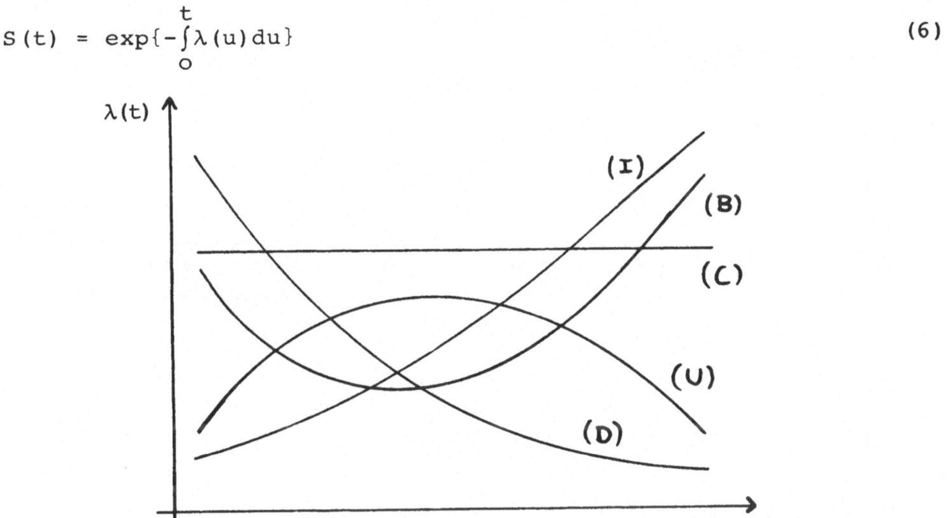

Abb.: 4: Verschiedene Typen von Hazardfunktionen: Increasing (I), "Bathtub" (B), Constant (C), "Upside-Down Bathtub" (U), Decreasing (D).

Abbildung 4 zeigt einige Typen solcher Hazardfunktionen. Beobachtet man bei Individuen einer bestimmten Bevölkerung die Lebensdauer von der Geburt bis zum Tode, so zeigt ihre Hazardfunktion typischerweise einen "badewannenförmigen" Verlauf. Dabei ist der fallende Verlauf am Beginn der Kurve durch die Säuglings- und Kindersterblichkeit, der zunehmend steile Anstieg am Ende der Kurve, etwa vom 30. Lebensjahr an, durch die mit dem Lebensalter zunehmende Inzidenz akuter oder chronisch progredienter Krankheiten bedingt. Bei Patienten, die an bestimmten Karzinomen gestorben

---

[6]Im hier beschriebenen 1-Stichprobenfall wird der Anteil der ohne Behandlung spontan Geheilten vernachlässigt.

[7]Ist der Endpunkt der 'Überlebenszeit' durch den Tod definiert, dann kann man die Funktion $\lambda(t)$ anschaulicher auch als "force of mortality" bezeichnen: Je steiler der Abfall der Überlebenskurve, desto größer die "force of mortality".

sind und vom Beginn ihrer ärztlichen Behandlung an beobachtet werden, fand Boag (1948) Hazardfunktionen vom Typ der "umgekippten Badewanne". Hier ist der Anstieg der Kurve vermutlich durch den Anteil derjenigen Patienten bedingt, die im weit fortgeschrittenen inkurablen Stadium zur Behandlung kamen. Abbildung 5 zeigt Schätzungen der Hazardfunktion bei Brustkrebs.

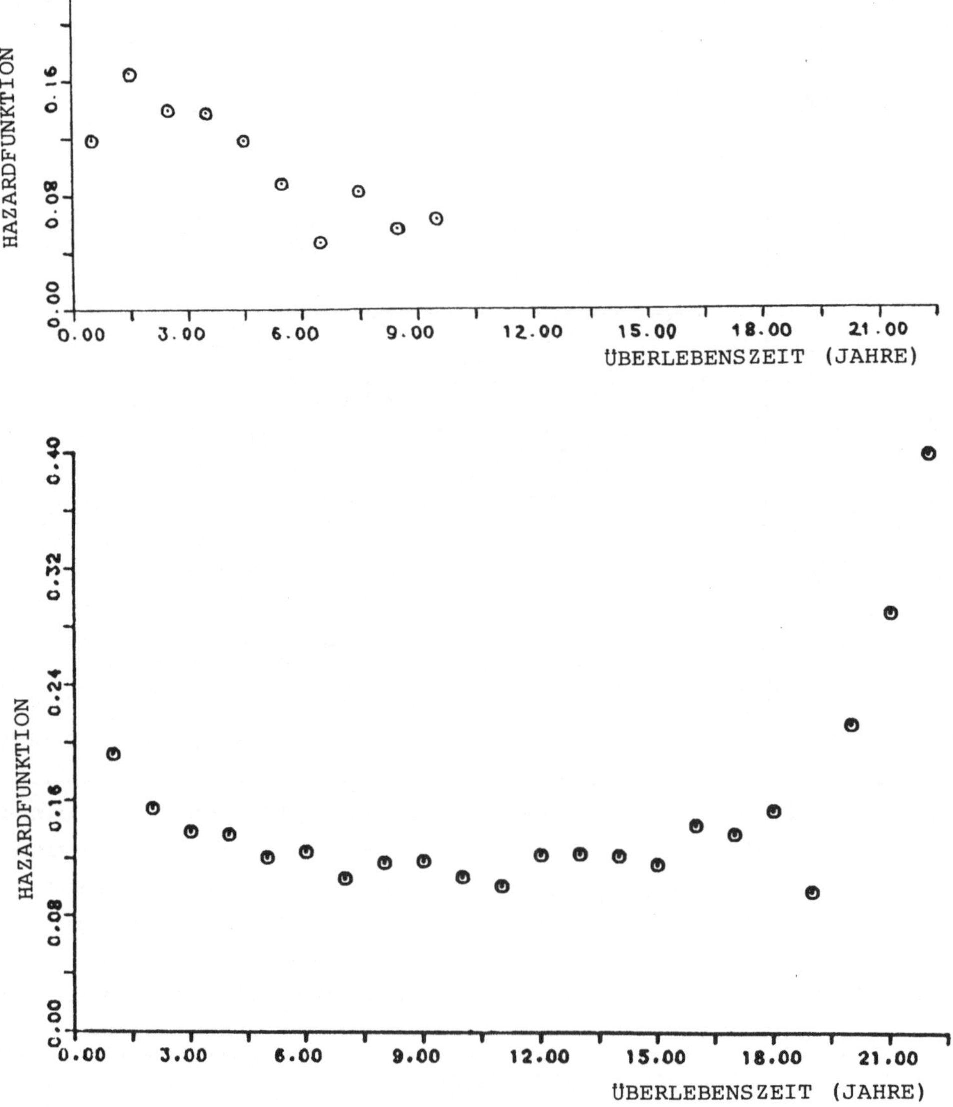

Abb. 5: Empirische Hazardfunktionen bei Brustkrebs

Die untere Kurve stammt von rund 21 000 Frauen, die zwischen 1942 und 1962 im Krebsregister des amerikanischen Staates Kalifornien gemeldet wurden (Chiang, 1968). Die Lebensdauer ist gerechnet vom Zeitpunkt der Diagnosestellung an. Hier dürfte sich die Kurve im Endteil kaum von der einer altersadjustierten Normalbevölkerung unterscheiden. Die obere Kurve zeigt die Hazardfunktion nach primärer Mastektomie bei 142 Frauen. Der Anstieg am Beginn der Kurve dürfte hier durch einen relativ hohen Anteil primär Inkurabler zu erklären sein. Über einen möglichen Anteil "so gut wie" Geheilter kann hier wegen der Kürze der Nachbeobachtungsdauer noch keine Aussage gemacht werden[8].

Für eine Schätzung der Heilungsraten mit numerischen Methoden schlugen Berkson und Gage (1952) ein Modell vor, dem folgende Annahmen zugrunde liegen:

1. Die Population der wegen einer bestimmten Krankheit behandelten Patienten ist eine Mischung aus "Geheilten" und "Nicht-Geheilten" mit der gemeinsamen Survivalfunktion

   $$S(t) = c\, S_1(t) + (1-c)\, S_2(t). \qquad (7)$$

   Hierbei ist $S_1(t)$ die Survivalfunktion der Geheilten, $S_2(t)$ die Survivalfunktion der Nicht-Geheilten und c die Heilungsrate ($0 \leq c \leq 1$).
2. $\lambda_1(t)$ stellt die Hazardfunktion einer altersadjustierten Normalbevölkerung dar und kann aus entsprechenden amtlichen Statistiken geschätzt werden.
3. Die Nicht-Geheilten leben unter einem zusätzlichen Sterberisiko, das wir als unabhängig vom Sterberisiko der "Normalen" annehmen. Dies wird in der Sprache des Modells dadurch zum Ausdruck gebracht, daß sich die Hazardfunktion der Nicht-Geheilten additiv aus zwei Komponenten zusammensetzt, wobei wir die zweite Komponente vereinfachend als konstant annehmen:

   $$\lambda_2(t) = \lambda_1(t) + \beta. \qquad (8)$$

Damit gilt:

$$S(t) = S(t;c,\beta) = c\,\exp\{-\int_0^t \lambda_1(u)\,du\} + (1-c)\exp\{-\int_0^t \lambda_2(u)\,du\} \qquad (9)$$

Zu schätzen sind also die beiden Parameter c (Heilungsrate) und β (brustkrebsspezifische force of mortality). Abbildung 6 zeigt, daß sich die Funktion $S(t;\hat{c},\hat{\beta})$ trotz der stark simplifizierenden Modellannahmen recht gut an die empirischen Überlebensraten $\hat{S}(t)$ anpaßt.

---

[8]Wegen des geringen Stichprobenumfangs sind hier auch in Zukunft keine verlässlichen Schätzungen zu erwarten.

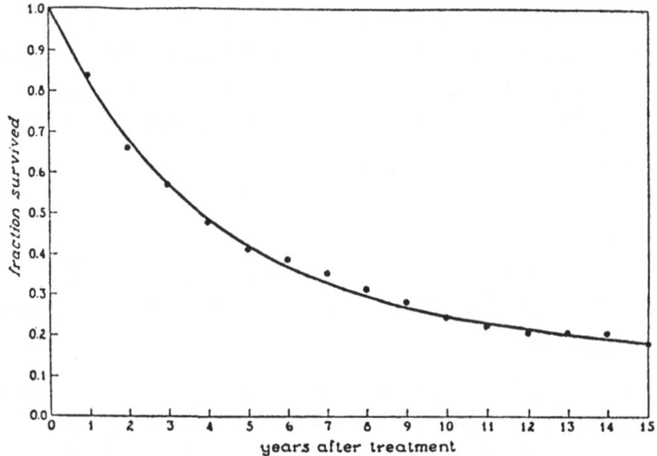

Abb.6: Empirische Survivalfunktion von Brustkrebspatientinnen (.) und nach dem Berkson-Gage-Modell geschätzte Survivalfunktion $S(t;\hat{c},\hat{\beta})$ (-) mit $\hat{c} = 0{,}27$ und $\hat{\beta} = 0{,}26$ (Quelle: Berkson-Gage (1952) p. 508)

III

Behandlungseffekte kann man im allgemeinen nur schätzen, wenn man zwei Behandlungen miteinander vergleicht und wenn dabei die Ausgangsbedingungen gleich sind. Wie wir gesehen haben, gilt dies in besonderem Maße, wenn die Überlebenszeit das Kriterium ist und ihr Anfangspunkt weder durch das Lebensalter noch durch den Krankheitsbeginn, sondern durch den Behandlungsbeginn definiert ist.

Ein Vergleich ist am einfachsten, wenn man die Überlebenswahrscheinlichkeiten nur an einem festen Zeitpunkt miteinander vergleicht. Betrachtet man mehrere Zeitpunkte t_i $(i = 1,2,\ldots)$ nach dem Startpunkt t_o, dann bleibt die Situation unproblematisch, wenn für jeden dieser Zeitpunkte gilt: $S_1(t_i) > S_2(t_i)$.

Eine solche Situation liegt vor, wenn sich die Hazardfunktionen unter den beiden Behandlungen nirgends überschneiden, d.h. wenn gilt:

$$\lambda_1(t) < \lambda_2(t), \text{ bzw. } \frac{\lambda_1(t)}{\lambda_2(t)} < 1.$$

Ist dieses Verhältnis über die Zeit konstant, d.h. gilt:

$$\frac{\lambda_1(t)}{\lambda_2(t)} = \Theta = \text{konst.}, \ \lambda_1(t) = \Theta\lambda_2(t) \quad (\Theta > 0), \tag{10a}$$

so liegt eine gleichmäßige Überlegenheit einer Behandlung über die andere vor, und man spricht von proportionalen Hazardfunktionen. Ausgedrückt durch Survivalfunktionen bedeutet dies:

$$S_1(t) = S_2(t)^{\Theta}, \tag{10b}$$

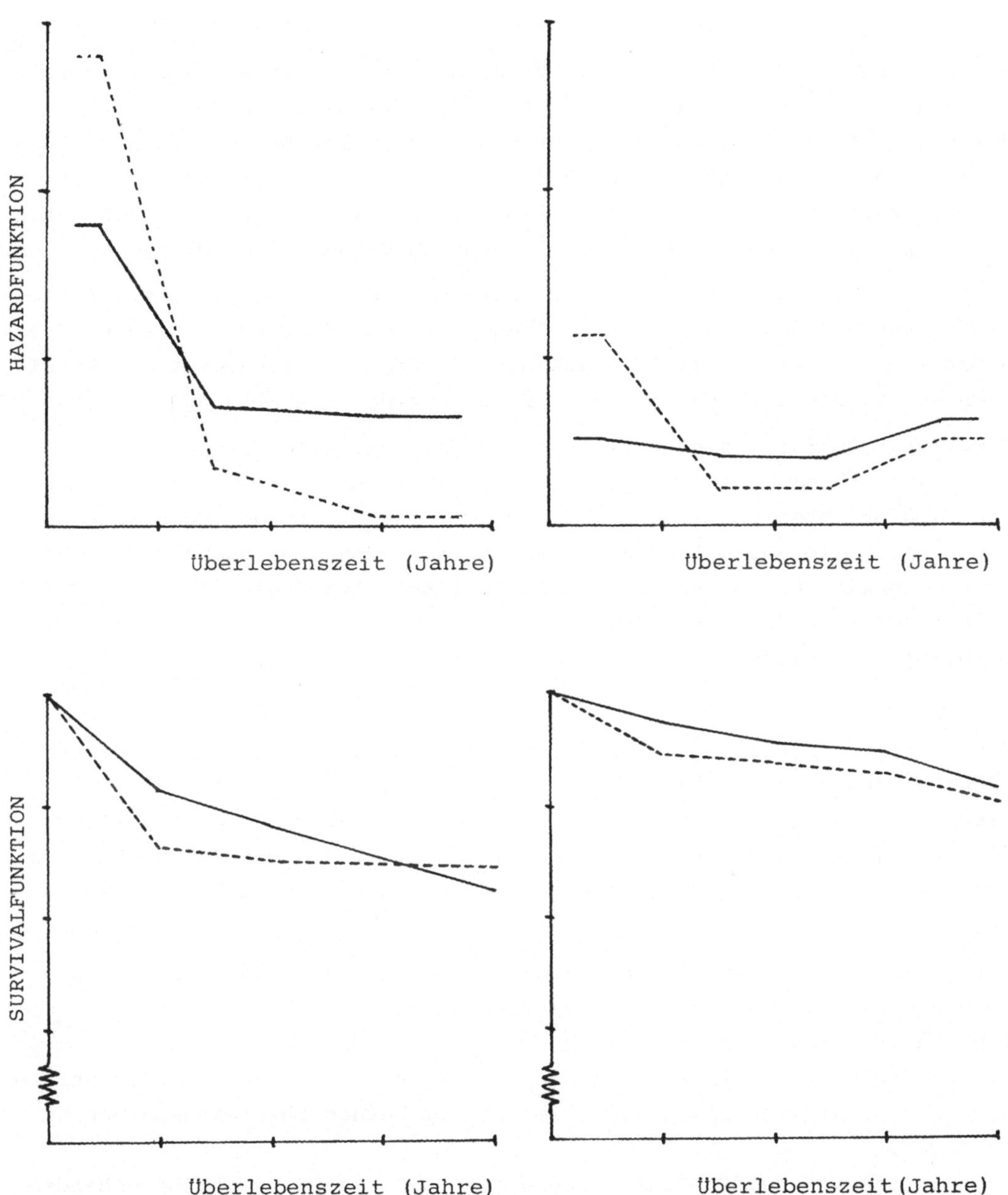

Abb.7: Empirische Hazard- und Survivalfunktionen von Infarktpatienten nach operativer (---) und medikamentöser (——) Behandlung (links Kohortenstudie(McNeer et al., 1974), rechts kontrollierte klinische Studie (Murphy et al., 1977)).

d.h. auch die Überlebenskurven überschneiden sich nicht.

Der als Routine-Test in den letzten Jahren immer häufiger angewandte Logrank-Test (Peto ,1972) und das Regressionsmodell von Cox (1972) für die gleichzeitige Analyse prognostischer Variablen basieren auf der Annahme, daß Behandlungseffekte, sofern vorhanden, vom Typ der proportionalen Hazardfunktion sind. Die Tests sprechen auf diese Situation besonders empfindlich an, können aber in anderen Situationen völlig versagen.

Eine solche nicht einfach zu beurteilende Situation liegt vor im Falle zweier Post-Infarktstudien, bei denen eine konservative (medikamentöse) Behandlung mit einer relativ riskanten Coronar-Bypass-Operation verglichen wurde. Die Ergebnisse dieser Studien sind in Abbildung 7 dargestellt.

Erwartungsgemäß ist die Hazardfunktion der operierten Gruppe im Vergleich zur Kontrollgruppe unmittelbar nach der Operation besonders hoch, fällt steil ab und überschneidet dabei die der Kontrollgruppe. Entsprechend nähern sich die anfänglich auseinanderstrebenden Überlebenskurven, um sich im Falle der (nicht randomisierten) Kohortenstudie (linke Bildhälfte) später sogar zu überschneiden. Die Verhältnisse sind in beiden Studien prinzipiell ähnlich.

IV

Das Konzept der Heilungsraten hat sich in der medizinischen Literatur nicht durchsetzen können, wurde jedoch von Nissen-Meyer (1979) wieder aufgegriffen. Wie Berkson unterscheidet er qualitativ zwischen einer definitiven Heilung und einem Einfluß auf die Geschwindigkeit der Krankheitsprogredienz durch die Behandlung, wenn das Ziel einer Heilung verfehlt wurde.

Entsprechend sind nach Nissen-Meyer bei einem Vergleich zweier Behandlungen zwei Typen von Behandlungseffekten auf die Überlebenszeitverteilung zu unterscheiden.

Typ A: Eine der beiden Behandlungen führt zu einer höheren Heilungsrate. Dies ist an einer bleibenden Differenz der beiden Überlebenskurven zu erkennen.

Typ B: Eine von beiden Behandlungen führt zu einer nur vorübergehenden Verlangsamung des Tumorwachstums. Dies hat zur Folge, daß sich die beiden Überlebenskurven am deutlichsten in der Frühphase unterscheiden, sich aber bald einander nähern und sich eventuell sogar überschneiden.

Beide Typen korrespondieren nach Nissen-Meyer mit folgenden Behandlungskonzepten einer adjuvanten Chemotherapie beim "kurablen" Mammakarzinom:

1. Im unmittelbaren Anschluß an die Primäroperation setzt eine Kurzzeit-Chemotherapie (Dauer eine Woche) ein. Durch eine solche Behandlung

sollen Tumorzellen, die bei der Operation in die Blutbahnen ausgeschwemmt wurden, getötet und an der Metastasenbildung gehindert werden. Es ist zu vermuten, daß der Behandlungseffekt im Vergleich mit einer Kontrollgruppe ohne Chemotherapie vom Typ A ist.

2. Mit einer Verzögerung von einigen Wochen setzt eine Langzeit-Chemotherapie (Dauer ein Jahr) ein. Durch eine solche Behandlung sollen Fernmetastasen, die schon zum Zeitpunkt der Operation bestanden haben, in ihrem Wachstum verlangsamt, im günstigsten Fall ganz zerstört werden. Der Behandlungseffekt ist vom Typ B oder eine Mischung aus A und B.

Der schwache Punkt aller Heilungsratenkonzepte ist die qualitative Unterscheidung von Geheilten und Nichtgeheilten. Dem widerspricht die Erfahrung, daß Frauen mit Brustkrebs nach ihrer Primärbehandlung jahre- und jahrzehntelang ohne Anzeichen einer Tumorpräsenz leben, und schließlich doch an Brustkrebs sterben können. Es erscheint deshalb realistischer, von der Annahme auszugehen, daß im günstigsten Fall (Typ A) die Gesamttumorlast durch die Primärbehandlung soweit verringert wurde, daß sich ein Gleichgewicht (steady state) zwischen Tumorwachstum und Tumorvernichtung durch körpereigene Immunabwehr ausbilden konnte. Bei einem reinen Behandlungseffekt vom Typ B wird für die Dauer der Chemotherapie das Tumorwachstum verlangsamt und dabei im günstigsten Fall die Gesamttumorlast verringert. Als Spätfolge kann es etwa durch Immunsuppression zu einer Wachstumsbeschleunigung kommen.

1. Der Typ A-Effekt

Als Modell bietet sich ein Prozeß mit drei Zuständen an (Abbildung 8):

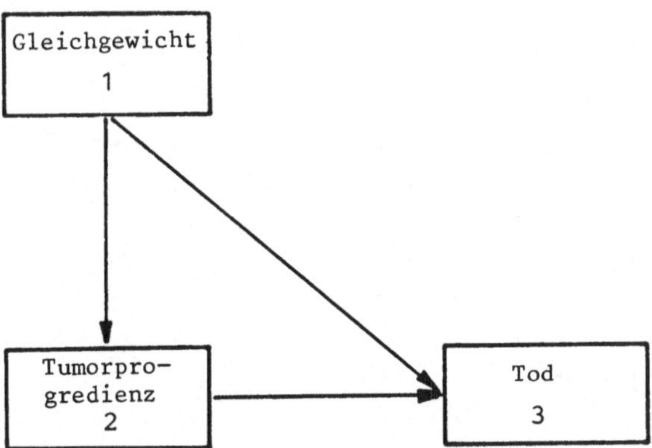

Abb. 8: Modell mit drei Zuständen bei Typ A

Zustand 1 ist das im unmittelbaren Anschluß an die Primäroperation eintretende Gleichgewicht, Zustand 2 die Tumorprogredienz und Zustand 3 der Tod. Ein Patient kann entweder im steady state sterben (Übergang zu Zustand 3) oder danach (Übergang zu Zustand 3 über Zustand 2). Mit $\lambda_{ij}(t)$ bezeichnen wir die "übergangs-spezifischen" Hazardfunktionen der Verweildauer in den einzelnen Zuständen, wobei (i,j) = (1,2), (1,3) und (2,3). Eine einfache Erweiterung der von Chiang (1980) angegebenen Methoden führt zu den Hazard- und Survivalfunktionen $\lambda_A(t)$ und $S_A(t)$[9].

Zur Vereinfachung sei hier angenommen, daß alle $\lambda_{ij}(t) = \lambda_{ij}$ konstant (zeitunabhängig) sind. Die Hazardfunktion hat dann die Form

$$\lambda_A(t) = \frac{(\lambda_{13}-\lambda_{23})\ (\lambda_{12}+\lambda_{13})e^{-(\lambda_{12}+\lambda_{13}-\lambda_{23})t}+\lambda_{12}\lambda_{23}}{(\lambda_{13}-\lambda_{23})e^{-(\lambda_{12}+\lambda_{13}-\lambda_{23})t}+\lambda_{12}} \tag{11}$$

Zum Zeitpunkt t=0 hat die Hazardfunktion den Wert $\lambda_A(0) = \lambda_{13}$ und die Steigung $\lambda_{12}(\lambda_{23}-\lambda_{13})$.

Für großes t gilt:

$$\lambda_A(t) \approx \begin{cases} \lambda_{12}+\lambda_{13} & ,\text{wenn } \lambda_{23}-\lambda_{13}>\lambda_{12} \\ \lambda_{13} & ,\text{wenn } \lambda_{23}-\lambda_{13}=\lambda_{12} \\ \lambda_{23} & ,\text{wenn } \lambda_{23}-\lambda_{13}<\lambda_{12} \end{cases}$$

Angenommen, in einer kontrollierten klinischen Studie wird die Kurzzeitchemotherapie C gegen Kontrolle K getestet. Wir bezeichnen mit $\lambda_{A|C}(t)$ bzw $\lambda_{A|K}(t)$ die entsprechenden Hazardfunktionen. Nach der Operation sind alle Patienten in einem steady state. Die Verweildauer im steady state ist jedoch in der Chemotherapiegruppe stochastisch länger als in der Kontrollgruppe: $\lambda_{A|C}(t) < \lambda_{A|K}(t)$. Es erscheint realistisch,den Fall $\lambda_{23}-\lambda_{13}<\lambda_{12}$ anzunehmen. Die Hazardfunktionen verlaufen in diesem Fall wie in Abbildung 9 dargestellt.

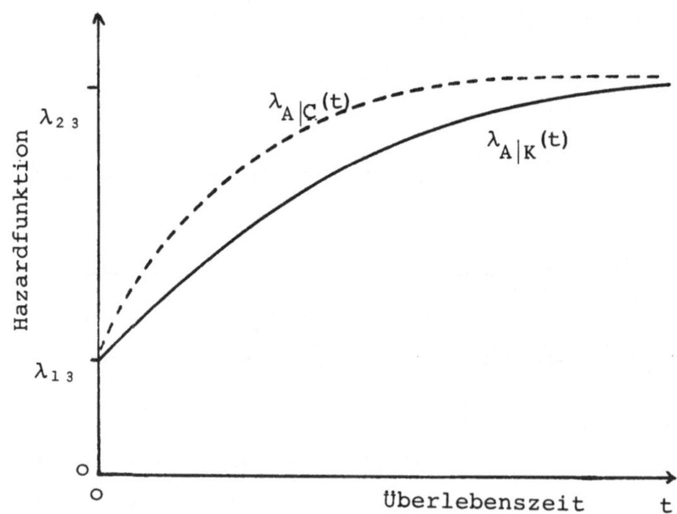

Abb. 9: Hazardfunktionen von Kontroll- und Chemotherapiegruppe bei Typ A

2. Der Typ B-Effekt:

Bei Typ B wird die Überlebenszeit nach Primäroperation durch die Dauer der (adjuvanten) Chemotherapie in zwei Perioden unterteilt:

$$\lambda_B(t) = \begin{cases} \lambda_1(t), & \text{für } t \leq \tau \\ \lambda_2(t), & \text{für } t > \tau \end{cases},$$

wobei τ: = Dauer der Chemotherapie. Testet man in einer kontrollierten Studie eine Langzeit-Chemotherapie gegen Kontrolle, dann resultiert unter der stark vereinfachenden Annahme einer konstanten Hazardfunktion für die Kontrollgruppe eine Situation, die etwa der in Abbildung 10 dargestellten entspricht.

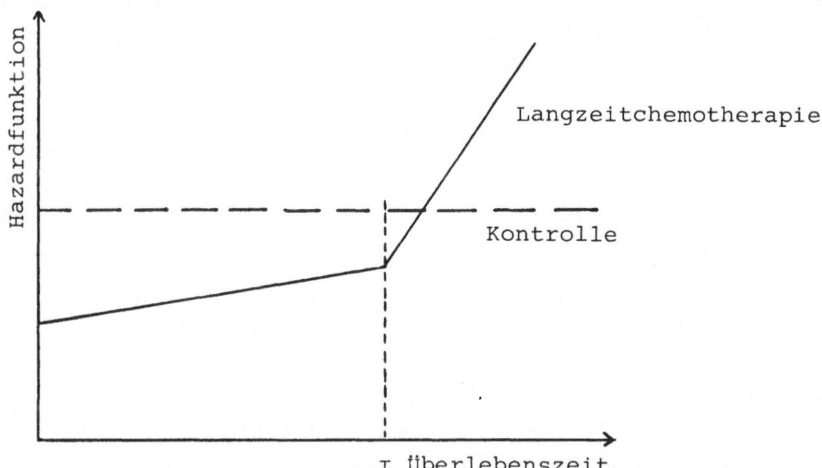

Abb. 10: Hazardfunktionen von Kontroll- und Chemotherapiegruppe bei Typ B

Zusammenfassend kann gesagt werden, daß weder bei Typ A noch bei Typ B proportionale Hazardfunktionen zu erwarten sind. Es ist jedoch zu vermuten, daß die Voraussetzung der Proportionalität durch Modell A weniger verletzt wird, als durch Modell B.

---

[9] Details sind Gegenstand eines Preprints von R. Kay (SFB123, in Vorbereitung)

Literatur

Berkson, J.- Gage, R.P. (1952). Survival Curve for Cancer Patients Following Treatment. *JASA* 47, *501-515.*

Berkson, J. et al. (1957). Mortality and Survival in Surgically Treated Cancer Patients of the Breast. *Proc.of the Staff Meeting of the Mayo Clinic* 32, *645-670.*

Boag, J.W. (1948). The Presentation and Analysis of the Results of Radiotherapy, Part I. *Brit.J.Rad.* 21, *128-138.*

Brinkley, D. - Haybittle, J.L. (1975). The Curability of Breast Cancer. *The Lancet, July 19, 95-97.*

Chiang, C.L. (1968). Introduction to Stochastic Processes in Biostatistics. Wiley, New York, 292-295.

Chiang, C.L. (1980). An Introduction to Stochastic Processes and their Applications. Krieger, New York, 319-332.

Cox, D.R. (1972). Regression Models and Life Tables. *J.R.Stat.Soc.B* 34, *187-220.*

Fox, M.S. (1979). On the Diagnosis and Treatment of Breast Cancer. *JAMA* 241, *489-494.*

McNeer, F.J. et al. (1974). The Nature of Treatment Selection in Coronary Artery Disease. *Circulation* 49, *606-614.*

Murphy, M.L. et al. (1977). Treatment of Chronic Stable Angina. *New Engl.J.Med.* 297, *621-627.*

Nissen-Meyer, R. (1979). Experiences from a Multicentric Trial of Adjuvant Chemotherapy. In: Clinical Trials in Early Breast Cancer, Springer-Verlag, Berlin. *Lecture Notes in Medical Informatics 4, 61-70.*

Peto, R.- Peto, J. (1972). Asymptotically Efficient Rank Invariant Procedures. *J.R.Statist.Soc. A* 135, *185-207.*

Dr.med. H. Scheurlen
Institut für Medizinische Dokumentation, Statistik und Datenverarbeitung der Universität Heidelberg, Im Neuenheimer Feld 325, Heidelberg

MARTINGALMETHODEN ZUR ANALYSE VON ÜBERLEBENSZEITEN

R. REPGES
Abteilung Medizinische Statistik und Dokumentation
Technische Hochschule Aachen

This is an introductory paper to the theory of stochastic differential equations and points out the parallelism between these equations and the linear models of the classical statistics. Survival data analysis can easily be embedded in the analysis of point processes. This allows to investigate a great variety of models and to extend the considerations on more realistic biological processes and, on the other hand, to apply some of the fast developing new techniques of statistical inference for diffusion processes in the medical field. Before this can actually be done, further research work seems necessary.

Einleitung

Man ist in der Medizinischen Statistik gewohnt, jede beim Patienten oder beim biologischen Substrat beobachtete Größe x als reellwertige Zufallsvariable $x = \xi(s,\omega)$ aufzufassen; dabei zerlegt man die Faktoren, die den Wert der Größe x bestimmen, in vorgegebene Faktoren $s = (s_1, s_2, \ldots, s_p)$ und individuelle Faktoren ω, die nicht weiter betrachtet werden können oder sollen und deren Wirkung sich durch Wahrscheinlichkeitsaussagen beschreiben lassen. In erster Näherung lassen sich diese beiden Gruppen von Faktoren oft additiv zerlegen, entsprechend einer linearen Approximation der Funktion ξ:

$$x = \xi(s,\omega) = a(s) + \varepsilon(\omega) \qquad (1);$$

dabei wird der konstante Term so gewählt, daß gilt

$$E\xi(s,\omega) = a(s) \qquad (2)$$

oder $E\varepsilon = 0$. In der klassischen Statistik wird weiterhin für ε eine Normalverteilung angenommen, kurz $\varepsilon = N(0,\sigma^2)$ - nach dem Vorbild von Billingsley. Alle Ansätze der Varianzanalyse und der Regressionsanalyse lassen sich unschwer aus (1) ableiten.
Die wesentliche Voraussetzung für (1) ist natürlich nicht die Normalität von ε - jede integrierbare Zufallsvariable mit $E\varepsilon = 0$ tut es

auch - sondern, daß die Verteilung von ε unabhängig von s ist; bei der Normalverteilung ist dies als Homoskedastizitätsforderung bekannt.

Zunächst sollte man meinen, daß es keinen Grund gibt, bei der speziellen Beobachtungsgröße Überlebenszeit anders zu verfahren als wie eben skizziert und in einem ansonsten homogenen Kollektiv die beiden Ursachen Individualität, Behandlung und separierbare Einflußfaktoren additiv zu trennen in einem zu (1) analogen Ansatz $t = \tau(s,\omega) = a(s) + \varepsilon(\omega)$. Bekanntlich funktioniert dieses Verfahren in der Praxis nicht. Dies hat, wie ich meine, hauptsächlich zwei Gründe. Der erste Grund ergibt sich aus dem eben Gesagten. Da τ eine positive Zufallsvariable ist, können wir kein ε mit $E\varepsilon = 0$ wählen. Schon der einfachste Ansatz einer Exponentialverteilung zeigt aber, daß die Verteilung nicht unabhängig von den Faktoren s wählbar ist; jede Änderung des Erwartungswertes impliziert eine Änderung der Varianz, und damit entfällt eine additive Zerlegung.
Unbrauchbar ist damit auch das ganze Arsenal der parametrischen und nichtparametrischen Schätz- und Testverfahren. Selbst das Vorliegen von Dichten aus der Klasse der Exponentialfamilie ist nicht mehr gesichert, sobald zensierte Beobachtungen vorliegen, und damit entfallen viele Optimalitätsaussagen.
Neben diesen formalen Schwierigkeiten gibt es aber auch solche begrifflicher Art. Es ist ja nicht die Zeit selbst, die Gegenstand des Interesses ist, sondern ein Vorgang, der eine bestimmte Zeit zu seinem Ablauf benötigt. Damit liegt der biologische Sachverhalt auf einer qualitativ anderen Ebene. Man hat nicht einen Zustand zu beschreiben, sondern einen Verlauf. Adäquat ist demzufolge nicht eine zufällige Größe, sondern eine zufällige Funktion oder eben ein stochastischer Prozeß.

Stochastische Beschreibung von Vorgängen

Funktionen werden in den Naturwissenschaften meistens durch ihr momentanes Verhalten definiert: ist z.B. der Zustand des Systems zur Zeit t gegeben, so ändert er sich in der Zeit t + dt nach einer angegebenen Vorschrift, die den Zustand zur Zeit t sowie alle auf diesen einwirkende Faktoren enthält. In der klassischen Physik fehlt unter diesen Faktoren natürlich der Zufall. Für biologische Prozesse reicht diese einfache deterministische Approximation aber nicht mehr aus. Ein adäquates Analogon zur Physik bilden jedoch die Kernfunktionen der Markoffprozesse: ist der Zustand des Systems zur Zeit t gegeben, so ändert er sich in der Zeit t + dt gemäß einer angegebenen Wahrscheinlichkeitsverteilung.

Die Überlebenszeiten bilden ein besonders einfaches Beispiel eines solchen Prozesses. Vom betrachteten System interessiere für die vorliegende Fragestellung nur zwei Zustände, etwa krank/gesund oder lebend/tot. Der Verlauf ist durch seine Kernfunktion (Übergangsfunktion) definiert, die sich hier, bei irreversiblen Übergängen, reduziert auf die Wahrscheinlichkeit, daß der Patient die Zeitspanne t + dt nicht mehr überlebt, wenn er zur Zeit t noch lebt. Diese Wahrscheinlichkeit $p\{\xi_{t+dt} = 1 | \xi_t = 0\}$ ist nichts anderes als die Risikofunktion $\lambda(t)\cdot dt$, die sich hier in natürlicher Weise ergibt. Die Überlebenszeit ergibt sich ebenso zwanglos als Wartezeit $\tau(\omega) = \inf\{t \geq 0;\ \xi_t = 1\}$ mit der Verteilungsfunktion

$$F(t) = p\{\tau \leq t\} = 1 - e^{-\int_0^t \lambda(u)du}$$

Es ist klar, daß alle externen Faktoren $s_1, s_2, \ldots, s_p$ nur in der Risikofunktion untergebracht werden können und daß sich auch alle Schätz- und Testverfahren auf diese beziehen. Deshalb liegt es nahe, nach einem Ansatz zu suchen, der auch hier beobachtbare Größen additiv in einen rein zufälligen Prozeß und einen interpretierbaren Rest zerlegt.

Die Klasse der Markoffprozesse, die eine solche Zerlegung gestattet, findet in jüngster Zeit ein zunehmendes Interesse. Sie wird definiert durch eine Gleichung folgender Art

$$d\xi(t) = a(t,\xi)\ dt + B(t,\xi)\ dw(t)$$

Dies ist der Fall, wenn die Übergangsfunktionen $p(t,x,t+h,dy)$ die folgenden Eigenschaften aufweisen

$$\int_{|x-y|>\varepsilon} p(t,x,t+h,dy) = o(h)$$

$$\int (y-x)\ p(t,x,t+h,dy) = a(t,x)\cdot h + o(h)$$

$$\int (y-x)\ (y-x)'\ p(t,x,t+h,dy) = B(t,x)\cdot h + o(h)$$

a und B ist also der bedingte Erwartungswert oder die bedingte Varianzkovarianzmatrix von ξ, a heißt Driftvektor und B Diffusionsmatrix. Statt ξ kann man nämlich - wie stets - auch die Verteilungsfunktion $f(x,t)$ betrachten; unter den 3 gemachten Voraussetzungen ergibt sich dann für f die Fokker-Plancksche Diffusionsgleichung. w(t) ist der Standard-Wienerprozeß auch Brownsche Bewegung genannt; dies ist ein Prozeß mit unabhängigen normalverteilten Zuwächsen - $dw = N(0, Idt)$ - und verschwindendem Erwartungswert - $Ew(t) = 0$. Für seine bedingten Erwartungen gilt $E(w_{t+h} | w_t) = w_t$. Prozesse, deren bedingte Erwartungen diese Eigenschaft aufweisen, heißen Martingale. Für Martingale gibt es eine Reihe von Konvergenzsätzen, von denen sich die bekannten Sätze über Verteilungskonvergenz als Spezialfälle erweisen. Ein weiteres Beispiel ist der "Summenprozeß" $w(\omega, t) = \sum_{i<[nt]} Y_i(\omega)$ auf $0 \leq t \leq 1$, wenn die Y_i unabhängige identisch verteilte zentrierte Zufallsvariablen sind.

Schätz- und Testverfahren

Für die stochastischen Differentialgleichungen sind inzwischen verschiedene Verfahren zum Schätzen der Funktion a(t,x) oder ihrer Parameter und zum Testen zweier alternativer Funktionen entwickelt worden. Eine neueste Übersicht gibt Basawa-Rao 1980. Neben Likelihoodverfahren werden dort auch Bayes-Verfahren, sequentielle Verfahren und nichtparametrische Verfahren beschrieben.

Für den Fall von Überlebenszeitbeobachtungen lautet die stochastische Differentialgleichung

$$d\xi(t) = r(t) \cdot \lambda(t)\, dt + dw(t)$$

r(t) ist dabei die Anzahl der Personen, die zur Zeit t-0 "at risk" sind, $\xi(t)$ ist die Zahl der "Ereignisse". Dieser Ansatz von Aalen und Johansen (1978) umfaßt beliebige Eintritts- und Ausfallsituationen. Die Statistik betrifft ein nichtparametrisches Verfahren zur Schätzung von $\beta(t) = \int \lambda(u)du$ - es ist

$$\hat{\beta}(t) = \int \frac{d\xi(u)}{r(u)} \qquad \text{(als Stieltjesintegral)}$$

konsistent und asymptotisch normal - denn $\hat{\beta}(t) - \beta(t)$ ist ein Martingal - sowie zum Testen der Hypothese $\lambda_1 = \lambda_2$ gegen $\lambda_1 < \lambda_2$.

Die in Basawa-Rao angegebenen sequentiellen Verfahren und Bayesschen Verfahren gelten nur für Prozesse mit fast sicher stetigen Pfaden. Inwieweit sie sich auf Punktprozesse mit rechtsseitig stetigen Pfaden übertragen lassen und dann für die statistische Praxis geeignet sind, ist noch eine offene Frage.

References

Aalen, O.O. (1978). Nonparametric inference for a family of counting processes. Ann. Stat. 6, 701-726.

Aalen, O.O; Borgan, Ö.; Keiding, N.; Thormann, J. (1980). Interaction between Life History Events. Nonparametric Analysis for Prospective and Retrospective Data in the Presence of Censoring. Scand. J. Statist. 7, 161-171.

Basawa, I.V.; Prakasa Rao, B.L.S. (1980). Statistical Inference for Stochastic Processes. Academic Press.

Beck, G.J. (1979). Stochastic survival models with competing risks and covariates. Biometrics 35, 169-180.

Berk, R.H. (1975). Locally most powerful tests. Ann. Statist. 3, 373-381.

Borgan, Ö. (1980). To appear in Springer Lecture Notes on Medical Informatics and Statistics.

Brown, B.M. (1974). A sequential procedure for diffusion process, in: E.S. Williams (ed.): Studies in Probability and Statistics, North Holland 1974.

Dvoretzky, A.; Kiefer, J.; Wolfowitz, J. (1953). Sequential decision problems for processes with continuous time parameter. Testing hypotheses. Ann. Math. Statistics 24, 254-264.

Gänssler, P.; Stute, W. (1977). Wahrscheinlichkeitstheorie. Springer.

Irle, A. (1980). Locally best Tests for Gaussian processes. Metrika 27, 15-28.

Irle, A. (1981). Locally most powerful sequential tests for stochastic processes. Stoch. proc. and their Applic. 11, 285-291.

Jacob, J. (1979). Calcul stochastique problèmes de martingale. Lecture Notes in Mathematics 714, Springer.

Liptser, R.S.; Schiryayev, A.N. (1977/1978). Statistics of Random Processes: I General Theory, II Applications. Springer.

Prof. Dr. med. R. Repges
Abteilung für Medizinische
Statistik und Dokumentation
der RWTH Aachen
Goethestr. 23

5100 Aachen

MÖGLICHKEITEN DER VERWENDUNG SEQUENTIELLER ZWEISTICHPROBEN-RANGTESTS IN DER THERAPIEFORSCHUNG

J. KRAUTH
Psychologisches Institut
Universität Düsseldorf

Zusammenfassung

Für die Therapieforschung besonders wichtige inferenzstatistische Verfahren stellen Zweistichprobentests dar, mit denen man z.B. auf Wirkungsunterschiede von Placebo versus Verum oder Standardtherapie versus neue Therapie testen kann. Falls die Erhebung ausreichend großer Stichproben aus Kostengründen, Schwierigkeiten bei der Anwendung oder wegen der Dauer der Therapie Probleme aufwirft, kann man sequentielle Verfahren anwenden, um auf diese Weise nur soviele Meßwerte erheben zu müssen, wie für den Vergleich der Therapien unbedingt erforderlich ist. Um von speziellen Verteilungsannahmen unabhängig zu sein, die wie die Normalverteilungsannahme in der Praxis meist schwer zu rechtfertigen sind, verwendet man nichtparametrische Sequentialtests, speziell sequentielle Zweistichproben-Rangtests. Diese lassen sich nach unterschiedlichen Kriterien klassifizieren. So unterscheidet man Likelihood-Quotienten-Tests, die beide Fehlerwahrscheinlichkeiten kontrollieren und solche Tests, die nur eine dieser Wahrscheinlichkeiten beschränken. Die sequentielle Erhebung der Daten kann in Paar-Designs und in halbsequentiellen Designs erfolgen, sie kann terminiert und nichtterminiert sein. Die Tests können auf Rangstatistiken oder auf den Rangkonfigurationen beruhen. Bei der Rangzuordnung ist zwischen Stufenrängen, Gesamträngen, sequentiellen Rängen und verallgemeinerten sequentiellen Rängen zu unterscheiden. Auch ist zu berücksichtigen, ob, wie bei Lebensdauerverteilungen, zensierte Beobachtungen auftreten können.

1. Einführung

Besonders wichtige inferenzstatistische Verfahren für den Bereich der Therapieforschung sind Zweistichproben-Tests, bei denen es darum geht, auf unterschiedliche Wirkungen zweier Therapien zu testen. Diese Tests können sowohl zum Vergleich von Placebo und Verum, als auch zum Vergleich eines Standardverfahrens mit einer neuen Therapie verwendet werden. Auch das Mehrstichprobenproblem wird in der Praxis meist durch simultane Zweistichprobentests gelöst, da eine globale Aussage über die Ungleichheit verschiedener Therapien oft nicht praxisrelevant ist. Eine Ausnahme bilden Tests auf Existenz einer besten unter mehreren vorgegebenen Therapien. Ein Sonderfall der Zweistichprobentests sind Verfahren zum Vergleich von Lebensdauerverteilungen, weil hierbei zensierte Beobachtungen auftreten können. Dieses Problem wird z.B. dann akut, falls man aus Zeitgründen nicht bei allen Probanden bis zum Eintreten eines Therapieeffektes warten kann, sondern zu einem vorgegebenen Zeitpunkt die Untersuchung abbrechen muß.

Falls es sich bei den zu vergleichenden Therapien um zeitaufwendige, teure, komplizierte oder risikoreiche Methoden handelt, empfiehlt es sich, anstelle von Tests für Stichproben mit festen Umfängen sogenannte *Sequentialtests* zu verwenden, bei denen sukzessiv nur soviele Beobachtungen erhoben werden, wie unbedingt zu einer Entscheidung erforderlich sind. Zumindest die klassischen sequentiellen Likelihood-Quotienten-Tests nach Wald (1945) bieten außerdem den Vorteil, daß man beide Fehlerwahrscheinlichkeiten unter Kontrolle halten kann, d.h. im Gegensatz zu den nichtsequentiellen Verfahren ist hier auch die Wahrscheinlichkeit für eine fälschliche Entscheidung für die Nullhypothese kontrolliert.

Die Verwendung von Sequentialtests scheitert in der Praxis oft daran, daß die Annahme von normalverteilten Zufallsvariablen nicht erfüllt ist. Hier lassen sich aber anstelle der klassischen parametrischen Verfahren nichtparametrische Sequentialtests einsetzen. Bei Daten auf Intervallskalenniveau kann man im Prinzip auch sequentielle Permutationstests verwenden (Ghosh, 1970, S.425-426). Jedoch sind diese Tests in der Praxis meist schwer zu handhaben, und häufig ist eine Invarianz der verwendeten Tests gegen monotone Datentransformationen erwünscht. Aus diesem Grunde werden hier ausschließlich sequentielle Rangtests betrachtet. Die Beurteilung und der Vergleich sequentieller Rangverfahren kann nach unterschiedlichen Kriterien erfolgen. Dazu gehören der mittlere benötigte Stichprobenumfang (Govindarajulu, 1975) und auch die asymptotische relative Effizienz adaptiert für Sequentialtests (Sen und Ghosh, 1980).

2. Klassifikation sequentieller Zweistichprobenrangtests

Die hier betrachteten Tests können nach einer Vielzahl von Kriterien klassifiziert werden. Diese Klassifikation ist zu beachten bei der Auswahl eines geeigneten Verfahrens bei einem konkreten Problem in der Therapieforschung. Zunächst ist zu unterscheiden zwischen eindimensionalen und mehrdimensionalen Tests, je nachdem ob für jeden Patienten ein einzelner Meßwert oder ein Vektor von Meßwerten für verschiedene abhängige Variablen vorliegt. Das nächste Kriterium betrifft die Anzahl der Stichproben. Der hier nicht betrachtete Einstichprobenfall (Miller, 1970) ist für die Therapieforschung relativ uninteressant, da er allenfalls für den Vergleich der Ausgangs- und Endwerte für eine Therapie von Interesse ist. Zur Messung von echten Therapieeffekten sind solche Designs ohne Kontrollgruppe aber unbrauchbar. Neben Designs mit zwei Stichproben kann man auch Designs für den Vergleich von mehr als zwei Populationen in Betracht ziehen. Speziell ist hier die Frage nach der Existenz einer besten Therapie von Interesse. Besondere Testmodifikationen sind für den Fall zensierter Meßwerte erforderlich.

Bei der Verwendung von Zweistichproben-Sequentialtests sind verschiedene Designs bei der Stichprobenerhebung möglich. Von einem *einfachen Paar-Design* soll gesprochen werden, wenn abwechselnd je ein Meßwert aus jeder der beiden Populationen erhoben wird. Wird auf jeder Stufe, d.h. zu jedem Zeitpunkt, an dem Messungen vorgenommen werden, eine feste Anzahl m von Werten aus der einen und eine feste Anzahl n von Werten aus der anderen Population erhoben, so sprechen wir von einem *Paar-Design*. Ein *erweitertes Paar-Design* liege vor, wenn m und n von Stufe zu Stufe variieren können. Wird nur eine der beiden Stichproben sequentiell erhoben, so soll von einem *halbsequentiellen Design* gesprochen werden. Speziell dieses letztere Design scheint für die Therapieforschung von besonderer Wichtigkeit zu sein. Z.B. kann die Anwendung eines Standardverfahrens relativ leicht sein, während die Anwendung eines neuen Verfahrens schwierig und kostspielig ist. Dann kann man eine relativ große feste Stichprobe von Meßwerten für das Standardverfahren erheben und anschließend eine sequentielle Stichprobe für das neue Verfahren. Bei vorgegebenen Gesamtkosten wird man *terminierte* Sequentialverfahren verwenden, die spätestens auf einer vorgegebenen Stufe zu einer endgültigen Entscheidung führen. Die Verwendung terminierter Verfahren ist insbesondere bei sehr aufwendigen Therapien erforderlich, da bei nichtterminierten Verfahren mit einer gewissen, wenn auch meist kleinen Wahrscheinlichkeit große Stichprobenumfänge auftreten können.

Die klassischen Sequentialverfahren und auch die klassischen Rangsequentialtests beruhen auf dem sequentiellen Likelihood-Quotienten nach Wald (1945) und kontrollieren beide Fehlerwahrscheinlichkeiten. Man gibt hier also nicht nur die maximale Wahrscheinlichkeit α für eine Fehlentscheidung für die Alternativhypothese vor sondern auch die Wahrscheinlichkeit β für eine Fehlentscheidung für die Nullhypothese. Diese wichtige Eigenschaft der klassischen Sequentialtests, die im Gegensatz zu den nichtsequentiellen Verfahren dazu führt, daß man die Nullhypothese annehmen darf, wird dadurch erkauft, daß die Alternativhypothese genau spezifiziert werden muß. Bei den Rangsequentialtests verwendet man meist nichtparametrische Lehmannalternativen (Lehmann, 1953), bei denen die Verteilungsfunktion unter der Alternative eine Potenz der Verteilungsfunktion unter der Nullhypothese ist. Die Verwendung dieser oder ähnlicher Alternativhypothesen (Antoniak und Dillard, 1968; Berk und Savage, 1968) ist primär darauf zurückzuführen, daß sie zu einfachen Ausdrücken für die Wahrscheinlichkeiten der Rangvektoren unter der Alternative führen. Man kann sie anschaulich als eine gleichzeitige Veränderung des Lokations- und des Skalenparameters interpretieren. Insbesondere in Fu und Chien (1967) wird die Wahl von speziellen Lehmann-Alternativen mit dem Erwartungswert des benötigten Gesamtstichprobenumfangs in Verbindung gebracht.

Da die Festlegung auf eine spezielle Alternative bei dem meist geringen Wissen um die tatsächlichen Verteilungen oft nur schwer zu rechtfertigen ist, wird bei neueren Verfahren darauf verzichtet und als Folge davon auch nur noch die Wahrscheinlichkeit für einen Fehler 1. Art kontrolliert. Solche Tests werden dann so konstruiert, daß sie bei gegebener Irrtumswahrscheinlichkeit α besonders trennscharf in Bezug auf jeweils spezifizierte Alternativen sind, z.B. Lokations- oder Skalenalternativen.

Die bei der Konstruktion von sequentiellen Rangtests verwendeten Ränge können in unterschiedlicher Weise in die Verfahren eingehen. Zunächst ist zu unterscheiden zwischen Tests, die die volle Information der *Rangkonfigurationen* ausnutzen und Tests, die diese Information durch vorangehende Bildung von *Rangstatistiken* reduzieren. Auch die Bildung der Ränge selbst kann unterschiedlich vorgenommen werden. Falls innerhalb jeder Stufe eigene Ränge gebildet werden, so sprechen wir von *Stufenrängen*. Falls auf jeder Stufe allen bis dahin erhobenen Meßwerten die zugehörigen Ränge innerhalb der kumulierten Stichprobe zugeordnet werden, so sprechen wir von *Gesamträngen*. Eine Möglichkeit, die bei Gesamträngen erforderliche Rangneuzuordnung für alle bis zur jeweiligen Stufe erhobenen Meßwerte zu vermeiden, bieten die sogenannten sequentiellen Ränge nach Rényi (1962) bzw. Parent (1965). Bei einfachen Paar-Designs erhält dabei der jeweils zuletzt erhobene Meßwert die Rangzahl, die ihm in der kumulierten Gesamtstichprobe entspricht, ohne daß die bis zu diesem Zeitpunkt zugeordneten Ränge verändert werden. Sequentielle Ränge sind im Gegensatz zu den üblichen Rängen unabhängig voneinander. Für allgemeinere Paar-Designs und halbsequentielle Designs kann man die in Krauth (1979) untersuchten verallgemeinerten sequentiellen Ränge verwenden. Hierbei werden jeder neu erhobenen Gruppe von Meßwerten die Ränge zugeordnet, die den Meßwerten innerhalb der bis dahin erhobenen Gesamtstichprobe entsprechen.

3. Spezielle Verfahren

Die klassischen sequentiellen Zweistichproben-Rangtests für eindimensionale Meßwerte gehen von Paar-Designs aus und beruhen auf dem Ansatz von Wald (1945). Übersichten über diese Verfahren findet man in Ghosh (1970), Govindarajulu (1975) und Holm (1975). Auf jeder Stufe t berechnet man einen Likelihoodquotienten λ_t, d.h. die Wahrscheinlichkeit für die bis zur Stufe t gebildete Rangkonfiguration oder Rangstatistik unter einer speziellen Alternativhypothese dividiert durch die entsprechende Wahrscheinlichkeit unter der Nullhypothese, daß die Therapien gleichwertig sind. Mit den vorzugebenden Fehlentscheidungswahrscheinlichkeiten α und β, z.B. $\alpha=\beta=0.05$, berechnet man Stoppschranken

$$A = (1-\beta)/\alpha, \quad B = \beta/(1-\alpha).$$

Falls auf einer Stufe t die Ungleichung $B<\lambda_t<A$ gilt, so erhebt man neue Meßwerte und bestimmt λ_{t+1}. Sobald auf einer Stufe t die Relation $\lambda_t \leq B$ gilt, so bricht das Verfahren ab, und man entscheidet sich für die Nullhypothese. Für $\lambda_t \geq A$ bricht das Verfahren ebenfalls ab, und man entscheidet sich für die Alternativhypothese. In der wohl ersten Arbeit über sequentielle Rangtests von Wilcoxon, Rhodes und Bradley (1963) werden für Paar-Designs und Stufenränge je ein Test auf Basis der Rangkonfigurationen und auf Basis der Rangsummen konstruiert. Diese Tests werden in Bradley, Merchant und Wilcoxon (1966) mit Hilfe von Gesamträngen modifiziert. Es überrascht nicht, daß die auf den Rangkonfigurationen beruhenden Tests, die ja die volle Ranginformation ausschöpfen, weit überlegen sind. Der auf den Rangkonfigurationen beruhende modifizierte Test wird in Govindarajulu (1978) auf das Mehrstichprobenproblem erweitert.

Von Fu und Chien (1967) wird für ein einfaches Paar-Design ein auf den Konfigurationen der sequentiellen Ränge beruhender sequentieller Likelihood-Quotienten-Test entwickelt. Unter Verwendung der verallgemeinerten sequentiellen Ränge nach Krauth (1979) läßt sich dieser Ansatz auch auf erweiterte Paar-Designs und halbsequentielle Designs verallgemeinern. Die Prozedur für ein halbsequentielles Design sei im folgenden beschrieben.

Es mögen eindimensionale unabhängige Zufallsvariablen $X_1,\dots,X_m$ und $Y_1,\dots,Y_{N_t}$ vorliegen. Dabei entsprechen die X's z.B. einer festen Placebo-Stichprobe und die Y's einer sequentiell erhobenen Verum-Stichprobe mit

$$N_t = n_1+\dots+n_t.$$

Auf jeder Stufe i werden n_i Verum-Werte erhoben. Dabei ist auch der Spezialfall

$$n_1 = \dots = n_t = 1$$

zugelassen. Die X's bzw. Y's seien stetig verteilt mit den Verteilungsfunktionen F_x bzw. F_y. Unter der Nullhypothese, daß keine Therapiewirkung vorliegt, gilt

$$F_y = F_x,$$

während unter der Alternativhypothese die Lehmann-Alternative

$$F_y = F_x^r$$

mit positivem $r \neq 1$ betrachtet werde. Man verwende die Bezeichnungsweise

$$V_1 = X_1,\dots,V_m = X_m,\ V_{m+1} = Y_1,\dots,V_{m+n_1} = Y_{n_1},\dots,V_{m+N_t} = Y_{N_t}.$$

Der Likelihood-Quotient auf der Stufe t ergibt sich zu

$$\lambda_t = r^m / \prod_{i=1}^{m+N_t} \Big(\sum_{j=1}^{i} A_{tj} \Big),$$

mit $A_{tj}=1$, falls auf der Stufe t die Variable $V_{[j]}$, d.h. dasjenige V mit dem Rang j, ein X ist und $A_{tj}=r$, falls $V_{[j]}$ ein Y ist.

Man gibt sich Stoppschranken A und B vor, so daß die Fehlerwahrscheinlichkeiten 1. und 2. Art durch α und β beschränkt sind. Falls auf der Stufe t gilt $\lambda_t \leq B$, so entscheidet man für die Nullhypothese, für $\lambda_t \geq A$ jedoch für die Alternativhypothese. Falls $B<\lambda_t<A$ gilt, so erhebt man n_{t+1} neue Beobachtungen aus der Verum-Stichprobe und bestimmt für diese die verallgemeinerten sequentiellen Ränge, d.h. die Ränge dieser Werte unter den $m+N_t+n_{t+1}$ bis dahin erhobenen Werten. Aus diesen Rängen und dem Vektor der A_{tj} kann man den Vektor der $A_{(t+1)j}$ für die Stufe (t+1) bestimmen und damit λ_{t+1}. Basierend auf λ_{t+1} läßt sich der Entscheidungsprozeß auf der Stufe (t+1) fortsetzen.

Analog zu Fu und Chien (1967) kann man das oben beschriebene Verfahren für das Mehrstichprobenproblem modifizieren. Ein anderer Test, den man für das Mehrstichprobenproblem verwenden kann, wurde von Antoniak und Dillard (1968) konstruiert. In einem einfachen Paar-Design wird dabei auf jeder Stufe je eine Beobachtung aus jeder der Populationen erhoben. Man testet die Nullhypothese, daß allen Populationen die gleiche eindimensionale Verteilung entspricht, gegen die Alternativhypothese, daß eine der Populationen eine abweichende Verteilung aufweist, wobei man diese Alternative anders als Antoniak und Dillard (1968) auch einseitig formulieren kann. Beim Vergleich von mehreren Therapien kann man mit diesem Test feststellen, ob es eine weit überlegene bzw. auch, ob es eine weit unterlegene Therapie gibt. Aufgrund des Tests ist nur eine Aussage über die Existenz einer solchen Therapie möglich. Die Identifikation der betreffenden Therapie kann, falls ihre Existenz auf Stufe t nachgewiesen wurde, heuristisch erfolgen, indem man ermittelt, welche Therapie auf der Stufe t den größten Summanden im Likelihood-Quotienten beigesteuert hat.

Sequentielle Zweistichproben-Rangtests für den Vergleich von Lebensdauerverteilungen, wobei zensierte Beobachtungen zugelassen sind, leiten Jones und Whitehead (1979) her. Für Alternativen, die den Lehmann-Alternativen ähnlich sind, ergibt sich eine sequentielle Version des Log-Rang-Tests, während sich für logistische Alternativen eine sequentielle Version des Mann-Whitney-Tests ergibt.

Es wurde schon diskutiert, daß die Kontrolle beider Fehlerwahrscheinlichkeiten bei den sequentiellen Likelihood-Quotienten-Rangtests erkauft wird durch die Beschränkung auf sehr spezielle Alternativhypothesen. Dieses vermeidet man bei Tests, die nur die Wahrscheinlichkeit für den Fehler 1. Art kontrollieren, wie sie im folgenden vorgestellt werden. Dazu gehören die von Holm (1975) vorgeschlagenen Tests. Diese messen einen Therapieeffekt durch die Wahrscheinlichkeit p, daß ein beliebiger Therapie-Wert größer als ein beliebiger Placebo-Wert ist. Es wird getestet, ob p größer als ein vorgegebener Therapieeffekt p_0 ist. Dabei entspricht z.B. $p_0=0.5$ der Gleichwertigkeit der Therapien. Zugrunde liegt ein einfaches Paar-Design. Als Teststatistik dient die Mann-Whitney-Statistik, d.h. auf jeder Stufe vergleicht man alle bis dahin erhobenen Therapie-Werte mit allen bis dahin erhobenen Placebo-Werten und zählt aus, wie oft ein Therapie-Wert größer als ein Placebo-Wert ist. Diese Anzahl wird auf jeder Stufe geeignet standardisiert und wie oben mit zwei Stoppschranken verglichen. In der terminierten Version werden auf der vorher festgelegten Endstufe beide Stoppschranken gleich Null gesetzt und so eine Entscheidung erzwungen.

Ein allgemeines Verfahren zur Konstruktion von terminierten sequentiellen Zweistichproben-Rangtests wurde von Wolfe (1977 a,b) für halbsequentielle Designs vorgeschlagen. Dabei konstruiert man zunächst mit Hilfe einer festen Stichprobe vom Umfang m unter Beachtung der jeweiligen Fragestellung einen gewissen Bereich A. Man erhebt dann solange sequentiell Meßwerte aus der anderen Population, bis eine vorgegebene Anzahl r in den Bereich A fällt. Man lehnt die Nullhypothese ab, falls die Zahl N_m der sequentiell erhobenen Meßwerte unterhalb einer Signifikanzschranke liegt, die gleichzeitig das Verfahren terminiert. Die Macht des Tests wächst dabei mit steigenden Werten von r und m. Als Spezialfälle des Verfahrens werden sequentielle Versionen des Mann-Whitney-Tests und des Median-Tests untersucht. Der letztere Test hat beim Vergleich von Lebensdauerverteilungen den besonderen Vorteil, daß man nur abwarten muß, bis die Hälfte der Lebensdauern in der festen Stichprobe bekannt ist, da man dann auch den Median kennt. Eine Weiterentwicklung des Verfahrens von Wolfe (1977 a,b) gibt Bandyopadhyay (1980) an. Diese Modifikation führt u.U. schon zu einer Entscheidung, wenn weniger als r Meßwerte in den Bereich A fallen. Der eintretende Trennschärfeverlust ist nach den Ergebnissen dieser Arbeit unbedeutend, insbesondere in Hinblick auf den verringerten erwarteten Stichprobenumfang. Es werden Kolmogorov-Smirnov- und Cramer-von Mises-Statistiken für das univariate Lokationsproblem, für das univariate Skalenproblem und für ein multivariates Problem betrachtet.

Für das Paar-Design wird von Madsen und Hewett (1978) ein terminiertes Verfahren beschrieben, das auf jeder Stufe Rangsummendifferenzen von sequentiellen Rängen mit geeignet gewählten Stoppschranken vergleicht. Dieses Verfahren läßt sich durch Verwendung verallgemeinerter sequentieller Ränge mit Hilfe einer Statistik von Terpstra bzw. Jonckheere (Krauth, 1979) für halbsequentielle Designs modifizieren. Dazu betrachten wir das gleiche Design und in gleicher Weise definierte Zufallsvariablen $V_1,\dots,V_{m+N_t}$ mit zugehörigen verallgemeinerten sequentiellen Rängen wie oben bei der Modifikation des Ansatzes von Fu und Chien (1967). Als Kriterium kann man die Summe W_t der verallgemeinerten sequentiellen Ränge bis zur Stufe t verwenden, deren Erwartungswert unter der Nullhypothese gleicher Therapiewirkungen gleich

$$E[W_t] = m(m+1)/2+n_1(n_1+1)/2+\dots+n_t(n_t+1)/2$$

ist. Die Statistik

$$S_t = W_t-E[W_t],$$

ist nach Krauth (1979) identisch mit einer von Terpstra (1952) vorgeschlagenen Statistik, die wiederum einer von Jonckheere (1954) betrachteten Statistik äquivalent ist. Man wählt für jede Stufe $t<T$ geeignete Konstanten A_t und B_t mit $0\leq A_t<B_t$ und zusätzlich für die Stufe T eine Konstante $C\geq 0$. Diese Konstanten können so gewählt werden, daß ein vorgegebenes Signifikanzniveau eingehalten wird. Falls auf der Stufe t gilt $|S_t|>B_t$, so lehnt man die Nullhypothese ab; für $|S_t|<A_t$ entscheidet man für die Nullhypothese. Für $A_t\leq|S_t|\leq B_t$ erhebt man n_{t+1} neue Meßwerte. Auf der vorher festgelegten Endstufe T lehnt man bei $|S_t|>C$ die Nullhypothese ab und entscheidet bei $|S_t|<C$ für die Nullhypothese.

Schließlich wurde von Skarabis et al. (1978) das Verfahren von Miller (1970) für den Zweistichprobenfall sowohl für das Paar-Design als auch für das halbsequentielle Design modifiziert. Dazu wird auf jeder Stufe die auf den Gesamträngen beruhende Rangsummenstatistik mit einer Stoppschranke verglichen. Falls eine festgelegte Endstufe erreicht wird, ohne daß eine Entscheidung für die Alternativhypothese getroffen wurde, so wird für die Nullhypothese entschieden. Eine Modifikation dieses Verfahrens für p-dimensionale Meßwertvektoren kann durch Verwendung einer von Puri und Sen (1966) eingeführten Verallgemeinerng der Rangsummenstatistik für zweiseitige Testprobleme formuliert werden. Wir betrachten dazu das gleiche halbsequentielle Design wie oben bei den Modifikationen der Verfahren von Fu und Chien (1967) sowie Madsen und Hewett (1978). Anstelle der Meßwerte treten allerdings p-dimensionale Meßwertvektoren. Auf jeder Stufe t berechnet man die Statistik von Puri und Sen (1966) für den Vergleich von Placebo- und Verum-Population und bezeichnet sie mit Q_{m,N_t}. Man gibt sich eine Signifikanzwahrscheinlichkeit α und eine Terminationsstufe T vor und erhebt solange neue Meßwertvektoren wie

$$\text{(i) } Q_{m,N_t} < q(\alpha,T), \quad \text{(ii) } t<T$$

gilt. Falls (i) verletzt ist, so lehnt man die Nullhypothese gleicher Therapiewirkungen ab. Falls (ii) aber nicht (i) verletzt ist, so entscheidet man für die Nullhypothese. Die Schranken $q(\alpha,T)$ sind dabei die Quantile von

$$Q = \max_{1\leq t\leq T} Q_{m,N_t}$$

und können z.B. durch Simulation ermittelt werden.

Von Koziol und Petkau (1978) wird nach einem ähnlichen Prinzip ein auf einer modifizierten Savage-Statistik beruhender sequentieller Zweistichproben-Rangtest für den Vergleich von Lebensdauerverteilungen mit zensierten Beobachtungen konstruiert. Dieser Test wird mit einem Test basierend auf einer modifizierten Mantel-Haenszel-Statistik verglichen.

Literatur

Antoniak, C.E. and Dillard, G.M. (1968). A distribution-free sequential probability-ratio test for multiple-resolution-element radars. IEEE Transactions on Information Theory IT-14, 822-825.

Bandyopadhyay, U. (1980). Semi-sequential nonparametric tests for two populations with one sample size fixed. Calcutta Statistical Association Bulletin 29, Nos. 113-114, 45-64.

Berk, R.H. and Savage, I.R. (1968). The information in a rank-order and the stopping time of some associated SPRT's. Annals of Mathematical Statistics 39, 1661-1674.

Bradley, R.A., Merchant, S.D. and Wilcoxon, F. (1966). Sequential rank tests II. Modified two-sample procedures. Technometrics 8, 615-623.

Fu, K.S. and Chien, Y.T. (1967). Sequential recognition using a nonparametric ranking procedure. IEEE Transactions on Information Theory IT-13, 484-492.

Ghosh, B.K. (1970). Sequential tests of statistical hypotheses. Reading, Mass.: Addison-Wesley.

Govindarajulu, Z. (1975). Sequential statistical procedures. New York: Academic Press.

Govindarajulu, Z. (1978). Stopping time of a c-sample rank-order sequential probability ratio test. Transactions of the 7th Prague Conference 1974. Vol. B, 163-174. Dordrecht: Reidel.

Holm, S. (1975). Sequential inversion sum tests. Scandinavian Journal of Statistics 2, 1-10.

Jonckheere, A.R. (1954). A distribution-free k-sample test against ordered alternatives. Biometrika 41, 133-145.

Jones, D. and Whitehead, J. (1979). Sequential forms of the log rank and modified Wilcoxon tests for censored data. Biometrika 66, 105-113.

Koziol, J.A. and Petkau, A.J. (1978). Sequential testing of the equality of two survival distributions using a modified Savage statistic. Biometrika 65, 615-623.

Krauth, J. (1979). Generalized sequential ranks and tests of randomness. Mathematische Operationsforschung und Statistik, Series Statistics 10, 291-298.

Lehmann, E.L. (1953). The power of rank tests. Annals of Mathematical Statistics 24, 23-43.

Madsen, R.W. and Hewett, J.E. (1978). Multi-stage tests based on sequential ranks. Journal of Statistical Computation and Simulation 7, 93-105.

Miller, R.G. (1970). Sequential signed rank test. Journal of the American Statistical Association 65, 1554-1561.

Parent, E.A. (1965). Sequential ranking procedure. Technical Report No. 80. Department of Statistics. Stanford: Stanford University.

Puri, M.L. and Sen, P.K. (1966). On a class of multivariate rank-order tests. Sankyā, Series A 28, 353-376.

Rényi, A. (1962). Théorie des éléments saillants d'une suite d'observations. In Colloquium on Combinatorial Methods of Probability Theory, 104-117. Aarhus: Aarhus University.

Sen, P.K. and Ghosh, M. (1980). On the Pitman efficiency of sequential tests. Calcutta Statistical Association Bulletin 29, Nos. 113-114, 65-72.

Skarabis, H., Schlittgen, R., Buseke, K.H. and Apostolopoulus, N. (1978). Sequentializing nonparametric tests. In Compstat Lectures I. H. Skarabis and P.P. Sint (eds.), 57-92. Würzburg: Physica-Verlag.

Terpstra, T.J. (1952). The asymptotic normality and consistency of Kendall's test against trend, when ties are present in one ranking. Indagationes Mathematicae 14, 327-333.

Wald, A. (1945). Sequential tests of statistical hypotheses. Annals of Mathematical Statistics 16, 117-186.

Wilcoxon, F., Rhodes, L.J. and Bradley, R.A. (1963). Two sequential two-sample grouped rank tests with applications to screening experiments. Biometrics 19, 58-84.

Wolfe, D.A. (1977 a). On a class of partially sequential two-sample test procedures. Journal of the American Statistical Association 72, 202-205.

Wolfe, D.A. (1977 b). Two-stage two-sample median test. Technometrics 19, 495-501.

Prof. Dr. J. Krauth
Psychologisches Institut
Universität Düsseldorf
Universitätsstr. 1
D-4000 Düsseldorf

ALTERNATIVEN SEQUENTIELLER AUSWERTUNGSVERFAHREN BEI THERAPIESTUDIEN

H. HECKER
Medizinische Hochschule Hannover
Institut für Biometrie

Zusammenfassung

Nach einer kurzen Einführung, in der einige Gründe für die Anwendung sequentieller Auswertungsverfahren bei Therapiestudien dargestellt werden, wird die damit verbundene mathematisch-statistische Problematik in ihren Grundzügen erläutert.

Hierzu dient als Beispiel der geschlossene gruppensequentielle Plan zum Vergleich zweier Therapien bei normalverteilten Zielkriterien, wobei die einseitige Fragestellung behandelt wird. Die Beschränkung auf den Fall mit maximal zwei Auswertungsschritten gibt dabei die Möglichkeit, alle den Sequentialplan charakterisierenden Kenngrößen zu berechnen und ihre Beziehungen zueinander zu untersuchen.

Daraus ist als erstes abzulesen, daß der Sequentialplan - bei festgelegtem Signifikanzniveau und Testschärfe zu vorgegebenem Therapieunterschied - im Durchschnitt einen kleineren, bei Durchführung bis zum letzten vorgesehenen Auswertungsschritt aber einen größeren Stichprobenumfang als der nicht-sequentielle Test benötigt. Als zweites wird deutlich, daß bei naheliegendem Kriterium die Wahl einer 'besten' Spezifizierung des gruppensequentiellen Tests generell nich möglich ist.

1. Einleitung

Viele Therapiestudien sind in ihrem Verlauf dadurch gekennzeichnet, daß Patienten zu unterschiedlichen Zeitpunkten in die Studie aufgenommen und einer der zu vergleichenden Therapieformen zugeteilt werden. Dementsprechend stehen die Kriterien zur Beurteilung des Erfolgs einer Behandlung ebenfalls zu unterschiedlichen Zeitpunkten zur Verfügung. Insbesondere primäre Zielkriterien sind häufig für einen Teil der Patienten schon vorhanden, wenn für andere die Therapie noch nicht begonnen hat.

Ist eine der Therapieformen der bzw. den anderen deutlich überlegen, so ist zu erwarten, daß dieses sich bereits zu einem frühen Zeitpunkt des Studienverlaufs in den Behandlungsergebnissen bemerkbar macht. Es ist daher naheliegend, für solche Fälle eine frühe Beendigung der Studie einzuplanen, um die Behandlung weiterer Patienten mit einer unterlegenen Therapie zu vermeiden.

Eine Übersicht über die unterschiedlichen Ansätze, mit denen ggf. eine frühzeitige Beendigung der Studie erreicht werden kann, geben Köpcke, Messerer und Selbmann (1980). Im folgenden soll demgegenüber am Beispiel des geschlossenen gruppensequentiellen Tests dargestellt werden, wie ein entsprechender Plan angelegt werden kann, durch welche statistischen Kenngrößen er zu charakterisieren ist und in welcher Beziehung diese zueinander stehen.

2. Statistische Kenngrößen des geschlossenen gruppensequentiellen Tests

Der hier angesprochene geschlossene gruppensequentielle Test ist gegenüber anderen sequentiellen Auswertungsverfahren durch zwei Merkmale gekennzeichnet: Zum einen wird bei ihm im Gegensatz zu offenen Sequentialplänen für die Anzahl der Patienten eine obere Grenze festgelegt. Zum anderen wird jeder Auswertungsschritt nicht nach Einbeziehung nur eines weiteren Patienten je Therapiearm, sondern einer weiteren Gruppe von Patienten durchgeführt.

Der erste Punkt ist für die Anwendungen insofern günstig, als für die Planung einer Studie oft die Angabe einer oberen Grenze für die Anzahl der Patienten erforderlich erscheint. Der zweite Punkt wird dadurch nahegelegt, daß die Einplanung von sehr vielen Auswertungsschritten gegenüber wenigeren keine wesentliche Erhöhung des angestrebten Effekts mehr bringt (vgl. Pocock, 1977). Zur genaueren Beschreibung des Sequentialplanes soll nun die zugrundeliegende Fragestellung präzisiert und - für den späteren Vergleich - ihre Behandlung durch den nicht-sequentiellen Test dargestellt werden.

In der Studie sollen die Wirkungen zweier Therapien A und B miteinander verglichen werden, wobei nur ein Wirksamkeitskriterium untersucht wird. Die Zuteilung der Patienten zu den Therapiearmen erfolge randomisiert mit Blockbildung, so daß in jedem Therapiearm gleich viele (N) Patienten behandelt werden. Von den Meßgrößen X_i und Y_i $(i = 1,2,..,N)$ des i-ten Patienten in Therapiearm A bzw. B, welche die Wirksamkeit der Therapie messen, sei der Einfachheit halber angenommen, daß sie normalverteilt seien mit Mittelwert μ_A bzw. μ_B und bekannter Varianz σ^2. (Im Anwendungsfall ist σ^2 durch die geschätzte Varianz s^2 zu ersetzen. Der dabei auftretende Fehler ist nach Pocock (1977) bei Gruppen-Sequentialplänen i.a. nicht wesentlich.) Es soll die einseitige Fragestellung überprüft werden, ob die Therapie A eine größere Wirkung zeigt als die Therapie B, d.h. es soll die Nullhypothese

$$H_o : \quad \mu_A \leq \mu_B$$

gegen die Alternative

$$H_1 : \quad \mu_A > \mu_B$$

getestet werden.

Im nicht-sequentiellen Fall bildet man dazu die Summen $(1/N) \sum_{i=1}^{N} X_i$ und $(1/N) \sum_{i=1}^{N} Y_i$. Diese sind unabhängig normalverteilt mit Mittelwert μ_A bzw. μ_B und Varianz σ^2/N, so daß die standardisierte Differenz

$$T = \frac{(1/N) \sum_{i=1}^{N} (X_i - Y_i)}{\sqrt{2\sigma^2/N}} = \frac{1}{\sqrt{2N}\,\sigma} \sum_{i=1}^{N} (X_i - Y_i)$$

normalverteilt ist mit dem Mittelwert $\frac{\mu_A - \mu_B}{\sigma}\sqrt{N/2}$ und der Varianz 1.

Die Beurteilung der Ergebnisse der Studie zugunsten H_o bzw. H_1 hängt davon ab, wie groß der Wert von T im aktuellen Fall ist. Nach Festlegung eines kritischen Wertes λ für die standardisierte Differenz T sind zwei Ergebnisse möglich:

1. T ist größer als λ; dann wird die Therapie A als überlegen beurteilt (die Nullhypothese abgelehnt).
2. T ist nicht größer als λ; dann ist eine Überlegenheit von A nicht nachgewiesen.

Da die Wahrscheinlichkeiten für beide Ergebnisse sich zu 1 addieren, genügt es, die Wahrscheinlichkeit P für die Ablehnung von H_o zu betrachten. Für diese gilt im vorliegenden Fall:

$$P = 1 - \Phi\left(\lambda - \frac{\mu_A - \mu_B}{\sigma}\sqrt{N/2}\right),$$

wobei Φ die Verteilungsfunktion der Standard-Normalverteilung bezeichnet. Durch diese Gleichung sind die gesamten statistischen Eigenschaften des Tests beschrieben, da sie die den Test charakterisierende Ablehnwahrscheinlichkeit in Abhängigkeit von λ, $(\mu_A - \mu_B)/\sigma$ und N angibt.

Für die Alternative H_1, also für $\mu_A - \mu_B > 0$, wird P die Schärfe oder Stärke (power) des Tests genannt. Sie kann in der Versuchsplanung durch die Wahl von zwei Parametern beeinflußt werden: die des Stichprobenumfangs N je Therapiearm und des kritischen Wertes λ. Unbekannt und durch die Eigenschaften der Therapieformen A und B vorgegeben ist die relative Differenz $(\mu_A - \mu_B)/\sigma$ der Mittelwerte bezüglich der Standardabweichung des Wirksamkeitskriteriums in der Grundgesamtheit.

Falls diese Differenz kleiner oder gleich Null ist, falls also die Nullhypothese H_0 richtig ist, ist die Wahrscheinlichkeit P für die Ablehnung von H_0 durch $1-\Phi(\lambda)$ begrenzt. Sie wird dann als Signifikanzniveau α bezeichnet. Üblicherweise wird sie auf 0.05, 0.01 oder 0.001 festgelegt, wodurch auch die Wahl des kritischen Wertes λ bestimmt ist.

Im Vergleich hierzu ist die Situation beim geschlossenen gruppensequentiellen Test komplexer. Es gibt nicht nur die zwei möglichen Ergebnisse Ablehnung bzw. Annahme der Nullhypothese, vielmehr kann der Nachweis der Überlegenheit der Therapie A zu unterschiedlichen Auswertungsschritten erfolgen, ggf. mit der Konsequenz der frühzeitigen Beendigung der Studie. Dementsprechend ist ein solcher Test durch weitere Parameter gekennzeichnet: Wir bezeichnen mit P_j die Wahrscheinlichkeit, daß die Studie bis spätestens nach dem j-ten Auswertungsschritt zugunsten der Therapie A (der Alternative H_1) beendet ist. Dann ist $P_1 \leq P_2 \leq \ldots$, und wenn maximal J Auswertungsschritte vorgesehen sind, so können $1-P_1, 1-P_2, \ldots, 1-P_{J-1}$ als 'Überlebenswahrscheinlichkeit' für die Studie interpretiert werden. Die Wahrscheinlichkeit für die Annahme der Nullhypothese ist unter diesen Bezeichnungen durch $1-P_J$ gegeben. $P := P_J$ gibt wie im nicht-sequentiellen Fall wieder an, mit welcher Wahrscheinlichkeit die Studie insgesamt zugunsten der Therapie A endet (unabhängig davon, nach welchem Auswertungsschritt dies geschieht) und wird wiederum als Testschärfe (falls $\mu_A - \mu_B > 0$) bzw. als Signifikanzniveau α (falls $\mu_A - \mu_B = 0$) bezeichnet.

An die Stelle nur einer Testgröße T und eines kritischen Wertes λ treten jetzt für jeden Auswertungsschritt entsprechende Größen T_j und λ_j. Werden in jedem Schritt die gleiche Anzahl n von Patienten zusätzlich in die Studie aufgenommen, so werden die Testgrößen T_j analog zum nicht-sequentiellen Fall durch

$$T_j = \frac{1}{\sqrt{2jn}\,\sigma} \sum_{i=1}^{jn} (X_i - Y_i) \qquad (j = 1,2,\ldots,J)$$

gebildet. Die Auswertungsstrategie sieht dann vor, daß die Studie zugunsten von Therapie A (Ablehnung der Nullhypothese) entschieden und beendet wird, wenn zum erstenmal von einer Testgröße T_j der kritische Wert λ_j überschritten wird. Ist dies bis zum letzten Schritt J nicht der Fall, so wird die Nullhypothese beibehalten.

Ein Hauptproblem besteht nun darin, die kritischen Werte λ_j so zu bestimmen, daß im Fall $\mu_A \leq \mu_B$ die Wahrscheinlichkeit $P = P_J$ einen vorgegebenen Wert α nicht überschreitet, daß also das Signifikanzniveau eingehalten wird. Durch diese Forderung sind aber die kritischen Werte λ_j nicht mehr - wie im nicht-sequentiellen Fall - eindeutig festgelegt.

Als zweites Hauptproblem tritt daher hinzu, für verschiedene zugelassene Festlegungen der λ_j die den Test charakterisierenden Ablehnwahrscheinlichkeiten P_j in Abhängigkeit von der Gruppengröße n und der relativen Differenz $(\mu_A - \mu_B)/\sigma$ zu untersuchen und ggf. nach noch festzulegenden Kriterien auszuwählen. Dies soll im folgenden für den Fall $J = 2$ erläutert werden.

3. Der geschlossene gruppensequentielle Test mit maximal zwei Auswertungsschritten

Nach der Definition des vorigen Abschnitts sind

$$P_1 = P(T_1 > \lambda_1) = 1 - P(T_1 \leq \lambda_1)$$

und

$$P_2 = P(T_1 > \lambda_1 \text{ oder } T_2 > \lambda_2) = 1 - P(T_1 \leq \lambda_1,\ T_2 \leq \lambda_2)$$

die Wahrscheinlichkeiten für Beendigung der Studie zugunsten der Therapie A nach dem ersten bzw. nach dem ersten oder zweiten Schritt. Zu ihrer Berechnung werden die Verteilung von T_1 und die gemeinsame Verteilung von T_1 und T_2 benötigt. Dieses sind aber ein- bzw. zweidimensionale Normalverteilungen mit den Erwartungswerten $\frac{(\mu_A - \mu_B)}{\sigma}\sqrt{n/2}$ bzw.

$(\frac{\mu_A-\mu_B}{\sigma}\sqrt{n/2}, \frac{\mu_A-\mu_B}{\sigma}\sqrt{n})$ und den Varianzen 1. Die Korrelation von T_1 und T_2 ist $1/\sqrt{2}$. Damit lauten die den Sequentialtest vollständig charakterisierenden Gleichungen:

$$P_1 = 1 - \Phi(\lambda_1 - \frac{\mu_A-\mu_B}{\sigma}\sqrt{n/2})$$

$$P_2 = 1 - \Phi_{1/\sqrt{2}}(\lambda_1 - \frac{\mu_A-\mu_B}{\sigma}\sqrt{n/2}, \lambda_2 - \frac{\mu_A-\mu_B}{\sigma}\sqrt{n}),$$

wobei $\Phi_\rho(x,y)$ die Verteilungsfunktion der zweidimensionalen Normalverteilung von standard-normalverteilten Größen mit der Korrelation ρ bezeichnet.

Die durch die Versuchsplanung festzulegenden Parameter sind die zusätzliche Anzahl $\underline{n}$ von Patienten je Therapiearm und Auswertungsschritt und die kritischen Werte $\underline{\lambda_1}$ und $\underline{\lambda_2}$. Für den Fall $\mu_A-\mu_B = 0$ ist die Ablehnwahrscheinlichkeit $P = P_2$ nur durch diese letzten beiden Parameter festgelegt. Zu vorgegebenem Signifikanzniveau α sind sie daher so zu bestimmen, daß $P_2 = \alpha$, also

$$\Phi_{1/\sqrt{2}}(\lambda_1, \lambda_2) = 1-\alpha$$

ist.

In der Abb. 1 sind die entsprechenden Niveaulinien $\Phi_{1/\sqrt{2}}(x,y) = C$ für verschiedene Konstante C wiedergegeben (die Berechnung erfolgte durch numerische Lösung der entsprechenden Differentialgleichung mit Startwerten, die den Tabellen von Kres (1975) entnommen wurden). Aus ihnen wird vor allem deutlich, daß die kritischen Werte λ_1 und λ_2 gegenläufig sind: Wird λ_1 für den ersten Auswertungsschritt niedrig angesetzt, so muß der kritische Wert λ_2 für den zweiten Auswertungsschritt um so höher gewählt werden, und umgekehrt.

Da beim nicht-sequentiellen Testen jedem kritischen Wert λ ein Signifikanzniveau α entspricht, sind die den λ_1 und λ_2 entsprechenden 'nominellen' Signifikanzniveaus α_1 und α_2 für ein Gesamt-Signifikanzniveau von $\alpha = 0.05$ und $\alpha = 0.01$ in der Abb. 2 dargestellt. Die Kurven geben diejenigen Kombinationen (α_1, α_2) von nominellen Signifikanzniveaus an, zu denen in den beiden Auswertungsschritten getestet werden muß, wenn das Signifikanzniveau für den gesamten Auswertungsplan auf α begrenzt sein soll. Offenbar kann man das vorgegebene α auf beide Auswertungsschritte so 'verteilen', daß beide nominellen Signifikanzniveaus kleiner sind als α, die Summe aber etwas größer als α sein darf, es sei denn man 'verbraucht' das ganze α im ersten oder zweiten Aus-

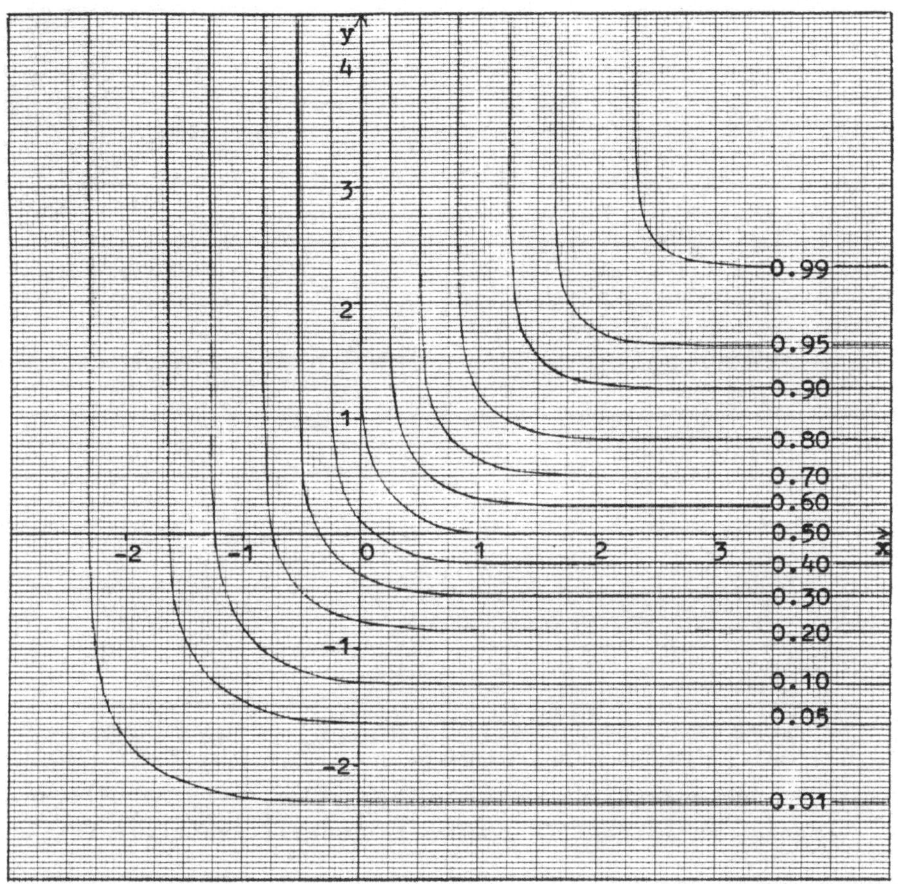

Abb. 1: Niveaulinien $\Phi_\rho(x,y) = c$ der zweidimensionalen Standard-Normalverteilung mit Korrelation $\rho = 1/\sqrt{2}$

wertungsschritt. Diese letzten beiden Extremfälle sind äquivalent zum nicht-sequentiellen Test, da sie jeweils nur eine echte Kontrolle der Testgrößen T_1 bzw. T_2 erfordern (die kritischen Werte λ_2 bzw. λ_1 gehen gegen Unendlich).

Für positive Werte von $\mu_A-\mu_B$ sind nach festgelegten kritischen Werten λ_1 und λ_2 aus der Abb. 1 auch näherungsweise die Werte für P_2, d.h. für die Schärfe des sequentiellen Tests ablesbar. Dazu sucht man im Koordinatenkreuz den Punkt $(\lambda_1 - \frac{\mu_A-\mu_B}{\sigma}\sqrt{n/2}, \lambda_2 - \frac{\mu_A-\mu_B}{\sigma}\sqrt{n})$ auf und findet als untere und obere Grenze für $1-P_2$ die Konstanten beider Niveaulinien, zwischen denen der Punkt liegt (bei sehr kleinen Werten von $1-P_2$ ist nur eine obere Grenze abzulesen).

Der Wert für P_1 kann einer Tabelle der Standardnormalverteilung entnommen werden.

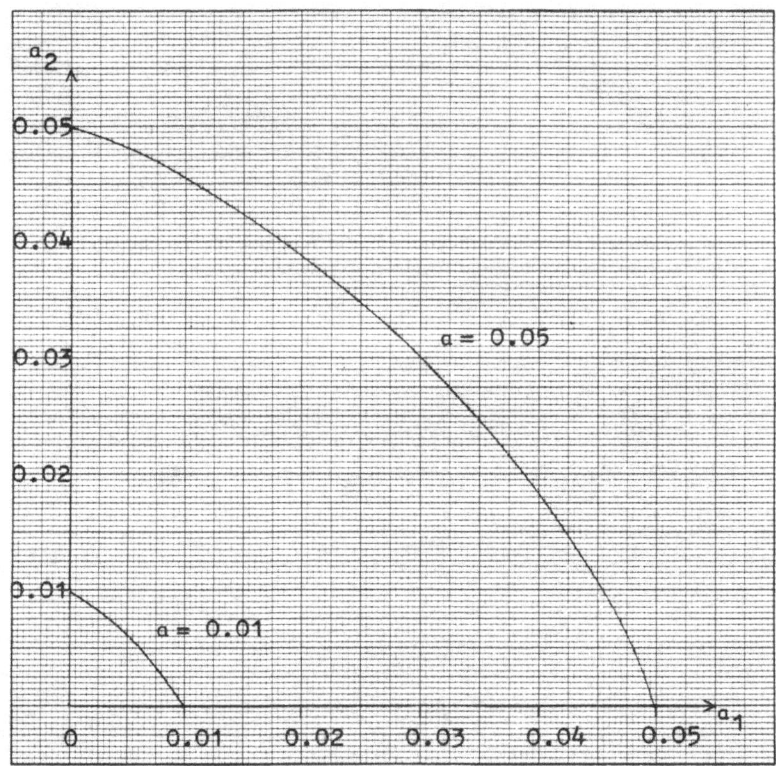

Abb. 2: Nominelle Signifikanzniveaus α_1 und α_2 beim 2-stufigen Gruppensequentialtest (Normalverteilung; einseitiger Test)

Zwar sind damit prinzipiell die Möglichkeiten zur Bestimmung der den Sequentialtest charakterisierenden Größen P_1 und P_2 gegeben, jedoch ist dadurch allein eine 'optimale' Wahl der Parameter λ_1 und λ_2 noch nicht vorgegeben. Als mögliche Kriterien hierzu könnten dienen:

1. die Schärfe des Sequentialtests, also P_2,
2. die zu erwartende Anzahl von Patienten, die in die Studie aufgenommen werden.

Das erste Kriterium, die Schärfe, sollte bei festgelegtem n für jedes positive $(\mu_A-\mu_B)/\sigma$ möglichst groß sein bei im übrigen festgelegtem Wert α für $\mu_A-\mu_B = 0$.

Das zweite Kriterium, die zu erwartende Anzahl von Patienten, sollte unter den gleichen Bedingungen für positives $\mu_A-\mu_B$ möglichst klein sein. Dies entspricht der eingangs dargestellten Zielstellung, bei Überlegenheit einer Therapie die Studie möglichst frühzeitig zu beenden.

Diese beiden Forderungen sind nicht gleichzeitig zu erfüllen. Einzeln angewandt führen sie zu den beiden genannten Extremfällen: Die größte Schärfe wird erreicht, wenn der kritische Wert λ_1 sehr groß wird, d.h. wenn man praktisch auf den ersten Auswertungsschritt verzichtet. In diesem Fall ist aber die Anzahl der Patienten, die in die Studie aufgenommen werden, maximal, nämlich N = 2n je Therapiearm.

Der zu erwartende Stichprobenumfang S je Therapiearm beträgt im allgemeinen Fall

$$S = n\,P_1 + 2\,n\,(1 - P_1) = n\,(2 - P_1)$$

Er wird bei festem n dann minimal, wenn die Wahrscheinlichkeit P_1 für die Beendigung nach dem ersten Auswertungsschritt maximal wird, λ_1 also den für die Einhaltung des Signifikanzniveaus kleinstmöglichen Wert annimmt. Dann geht aber λ_2 gegen Unendlich und man muß praktisch auf den zweiten Auswertungsschritt verzichten.

Es sind mehrere Kombinationen der beiden Kriterien des Sequentialtests zu einem Entscheidungskriterium für die Auswahl der kritischen Werte λ_1 und λ_2 denkbar. Es soll hier nur die folgende naheliegende Forderung behandelt werden:

> Es seien das Signifikanzniveau α und - für eine angenommene relative Differenz $(\mu_A-\mu_B)/\sigma$ der Wirksamkeitsparameter der Therapien - die Schärfe P_2 des Sequentialtests vorgegeben. Dann sind n, λ_1 und λ_2 so zu bestimmen, daß die genannten Vorgaben (α und P_2) eingehalten werden und der zu erwartende Stichprobenumfang S je Therapiearm bei dem angenommenen Therapieunterschied minimal wird.

Bei der Lösung dieses Problems ist entsprechend der Gleichung für P_2 darauf zu achten, daß einerseits $(\tilde{\lambda}_1,\tilde{\lambda}_2) = (\lambda_1 - \frac{\mu_A-\mu_B}{\sigma}\sqrt{n/2}\,,$ $\lambda_2 - \frac{\mu_A-\mu_B}{\sigma}\sqrt{n}\,)$ auf der Niveaulinie β von $\Phi_{1/\sqrt{2}}(x,y)$ liegt, wenn $1-\beta$ der für die Schärfe P_2 angegebene Wert ist, und daß andererseits (λ_1,λ_2) auf der Niveaulinie $1-\alpha$ von $\Phi_{1/\sqrt{2}}(x,y)$ liegt. Für jedes solche Punktepaar $(\tilde{\lambda}_1,\tilde{\lambda}_2)$ und (λ_1,λ_2) ist n nach der Gleichung

$$n = 2\left(\frac{\lambda_1-\tilde{\lambda}_1}{(\mu_A-\mu_B)/\sigma}\right)^2$$

zu bestimmen; P_1 ist gleich $1-\Phi(\tilde{\lambda}_1)$, so daß daraus der zu minimierende durchschnittliche Stichprobenumfang $S = n(2-P_1)$ je Therapiearm berechnet werden kann.

Tabelle 1: Kenngrößen des 2-stufigen gruppensequentiellen Tests mit minimalem Stichprobenumfang bei gegebenem Signifikanzniveau α und Testschärfe P_2 für $(\mu_A-\mu_B)/\sigma = 1$ (Normalverteilung; einseitiger Test).

$\alpha = 0.05$

P_2	λ_1	λ_2	P_1	S	2n	N
0.99	1.92	1.84	0.839	19.65	33.85	31.55
0.95	1.89	1.87	0.707	15.33	23.72	21.65
0.90	1.91	1.85	0.603	13.11	18.78	17.13
0.80	1.96	1.81	0.448	10.40	13.41	12.37
0.50	2.23	1.71	0.148	5.18	5.60	5.42

$\alpha = 0.01$

P_2	λ_1	λ_2	P_1	S	2n	N
0.99	2.52	2.55	0.813	27.67	46.63	43.30
0.95	2.51	2.56	0.665	23.05	34.52	31.55
0.90	2.53	2.54	0.554	20.55	28.43	26.04
0.80	2.59	2.49	0.393	17.32	21.56	20.08
0.50	2.87	2.38	0.114	10.48	11.13	10.83

λ_j : Kritische Werte beim j-ten Auswertungsschritt (j = 1,2)
P_1 : Wahrscheinlichkeit für Beendigung nach dem ersten Schritt
S : Durchschnittlicher Stichprobenumfang je Therapiearm
2n : Maximaler Stichprobenumfang je Therapiearm
N : Stichprobenumfang je Therapiearm beim nicht-sequentiellen Test.

In der Tabelle 1 sind für $\alpha = 0.05$, $\alpha = 0.01$ und verschiedene Testschärfen P_2 die Ergebnisse der numerischen Lösungen dieses Minimierungsproblems gegeben. Die Tabelle enthält jeweils die kritischen Werte λ_1 und λ_2, die Wahrscheinlichkeit P_1 für die Beendigung der Studie nach dem ersten Auswertungsschritt unter der Annahme $(\mu_A-\mu_B)/\sigma = 1$, den unter der gleichen Annahme zu erwartenden (S) und den maximalen Stichprobenumfang 2n je Therapiearm. Zum Vergleich dazu ist auch der unter sonst gleichen Bedingungen benötigte Stichprobenumfang N des nicht-sequentiellen Tests angegeben.

Ist die angenommene relative Differenz $(\mu_A-\mu_B)/\sigma$ der Wirksamkeitsparameter der Therapien ungleich 1, so ändern sich nur die Zahlenwerte für die Stichprobenumfänge 2n, S und N: Sie sind alle durch $((\mu_A-\mu_B)/\sigma)^2$ zu dividieren (womit auch die Angabe der Dezimalstellen zu begründen ist).

Aus der Tabelle werden folgende Beziehungen deutlich:

1. Zur Erreichung der gleichen Schärfe bei vorgegebenem Signifikanzniveau benötigt der nicht-sequentielle Test einen kleineren Stichprobenumfang als der Sequentialtest, falls dieser bis zum letzten vorgesehenen Auswertungsschritt durchgeführt werden muß. Der durchschnittliche Stichprobenumfang des Sequentialtests ist aber kleiner als der (fest vorgegebene) Stichprobenumfang des nicht-sequentiellen Tests.

2. Die kritischen Werte λ_1 und λ_2 für den Test mit minimalem durchschnittlichen Stichprobenumfang sind nicht unabhängig von der Testschärfe P_2, die bei der angenommenen relativen Differenz $(\mu_A-\mu_B)/\sigma$ der Wirksamkeitsparameter der Therapien erreicht werden soll. Unter den ausgewählten Werten ist λ_1 für $\alpha = 0.05$ und $\alpha = 0.01$ jeweils bei der Testschärfe von $P_2 = 0.95$ am niedrigsten. Für $P_2 = 0.5$ liegt der kritische Wert des ersten Auswertungsschrittes erheblich über dem des zweiten.

4. Schlußfolgerungen

Die Darstellung des gruppensequentiellen Tests mit maximal zwei Auswertungsschritten sollte verdeutlichen, durch welche Kenngrößen ein Sequentialplan charakterisiert werden kann und in welcher Beziehung diese zueinander stehen. Als ein Optimalitätskriterium, das durch die Forderung nach früher Beendigung der Studie bei Überlegenheit einer Therapie nahegelegt ist, wurde - wie allgemein üblich - der zu erwartende Stichprobenumfang bei insgesamt einzuhaltender vorgegebener Testschärfe gewählt. Dabei zeigte sich, daß es nach diesem Kriterium 'die' optimale Wahl der kritischen Werte λ_j der einzelnen Auswertungsschritte allgemein nicht gibt, da sie von der angestrebten Testschärfe abhängt. Damit sind auch auf allgemein J Auswertungsschritte erweiterte gruppensequentielle Tests, insbesondere die von Pocock (1977), Demets und Ware (1980) und O'Brien und Fleming (1979), bei denen λ_j = constant bzw. $\lambda_j \sim 1/\sqrt{j}$ gewählt wird, nicht global miteinander vergleichbar. Pococks bzw. Demets und Wares Ansatz entspricht nach Tabelle 1 etwa den Werten um 0.95 für die Schärfe P_2, während der von O'Brien und Fleming eher zu den Werten von $P_2 = 0.5$ paßt.

Für weitere Untersuchungen zur Auswahl günstiger Parameter eines Sequentialplanes sind möglicherweise folgende Vergleichskriterien besser geeignet: Nach Festlegung der Schärfe eines Tests für eine angenommene relative Differenz $(\mu_A-\mu_B)/\sigma$ der Wirksamkeitsparameter zweier Therapien sind die kritischen Werte λ_j so zu wählen, daß für einen zweiten Wert dieser Differenz der durchschnittliche Stichprobenumfang minimal wird. Damit wäre die Möglichkeit gegeben, die Versuchsplanung so zu gestalten, daß einerseits eine Therapieüberlegenheit von bestimmter Größenordnung mit vorgegebener Wahrscheinlichkeit auch erkannt wird, daß andererseits aber bei unerwartet hoher Therapieüberlegenheit möglichst wenige Patienten mit der unterlegenen Therapie behandelt werden.

Literatur

Demets, D.L., Ware, J.H. (1980). Group sequential methods for clinical trials with a one-sided hypothesis. Biometrika 67, 651-660.

Köpcke, W., Messerer, D., Selbmann, H.K. (1980). Strategien zum Abbruch von kontrollierten Therapiestudien. Erlangen: 25. Jahrestagung der GMDS.

Kres, H. (1975). Statistische Tafeln zur multivariaten Analysis (1975). Berlin, Heidelberg, New York: Springer-Verlag.

O'Brien, P.C., Fleming, T.R. (1979). A multiple testing procedure for clinical trials. Biometrics 35, 549-556.

Pocock, S.J. (1977). Group sequential methods in the design and analysis of clinical trials. Biometrika 64, 191-199.

Dr. H. Hecker
Medizinische Hochschule Hannover
Institut für Biometrie
Karl-Wiechert-Allee 9
3000 Hannover 61

STRATEGIEN ZUM ABBRUCH VON THERAPIESTUDIEN BEI ZENSIERTEN LEBENSDAUERDATEN

W. KÖPCKE
Biometrisches Zentrum für Therapiestudien (BZT)* der GIS
München

Zusammenfassung:

Die vorliegende Arbeit hat das Ziel, aufgrund von Simulationen für Studien, bei denen zensierte Lebensdauerdaten betrachtet werden, Abbruchstrategien zu formulieren, zu vergleichen und Anwendungsempfehlungen auszusprechen.

Drei unterschiedliche Teststrategien werden untersucht:

- wiederholtes Testen nach fixen Zeitintervallen,
- wiederholtes Testen nach einer fixen Anzahl von Personen mit dem Zielergebnis,
- wiederholtes Testen nach einer fixen Anzahl von Personen mit einer bestimmten Beobachtungszeit.

Verglichen werden die folgenden Testverfahren:
Der Logrank-Test, der Gehan-Wilcoxon-Test, der Kolmogorov-Smirnov-Test und der χ^2-Vierfeldertafeltest.
Mit Hilfe von Simulationen wird untersucht, wie sich die verschiedenen Teststatistiken bei unterschiedlichen Teststrategien und unterschiedlichen Formen der Zensierung und der Lebensdauerverteilung verhalten.

---

* Gefördert vom BMFT über die DFVLR: NT/A-MT 0314-01ZP060

1. Einleitung

Verschärfte ethische und juristische Randbedingungen stellen die Biometriker vor die Aufgabe, statistische Strategien für einen frühzeitigen Abbruch von Therapiestudien zu entwickeln und Empfehlungen zur Anwendung auszuarbeiten. In einer früheren Arbeit wurden einige Probleme und gegenwärtig diskutierte Ansätze dargestellt (Köpcke, Messerer und Selbmann 1980). Die vorliegende Arbeit hat das Ziel, auf Grund von Simulationen für Studien, bei denen zensierte Lebensdauerdaten betrachtet werden, Abbruchstrategien zu formulieren, zu vergleichen und Anwendungsempfehlungen auszusprechen.
Untersucht werden unter verschiedenen Verteilungsannahmen drei Teststrategien und vier Teststatistiken.
In den bisher veröffentlichten Arbeiten auf diesem Gebiet werden fast ausschließlich bei einmaligem Testen verschiedene Teststatistiken unter verschiedenen Verteilungsannahmen miteinander verglichen (Fleming et al. 1980, Lee et al. 1975, Lininger et al. 1979).
Das Problem von Zwischenauswertungen und vorzeitigem Studienabbruch bei zensierten Lebensdauerdaten wurde bisher nur von Taylor et al. (1980) in einem Simulationsansatz untersucht. Für eine laufende Therapiestudie verglichen sie mehrere Teststrategien unter Verwendung des Logrank-Tests und unter konstanter Verteilungsannahme (Exponentialverteilung).
Die Ausweitung auf mehrere Testverfahren und wechselnde Verteilungsannahmen wurde bisher noch nicht publiziert und soll hier untersucht werden.

2. Statistisches Modell

Wir nehmen an, wir haben in einer Studie zwei verschiedene Therapien j (j=1,2) miteinander zu vergleichen. Insgesamt seine $N=N_1+N_2$ Personen in den beiden Therapiegruppen unter Beobachtung. Man beobachtet Zielergebnisse wie Tod, Remission, Herzinfarkt usw. zu n verschiedenen Zeitpunkten $0<t_1<\ldots<t_i<t_n$.
Die Ergebnisse zu jedem Zeitpunkt t_i lassen sich in der folgenden Tabelle zusammenfassen (Torone, 1981).

Anzahl der Zielereignisse zur Zeit t_i	Gruppe 1 M_{1i}	Gruppe 2 M_{2i}	Summe M_i
Anzahl der Personen unter Risiko	N_{1i}	N_{2i}	N_i

Genauere Angaben können den Arbeiten von Fleming et al. (1980) und Koziol und Byar (1975) entnommen werden.

3. Teststrategien und Verteilungsannahmen

Drei unterschiedliche Teststrategien werden untersucht:

I wiederholtes Testen nach fixen Zeitintervallen (z. B. jährlich) (Canner, 1977)

II wiederholtes Testen nach einer fixen Anzahl von Personen mit dem Zielergebnis (z. B. nach jeweils 10 Toten) (Pocock, 1977)

III wiederholtes Testen nach einer fixen Anzahl von Personen mit einer bestimmten Beobachtungszeit (z. B. zwei Jahre nachdem 50 Patienten in die Studie aufgenommen wurden).

Strategie I kommt den praktischen Bedürfnissen aller an einer Therapiestudie Beteiligten am meisten entgegen (regelmäßige Information, Halbjahres bzw. Jahresberichte).

Teststrategie II entspricht in seiner Logik sicher am meisten dem verwendeten Statistischen Modell. Der Nachteil besteht in der Schwierigkeit, Unterschiede zwischen erwarteter und tatsächlicher Zahl von Zielergebnissen zu berücksichtigen.

Durch Strategie III werden Unterschiede im Rekrutierungsverfahren ausgeglichen. Der Nachteil besteht darin, daß bei großen Follow up Zeiten entprechend späte Testzeitpunkte zustandekommen.

Aus methodischen und praktischen Gründen sollte die Gesamtzahl der wiederholten Tests nicht mehr als fünf betragen (Pocock, 1977).

Wie sich die unterschiedlichen Teststrategien auf den Testzeitpunkt auswirken können, veranschaulicht die folgende Abbildung beispielhaft.

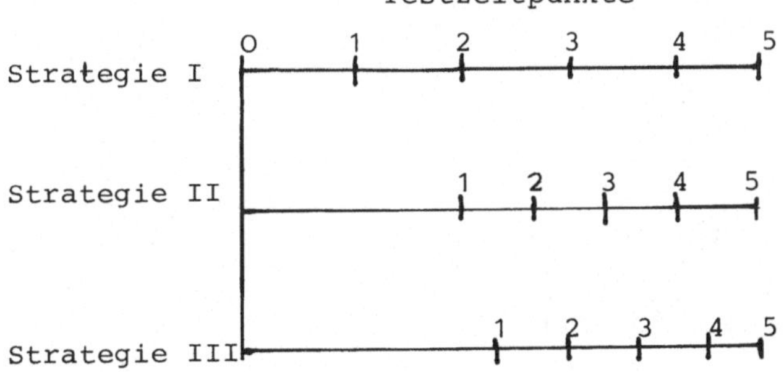

Für die Überlebensfunktion S (t) wurden die folgenden Verteilungstypen untersucht (Gehan, 1975)

1. Expontialverteilung

$$S(t) = e^{-\lambda t} \qquad \lambda > 0$$

2. Weibullverteilung (Frühausfall)

$$S(t) = e^{-(\lambda t)^k} \qquad \lambda > 0 \quad 0 < k < 1$$

3. Weibullverteilung (Spätausfall)

$$S(t) = e^{-(\lambda t)^k} \qquad \lambda > 0 \quad k > 1$$

4. Mischung zweier Weibullverteilungen (Früh- und Spätausfall, U-förmige Hazard Rate)

$$S(t) = \begin{cases} e^{-(\lambda_1 t)^{k_1}} & \lambda_1 > 0 \quad 0 < k_1 < 1 \quad 0 \leq t \leq t_1 \\ k_3 e^{-(\lambda_2 t)^{k_2}} & t_1 \leq t \quad \lambda_2 > 0 \quad k_2 > 1,\ k_3 > 0 \end{cases}$$

Abbildung 2 zeigt ein Bepiel für den Verlauf der vier Verteilungstypen.

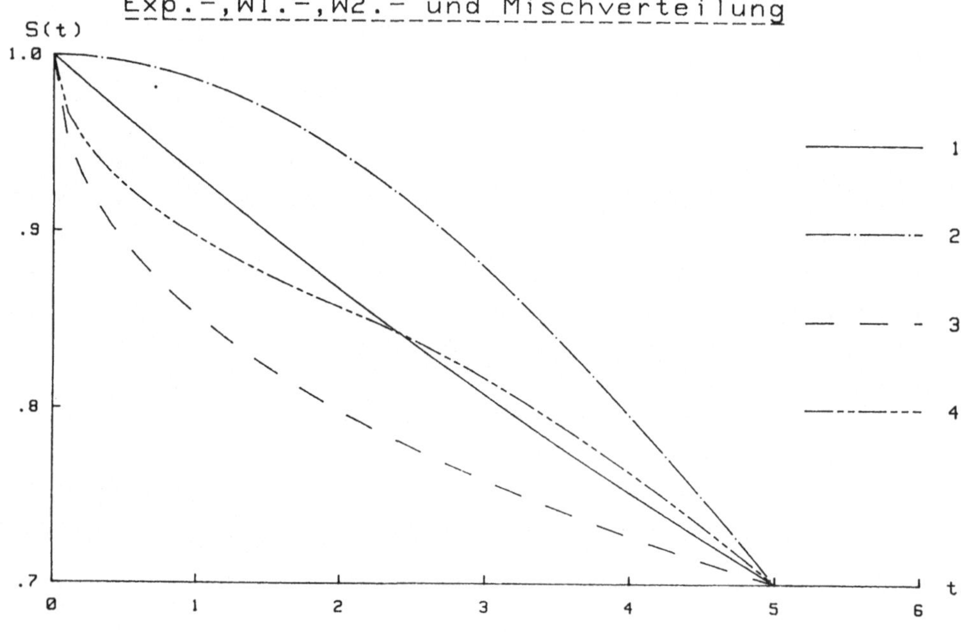

Die folgenden Abbildung veranschaulicht die Annahme über die Patienten-Rekrutierung.

1. Gleichverteilung im Intervall $[0, ta]$
2. Frührekrutierung } aneinandergesetzte
3. Spätrekrutierung } Gleichverteilung

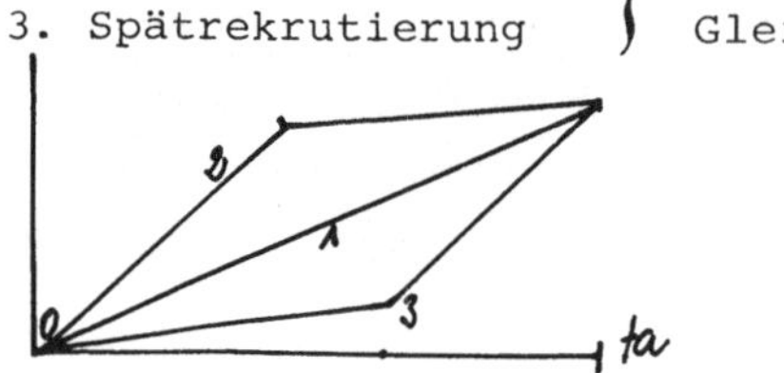

Dabei ist N_{ji} die Anzahl der Personen unter Risiko in Gruppe j zum Zeitpunkt i. Entsprechend sei M_{ji} die Anzahl der Zielergebnisse zum Zeitpunkt i. $A_{ji} = N_{ji}/N_i$ ist der relative Anteil der Gruppe j an der Gesamtzahl der Personen unter Risiko zum Zeitpunkt t_i (j=1,2 i=1, ...n),

Die erwartete Anzahl von Ereignissen in Gruppe j zur Zeit t_i ist dann $E_{ji} = M_i \cdot A_{ji}$.

Die Überlebensfunktion in Gruppe j sei $S_j(t)$, $0 \leq t \leq t_n$

Getestet wird die Nullhypothese H_o: $S_1(t) = S_2(t)$ gegen

die Alternativhypothese H_1: $S_1(t) \neq S_2(t)$

Die Rekrutierungsphase für die betrachtete Therapiestudie sei das Zeitintervall $[o, t_a]$, $0 \leq H_{jm} \leq t_a$ sei die Eintrittszeit eines Individiums m in Therapiegruppe j. t_b sei der Zeitpunkt, an dem die Studie beendet wird. Für einen beliebigen Zeitpunkt t, $0 \leq t \leq t_b$ an dem die Nullhypothese überprüft werden soll, ergibt sich als sogenannte Zensierungszeit

$$Y_{jm} = \max (0, t - H_{jm})$$ (Schumacher, 1981)

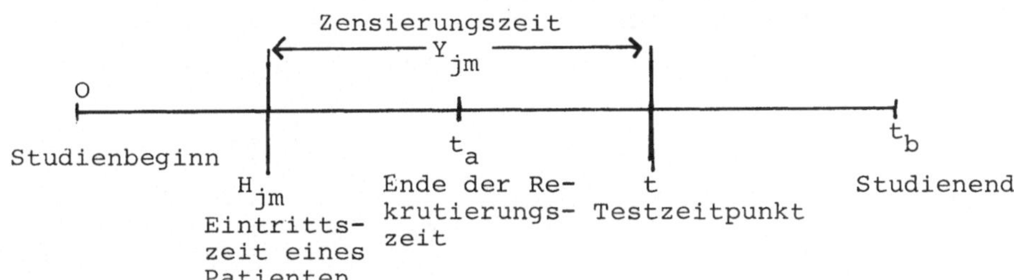

X_{jm} sei die wahre Überlebenszeit eines Patienten m in Gruppe j. Von jedem Patienten können wir nur die Zeit $Z_{jm} = \min (X_{jm}, Y_{jm})$ beobachten. Die Überlebensverteilung in Gruppe j ist dann

$$S_j (t) = W (X_{jm} > t)$$

und die Zensierungsverteilung

$$C_j (t) = W (Y_{jm} > t)$$

Unter der Annahme der Unabhängigkeit von X_{jm} und Y_{jm} sind verschiedene Teststatistiken zur Überprüfung der Nullhypothese abgeleitet worden.

Es sei

$$O_j = \sum_{i=1}^{n} M_{ji} \quad \text{und} \quad E_j = \sum_{i=1}^{n} E_{ji}$$

Die Testgröße

$$T_1 = \sum_{j=1,2} (O_j - E_j)^2 / E_j$$

ist unter der Nullhypothese asymptotisch χ^2 verteilt mit einem Freiheitsgrad. (Breslow 1978).

T_1 ist die <u>Logrank Statistik</u>, wie sie von Mantel (1966), Cox (1972), Peto (1972) und Peto und Pike (1973) vorgeschlagen worden ist. Entsprechend sei

$$W_j = \sum_{i=1}^{n} (N_i \cdot M_{ji} - N_{ji} \cdot M_i) \text{ und}$$

$$G_j = \sum_{i=1}^{n} \left\{ N_i \cdot M_i \cdot (N_i - M_i) \cdot N_{ji} / N_{i-1} \right\}$$

Die Testgröße $\boxed{T_2 = \sum_{j=1,2} W_j^2 / G_j}$ ist ebenfalls asymptotisch χ^2 verteilt mit einem Freiheitsgrad (Breslow, 1978).

T_2 ist die <u>verallgemeinerte Wilcoxon Statistik,</u> wie sie von Gehan (1965) und Breslow (1970) vorgeschlagen wurde. Die

Testgröße $\boxed{T_3 = \dfrac{(N_1 + N_2)\ (O_1 N_2 - O_2 N_1)^2}{N_1 \cdot N_2\ (O_1 + O_2)\ (N_1 + N_2 - O_1 - O_2)}}$

ist der gewöhnliche <u>Vierfelder - χ^2 Test</u> mit einem Freiheitsgrad. Fleming et al. (1980) haben für zensierte Lebensdauerdaten die folgende <u>modifizierte Kolmogorov-Smirnov Testprozedur</u> entwickelt. Es sei

$$\beta_j (t_i) = \beta_j (t_{i-1}) + \sum_{k=0}^{M_{ji} - 1} (N_{ji} - k)^{-1}$$

$$\alpha_j (t_i) = \sum_{k=0}^{N_j - N_{ji} - 1} (N_i - k)^{-1} - \beta_j (t_{i-1})$$

$$j=1,2 \qquad i=1, \ldots, n$$

$$\eta (t_i) = \left(\sum_{j=1,2} \left\{ N_j \exp (- \alpha_j (t_i) \right\}^{-1} \right)^{-1/2}$$

$$U (t_i) = U (t_{i-1}) + \eta (t_i) \left\{ \sum_{k=0}^{M_{1i}-1} (N_{1i}-k)^{-1} - \sum_{k=0}^{M_{2i}-1} (N_{2i}-k)^{-1} \right\}$$

$$V (t_i) = \frac{1}{2} \left(\sum_{j=1,2} \left\{ \exp (-\beta_j (t_i) \right\} \right) \star U (t_i)$$

Die nicht definierten Anfangswerte in diesen Rekursionsformeln werden jeweils gleich Null gesetzt.

Die Testgröße ist $\boxed{T_5 = \max_i \left| V (t_i) \right| .}$

Der p-Wert für den zweiseitigen Test ist approximativ $p=\exp (-2\ T_5^{\ 2})$

4. Simulation

Ein Vergleich der verschiedenen Teststrategien und Teststatistiken ist analytisch nicht möglich sondern kann nur durch eine Simulationsstudie erreicht werden. Als Gütemaß dient neben der Zeit bis zum Entdecken eines Unterschieds der ß-Fehler, der sich ergibt, wenn man die Daten von zwei verschiedenen Verteilungen durch Simulation erzeugt und mit dem entsprechenden $(1-\alpha)$% Quantil der Teststatistik vergleicht. Die meisten der bisherigen Simulationsstudien verwenden nicht das asymptotische Fraktil sondern das $(1-\alpha)$% Quantil aus der Simulation der Nullhypothese (Lee et al 1975, Lininger et al. 1979, Taylor et al 1980).

Jöckel (1980) hält dieses Verfahren aus folgenden Gründen für problematisch:

1. Bei der praktischen Durchführung von Tests wird normalerweise auch mit dem asymptotischen Fraktil gearbeitet.
2. Auf der Basis von z. B. 1000 Simulationen einer Teststatistik ist die Variabilität eines geschätzten Fraktils noch sehr groß. Ein 3σ Intervall liefert z. B. (5 ± 2)% für das tatsächlich eingehaltene Niveau.
3. Da die Experimente unter der Nullhypothese nicht unabhängig waren, ist ein Vergleich der Teststatistiken wegen der komplizierten Kovarianzstruktur nicht mehr möglich.

In der Arbeit werden deshalb die asymptotischen 5% Quantile der Teststatistiken benutzt. Alle Teststatistiken sind asymptotisch normal bzw. χ^2 verteilt. Bei wiederholt durchgeführten Signifikanztests gelten die folgenden 5% Quantile für den zweiseitigen Test. (Armitage et al. 1969, Pocock, 1978).

Anzahl der wiederholten Tests	nominelles Signifikaz-niveau	Quantil der Normalverteilung	Quantil der χ^2-Verteilung (1 FG)
1	0,05	1,96	3,48
2	0,029	2,18	4,75
3	0.022	2,29	5,24
4	0,018	2,36	5,57
5	0,016	2,41	5,81

Die Simulationen wurden auf einer Siemens 7760 durchgeführt. Benutzt wurde ein Standardprogramm, das auf $[0,1]$ gleichverteilte Zufallszahlen generiert. Der Algorithmus für diesen Zufallszahlengenerator ist bei

Knuth (1969) beschrieben. Die Umwandlung in expontiell bzw. weibull-verteilte Zufallszahlen erfolgte nach den bei Fishman (1978) angegebenen Transformationen.

5. Ergebnisse und Schlußfolgerungen

Bei den Simulationen wurden zwei Gruppen mit jeweils 300 Patienten betrachtet. Unabhängig vom Verteilungstyp wurde angenommen, daß die 5-Jahresüberlebensraten in den Gruppen 60% bzw. 75% betragen.
In der folgenden Tabelle sind einige Ergebnisse dargestellt.
Insgesamt lassen sich die Ergebnisse folgendermaßen zusammenfassen.
Die Teststrategien haben keinen Einfluß auf den ß-Fehler. Strategie I (fixe Auswertungszeitpunkte) führt im Durchschnitt zu einem früheren Abbruchszeitpunkt. Der Gehan-Wilcoxon-Test war in den meisten Situationen den anderen Testverfahren überlegen.
Der Kolmogorov-Smirnov-Test war immer den anderen Testverfahren unterlegen.
Die Art der Rektuierung hatte keinen Einfluß auf die Unterschiede zwischen den Teststrategien und Testverfahren. Frührekrutierung führte generell zu niedrigeren ß-Fehlern und früheren Abbruchszeitpunkten. Bei Spätrekrutierung ergab sich entsprechend die umgekehrte Tendenz.
Aufgrund der Ergebnisse läßt sich die folgende Empfehlung aussprechen:
Zwischenauswertung zu fixen Auswertungszeitpunkten unter Verwendung des Gehan-Tests oder des Logrank-Tests bilden die sicherste Grundlage für die Entscheidung eine Studie frühzeitig abzubrechen.

Verteilungannahmen		Testrategie I		Teststrategie II		Teststrategie III	
Gruppe I $S_1(5)=0,75$	Gruppe II $S_2(5)=0,60$	Test mit dem kleinesten ß-Fehler	Test mit dem frühesten Abbruchszeitpunkt	Test mit dem kleinsten ß-Fehler	Test mit dem frühesten Abbruchzeitpunkten	Test mit dem kleinsten ß-Fehler	Test mit dem frühesten Abbruchzeitpunkt
Expontial	Expontial	Logrank-Test 12-21 %	Logrank-Test 1244-1361 Tage	Logrank-Test 12-20 %	Logrank-Test 1198-1355 Tage	Logrank-Test 10-20 %	Logrank-Test 1255-1372 Tage
Expontial	Weibull (Frühausfall)	Gehan-Test Logrank-Test Vierfeldertafeltest 0%	Gehan-Test 383-511 Tage	Gehan-Test Logrank-Test Vierfeldertafeltest 0%	Gehan-Test 424-653 Tage	Gehan-Test Logrank-Test Vierfeldertafeltest 0%	Gehan-Test Logrank-Test 875-1021 Tage
Expontial	Weibull (Spätausfall)	Gehan-Test 51-62 %	Gehan-Test 1347-1446 Tage	Gehan-Test 59 %	Gehan-Test 1454-1518 Tage	Gehan-Test 57-59 %	Gehan-Test 1471-1509 Tage
Expontial	Mischverteilung (Früh- und Spätausfall)	Gehan-Test 3-6 %	Gehan-Test 588-749 Tage	Gehan-Test 2-7 %	Gehan-Test 681-823 Tage	Gehan-Test 2-9 %	Gehan-Test 997-1051 Tage
Weibull (Frühausfall)	Expontial	Vierfeldertafeltest 37-57 %	Gehan-Test 1588-1614 Tage	Vierfeldertafeltest 35-58 %	Gehan-Test 1609-1655 Tage	Vierfeldertafeltest 39-61 %	Gehan-Test 1654-1787 Tage
Weibull (Spätausfall)	Expontial	Gehan-Test Logrank-Test Vierfeldertafeltest 0%	Gehan-Test 599-789 Tage	Gehan-Test Logrank-Test Vierfeldertafeltest 0%	Gehan-Test 723-941 Tage	Gehan-Test Logrank-Test Vierfeldertafeltest 0%	Gehan-Test 874-1019 Tage

Literatur:

Armitage, P.;, McPherson, C.K.; Rowe, B.C. (1969):
Repeated significance tests on accumulating data
Journal of the Royal Statistical Society
Series A 132, 235-244

Breslow, N.W.; (1970):
A generalized Kruskal-Wallis test for comparing K samples subject to unequal patterns of censorship.
Biometrika 57, 579-594

Breslow, N.E.; (1978):
Statistical methods for censored survival data
Technical Report No. 20, Department of Biostatistics, University of Washington, Seattle

Canner, P.L.; (1977)
Monitoring treatment differences in long-term clinical trials
Biometrics 33, 603-615

Cox D.R.; (1972):
Regression models and life tables (with discussion)
Journal of the Royal Statistical Society, Series B 34, 187-220

Fishman, G.S.; (1978):
Principles of discrete event Simulation, Wiley: New York

Fleming, T.R.; O'Fallon, J.R.; O'Brien, P.C.; Harrington, D.P.; (1980):
Modified Kolmogorov - Smirnov test procedures with application to arbitrarily right-censored data
Biometrics 36, 607-625

Gehan, E.A.; (1965):
A generalized Wilcoxon test for comparing arbitrarily singly - censored Samples
Biometrika 52, 203-223

Gehan, E.A.; (1975):
Statistical methods for survival time studies in: Staquet, M.J. (ed.)
Cancer therapy: Prognostic factors and criteria of response
Raven Press: New York, 7-35

Jöckel, K.H.; (1980):
Einige Aspekte zur Beurteilung statistischer Verfahren mittels Simulation, EDV in Medizin und Biologie 11, 88-89

Knuth, D.C.; (1969):
The art of computer programming, Addison-Wesley: New York

Köpcke, W.; Messerer D.; Selbmann, K.H.; (1980):
Strategien zum Abbruch von kontrollierten Therapiestudien - Probleme und gegenwärtige diskutierte Ansätze
GMDS-Jahrestagung Erlangen

Koziol, J.R.; Byar, D.P.; (1975):
Percentage points of the asymtotic distributions of one and two sample K-S statistics for truncated or censored data
Technometrics 17, 507-10

Lee, E.T.; Desu, M.M.; Gehan, E.A.; (1975):
A Monte Carlo study ot the powe r of some two sample tests.
Biomtrika 62, 425-432

Lininger, L.; Gail, M.H.; Green, S.B.; Byar, D.P.; (1979):
Compariso n of four tests for equality of survival curves in the presence of stratification and censoring
Biomtrika 66, 419-428

Mantel, N.; (1966)
Evalution of survival data an two new rank order sta tistics arising in its consideration, Cancer Chemotherapy Reports 50, 163-170

Peto, R.; (1972):
Rank tests of maximal power against Lehmann - type alternatives
Biometrika 66, 419-428

Peto, R.; Pike, M.C.; (1973):
Conservatism of the approximation $\sum(O-E)^2/E$ in the logrank test for survival data or tumor incidence data,
Biometrics 29, 579-584

Pocock, S.J.; (1978):
Size of cancer clinical trials and stopping rules ,
British Journal of Cancer 38, 757-766

Pocock, S.J.; (1977):
Group sequential methods in the design and analysis of clinical trials
Biometrika 64, 191-199

Schumacher, M.; (1981):
Power and sample size determination in survival time studies with special regard to the censoring mechanism, Methods of Information in Medicine 20, 110-115

Tarone, R.E.; (1981):
On the distribution of the maximum of the logrank statistic and the modified Wilcoxon statistic. Biometrics 37, 79-85

Taylor, D.W.; Sackett, D.L.; Haynes, R.B.; (1980):
Development of a stopping rule for the ECIC trial (a computer simulation approach) Society for Clinical Trials Conference, May 6-8, 1980, Philadelphia

Anschrift des Verfassers:

Dr. Wolfgang Köpcke
Biometrisches Zentrum für Therapiestudien
Pettenkoferstrasse 35
8000 München 2

DREI FORDERUNGEN ZUR PRÜFUNG DER HOMOGENITÄT VON ZENTREN BEI MULTICENTER-STUDIEN

R. KOHNEN, H.-P. KRÜGER, G. A. LIENERT
Universität Erlangen-Nürnberg

Abstract

Es wird argumentiert, daß bei der Prüfung der Homgenität von Zentren in mehrfaktoriellen Multicenter-Studien vor allem entscheidend ist, daß sich die Zentren in den faktoriellen Variablen nicht unterscheiden, deren Effekte in der späteren Auswertung interpretiert werden sollen. Dazu wird folgendes Procedere vorgeschlagen: (1) überprüfe, ob in allen Zentren die Randomisierungsbedingungen eingehalten wurden, (2) überprüfe, ob die Zentren homogen bezogen auf die eingebrachten Schichtvariablen (z.B. Geschlecht, Indikation) sind und (3) überprüfe, ob die Zentren homogen sind bezogen auf die Wechselwirkungen zwischen den eingebrachten faktoriellen Variablen. Es wird gezeigt, daß vor allem Forderung (3) für die Interpretationsfähigkeit der Ergebnisse von entscheidender Bedeutung ist. Möglichkeiten der statistischen Prüfung dieser Voraussetzungen werden an einem Beispiel aus der klinischen Prüfung eines Psychopharmakons vorgestellt.

1. Das Forschungsinstrument "Multicenter-Studie"

Multizentrische Studien (MZS) sind Untersuchungen, die nach ein und demselben Versuchsplan an verschiedenen Orten simultan oder sukzessiv durchgeführt worden sind. Voraussetzung für die Zusammenfassung der einzelnen Zentren und damit für die Interpretierbarkeit der Studie als ganzer (externe Validität sensu CAMPBELL & STANLEY, 1963) ist die Homogenität der Zentren. Eine wichtige Technik zur Sicherung der Qualität von MZS liegt in der ex post-evaluation der Homogenität. Dabei wird an den vorliegenden Daten untersucht, inwieweit statistisch zu rechtfertigen ist, die Hypothese der Homogenität der Zentren beizubehalten.

Die erste wichtige Unterscheidung bei der Homogenitätsprüfung liegt darin, ob die Studie faktoriell oder afaktoriell angelegt ist (zu der Nomenklatur siehe LIENERT & KRAUTH, 1979). Bei den faktoriellen Studien wird mindestens ein Merkmal (in der Regel Behandlungen) systematisch variiert. Dazu werden die Ptn eines jeden von mehreren Zentren nach Los (oder nach einem Randomisierungsplan) den verschiedenen Behandlungen zugeordnet. Werden die Ptn vor der Behandlungsbeurteilung nach bestimmten klinisch relevanten Merkmalen (wie Geschlecht oder Diagnose) geschichtet, so resultieren Untersuchungspläne, die neben einem randomisierten Behandlungsfaktor noch einen oder mehrere Schichtungsfaktoren implizieren.

2. Forderungen an die Homogenität der Zentren

Folgt man CAMPBELL & STANLEY (1963), ist die Vorbedingung für die Interpretation eines Ergebnisses die interne Validität einer Untersuchung, die dann gegeben ist, wenn für den Effekt nur die systematisch variierte Behandlung verantwortlich gemacht werden kann. Die wichtigste experimentelle Technik dafür ist die Randomisation der Behandlungen, die gewährleistet, daß kein anderes Merkmal als die variierte Behandlung auf die abhängige oder Zielvariable (Observable) einwirken kann. Damit ergibt sich

F o r d e r u n g 1: die Behandlung muß in jedem Zentrum den Ptn nach Zufallsbedingungen zugeteilt (alloziert) worden sein (RANDOMISATIONS - Kriterium).

In der Praxis von Medikamentprüfungen wird diesem Desiderat (1) durch das Aufstellen eines Randomisierungsplans, (2) die doppelblinde Verabreichung und (3) durch eine sichere Verschlüsselung Sorge getragen. Zentren, die diesen 3 Randomisationsbedingungen nicht genügen, müssen aus der Auswertung eliminiert werden.

Methodisch Neues gegenüber der Forderung (1) bringt der Fall, daß Ptn-Merkmale (organismic factors wie Geschlecht, Diagnosen oder Ausgangswerte) als eigene Schichtungsvariablen eingebracht werden. Wird das getan, ergibt sich

F o r d e r u n g 2: es muß angenommen werden dürfen, daß die Zentren homogen in bezug auf die Schichtvariablen sind (STRATIFIKATIONS - Kriterium).

Beide Forderungen (1) und (2) resultieren aus der gleichen Überlegung: Wenn eine Fragestellung faktoriell untersucht wird, dürfen keine Zentrumsmerkmale auf die zu untersuchenden Merkmale einwirken können. Nur unter dieser Bedingung kann sichergestellt werden, daß Effekte auf den Faktoren (an denen der Untersucher interessiert ist), nur auf diese Faktoren zurückgehen und nicht Eigenheiten der Zentren darstellen.

Soll letzteres ausgeschlossen werden, ergibt sich sofort eine neue Forderung, die bislang noch nicht aufgestellt wurde. Werden mehr als zwei Behandlungen (Faktoren) eingeführt, resultieren neben den Haupteffekten auch noch die Wechselwirkungen der Faktoren. In diesen Wechselwirkungen drückt sich im Fall von Schichtungsfaktoren die vom Untersucher hypostasierte differentielle Wirksamkeit seiner Behandlung aus. Damit ist die Wechselwirkung von eigener klinischer Aussagekraft. Für die interne Validität der Untersuchung muß dann aber auch klargestellt sein, daß die Zentren bezogen auf die Wechselwirkungen homogen sind. Das ergibt die

F o r d e r u n g 3: Bei mehrfaktoriellen Untersuchungsplänen müssen die Zentren homogen in Bezug auf die Wechselwirkungen der Faktoren sein (INTERAKTIONS - Kriterium).

3. MZS-Auswertung am Beispiel der klinischen Prüfung eines Psychopharmakons

Bei den Daten handelt es sich um eine multizentrischen Doppelblindstudie, in der Wirksamkeit und Verträglichkeit einer einmaligen morgendlichen Gabe von 20 mg Prazepam (Demetrin[R]) im Vergleich zu 10 mg Diazepam über 14 Tage verglichen wurde. Beteiligt waren 4 niedergelassene Psychiater (Zentren). Entsprechend Teil 2 werden in die Homogenitätsprüfung nur die Variablen einbezogen, deren Effekte in der Auswertung bestimmt werden. Als wirkungsbestimmender Faktor geht (1) die Medikation (randomisierter treatment Faktor) in die Untersuchung ein. Als wirkungsmodifizierende Faktoren wurden aus klinischen Gründen betrachtet (2) das Geschlecht und (3) die Indikation als Schichtungsfaktoren.

3.1. Das Randomisationskriterium

Aus unserem Forderungskatalog ergibt sich damit der Ablauf der Homogenitätsprüfung in drei Schritten:

1. Überprüfe, ob in jedem Zentrum die Randomisationsbedingungen eingehalten wurden. Diese Prüfung ist stichprobenunabhängig zu vollziehen.

Das Randomisierungskriterium der Forderung 1 darf als erfüllt gelten, wenn in einem Untersuchungsplan mit gleichen Anteilen von je n(Z)/2 Ptn für Verum- und Placebogruppe die Z Zentren etwa je zur Hälfte V- und P-Ptn enthalten. Die Wahrscheinlichkeit der Einhaltung der Randomisierungsbedingung ergibt sich im vorliegenden Fall zweier Medikamente mit gleichen Applikationshäufigkeiten aus der Binomialverteilung. Tabelle 1 gibt die Medikamentverteilung in den vier Zentren wieder.

	DIA	PRA		SUM
Z1	4	3	I	7
Z2	5	5	I	10
Z3	16	15	I	31
Z4	5	5	I	10
SUM	30	28	I	58

Tabelle 1: Die Verteilung des randomisierten Behandlungsfaktors Medikation mit den Stufen Diazepam (DIA) und Pranzepam (PRA) auf die vier Zentren Z1 - Z4.

Da Prazepam und Diazepam gleich häufig in der Untersuchung waren, sind ihre Auftretenswahrscheinlichkeiten p(P) = p(D) = 1/2. Die Überschreitungswahrscheinlichkeit ergibt sich damit aus der Binomialverteilung mit den Parametern p und N zu

$$P = 1 - \Sigma \binom{n}{x} \cdot p(M_1)^x \cdot p(M_2)^{n-x}$$

wobei n = Ptn-Zahl des Zentrums, x = Häufigkeit des häufiger gegebenen Medikaments, p = p(M1) = Häufigkeit des Medikaments 1, q = 1-p = p(M2) = Häufigkeit des Medikaments 2. Bei großem N kann approximativ nach der Normalverteilung geprüft werden.

Entscheidend bei diesem Test ist, daß n i c h t über einen Zxm - Felder Chi-Quadrat-Test (Z Zentren, m Medikamente) geprüft wird. Gleichgerichtete Abweichungen von den Randomisationsbedingungen könnten sonst unerkannt bleiben. Der Chi-Quadrat-Test prüft lediglich auf Gleichverteilung der Zentren, indem er die Randsummen als Erwartungswertschätzer benutzt. Hier liegen die Erwartungswerte aber bereits a priori fest.

3.2. Das Stratifikationskriterium

Im zweiten Schritt der Auswertung erfolgt die Prüfung der Schichtungsfaktoren Geschlecht und Indikation:

2. Überprüfe, ob die Zentren hinsichtlich der Verteilung der Schichtungsfaktoren homogen sind.

Nimmt man unter H0 der Schichtungshomogenität der Zentren von N Ptn aus Z Zentren an, daß die Z Zentren Zufallsstichproben aus den Subpopulationen der Schichtungsklassen von Ptn sind, dann ist der geeignete Test zur asymptotischen Beurteilung der Homogenität PEARSON`s Z x D - Felder - X^2 - Test mit

$$X^2 = \Sigma \frac{(f_{ij} - e_{ij})^2}{e_{ij}} \text{ mit df}=(Z-1)(S-1), \text{ wobei } e_{ij} = n_{i.}n_{.j}/N$$

die unter H0 erwarteten Frequenzen und f die beobachteten Frequenzen in der aus dem Zentrum i und der Schichtklasse j gebildeten Feld der entsprechenden Kontingenztafel bezeichnen. Ist PEARSON`s X^2 nach (3) auf einer vorgegebenen Stufe signifikant, dann sind die Zentren in Bezug auf die S Schichtklassen heterogen. Zur Prüfung, welches Zentrum eliminiert werden muß, um das Homogenitätskriterium ex post zu erfüllen, schiebe man Z simultane 2 x S - Felder - X^2 - Tests nach, in welchen jeweils ein Zentrum j den gepoolten Z-1 Zentren gegenübergestellt wird und eliminiere jene Zentren, die ein signifikantes X^2 ergeben. Als Beispiel wählen wir die Verteilung des Merkmals Diagnose in den 4 Zentren der Studie (Tabelle 2).

	NEU	SIT	PER	MIS		SUM
Z1	4	1	2	0	I	7
Z2	6	4	0	0	I	10
Z3	14	14	3	0	I	31
Z4	1	3	0	6	I	10
SUM	25	22	5	6	I	58

Tabelle 2: Die Verteilung der vier Diagnosen "neurotische Störung" (NEU), "situationsbedingte Störung" (SIT), "persönlichkeitsbedingte Störung" (PER) "Mischdiagnose" (MIS) auf die vier Zentren.

Das X^2 = 38.99 bei df=9 zeigt eine massive Abweichung von der Homogenität an. Das Zentrum 4 stellt 6mal die Indikation "Mischdiagnose", die in keinem anderen Zentrum der Studie sonst auftaucht. Zur Prüfung der Elimination wird entsprechend unserer Empfehlung jedes einzelne Zentrum den gepoolten anderen Zentren in einer 2 x 4 - Kontingenztafel gegenübergestellt. Es ergeben sich folgende X^2, die jeweils nach 3 Freiheitsgraden zu beurteilen sind: X^2(Z1) = 6.037, X^2(Z2) = 3.106, X^2(Z3) = 7.958 und X^2(Z4) = 33.114. Wie man sieht, ist vor allem Z4 für die Heterogenität verantwortlich zu machen und muß deshalb eliminiert werden.

3.3. Das Interaktionskriterium

Es bleibt noch die eingangs aufgestellte Forderung 3 zu kontrollieren:

3. Überprüfe, ob die Zentren bezüglich der Wechselwirkungen in den Faktoren homogen sind.

In den Test werden nur die Wechselwirkungen einbezogen, die in der Auswertung überprüft werden (in unserem Beispiel sind das Medikation x Geschlecht und Medikation x Indikation). Man bilde für jedes Zentrum die Kreuzklassifikationstafeln aus den zu prüfenden Faktoren und berechne die entsprechenden X^2-Werte. Die Summe dieser (unabhängigen) X^2 über alle Zentren ist nach Z Freiheitsgraden zu bewerten. Wird dieser Test signifikant, können simultane Einzeltests pro Zentrum nachgeschoben werden, in denen jeweils die Kreuzklassifikationstafeln eines Zentrums den gepoolten Tafeln der anderen Zentren gegenübergestellt werden. Zur Demonstration des Vorgehens berechnen wir aus unserem Beispiel die Homogenität für die Wechselwirkung Geschlecht x Medikation (Tabelle 3).

Die Vierfelder-X^2-Werte der einzelnen Zentren sind: X^2(Z1) = 7.00, X^2(Z2) = X^2(Z4) = 0.40 und X^2(Z3) = 0.06, so daß sich eine Summe von X^2 = 7.86 ergibt, die nach df = 4 zu beurteilen ist. Da dieser Wert uber einer Signifikanzschranke von a= 5% liegt, wird von Homogenität der Interaktion ausgegangen.

		MÄN	WEI	SUM
Z1	DIA	0	4	4
	PRA	3	0	3
	SUM	3	4	7
Z2	DIA	2	3	5
	PRA	3	2	5
	SUM	5	5	10
Z3	DIA	6	10	16
	PRA	5	10	15
	SUM	11	20	31
Z4	DIA	2	3	5
	PRA	3	2	5
	SUM	5	5	10

Tabelle 3: Die Kreuzklassifikation der Faktoren Geschlecht (MÄN - WEI) und Behandlung (DIA - PRA) innerhalb der vier Zentren Z1 - Z4.

Nur wenn man von vornherein hypostasiert, daß in Z1 gemäß dem Geschlecht und nicht plangerecht alloziert wurde, kann man die Vierfeldertafel des Z1 mit (a,b,c,d) = (0,3,4,0) den kombinierten anderen Vierfeldertafeln mit (a,b,c,d) = (2+6+2 = 10, 3+10+3 = 16, 3+5+3 = 11, 2+10+2 = 14) gegenüberstellen. Die resultierenden Vierfelder-X^2-Werte errechnen sich zu $X^2(Z1) = 7.00$ und $X^2(Z2+Z3+Z4) = 0.16$, sodaß das Gesamt-X^2 = 7.16 mit df = 1+1 = 2 Freiheitsgraden auf dem 5%-Niveau signifikant wird und damit Z1 zu eliminieren wäre.

Damit ergibt sich als Ergebnis der Homogenitätsprüfung, daß nur Z4 wegen seiner Indikationsstellung (Prüfung nach Forderung 2) aus der Studie zu eliminieren ist. Zentrum 1 kann trotz deutlicher Abweichung von der Wechselwirkungshomogenität in der Studie belassen werden, wenn nicht bereits vor der Auswertung Bedenken über die plangerechte Allokation in diesem Zentrum bestanden haben.

4. Diskussion

Die zur Homogenitätsbeurteilung multizentrischer Studien empfohlenen 3 Tests sind durchweg heurostatistischer Natur und beanspruchen nicht, das vereinbarte a-Risisko der statistischen Entscheidung auch einzuhalten, wie dies bei inferenzstatistischen Prozeduren gefordert wird. Da es jedoch jeweils um die Beibehaltung einer H0 und nicht um deren Ablehnung geht (wie beim üblichen Testen auf Signifikanz), ist die Einhaltung von a garnicht wünschenswert, weil andernfalls das beta-Risiko unverhältnismäßig hoch ansteigt und tatsächliche Heterogenitäten nicht nachzuweisen sind.

Dieselbe Argumentation wie für die 3 simultan durchzuführenden Tests gilt für die im Fall der Inhomogenität empfohlenen Eliminationstests. Auch sie sind nur unter heuristischem Aspekt zu beurteilen, zumal eine angemessene Alpha-Adjustierung für eine zweistufige Testprozedur (wie sie aus den nachgeschobenen Zentrentests resultiert) noch nicht existiert (siehe dazu KRAUTH, 1980).

Klinische Populationen sind ex natura meist extrem heterogene Populationen von Ptn. Es ist daher nioht zu erwarten, daß Behandlungszentren Zufallsstichproben aus solchen Populationen sind. Vielmehr muß damit gerechnet werden, daß die Untersuchungszentren ihrerseits Stichproben aus je besonderen Populationen sind. Aus diesen klinischen Erwägungen scheint es nicht sinnvoll, den Begriff der Zentren-Homogenität eng zu definieren und etwa zu fordern, daß alle Z Zentren bezüglich bestimmter Ausgangswerte homogen erscheinen.

Das hier vorgeschlagene Vorgehen zur Homogenitätsbeurteilung geht von dem Grundgedanken aus, daß die Homogenität von Zentren nur an jenen faktoriellen Variablen überprüft wird, die später in die Auswertung eingehen. Damit ist es weniger streng als Ansätze, die alle erhobenen Variablen heranziehen. Andererseits ist das Vorgehen strenger, wenn es zusätzlich die Homogenität der Wechselwirkungen der faktoriellen Variablen verlangt. Das geschieht aus dem Gedanken, daß die Wechselwirkung im Sinne der differentiellen Wirkung von Behandlungen zu interpretieren ist. Weiter führt der Verzicht auf eine a-Adjustierung zu einem strengeren Vorgehen. Dies ist allerdings zu vertreten, da die Zahl der Tests relativ gering ist.

Literaturverzeichnis

CAMPBELL, D.T. & STANLEY, J.C. (1963). Experimental and quasi-experimental designs for research in teaching. In: N.L. GAGE (Ed.): Handbook of research in teaching. Chicago: Rand McNally.

KRAUTH, J. (1980). Ein Vergleich der Konfigurationsfrequenzanalyse mit der Methode der log-linearen Modelle. Zeitschrift für Sozialpsychologie 11, 233-247

LIENERT, G.A. & KRAUTH, J. (1979). Die Konfigurationsfrequenzanalyse. Teil IX. Zeitschrift für Klinische Psychologie und Psychotherapie 22, 3-17

Adresse der Autoren:
Dr.R. Kohnen, PD Dr.H.-P. Krüger, Prof.Dr. G.A. Lienert
Regensburger Str.160
D 8500 Nürnberg (West Germany)

DIE SCHÄTZUNG DES BENÖTIGTEN STICHPROBENUMFANGS FÜR THERAPIE-STUDIEN, WENN ERFOLGSRATEN VERGLICHEN WERDEN

K. FAILING, N. VICTOR
Abteilung Biomathematik, FB 18
Universität Gießen

1. Einleitung

Eine wichtige Planungsgröße für Therapiestudien ist der Stichprobenumfang, der benötigt wird, um eine vorgegebene "klinisch relevante" Differenz Δ mit - ebenfalls vorgegebener - Wahrscheinlichkeit $(1-\beta)$ aufzudecken. Die Theorie dieses Schätzproblems für dichotome Zielgrößen, d.h. falls zwei Erfolgsraten p_1 und p_2 verglichen werden, ist weitgehend abgeschlossen. Es erscheint daher angebracht, in einer als Anleitung für den Praktiker gedachten Arbeit die vorliegenden Ergebnisse zu einer dem aktuellen Stand entsprechenden Empfehlung zusammenzufassen, um der Verwirrung durch überholte Vorschläge entgegenzuwirken. Für Zielgrößen anderer Art ist die Entwicklung noch im Fluß; für Überlebenszeiten - den für Therapiestudien wichtigsten Typ - sei hier auf die Arbeit von Schumacher (1981) verwiesen.

Für einen gegebenen Test (in unserem Falle den "exakten" Test in Vierfeldertafeln bzw. bei sehr großem n den asymptotisch äquivalenten χ^2-Test) hängt der benötigte Stichprobenumfang n ab von: p_1, $\Delta(= p_1-p_2)$, der Irrtumswahrscheinlichkeit α und der Teststärke $(1-\beta)$. Da der Einfluß von $(1-\beta)$ und die Art des Tests häufig Anlaß zu kontroversen Diskussionen war, gehen wir eingangs auf die Entscheidung für ein- oder zweiseitiges Testen, die besonderen Probleme der Stichprobenumfangsschätzung bei zweiseitiger Fragestellung und die geeignete Wahl von β unter Berücksichtigung von Randbedingungen ein. Anschließend werden Bereiche der Anwendbarkeit für verschiedene Approximationsformeln angegeben. Diese Bereiche wurden durch Vergleich mit den exakter Werten von n ermittelt, die - wenn auch mit einigem Rechenaufwand - mit publizierten Programmen bestimmt werden können.

2. Ein- oder zweiseitig testen ?

Sind zwei Therapien T_1 und T_2 hinsichtlich ihrer Erfolgsraten p_1 und p_2 zu vergleicher so sind zwei Formulierungen der Fragestellung gebräuchlich:

(a) Man setzt die Richtung des zu erwartenden Unterschiedes als feststehend voraus (z.B. $p_1>p_2$) und formuliert das Testproblem folgendermaßen:

$$H_0\colon p_1 = p_2 \;;\quad H_1\colon p_1 > p_2$$

(b) Man sieht sich außerstande, die Richtung vor der Prüfung anzugeben, und formuliert das Testproblem:

$$H_o: p_1 = p_2 \ ; \quad H_1: p_1 \neq p_2.$$

(a) führt zum einseitigen, (b) zum zweiseitigen Test. Beachtet man die Auswirkung der möglichen Testresultate, so erkennt man, daß einseitiges Testen in Therapiestudien meist nicht zulässig ist. Erstens ist die Berechtigung der Annahme $p_1 \geq p_2$ in der Therapieforschung nie sicher gegeben, da auch bei Prüfung gegen Placebo negative Einflüsse der Therapie nicht ausgeschlossen werden können; verstärkt gilt dies bei Prüfung gegen eine Standardtherapie. Darüberhinaus wäre bei sicherem Vorwissen, daß T_1 zumindest nicht schlechter als T_2 ist, eine Therapiestudie aus ethischen Gründen nicht zu rechtfertigen. Somit ist bei den üblichen Folgerungen aus dem Testergebnis zweiseitig zu testen. Ausnahmen wären nur zulässig, falls vor der Prüfung entsprechende Entscheidungen in Abhängigkeit vom Testausgang bindend festgelegt würden. Beispiel: Bestehe T_2 aus T_1 plus einer Zusatztherapie; die Festlegung "Entscheidung für $H_1 \Rightarrow$ zukünftig ist T_2 anzuwenden / Entscheidung für $H_o \Rightarrow T_1$ ist weiterhin anzuwenden und die Zusatztherapie hat zu unterbleiben" würde einseitiges Testen rechtfertigen. Da man solche Regeln nicht bindend festlegen kann und befürchten muß, daß durch Fehlinterpretation des Testergebnisses ("T_2 ist zwar nicht nachgewiesenermaßen besser, aber die Zusatztherapie schadet nicht") von der Regel abgewichen wird, sind solche Situationen irreal.

3. Die "klinisch relevante" Differenz bei zweiseitigem Testen

Ein zweiseitiger Test zum Niveau α ist äquivalent zu zwei nach beiden Richtungen angesetzten einseitigen Tests zum Niveau $\alpha/2$. Formeln und Tabellen zur Stichprobenumfangsschätzung wurden daher fast ausschließlich für die einseitige Fragestellung entwickelt und sind prinzipiell auch ausreichend. Da - auch wenn wir aus obigen Gründen zweiseitig testen - die klinisch relevante Differenz meist nur in Richtung der primären, einseitigen Fragestellung angegeben wird, ist es üblich, n unter Verwendung der einseitigen Formeln für $\alpha/2$ unter Beibehaltung der sonstigen Parameterwerte zu bestimmen. Die Aufforderung zu diesem Vorgehen aufgrund von 2. ist jedoch nicht konsequent, da der so bestimmte Stichprobenumfang das Einhalten der vorgegebenen Fehlerwahrschein-

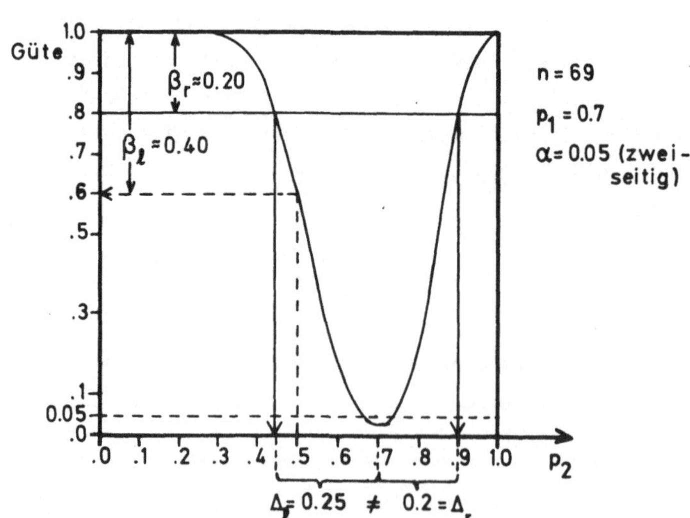

Abb.1: Gütefunktion des zweiseitigen "exakten" Tests von Fisher

lichkeit für Δ-Abweichungen in beiden Richtungen nicht sicherstellt. Aufgrund der Asymmetrie der Gütefunktion (vgl. Abb. 1) führt die Bestimmung des Stichprobenumfangs für eine Abweichung vom Betrag Δ auf unterschiedliche Werte, je nachdem ob die Abweichung nach links oder rechts angesetzt wird. Seien n_ℓ und n_r die berechneten Zahlen (die Indizes stehen immer für "links" und "rechts"); wir müssen $n = \max(n_r, n_\ell)$ wählen, um eine Teststärke größer als $1-\beta$ außerhalb des Intervalls $(p_1-\Delta,\ p_1+\Delta)$ sicherzustellen das übliche Vorgehen sichert uns nur in Richtung der primären Fragestellung mit den vorgegebenen Irrtumswahrscheinlichkeiten ab.

Da häufig Abweichungen in beiden Richtungen unterschiedlich zu gewichten sind, und in ungünstigen Fällen die obigen Intervallgrenzen negative Werte oder Werte >1 liefern, erscheint eine der folgenden Vorgehensweisen angebracht:

(a) Im Studienprotokoll sind die klinisch relevanten Differenzen nach beiden Richtungen Δ_ℓ und Δ_r festzulegen; sodann sind $n\ (\Delta_\ell)$ und $n\ (\Delta_r)$ zu berechnen und als benötigter Stichprobenumfang für die Studie das Maximum beider Zahlen zu benutzen

(b) Δ wird für die Richtung der primären Fragestellung vorgegeben und die erforderliche Patientenzahl $\bar{n}$ für einseitiges Testen zum Niveau $\alpha/2$ berechnet; anschliessend ist die mit $\bar{n}$ Patienten in der anderen Richtung auffindbare Differenz $\bar{\Delta}$ (mit Wahrscheinlichkeit $1-\beta$) zu bestimmen. Der Studienkoordinator hat zu entscheiden, ob $\bar{\Delta}$ akzeptiert werden kann. Auf die praktische Bestimmung von $\bar{\Delta}$ gehen wir im Abschnitt 6 ein.

4. Festlegung des Fehlers 2. Art

Bei gegebenem p_1 ist der Fehler 2. Art eine Funktion von Δ. Wir bezeichnen mit β die vorgegebene Schranke dieser Funktion am Punkte (p_1,Δ), d.h. für die vorgegebene klinisch relevante Differenz; Änderungen von β beeinflussen sehr stark den Stichprobenumfang n. Bei der Festlegung von β hat der Studienplaner hinsichtlich der konkurrierenden Ziele "Vermeiden einer zu hohen Patientenzahl" und "Vermeiden des Übersehens relevanter Unterschiede" abzuwägen. Dabei ist zu berücksichtigen, daß die "klinisch relevante Differenz" Δ meist eine sehr vage Angabe ist; zu genaue Vorschriften für β bedingen daher eine Pseudogenauigkeit. Es ist auch zu beachten, daß der "benötigte Stichprobenumfang" nur eine Planungsgröße ist. Unter diesen Aspekten muß die Frage gesehen werden, was zu tun ist, wenn die für das vorgegebene β errechnete Patientenzahl in vertretbarer Zeit nicht aufzubringen ist. In solchen Situationen bietet es sich an, zwischen der Planungsgröße β_1 und dem Fehler 2. Art des Entscheidungsverfahrens β_2 zu unterscheiden. Ist β_1 nicht klein genug, um als Fehler 2. Art akzeptiert zu werden, so führt man zwischen den Bereichen, in denen eine Entscheidung für H_0 bzw. H_1 getroffen wird, einen Bereich ohne Entscheidung so ein, daß die Wahrscheinlichkeit, bei Beibehaltung der Nullhypothese eine Differenz größer Δ zu übersehen, kleiner als das vorgegebene β_2 wird (vgl. Abb. 2). Erbringt die Studie kein Ergebnis, so bedeutet dies, daß ein Unterschied der Größenordnung Δ zwischen beiden Therapien sehr wohl vorhanden sein kann, mit der Studie jedoch nicht nachgewiesen werden konnte. Die ange-

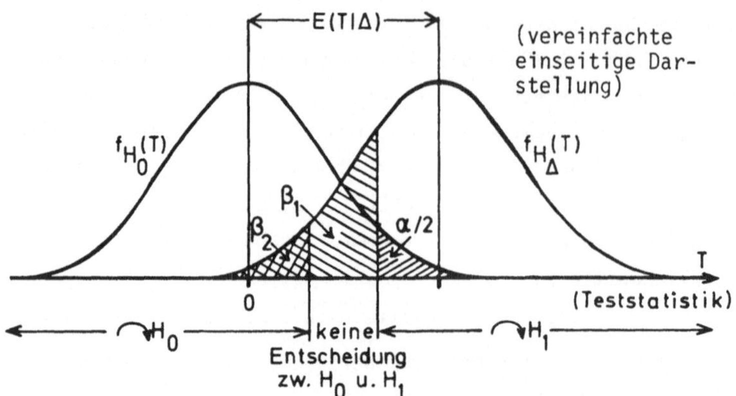

Abb.2: Unterschiedliche Festlegung der Fehlerwahrscheinlichkeit 2. Art bei Planung (β_1) und Durchführung (β_2)

gangene Fragestellung bleibt also ungelöst, und die Studie war nutzlos. (β_1-β_2) ist die Wahrscheinlichkeit, mit der trotz Vorliegen einer klinisch relevanten Differenz die Studie ohne Aussage bleibt. Neben die Irrtumsrisiken α (Akzeptanz einer nicht überlegenen Therapie) und β_2 (Verwerfung einer deutlich besseren Therapie) tritt hier das Risiko β_1-β_2 des "Geldgebers", eine Studie zu finanzieren, die trotz wichtiger Wirkungsunterschiede der Randbedingungen wegen kein Ergebnis bringt. In der Praxis ist β_2 vorzugeben; ist die Zahl der verfügbaren Patienten $\tilde{n}$ kleiner als der zu β_2 berechnete Stichprobenumfang, so berechnet man das mit $\tilde{n}$ erreichbare $\beta_1 = \beta_1(\tilde{n})$, und legt dem Geldgeber die Differenz β_1-β_2 als Wahrscheinlichkeit für einen Mißerfolg der Studie vor. Ist diesem in Anbetracht der Fragestellung die Erfolgsaussicht ($1-\beta_1$) im Vergleich zur Mißerfolgswahrscheinlichkeit (β_1-β_2) groß genug, so wird er die Studie mit $\tilde{n}$ Patienten fördern.

5. Vergleich verschiedener Approximationsformeln mit der exakten Stichprobenumfangsbestimmung

Die für die Stichprobenumfangsschätzung benötigten Güteberechnungen zum "exakten" Test von Fisher (Fisher-Yates-Test) findet man zuerst bei Mainland und Sutcliffe (1953), dann bei Bennet und Hsu (1960). Gail und Gart (1973) vereinfachen die Formeln für den Fall gleicher Gruppengrößen und veröffentlichen Stichprobenumfänge, die jedoch für $n > 35$ wegen des erheblichen Rechenaufwandes auf der arc sin-Formel (1) beruhen. Haseman (1978) revidiert diese Tabellen durch Verwendung der exakten Berechnung für großes n. Mit Hilfe eines Programmes von Casagrande, Pike und Smith (1978c) ist es möglich, Stichprobenumfänge für die nicht in den Tabellen enthaltenen Parameterkombinationen zu berechnen. Um den hohen Rechenaufwand zu vermeiden, wurde in der Vergangenheit eine Reihe von Approximationsformeln entwickelt, die im wesentlichen auf Annäherung der Prüfverteilung mit Hilfe der Normalverteilung beruhen. Die Verwendung von Transformationen und/oder Stetigkeitskorrekturen führt zu unterschiedlichen Ansätzen. Schließlich existieren Formeln, die zu Überschlagsrechnungen ohne Verwendung von Normalverteilungstabellen gedacht sind.

Um die Genauigkeit dieser Formeln zu überprüfen und den "Formelwirrwarr" zu reduzieren, haben wir Vergleichsrechnungen durchgeführt. Im Anhang geben wir eine Übersicht über

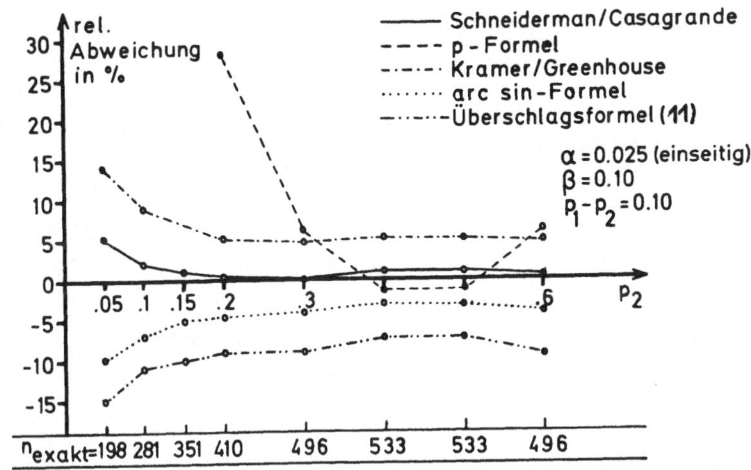

Abb. 3: Relative Abweichung verschiedener Approximationsformeln von der exakten Berechnung (für ein Beispiel)

die Formeln, die in unsere Vergleichsrechnung einbezogen wurden. Einzelne Genauigkeitsvergleiche wurden von Rümke (1977), Haseman (1978) und Ury u. Fleiss (1980) durchgeführt und von uns berücksichtigt. Die Berechnung der Approximationen, aufgerundet zur nächstgrößeren ganzen Zahl, und der exakten Werte wurde für sechs (α,β)-Kombinationen (α = 0.05, 0.025 und 0.01; β = 0.50 und 0.10) jeweils für eine Auswahl von (p_1,p_2)-Kombinationen $(0.005 \leq p_2 < p_1 \leq 0.95)$ unter Berücksichtigung der Symmetrie in p_1 und p_2 durchgeführt. Bei unseren Rechnungen sind wir wie folgt vorgegangen: Für die exakte Berechnung wurde ein Iterationsverfahren in n entwickelt, da die Auflösung der Formel für die Gütefunktion nach n unmöglich ist. Den Startwert lieferte Formel (6). Als Unterprogramm wurde die Fortran-Subroutine zur exakten Güteberechnung von Casagrande et al. (1978c) verwendet. Da die Gütefunktion des Fisher-Tests nicht monoton in n ansteigt, war die Aufnahme eines Prüf- und Suchverfahrens nach Konvergenz erforderlich.

Aus den Vergleichsrechnungen ergaben sich folgende Schlüsse:

(a) Der Rechenaufwand der Formeln (1) bis (7) ist vergleichbar und auf einem Taschenrechner zu bewältigen, so daß dies als Begründung für das Vorziehen einer der Formeln entfällt. Die Formeln (1) bis (3) liefern zu niedrige Werte (und sind daher gefährlich!), (4) zu hohe und die Formeln (5) bis (7) fast identische, (fast überall) sehr genaue Schätzungen des erforderlichen Stichprobenumfanges (vgl. Beispiel in Abb. 3). Für $0.05 \leq p_2 < p_1 \leq 0.95$ kann man sich daher auf die Verwendung einer dieser Formeln beschränken, wobei wir wegen des Bekanntheitsgrades die Schneiderman/Casagrande-Formel (6) vorschlagen. Alle übrigen Formeln, so auch die häufig empfohlene arc sin-Transformation, haben daher nur noch historische Bedeutung.

(b) Für extrem kleine p-Werte $(p_1,p_2 < 0.05)$ versagt auch Formel (6). Für $\beta \leq 0.10$ kann die Poisson-Approximation (8) angewandt werden (vgl. Rümke (1977)), die sich jedoch für größeres β als unbrauchbar erweist. Dann ist die exakte Berechnung nicht zu umgehen, die wegen der abnehmenden Rechenzeit im Randbereich vertretbar ist.

(c) Für Überschlagsrechnungen mit den anzustrebenden α,β-Werten hat Walter die auf der klassischen p-Formel (9) basierende Schätzung (10) vorgeschlagen, die α und β nicht explizit einbezieht und daher die Benutzung der Normalverteilungstabelle vermeidet. Diese Formel erfüllt für die üblichen α,β-Werte ($\alpha \in [0.05, 0.1]$, $\beta = 0.10$) im Bereich $0.3 \leq p_2 < p_1 \leq 0.7$ ihren Zweck. Für andere α,β-Werte ist (9) die schnellste in [0.3,0.7] akzeptable Formel. Die andere von Walter vorgeschlagene "Schnellformel" (10) (mit arc sin-Transformation) bringt nur eine geringe Bereichserweiterung.

Fazit: Die im Anhang ersichtliche Formelvielzahl läßt sich auf drei Formeln reduzieren. Nur selten wird die exakte Berechnung nötig sein. Es ist auch zu beachten, daß der benötigte Stichprobenumfang nur eine Planungsgröße ist, die aufgrund der nur grob schätzbaren Parameter, z.B. der klinisch relevanten Differenz Δ, ohnehin mit Ungenauigkeiten behaftet ist.

6. Praktische Hinweise

Zur Schätzung einer aufdeckbaren Differenz Δ läßt sich von den Approximationsformeln (1) bis (7) nur die arc sin-Formel (1) direkt umkehren:

$$\hat{p}_2 = \sin^2 [\text{arc sin} \sqrt{p_1} - (u_{1-\alpha} + u_{1-\beta})/\sqrt{2n}] \tag{I}$$

$\hat{\Delta}: = p_1 - \hat{p}_2$ schätzt Δ bei gegebenen α,β,n und p_1. Die Schneiderman/Fleiss-Formel (5) läßt sich nach β auflösen:

$$\hat{\beta} = 1 - \Phi \{[(p_1-p_2)\cdot\sqrt{n-2/(p_1-p_2)} - u_{1-\alpha} \cdot\sqrt{2\bar{p}\bar{q}}]/\sqrt{p_1q_1+p_2q_2}\} \tag{II}$$

Auf (II) läßt sich mit $\hat{p}_2$ aus (I) als Startwert ein Iterationsverfahren aufbauen, das genauere Werte als (I) liefert. Selbstverständlich ist auch die genaue Bestimmung mit Hilfe der exakten Güteberechnung möglich.

Das in dieser Arbeit verwandte Programm zur exakten Güteberechnung von Casagrande et al. (1978c) erlaubt auch die Berechnung des Ablehnungsbereiches bei gegebenen Randhäufigkeiten sowie die Berechnung der Überschreitungswahrscheinlichkeiten bei gegebener Vierfeldertafel und damit die Durchführung des Fisher-Yates-Tests. "Exakte" Tabellen sind in den Arbeiten von Haseman (1978) und Casagrande et al. (1978, a und b) zu finden, die für die enthaltenen Parameterkombinationen die Rechnung ersparen. Nomogramme, die Formel (6) verwenden, wurden von Aleong und Bartlett (1979) veröffentlicht; die auf der ungenaueren Formel (1) beruhenden Nomogramme von Feigl (1978) erübrigen sich damit. Für den Fall ungleicher Gruppengrößen ($n_1 = r \cdot n_2$, $r>o$) verweisen wir auf die Verallgemeinerungen von Formel (6) bei Fleiss, Tytun und Ury (1980) sowie von Formel (7) bei Ury und Fleiss (1980). Bezüglich des Vergleichs von mehr als zwei Binomialverteilungen sei die Arbeit von Bruvold und Murphy (1978) erwähnt.

Anhang: Approximationsformeln zur Stichprobenumfangsbestimmung

Es ist u_p das p-Fraktil der Standardnormalverteilung, $q_i = 1-p_i$, $i = 1,2$, $\bar{p} = (p_1+p_2)/2$, $\bar{q} = 1-\bar{p}$ und sei o.B.d.A. $p_1>p_2$; KK ≙ Kontinuitätskorrektur.

Approximation durch Normalverteilung nach vorangestellter Winkeltransformation (arc sin-Formel) (Sillitto, 1949; Sachs, 1978)

$$n_1 = \frac{1}{2} \cdot (u_{1-\alpha} + u_{1-\beta})^2/(\text{arc sin}\sqrt{p_1} - \text{arc sin}\sqrt{p_2})^2 \quad (1)$$

Approximation durch Normalverteilung ohne Kontinuitätskorrektur (KK) (z.B. Schneiderman, 1964; Fleiss, 1973; Sachs, 1978)

$$n_2 = (u_{1-\alpha} \cdot \sqrt{2\bar{p}\bar{q}} + u_{1-\beta} \cdot \sqrt{p_1q_1+p_2q_2})^2/(p_1-p_2)^2 \quad (2)$$

Approximation durch Normalverteilung ohne KK (Snedecor und Cochran, 1967)

$$n_3 = (u_{1-\alpha} + u_{1-\beta})^2 \cdot (p_1q_1+p_2q_2) / (p_1-p_2)^2 \quad (3)$$

Approximation durch Normalverteilung mit KK (Kramer und Greenhouse, 1959)

$$n_4 = n_2 \cdot \{1 + \sqrt{1 + 8/[n_2\cdot(p_1-p_2)]}\}^2 / 4 \quad (4)$$

Approximation durch Normalverteilung mit "schnell geschätzter" KK (Schneiderman, 1964; Sachs, 1978; Fleiss, Tytun und Ury, 1980)

$$n_5 = n_2 + 2 / (p_1-p_2) \quad (5)$$

Approximation durch Normalverteilung mit "vollständiger" KK (Schneiderman, 1964; Casagrande, Pike und Smith, 1978; Sachs, 1978)

$$n_6 = n_2 \cdot \{1 + \sqrt{1 + 4/[n_2\cdot(p_1-p_2)]}\}^2 / 4 \quad (6)$$

Approximation durch Normalverteilung mit "Yates-KK" (Ury und Fleiss, 1980)

$$n_7 = n_2 \cdot \{1 + \sqrt{1 + 2\cdot(p_1-p_2)/[(u_{1-\alpha}+u_{1-\beta})^2 \cdot \bar{p} \cdot \bar{q}]}\}^2 / 4 \quad (7)$$

Approximation durch Normalverteilung über die Poissonverteilung, p_1 und p_2 "klein" und $n\cdot p_2 \geq 10$ (Gail, 1974)

$$n_8 = (u_{1-\alpha} + u_{1-\beta})^2 \cdot (p_1+p_2) / (p_1-p_2)^2 \quad (8)$$

Klassische Approximation durch Normalverteilung ("p-Formel")

$$n_9 = \frac{1}{2} \cdot (u_{1-\alpha} + u_{1-\beta})^2 / (p_1-p_2)^2 \quad (9)$$

Überschlagsformel ohne explizite Berücksichtigung von α und β, abgeleitet aus Formel (9) (Walter, 1980)

$$n_{10} = 5 / (p_1-p_2)^2 \quad (10)$$

Überschlagsformel ohne explizite Berücksichtigung von α und β, abgeleitet aus Formel (1) (Walter, 1980)

$$n_{11} = 5 / (\text{arc sin}\sqrt{p_1} - \text{arc sin}\sqrt{p_2})^2 \quad (11)$$

Literatur

Aleong, J. und Bartlett, D.E. (1979). Improved graphs for calculating sample sizes when comparing two independent binomial distributions. Biometrics 35, 875-881.
Bennet, B.M. und Hsu, P. (1960). On the power function of the exact test for the 2x2 contingency table. Biometrika 47, 393-398.
Bruvold, N.T. und Murphy, R.A. (1978). Sample sizes for the comparison of proportions. Technometrics 20, 437-440.
Casagrande,J.T., Pike, M.C. und Smith, P.G. (1978a). An improved approximate formula for calculating sample sizes for comparing two binomial distributions. Biometrics 34, 483-486.
Casagrande, J.T., Pike, M.C. und Smith, P.G. (1978b). The power function of the "exact" test for comparing two binomial distributions. Appl. Stat. 27, 176-180.
Casagrande, J.T., Pike, M.C. und Smith, P.G. (1978c). The power function of the "exakt" test for comparing two binomial distributions. Appl. Stat. 27, 212-219.
Feigl, P. (1978). A graphical aid for determining sample size when comparing two independent proportions. Biometrics 34, 111-122.
Fleiss, J.L. (1973). Determining sample sizes needed to detect a difference between 2 proportions. In: Statistical Methods for Rates and Proportions 3. J. Wiley, New York.
Fleiss, J.L., Tytun, A. und Ury, H.K. (1980). A simple approximation for calculating sample sizes for comparing independent proportions. Biometrics 36, 343-346.
Gail, M. (1974). Power computations for designing comparative Poisson trials. Biometrics 30, 231-237.
Gail, M. und Gart, J.J. (1973). The determination of sample sizes for use with the exakt conditional test in 2x2 comparative trials. Biometrics 29, 441-448.
Haseman, J.K. (1978). Exakt sample sizes for use with the Fisher-Irwin test of 2x2 tables. Biometrics 34, 106-109.
Kramer, M. und Greenhouse, S.W. (1959). Determination of sample size and selection of cases. In: National Academy of Sciences Psychopharmacology: Problems in evaluation. Washington, National Research Council Publication 583, 356-371.
Mainland, D. und Sutcliffe, M.I. (1953). Statistical methods in medical research. II. Sample sizes in experiments involving all-or-none responses. Canadian Journal of Medical Science 31, 406-416.
Rümke, C.L. (1977). Die Bestimmung der Anzahl erforderlicher Beobachtungen für den Vergleich zweier Prozentsätze. Unveröffentlichter Vortrag am Math. Forschungsinstitut Oberwolfach.
Sachs, L. (1978). Angewandte Statistik. Springer-Verlag, Berlin, Heidelberg, New York.
Schumacher, M. (1981). Power and sample size determination in survival time studies with special regard to the censoring mechanism. Methods of Information in Medicine 20, 110-115.
Schneiderman, M.A. (1964). The proper size of a clinical trial: "Grandma's strudel" method. The Journal of New Drugs 4, 3-11.
Snedecor, G.W. und Cochran, W.G. (1967). Statistical Methods, 6. ed. University Press, Ames, Iowa.
Ury, H.K. und Fleiss, J.L. (1980). On approximate sample sizes for comparing two independent proportions with the use of Yates' correction. Biometrics 36, 347-351.
Sillitto, G.P. (1949). Note on approximations to the power function of the "2x2 comparative trial". Biometrika 36, 347-352.
Walter, E. (1980). Unveröffentlichtes Protokoll einer Sitzung aus dem Math. Forschungsinstitut Oberwolfach.

Dipl.-Math. K. Failing
Prof. Dr. N. Victor
Abteilung Biomathematik
FB 18, Universität Gießen
Heinrich-Buff-Ring 44
63oo Gießen

EIN NICHTPARAMETRISCHER TEST FÜR VOLLSTÄNDIGE BLOCKPLÄNE
- EIGENSCHAFTEN UND BEZIEHUNGEN ZU VERWANDTEN TESTS -

M. ALLE, R. HAUX, G. WECKESSER
Institut für Medizinische Dokumentation, Statistik und Datenverarbeitung
Universität Heidelberg

Zusammenfassung

In dieser Arbeit wollen wir einige Eigenschaften eines einfachen Rangtests für vollständige Blockpläne beschreiben. Die Eigenschaften bezüglich Niveau und Macht wurden über Monte-Carlo-Simulation ermittelt. Der Rangtest eignet sich besonders für multizentrische Studien, falls man im unizentrischen Falle den KRUSKAL-WALLIS-Test verwendet hätte.

1. Einleitung

Häufig führen multizentrische Therapiestudien zu folgender Situation:

- bei dem Vergleich von K Behandlungen ist der Verteilungstyp des Erfolgskriteriums unbekannt;
- man kann nicht davon ausgehen, daß für jedes Zentrum die Meßwerte die gleiche Verteilung haben;
- die Stichprobenumfänge sind in den Zentren verschieden.

In einem solchen Fall interessiert nur der Verfahrensunterschied. Den Unterschied zwischen den Zentren möchte man nicht untersuchen; er ist aber im Modell zu berücksichtigen.

Fragestellungen dieser Art führen zu folgendem Modellansatz:

Gegeben sind $K \geq 2$ Verfahren und $I \geq 1$ Blöcke. Das k-te Verfahren enthält im i-ten Block n_{ik} Realisationen von unabhängigen Zufallsvariablen X_{ikl} ($k = 1,\ldots,K$ und $i = 1,\ldots,I$ und $n_{ik} > 0$).
Die X_{ikl} ($l = 1,\ldots,n_{ik}$) haben eine unbekannte, stetige Verteilungsfunktion F_{ik}.
Läßt man nur Modellklassen zu, bei denen "Wechselwirkungen" zwischen Verfahrens- und Blockeffekten ausgeschlossen sind, dann gilt

$$F_{ik}(x) = F_i(x,\theta_k)$$

für $i = 1,\ldots,I$ und $k = 1,\ldots,K$. Das Testproblem lautet damit:

$$H_0 : \theta_1 = \theta_2 = \ldots = \theta_K$$

gegen

$$H_1 : \exists\ (k,k') \text{ so, daß } \theta_k \neq \theta_{k'} \text{ für } k \neq k' \text{ und } 1 \leq k,k' \leq K .$$

Verwendet man bei unbekanntem F_{ik} einen Rangtest, so sind zwei Klassen zu unterscheiden:

- die 'ranking-after-alignment' und
- die 'separate-ranking' Tests.

Bei den ranking-after-alignment Tests (HODGES und LEHMANN, 1962; MEHRA und SARANGI, 1967; SARANGI und MEHRA, 1969) eliminiert man die Blockeffekte, indem man pro Block von jedem X_{ikl} eine translationsinvariante symmetrische Funktion abzieht. Typische Beispiele sind der Mittelwert oder der Median. Danach ordnet man den X_{ikl}, wie üblich, die entsprechenden Ränge R_{ikl} zu. Voraussetzung für dieses Vorgehen ist, daß

$$F_{ik}(x) = F(x+\beta_i,\ \theta_k)$$

gilt, daß also die Blockeffekte β_i additiv sind.

Kann man keine Additivität der Blockeffekte voraussetzen, dann sind die separate-ranking Tests vorzuziehen. Hier bildet man die Ränge für jeden Block getrennt. Ein bekanntes Beispiel hierfür ist - falls alle $n_{ik} = 1$ sind - der Test von FRIEDMAN (1937). Für beliebiges n_{ik} haben BERNARD und van ELTEREN (1953) eine Teststatistik vorgeschlagen, die man allerdings nicht explizit darstellen kann; sie läßt sich außerdem nur mühsam berechnen.

2. Ein einfacher Rangtest

Der hier beschriebene Rangtest (HAUX, SCHUMACHER und WECKESSER, 1981) ist ein separate-ranking Test, dessen Prüfgröße sich explizit darstellen läßt. Die Teststatistik ist:

$$T = \sum_{k=1}^{K} \frac{(R_{.k.} - E(R_{.k.}))^2}{\sum_{i=1}^{I} VAR(R_{ik.}) \frac{n_{i.}}{n_{i.} - n_{ik}}} ,$$

wobei

$R_{.k.}$ die Summe aller Ränge des k-ten Verfahrens

$$E(R_{.k.}) = \sum_{i=1}^{I} n_{ik} \frac{n_{i.}+1}{2}$$

$$VAR(R_{ik.}) = \frac{1}{12} n_{ik}(n_{i.}+1)(n_{i.}-n_{ik}) .$$

T ist unter H_0 asymptotisch χ^2 verteilt mit K - 1 Freiheitsgraden. Voraussetzung: Bei fester Anzahl von Blöcken und Verfahren müssen die Zellbesetzungen asymptotisch proportional sein. Proportional heißt:

$$n_{ik} = \frac{n_{i.} \cdot n_{.k}}{n_{..}} .$$

Anstelle von Rängen kann man auch allgemeine Scores verwenden. Zwei spezielle Versuchsanordnungen führen zu bekannten Resultaten:

Fall 1: $I = 1$ $(n_{i.} = n_{1.} = N)$

Hier gilt:

$$T_K = 12 \sum_{k=1}^{K} \frac{(R_{1k.} - \frac{1}{2} n_{1k}(N+1))^2}{n_{1k}(N+1)\, N}$$

$$= \frac{12}{(N+1)\, N} \sum_{k=1}^{K} \frac{1}{n_{1k}} (R_{1k.} - \frac{1}{2} n_{1k}(N+1))^2 .$$

Dies entspricht der KRUSKAL-WALLIS-Statistik (KRUSKAL u. WALLIS, 1952).

Fall 2: alle $n_{ik} = 1$ $(n_{i.} = n_{1.} = K)$

Hier gilt:

$$T_F = 12 \sum_{k=1}^{K} \frac{(R_{.k1} - \frac{1}{2} .I\ (n_{1.}+1))^2}{I\ (n_{1.}+1)\ n_{1.}}$$

$$= \frac{12}{IK(K+1)} \sum_{k=1}^{K} (R_{.k1} - \frac{1}{2}\ I(K+1))^2$$

Dies entspricht der FRIEDMAN-Statistik (FRIEDMAN, 1937).
Dieser Rangtest enthält also den FRIEDMAN- und den KRUSKAL-WALLIS-Test als Spezialfälle. Er ist besonders dann anzuwenden, falls eine multizentrische Studie vorliegt und im unizentrischen Fall mit dem KRUSKAL-WALLIS Test ausgewertet würde.

3. Simulation

Alle Simulationsuntersuchungen führten wir sowohl für die T- als auch für die S_4-Statistik durch. Die S_4-Statistik (RANDLES und WOLFE, 1979, S. 405) beruht ebenfalls auf dem separate-ranking Prinzip. Sie ist bei festem I unter H_0 asymptotisch $\chi^2_{I\cdot(K-1)}$-verteilt und hat die Darstellung $S_4 = \sum_{i=1}^{I} T_K^{(i)}$, wobei $T_K^{(i)}$ die KRUSKAL-WALLIS-Statistik für den i-ten Block ist. Wir erzeugten die Pseudozufallszahlen für die Tests unabhängig voneinander. Für I = 1 ist T = S_4: in den Tabellen sind die Ergebnisse dennoch getrennt aufgeführt.

3.1 Niveau

Um zu untersuchen, ob bei kleinen Stichprobenumfängen die asymptotischen Resultate unter H_0 bereits anwendbar sind, führten wir für Kombinationen von K = 2,3,4 , I = 1,2,4,6 und $n_{ik} = n_{11} = 5,10$ je 1000 Simulationsläufe mit U(0,1)-verteilten Pseudozufallszahlen (IMSL, 1980) durch. Als Schätzung für das wahre Signifikanzniveau α wählten wir $\hat{\alpha} = \#\{\text{Prüfgröße} \geq \chi^2_{K-1;0,95}\}/1000$ für T bzw. $\#\{\text{Prüfgröße} \geq \chi^2_{I(K-1);0,95}\}/1000$ für S_4. $\hat{\alpha}$ ist asymptotisch $N(\alpha;\frac{1}{1000}\cdot\alpha\cdot(1-\alpha))$-verteilt. Daraus resultiert, daß $P(\hat{\alpha} \in (0,036;\ 0,064)/\alpha = 0,05) = 0,95$. Werte von $\hat{\alpha}$ größer als 0,064 sind mit "+" gekennzeichnet, solche kleiner als 0,036 mit "-". (Tab. 1).

K	I	n_{11}	$\hat{\alpha}_T$	$\hat{\alpha}_{S_4}$
3	1	5	4,0	4,6
		10	6,6 +	4,5
4	1	5	4,1	4,7
		10	3,5 -	3,0 -
2	2	5	4,0	3,3 -
		10	5,7	4,0
3	2	5	4,5	3,3 -
		10	5,4	4,6
4	2	5	4,7	2,5 -
		10	5,1	3,8
2	4	5	5,3	2,4 -
		10	4,2	3,1 -
3	4	5	5,6	3,2 -
		10	5,6	5,2
4	4	5	5,5	2,8 -
		10	4,4	4,3
2	8	5	5,4	2,4 -
		10	5,0	4,9
3	8	5	4,7	3,2 -
		10	4,7	4,1
4	8	5	5,1	2,8 -
		10	4,5	3,7

Tabelle 1: Geschätztes Niveau (in %) der T-Statistik und der S_4-Statistik bei nominalem α = 0,05

3.2 Macht

Die Betrachtungen zur Macht haben gemeinsam, daß die Stichprobe $k = 2,\ldots,K$ aus *einer* Grundgesamtheit stammen. Nur die erste Stichprobe war aus einer anderen Population. In der Schreibweise unseres Modells bedeutet dies

$$H_1 : \Theta_1 \neq \Theta_2 = \Theta_3 = \ldots = \Theta_K .$$

Zur Erzeugung der Pseudozufallszahlen verwendeten wir ebenfalls IMSL-Unterprogramme (IMSL, 1980). Bei den Untersuchungen zur Macht betrachteten wir Lagealternativen bei der Normalverteilung und bei der t_1-Verteilung und Skalenalternativen bei der Weibullverteilung $W(\lambda;\beta)$ mit Skalenparameter λ und Gestaltparameter β. Außerdem untersuchten wir das Verhalten der Tests im Falle des klassischen BEHRENS-FISHER-Problems und bei Mischverteilungen, deren zwei Komponenten Normalverteilungen waren.

Die speziellen Verteilungen $F_i(x,\Theta_k)$, die unseren Simulationen zugrunde lagen, sind in den Legenden zu den Tabellen 2 bis 4 aufgeführt. Bei all diesen Simulationen arbeiteten wir mit den gewöhnlichen Rängen - nicht mit optimalen Scores. Für jede Kombination von K = 3,4, I = 1,4,8, $n_{ik} = n_{11}$ = 10, 20 und α = 0,001; 0,01; 0,05 führten wir 1000 Simulationsläufe durch (Tab. 2 bis 4).

			Empirische Macht der T- bzw. S_4-Statistik (α = 0,05)														
			$N(\mu;1)$ "Lage" [1] μ_1=			t_1 "Lage" [2] δ_1=			$N(\mu;\sigma^2)$ "Lage u.Skala" [3] $(\mu_1;\sigma_1^2)$			Weibull "Skala" [4] λ_1=			$N(\mu;\sigma^2)$ "Mischung" [5] p=		
K	I	n_{11}	0,5	1,0	1,5	0,5	1,0	1,5	(0,5;2)	(1,0;3)	(1,5;4)	1,5	2,0	2,5	0,01	0,05	0,10
3	1	10	15,0	54,4	89,1	8,7	20,0	33,8	10,5	29,6	51,8	14,5	32,0	49,5	4,0	4,1	6,4
			16,8	*53,7*	*88,5*	*9,5*	*18,4*	*34,9*	*13,5*	*31,0*	*49,6*	*14,2*	*30,0*	*48,9*	*4,0*	*4,7*	*4,6*
		20	31,3	88,7	99,7	11,7	36,9	63,7	22,6	53,9	79,8	24,7	58,8	83,8	5,1	6,5	4,3
			33,4	*88,6*	*100,0*	*13,7*	*35,9*	*63,0*	*22,9*	*56,8*	*82,4*	*24,2*	*59,8*	*82,4*	*6,0*	*3,5*	*4,7*
	4	10	59,7	99,4	100,0	21,4	66,2	91,4	41,0	83,8	98,2	47,0	88,5	98,5	5,1	5,2	5,5
			31,2	*94,9*	*100,0*	*10,6*	*37,4*	*74,6*	*20,5*	*60,7*	*90,0*	*25,0*	*68,2*	*91,3*	*3,5*	*4,2*	*3,5*
		20	88,8	100,0	100,0	40,3	92,7	99,9	69,5	98,3	100,0	75,9	99,8	100,0	5,5	4,8	5,9
			69,5	*100,0*	*100,0*	*21,6*	*77,1*	*98,1*	*49,1*	*93,8*	*99,9*	*51,1*	*96,3*	*99,8*	*4,5*	*4,1*	*5,1*
	8	10	88,3	100,0	100,0	35,5	92,0	99,8	69,5	99,1	100,0	77,3	99,4	100,0	4,6	5,2	6,1
			48,5	*99,8*	*100,0*	*15,8*	*59,0*	*94,5*	*34,2*	*84,9*	*99,1*	*34,6*	*90,4*	*99,7*	*3,7*	*4,7*	*4,7*
		20	99,8	100,0	100,0	71,0	99,9	100,0	94,2	100,0	100,0	97,5	100,0	100,0	5,5	6,4	8,7
			89,0	*100,0*	*100,0*	*30,8*	*92,3*	*99,9*	*68,1*	*99,6*	*100,0*	*75,4*	*100,0*	*100,0*	*6,2*	*5,2*	*6,5*
4	1	10	17,3	52,4	90,2	7,7	15,3	34,3	11,7	28,2	47,7	12,9	27,4	47,1	4,1	5,3	4,7
			16,3	*53,2*	*90,9*	*6,1*	*15,6*	*28,3*	*12,2*	*27,8*	*45,6*	*12,1*	*29,4*	*48,7*	*4,9*	*5,4*	*4,1*
		20	28,8	87,2	99,7	13,4	36,8	65,2	19,9	54,3	77,7	22,2	56,3	81,7	5,2	5,5	3,7
			28,9	*87,8*	*99,7*	*10,2*	*36,0*	*62,1*	*22,6*	*53,8*	*78,3*	*24,7*	*60,5*	*80,2*	*5,5*	*4,9*	*5,8*
	4	10	56,1	99,6	100,0	19,6	63,6	92,7	39,8	83,7	98,0	45,8	90,2	98,7	5,5	4,5	5,2
			31,5	*92,4*	*99,9*	*9,2*	*34,3*	*71,1*	*20,4*	*59,0*	*86,6*	*21,1*	*65,7*	*90,5*	*5,3*	*4,1*	*4,5*
		20	88,8	100,0	100,0	39,0	92,0	100,0	67,9	98,8	100,0	74,8	99,6	100,0	5,0	5,1	5,9
			69,4	*99,9*	*100,0*	*20,4*	*73,2*	*97,9*	*44,8*	*94,9*	*99,7*	*46,5*	*96,8*	*99,8*	*4,7*	*4,2*	*6,2*
	8	10	88,9	100,0	100,0	38,1	93,2	99,9	68,6	99,3	100,0	75,6	99,7	100,0	5,1	4,9	6,9
			48,9	*99,8*	*100,0*	*13,1*	*56,2*	*92,4*	*28,6*	*84,5*	*98,4*	*32,3*	*86,4*	*99,3*	*2,4*	*4,6*	*5,2*
		20	99,5	100,0	100,0	68,7	100,0	100,0	95,2	100,0	100,0	97,9	100,0	100,0	6,1	4,6	9,5
			88,7	*100,0*	*100,0*	*31,6*	*94,7*	*100,0*	*67,6*	*99,9*	*100,0*	*69,9*	*99,9*	*100,0*	*4,0*	*5,6*	*5,3*

1) $X_{i11} \sim N(\mu_1;1)$, $X_{ikl} \sim N(0;1)$ für $k \geq 2$ 2) $X_{i11} = Y + \delta_1$, Y und $X_{ikl} \sim t_1$ für $k \geq 2$

3) $X_{i11} \sim N(\mu_1;\sigma_1^2)$, $X_{ikl} \sim N(0;1)$ für $k \geq 2$ 4) $X_{i11} \sim W(\lambda_1;1,2)$, $X_{ikl} \sim W(1;1,2)$ für $k \geq 2$

5) $X_{ikl} \sim N(0;1)$ für $k \geq 2$, $X_{i11} \sim (1-p) \cdot N(0;1) + p \cdot N(1;3)$ (Mischverteilung). *Kursiv* geschriebene Werte gehören zur S_4-Statistik.

Tabelle 2

			Empirische Macht der T- bzw. S_4-Statistik (α = 0,01)														
			N(μ;1) "Lage"			t_1 "Lage"			N(μ;σ²) "Lage u.Skala"			Weibull "Skala"			N(μ;σ²) "Mischung"		
			1) μ_1=			2) δ_1=			3) $(\mu_1;\sigma_1^2)$			4) λ_1=			5) p=		
K	I	n_{11}	0,5	1,0	1,5	0,5	1,0	1,5	(0,5;2)	(1,0;3)	(1,5;4)	1,5	2,0	2,5	0,01	0,05	0,10
3	1	10	4,6 *4,5*	25,4 *24,4*	67,2 *64,1*	1,5 *1,9*	6,0 *5,2*	13,7 *12,1*	2,5 *3,8*	11,7 *13,7*	25,1 *25,5*	3,6 *3,8*	12,2 *11,0*	23,8 *21,8*	0,5 *0,6*	0,6 *0,5*	1,5 *0,5*
		20	11,9 *13,4*	68,7 *70,5*	98,5 *97,8*	1,9 *3,8*	13,8 *15,8*	37,1 *35,5*	9,0 *9,6*	32,6 *30,9*	59,9 *61,2*	8,0 *8,5*	34,7 *34,4*	61,9 *61,4*	0,8 *1,5*	1,6 *0,7*	0,6 *1,5*
	4	10	33,6 *11,7*	96,7 *83,8*	100,0 *99,8*	7,3 *2,3*	40,0 *16,6*	78,4 *47,9*	21,1 *6,0*	67,7 *36,2*	93,5 *74,6*	25,7 *8,8*	70,4 *42,0*	94,7 *77,4*	0,9 *0,6*	1,2 *0,4*	1,4 *0,5*
		20	71,7 *42,6*	100,0 *100,0*	100,0 *100,0*	18,2 *7,6*	79,7 *50,4*	98,8 *91,6*	47,0 *24,6*	95,4 *84,1*	100,0 *99,1*	53,4 *26,8*	98,5 *88,8*	99,9 *99,4*	1,0 *0,9*	0,7 *0,9*	1,5 *0,6*
	8	10	72,2 *23,1*	100,0 *99,5*	100,0 *100,0*	17,4 *4,2*	78,4 *33,0*	99,0 *78,4*	48,2 *14,4*	95,4 *68,9*	100,0 *95,9*	52,5 *14,1*	97,9 *73,9*	100,0 *97,1*	0,9 *0,9*	1,0 *0,6*	1,5 *0,4*
		20	98,1 *73,5*	100,0 *100,0*	100,0 *100,0*	47,5 *12,3*	99,0 *81,1*	100,0 *99,6*	82,6 *47,4*	100,0 *98,4*	100,0 *100,0*	92,2 *52,5*	100,0 *99,7*	100,0 *100,0*	0,8 *1,2*	0,8 *0,4*	2,4 *1,5*
4	1	10	4,8 *4,1*	24,8 *25,7*	66,8 *67,2*	1,7 *1,1*	4,5 *4,8*	12,9 *10,8*	3,3 *2,4*	11,6 *9,8*	23,4 *21,2*	3,4 *2,3*	9,6 *11,3*	22,5 *24,6*	0,9 *0,5*	0,7 *1,3*	0,5 *0,9*
		20	11,8 *9,9*	67,0 *68,9*	98,4 *98,4*	2,8 *2,2*	15,6 *15,4*	38,6 *36,4*	6,4 *7,9*	31,9 *31,4*	58,2 *57,3*	6,8 *8,8*	30,1 *33,4*	60,0 *61,1*	0,8 *1,6*	1,0 *0,6*	0,3 *0,7*
	4	10	31,8 *11,7*	97,7 *80,5*	100,0 *99,9*	6,4 *1,6*	38,0 *13,5*	80,1 *46,7*	18,0 *5,9*	66,7 *32,7*	92,6 *68,9*	24,0 *7,5*	74,4 *38,5*	95,3 *74,4*	1,0 *0,9*	1,5 *0,3*	1,4 *0,5*
		20	74,5 *43,1*	100,0 *99,8*	100,0 *100,0*	17,2 *5,9*	79,9 *49,7*	99,4 *90,7*	47,8 *22,2*	96,0 *83,3*	100,0 *99,1*	53,4 *24,2*	98,2 *88,3*	100,0 *99,4*	0,4 *0,5*	1,3 *0,5*	0,9 *1,2*
	8	10	72,7 *21,5*	100,0 *98,3*	100,0 *100,0*	17,9 *4,7*	79,6 *31,2*	99,5 *76,8*	46,2 *12,3*	95,6 *64,9*	99,8 *94,2*	55,4 *11,9*	98,1 *67,7*	100,0 *96,2*	1,1 *0,4*	0,8 *0,7*	1,5 *1,4*
		20	98,0 *71,9*	100,0 *100,0*	100,0 *100,0*	47,4 *12,6*	99,8 *80,1*	100,0 *99,9*	86,0 *43,3*	100,0 *98,9*	100,0 *100,0*	91,8 *48,5*	100,0 *99,2*	100,0 *100,0*	2,0 *0,7*	1,2 *0,6*	2,1 *0,6*

1) $X_{i11} \sim N(\mu_1;1)$, $X_{ikl} \sim N(0;1)$ für $k \geq 2$ 2) $X_{i11} = Y + \delta_1$, Y und $X_{ikl} \sim t_1$ für $k \geq 2$

3) $X_{i11} \sim N(\mu_1;\sigma_1^2)$, $X_{ikl} \sim N(0;1)$ für $k \geq 2$ 4) $X_{i11} \sim W(\lambda_1;1,2)$, $X_{ikl} \sim W(1;1,2)$ für $k \geq 2$

5) $X_{ikl} \sim N(0;1)$ für $k \geq 2$, $X_{i11} \sim (1-p) \cdot N(0;1) + p \cdot N(1;3)$ (Mischverteilung). *Kursiv* geschriebene Werte gehören zur S_4-Statistik.

Tabelle 3

Empirische Macht der T- bzw. S_4-Statistik ($\alpha = 0{,}001$)

K	I	n_{11}	N(μ;1) "Lage"[1] $\mu_1=$ 0,5	1,0	1,5	t_1 "Lage"[2] $\delta_1=$ 0,5	1,0	1,5	N(μ;σ²) "Lage u.Skala"[3] $(\mu_1;\sigma_1^2)$ (0,5;2)	(1,0;3)	(1,5;4)	Weibull "Skala"[4] $\lambda_1=$ 1,5	2,0	2,5	N(μ;σ²) "Mischung"[5] p= 0,01	0,05	0,10
3	1	10	0,5 *0,4*	4,0 *4,2*	21,4 *24,1*	0,1 *0,1*	0,3 *0,3*	1,7 *2,4*	0,1 *0,1*	1,9 *2,6*	6,0 *6,5*	0,2 *0,1*	2,0 *1,6*	4,5 *4,6*	0,0 *0,0*	0,0 *0,0*	0,1 *0,0*
		20	2,7 *2,6*	34,4 *36,3*	89,8 *91,0*	0,3 *0,6*	3,1 *3,7*	13,9 *11,7*	2,1 *1,8*	12,5 *11,0*	32,4 *32,5*	1,1 *1,6*	12,5 *12,6*	31,3 *33,2*	0,0 *0,0*	0,0 *0,1*	0,1 *0,0*
	4	10	11,5 *2,6*	86,3 *52,7*	100,0 *98,7*	1,2 *0,2*	15,2 *5,0*	51,0 *18,9*	7,4 *1,6*	41,5 *14,0*	77,7 *44,3*	6,7 *1,5*	42,1 *14,3*	83,0 *47,3*	0,1 *0,0*	0,0 *0,0*	0,0 *0,1*
		20	44,2 *19,5*	99,9 *99,0*	100,0 *100,0*	5,3 *1,5*	54,9 *24,1*	94,9 *76,0*	21,5 *8,5*	88,8 *65,1*	99,4 *95,4*	26,4 *9,6*	92,4 *68,9*	99,3 *96,6*	0,4 *0,0*	0,1 *0,1*	0,3 *0,0*
	8	10	43,7 *5,8*	100,0 *92,1*	100,0 *100,0*	4,5 *0,7*	52,6 *12,9*	94,5 *51,7*	23,3 *2,9*	86,0 *39,9*	99,9 *83,8*	28,1 *2,9*	92,9 *45,3*	99,7 *88,1*	0,0 *0,0*	0,1 *0,1*	0,4 *0,0*
		20	90,7 *44,8*	100,0 *100,0*	100,0 *100,0*	20,9 *3,2*	94,7 *58,7*	100,0 *98,3*	62,3 *24,1*	99,7 *93,9*	100,0 *99,9*	77,6 *24,2*	100,0 *96,2*	100,0 *100,0*	0,0 *0,1*	0,1 *0,0*	0,1 *0,0*
4	1	10	0,3 *0,2*	5,6 *4,6*	24,5 *27,1*	0,1 *0,2*	0,5 *0,2*	2,0 *1,6*	0,1 *0,2*	2,1 *1,8*	5,9 *6,1*	0,2 *0,0*	1,5 *1,6*	3,9 *4,5*	0,1 *0,1*	0,1 *0,1*	0,0 *0,1*
		20	2,3 *1,7*	33,1 *35,4*	88,1 *91,3*	0,3 *0,5*	3,2 *3,9*	13,9 *14,1*	1,2 *1,5*	11,0 *11,7*	31,9 *29,3*	1,2 *0,8*	9,8 *11,0*	29,9 *31,9*	0,2 *0,1*	0,1 *0,2*	0,0 *0,0*
	4	10	10,9 *2,4*	89,3 *51,4*	100,0 *98,7*	1,4 *0,1*	15,3 *2,5*	52,8 *19,3*	6,7 *0,9*	42,7 *11,4*	79,9 *46,7*	6,6 *1,3*	46,4 *13,5*	82,4 *43,3*	0,1 *0,0*	0,2 *0,0*	0,2 *0,1*
		20	45,7 *18,2*	100,0 *99,0*	100,0 *100,0*	5,5 *1,0*	56,2 *23,5*	96,7 *74,6*	25,0 *7,7*	88,9 *64,1*	99,7 *96,0*	29,5 *7,0*	93,3 *66,1*	99,7 *96,7*	0,0 *0,1*	0,1 *0,0*	0,1 *0,0*
	8	10	45,6 *5,4*	100,0 *92,6*	100,0 *100,0*	4,9 *0,2*	55,4 *10,3*	96,4 *48,7*	23,6 *3,3*	87,0 *38,6*	99,4 *81,7*	28,8 *2,6*	93,1 *37,8*	99,7 *84,4*	0,0 *0,0*	0,1 *0,1*	0,2 *0,2*
		20	92,8 *44,6*	100,0 *100,0*	100,0 *100,0*	21,1 *2,0*	97,2 *54,4*	100,0 *98,5*	68,5 *18,5*	100,0 *93,9*	100,0 *100,0*	75,9 *23,4*	100,0 *95,7*	100,0 *100,0*	0,2 *0,0*	0,3 *0,1*	0,2 *0,1*

1) $X_{i11} \sim N(\mu_1;1)$, $X_{ikl} \sim N(0;1)$ für $k \geq 2$ 2) $X_{i11} = Y + \delta_1$, Y und $X_{ikl} \sim t_1$ für $k \geq 2$

3) $X_{i11} \sim N(\mu_1;\sigma_1^2)$, $X_{ikl} \sim N(0;1)$ für $k \geq 2$ 4) $X_{i11} \sim W(\lambda_1;1,2)$, $X_{ikl} \sim W(1;1,2)$ für $k \geq 2$

5) $X_{ikl} \sim N(0;1)$ für $k \geq 2$, $X_{i11} \sim (1-p)\cdot N(0;1) + p\cdot N(1;3)$ (Mischverteilung). *Kursiv* geschriebene Werte gehören zur S_4-Statistik.

Tabelle 4

Als Schätzwert für die wahre Macht der Tests steht in Tabelle 2 bis 4 $\#\{\text{Prüfgröße} \geq \chi^2_{K-1;1-\alpha}\}/1000$ für T bzw. $\#\{\text{Prüfgröße} \geq \chi^2_{I(K-1);1-\alpha}\}/1000$ für S_4, ausgedrückt in %.

Alle Werte, die zur S_4-Statistik gehören, sind *kursiv* geschrieben.

4. Diskussion

Bei dem empirischen Vergleich der Macht beider separate-ranking Tests ergibt sich erwartungsgemäß die Überlegenheit der T-Statistik. ANDREWS (1954) zeigt, daß die Prüfgröße des KRUSKAL-WALLIS-Tests bei benachbarten Alternativen asymptotisch nichtzentral χ^2_{K-1}- verteilt ist. Unsere Untersuchungen (bei I = 1) ergaben, daß für $\alpha = 0{,}05$ und $n_{ik} = n_{11} = 20$ die nach ANDREWS ermittelten Powerwerte und unsere empirischen Werte nahezu übereinstimmen; in den anderen Fällen lagen die asymptotischen Ergebnisse teilweise erheblich höher.

Literatur

Andrews, F.C. (1954). Asymptotic Behaviour of some rank tests for analysis of variance. *Ann.Math.Stat.* *25*, *724-736.*

Bernard, A. und van Elteren, Ph.(1953). A generalisation of the methods of m rankings. *Proc.Kon.Ned.Ak. van Wet. Indag.Math.* *15*, *358-369.*

Friedman, M. (1937). The use of ranks to avoid the assumption of normality implicit in the analysis of variance. *JASA* *32*, *675-701.*

Haux, R., Schumacher, M. und Weckesser, G. (1981). Ein Rangtest für vollständige Blockpläne. *(zur Veröffentlichung eingereicht).*

Hodges, J.L. Jr. und Lehmann, E.L. (1962). Rank methods for combination of independent experiments in the analysis of variance. *Ann.Math.Stat* *33*, *482-497.*

IMSL (1980). Int. Mathematical and Statistical Library. Edition 8. IMSL Inc., Houston, Texas.

Kruskal, W.H. und Wallis, W.A. (1952). Use of ranks in one-criterion variance analysis. *JASA* *47*, *584-621.*

Mehra, K.L. und Sarangi, J. (1967). Asymptotic efficiency of certain rank tests for comparative experiments. *Ann.Math.Stat.* *38*, *90-107.*

Randles, R.H. und Wolfe, D.A. (1979). Introduction to the theory of nonparametric statistics. Wiley, London.

Sarangi, J. und Mehra, K.L. (1969). Some further results on Hodges-Lehmann conditional rank tests. *Calc.Stat.Ass.Bull.* *18*, *25-41.*

M. Alle

R. Haux

G. Weckesser

Institut für Medizinische Dokumentation, Statistik und Datenverarbeitung der Universität Heidelberg, Im Neuenheimer Feld 325, 6900 Heidelberg 1

ÜBERSICHT ÜBER DIE NICHTPARAMETRISCHE ANALYSE EINER STICHPROBE VON VERLAUFSKURVEN

W. LEHMACHER
MEDIS-Institut der GSF
München

Zusammenfassung

In diesem Beitrag soll eine Übersicht über die praktisch wichtigsten nichtparametrischen Verfahren zur Analyse einer Stichprobe von Verlaufskurven gegeben werden. Dabei soll mehr auf die Beschreibung der Wirkungsweise der Tests als auf die Angabe von Formeln und Herleitungen eingegangen werden; dazu wird auf die entsprechende Literatur hingewiesen. In der Einleitung wird der Versuchsplan definiert und es werden die interessierenden Fragestellungen aufgezeigt (1). Dann werden die bekannten parametrischen uni- und multivariaten Varianzanalysemethoden für einfaktorielle Repeated Measurements skizziert (2), um dann in den Rang-Symmetrie-Tests die direkten nichtparametrischen Analoga aufzuzeigen (3). Danach werden als Tests für Randomisierte Blöcke Permutations- und Friedman-Rang-Tests angegeben (4). Eine weitere Klasse von Methoden stellen die Klassifikationsverfahren dar (5). Zuletzt wird noch auf verschiedene weitere Ansätze wie Regressionsverfahren, orthogonale Polynome und nichtparametrische Trendanalysen hingewiesen (6). Abschließend folgen Bemerkungen zur Auswahl der problemadäquaten Verfahren sowie allgemeine Hinweise zur statistischen Analyse dieses Versuchsplans (7). Die ausführliche Literaturliste ermöglicht das Auffinden der genaueren Beschreibungen der aufgezählten Verfahren sowie der entsprechenden Verfahren der Mehrstichprobenanalyse.

1. Einleitung

Eine Verlaufskurve $X = (X_1, \dots, X_t, \dots, X_T)$ ist eine wiederholte Messung eines Merkmals X zu den Zeitpunkten $z_1 < \dots < z_t < \dots < z_T$ am gleichen Individuum; deshalb werden i. a. diese T Einzelmessungen nicht unabhängig voneinander sein. Eine Stichprobe vom Umfang N von Verlaufskurven $X_n = (X_{n1}, \dots, X_{nt}, \dots, X_{nT})$, $n = 1, \dots, N$, erhält man, wenn man an N (unabhängigen) Individuen jeweils eine solche Verlaufskurve X mißt. Dabei wird vorausgesetzt, daß die allen N Kurven zugrunde liegenden Zeitmuster identisch (oder mindestens von der jeweiligen medizinischen Fragestellung her äquivalent) sind; insbesondere sollen auch alle N Verlaufskurven jeweils sämtliche T Einzelmessungen enthalten.

Bei der Analyse einer Stichprobe von Verlaufskurven interessieren den Anwender zwei Fragestellungen: Er will wissen, (1) ob sich der Verlauf (in einem noch zu spezifizierenden Sinne) über die Zeit ändert, und (2) wann sich Verlaufsänderungen einstellen. Die erste Frage führt zu multivariaten, die zweite zu simultanen Tests. Deshalb soll auf beide Probleme eingegangen werden.

2. Parametrische Methoden

Um die Analogie der in Abschnitt 3 vorgestellten Rangtests zu den parametrischen Tests aufzuzeigen, werden hier die zur Verfügung stehenden parametrischen Varianzanalyseverfahren kurz skizziert. Das zugrunde liegende lineare Modell hat hier die Form

$$(2.1) \quad X_{nt} = \mu + \alpha_t + e_{nt}, \quad n = 1, \dots, N, \quad t = 1, \dots, T,$$

wobei die Vektoren $e_n = (e_{n1}, \dots, e_{nT})$ unabhängig identisch normalverteilt seien mit Erwartungswertvektor $\underline{o}$ und Kovarianzmatrix Σ. Die Nullhypothese, daß sich der Verlauf über die Zeit nicht ändert, lautet dann:

$$(2.2) \quad H_o : \alpha_1 = \dots = \alpha_t = \dots = \alpha_T .$$

Ein (eindimensionaler) varianzanalytischer Ansatz besteht nun darin, für den Fall identischer Kovarianzen in Σ einen F-Test für H_o herzuleiten. Da diese Annahme aber für Verlaufskurven nicht realistisch ist, wendet man i. a. modifizierte F-Tests an, bei denen die Anzahl der Freiheitsgerade der Prüfverteilung so verändert wird, daß konservative Tests noch möglich sind.

Ein weiterer (multivariater) Ansatz besteht darin, auf die T-1 Folgedifferenzen einer Kurve, die definiert sind durch

(2.3) $Y_{nt} := X_{n,t+1} - X_{nt}$, $t = 1,.., T-1$,

und die unter H_o normal-verteilt sind mit Erwartungswertvektor $\underline{o}$, einen (T-1)-dimensionalen Hotelling-T^2-Test durchzuführen; analog kann man auch T-1 simultane t-Tests durchführen, wobei die Einzelniveaus nach der Bonferroni- oder Holm-Methode adjustiert werden.

Ebenso können anstelle der Folgedifferenzen auch die Differenzen zur Ausgangslage X_{n1} (dem ersten Meßwert einer Kurve) oder T' andere Meßwertdifferenzen verwandt werden; die Entscheidung, welche Differenzen zu verwenden sind, wird von der jeweiligen Anwendungssituation abhängen.

Einzelheiten zu diesen parametrischen Verfahren finden sich in Morrison (1976) und Winer (1971).

3. Rang-Symmetrie-Tests

Der am Ende des letzten Abschnitts vorgestellte Ansatz, auf die Folgedifferenzen einen multivariaten Hotelling-T^2-Test bzw. (T-1) simultane univariate t-Tests anzuwenden, läßt sich unmittelbar auf Rangtests übertragen. Wenn

(3.1) $Y_n := (Y_{n1} ,..., Y_{n,T-1})$, $n = 1,...,N$,

den n-ten Vektor der Folgedifferenzen bezeichnet, wird die Nullhypothese der Diagnonalsymmetrie um den Nullvektor dadurch definiert, daß die Verteilungsfunktionen F von Y_n und G von $-Y_n$ identisch sind:

(3.2) H_o : $F = G$.

Diese Nullhypothese kann dann mit einem (T-1)-dimensionalen Wilcoxon-Symmetrie-Test oder einem sonstigen Rang-Symmetrie-Test finit (als Permutations-Test) oder asymptotisch überprüft werden; siehe dazu etwa Puri und Sen (1971), §4.

Analog können die (T-1) Nullhypothesen der Symmetrie der Verteilungen von Y_{nt} , $T = 1,..., T-1$, simultan mit Wilcoxon-Symmetrie-Tests (Ein-Stichproben-Wilcoxon-Tests) bzw. anderen Rangsymmetrie-Tests wie etwa dem Zeichentest überprüft werden.

4. Tests für T verbundene Stichproben (Randomisierte Blöcke)

Wenn man die durch den Zeitablauf vorgegebene Ordnung der Zeitpunkte nicht ausnützen will, und die Zeit als einen beliebigen Faktor mit T Stufen interpretiert, hat man den Versuchsplan von T verbundenen Stichproben (Randomisierte Blöcke) vorliegen. Dafür gibt es, je nach der Skalenqualität der Meßwerte, verschiedene Analysemethoden.

4.a. Permutationstests

Diese Tests basieren auf folgendem Permutations- oder Randomisierungstestprinzip: Gegeben seien die ihrer Größe nach geordneten Meßwerte einer Verlaufskurve $z_1 \leq \ldots \leq z_T$. Dann läßt sich die Nullhypothese H_o des fehlenden Zeiteinflusses so präzisieren, daß jede der T! möglichen tatsächlich beobachteten Anordnungen (Permutationen) gleich wahrscheinlich ist. Dies gilt für jede der N (unabhängigen) Verlaufskurven, und es ergeben sich insgesamt $(T!)^N$ gleich wahrscheinliche Möglichkeiten der Anordnung der Meßwerte. Auf diese Permutationsgruppe aufbauend, hat Pitman (1938) einen Permutationstest hergeleitet; siehe etwa auch Bradley (1968), § 4.2. Schon für relativ kleine Stichprobenumfänge ist dieser Test jedoch selbst auf Großrechnern nicht mehr exakt durchzuführen; deshalb ist man dann auf Simulationen oder asymptotische Versionen angewiesen.

4.b. Rangtests

Haben die Meßwerte nur noch Ordinalskalenniveau (innerhalb einer Verlaufskurve), dann kann man die Meßwerte durch ihre Ränge (innerhalb einer Verlaufskurve) ersetzen und analoge Tests durchführen; dies führt dann zu dem bekannten Test von Friedman (1937).

Für T = 2 geht der Friedman-Test in den Zeichentest über; in vielen Situationen ist aber der Ein-Stichproben-Wilcoxon-Test schärfer, da er mehr Information ausnützt. So läßt sich der Friedman-Test analog modifizieren, indem man jede Verlaufskurve um den Kurvenmedian oder das Kurvenmittel bereinigt und dann die NT transformierten Meßwerte durch ihre Ränge (bezogen auf alle diese NT Werte) ersetzt und dann wieder analoge Tests durchführt. Diese Methode des Ranking after alignment ist z.B. in Lehmann (1975), § 6.3, beschrieben.

Der Friedman-Test selbst ist ein multivariater Test. In Miller (1966), § 4.7, Hollander und Wolfe (1973), § 7.3, und Lienert (1973), § 6.6., finden sich Varianten, die simultane Vergleiche erlauben zwischen allen $\binom{T}{2}$ möglichen bzw. zwischen ausgewählten Paaren wie etwa den (T-1) Differenzen zur Ausgangslage.

Bei simultanen Tests wird die Alternative a posteriori spezifiziert; liegt a priori fest, daß die Art der Alternative gerichtet ist, finden sich z.B. in Hollander und Wolfe (1973), § 7.2, und Lienert (1973), § 6.5., entsprechende Modifikationen des Friedman-Tests.

Ein weiterer Test stammt von Anderson (1959), der ihn zur Analyse des Präferenz-Verhaltens von Konsumenten entwickelt hat; s. etwa auch Winer (1971), S. 850. Dieser Test prüft, ob der Rang s, s = 1,... T, auf den Zeitpunkt t so oft fällt, wie es unter der obigen Nullhypothese mit N/T zu erwarten wäre. Unabhängig davon schlug Kannemann (1976) einen solchen Test vor als Alternative zum Friedman-Test. Korrekturen sowie Effizienzbetrachtungen dazu finden sich bei Schach (1976), (1979). Wall (1977) schlug dann eine Anwendung des Anderson-Kannemann-Tests auf Verlaufskurven vor. Der Anderson-Kannemann-Test hat den Vorteil, daß er gegenüber dem Friedman-Test eine größere Klasse von Alternativen aufdeckt. Im Ein-Stichproben-Fall gilt die entsprechende Diskussion über den Vergleich zwischen Friedman- und Anderson-Kannemann-Test analog wie in Lehmacher und Wall (1978).

5. Klassifikationsverfahren

Krauth (1973) sowie Immich und Sonnemann (1974) schlugen für den Mehrstichprobenvergleich vor, die Verlaufskurven zu klassifizieren, d.h. in T* disjunkte Klassen einzuteilen (wie z.B. gemäß den T* = T! zugehörigen Rangpermutationen), und dann die Klassenfrequenzen in einem (2xT*)-Felder-Test zu vergleichen. Im Einstichprobenfall ist es analog möglich, bestimmte Nullhypothesen über die Verteilung der Klassen (wie z.B. die Gleichverteilung der T! möglichen Rangpermutationen) über einen Anpassungstest zu überprüfen; siehe dazu Bierschenk und Lienert (1977) sowie Bartoszyk und Lienert (1978); in Lienert (1978), § 14.7, sind auch noch ähnliche Ansätze von Mosteller sowie Sarris und Wilkening zitiert. Mit diesen Verfahren lassen sich oft auch größere Klassen von Alternativen aufdecken; wenn z.B. eine inhomogene Population mit monoton fallenden und steigenden Verläufen vorliegt, kann der Friedman-Test versagen, während eine Überprüfung der Rangpermutationen dies erkennen läßt. Eine gründliche Diskussion der Klassifikationsverfahren sowie weitere Literaturhinweise finden sich bei Wolfrum (1980).

6. Sonstige Verfahren

Für den Vergleich mehrerer Stichproben von Verlaufskurven schlugen Krauth (1973) und Gosh, Grizzle und Sen (1973) Regressionsverfahren vor: Dabei werden Regressionsfunktionen an die Verlaufskurven angepaßt und die so berechneten Stichproben von (Vektoren von) Regressionskoeffizienten über einen multivariaten oder simultane univariate nichtparametrische Tests verglichen. Diese Regressionskoeffizienten können im einfachsten Fall auch Schätzungen für Parameter des Funktionsverlaufs sein wie Höhe oder Steigung; sie können auch nichtparametrische oder robuste Schätzungen sein. Analog kann man nun im Ein-Stichprobenfall prüfen, ob eine Stichprobe von (Vektoren von) Regressionsparametern bestimmten Verteilungsannahmen genügt: Z.B. kann man mit einem Rang-Symmetrie-Test prüfen, ob eine solche Stichprobe diagonal-symmetrisch um den Nullvektor verteilt ist. Kennt man keinen geeigneten Funktionstyp, kann man orthogonale Polynome berechnen und entsprechende Verteilungsannahmen über deren Koeffizienten prüfen.

Auf Ferguson (1965) geht ein Ansatz zurück, nichtparametrische Trendanalysen, d.h. eine Zerlegung des Trends in Trendkomponenten durchzuführen. Literaturhinweise auf weitere solche Verfahren finden sich in Lienert (1978), §19.5. Eine Weiterentwicklung des Ferguson-Ansatzes findet sich in Krüger und Rausche (1980).

7. Abschließende Bemerkungen

Nachdem oben die für die praktische Anwendung wichtigsten Verfahren kurz vorgestellt bzw. zitiert worden sind, sollen nun einige Hinweise allgemeiner Art zur statistischen Auswertung und zur Auswahl des geeigneten Verfahrens gegeben werden.

(a) Die Analyse einer Stichprobe von Verlaufskurven ermöglicht nur den Nachweis, daß über die Zeit ein Effekt eintritt. Ein Nachweis als Therapie- oder Behandlungseffekt ist nur durch den Vergleich einer behandelten Stichprobe mit einer nicht-behandelten Kontrollstichprobe möglich. Dazu müssen dann entsprechende Zwei- oder Mehr-Stichproben-Modifikationen der oben aufgeführten Analyseansätze verwandt werden. Übersichten und weiterführende Literaturangaben dazu finden sich für unabhängige Stichproben in Lehmacher (1981), für paarige Stichproben in Lehmacher und Lienert (1980) und für Crossover-Designs in Lehmacher et al. (1981).

(b) Wie bei allen multivariaten Verfahren muß auch hier die Dimension (Anzahl der Zeitpunkte) soweit wie inhaltlich vertretbar reduziert werden. Die Hinzunahme irrelevanter Zeitpunkte verschlechtert die Güte der Tests, da bei simultanen Tests die notwendige α-Adjustierung und bei multivariaten Tests die Vergrößerung der Anzahl der Freiheitsgrade die Trennschärfe verringert.

(c) Die Entscheidung, ob multivariat oder simultan zu testen ist, hängt ab von der Fragestellung des Anwenders: Will er nur wissen, ob ein Zeiteffekt vorliegt oder will er ihn auch lokalisieren.

(d) Die in Abschnitt 2 genannten parametrischen Verfahren sind einheitlich und überschaubar, da sie aus einem univariaten oder multivariaten linearen Modell hergeleitet werden. Dagegen steht eine Vielzahl nichtparametrischer Verfahren, die aus den verschiedensten Ansätzen hergeleitet werden. Jedes Verfahren benutzt nur einen Teil der ursprünglichen Information. Untersuchungen der asymptotischen relativen Effizienz der Verfahren sind hier weniger hilfreich, da sie meist nur untersuchen, wie die Tests in parametrischen Situationen reagieren; vielmehr ist jedesmal in Abhängigkeit von der vorliegenden Datenqualität und der inhaltlichen Fragestellung das indizierte Verfahren auszuwählen.

(e) Die Auswahl der relevanten Zeitpunkte und des adäquaten Verfahrens kann der Anwender oft nur an Hand des vorliegenden Datenmaterials treffen. Deshalb ist er oft gezwungen, vor der Inferentiellen Analyse eine Explorative Datenanalyse durchzuführen. Dies gilt es, bei der Versuchsplanung zu berücksichtigen, wenn nicht der Datensatz nachher aufgeteilt werden soll, um beide Analysemethoden durchführen zu können; siehe dazu etwa Victor, Lehmacher und van Eimeren (1980). - Bei keiner Verlaufskurvenanalyse sollte auch auf das Ausplotten der Kurven bzw. einer Zufallsauswahl der Kurven bei größeren Stichprobenumfängen verzichtet werden.

(f) Nichtparametrische Verfahren sind zwar weniger restriktiv in ihren Voraussetzungen als die parametrischen, aber voraussetzungslos oder generell einsetzbar sind auch sie nicht. So ist stets genau zu prüfen, innerhalb welchen statistischen Modells bzw. unter welchen Bedingungen ein Test anwendbar ist, welche spezielle Nullhypothese in diesem Modell er prüft und gegenüber welchen Alternativen er sensitiv ist. Es ist zu warnen vor der gedankenlosen Anwendung nichtparametrischer Tests nach dem Motto: "Der t-Test geht nicht, also Wilcoxon!" Gerade bei nicht-trivialen Versuchsplänen wie etwa Verlaufskurven sind nichtparametrische Verfahren in ihrer Wirkungsweise oft schwierig zu durchschauen und ihre Ergebnisse in der Realität einer medizinischen Fragestellung zu interpretieren.

Literatur

Anderson, R. L. (1959). Use of Contingency Tables in the Analysis of Consumer Preference Studies. Biometrics 15, 582-590.

Bartoszyk, G. D. und Lienert, G. A. (1978). Konfigurationsanalytische Typisierung von Verlaufskurven. Zeitschrift für Experimentelle und Angewandte Psychologie 25, 1-9.

Bierschenk, B. und Lienert, G. A. (1977). Simple Methods for Clustering Profiles and Learning Curves. Didakometry 56, School of Education, Malmö, Schweden.

Bradley, J. V. (1968). Distribution-free Statistical Tests. Prentice-Hall, Englewood Cliffs.

Ferguson, G. A. (1965). Nonparametric Trend Analysis. McGill University Press, Montreal.

Friedman, M. (1937). The Use of Ranks to Avoid the Assumption of Normality Implicit in the Analysis of Variance. Journal of the American Statistical Association 32, 675-701.

Gosh, M., Grizzle, J. E. und Sen, P. K. (1973). Nonparametric Methods in Longitudinal Studies. Journal of the American Statistical Association 68, 29-36.

Hollander, M. und Wolfe, D. A. (1973). Nonparametric Statistical Methods. Wiley, New York.

Immich, H. und Sonnemann, E. (1974). Which Statistical Models Can be Used in Practice for the Comparison of Curves over a Few Time-dependent Measure Points? Biométrie-Praximétrie 14, 43-52.

Kannemann, K. (1976). An Incidence Test for k Related Samples. Biometrische Zeitschrift 18, 3-11.

Krauth, J. (1973). Nichtparametrische Ansätze zur Auswertung von Verlaufskurven. Biometrische Zeitschrift 15, 557-566.

Krüger, H.-P. und Rausche, A. (1980). Die Prüfung von Verlaufskurven auf das Vorliegen von Trends über die exakte Verteilung von Spearmans S^2. In: Schulz, W. und Hautzinger, M. (Hrsg.): Klinische Psychologie und Psychotherapie, Bd. 2. Kongreßbericht Berlin 1980. DGVT/GwG, Tübingen/Köln.

Lehmacher, W. (1981). Nichtparametrischer Vergleich zweier Scharen von Verlaufskurven. In: Horbach, L. (Hrsg.): 25. GMDS-Jahrestagung 1980 in Erlangen. Springer, Heidelberg.

Lehmacher, W. und Lienert, G. A. (1980). Nichtparametrischer Vergleich von Testprofilen und Verlaufskurven vor und nach einer Behandlung. Psychologische Beiträge 22, 432-448.

Lehmacher, W., Sund, M., Filipiak, B. und Lienert, G. A. (1981). Nonparametric Analysis of Profiles in the Crossover Design. Manuskript, eingereicht zur Veröffentlichung.

Lehmacher, W. und Wall, K.-D. (1978). A New Nonparametric Approach to the Comparison of K Independent Samples of Response Curves. Biometrical Journal 20, 261-273.

Lehmann, E. L. (1975). Nonparametrics. Statistical Methods Based on Ranks. Holden-Day, San Francisco.

Lienert, G. A. (1973). Verteilungsfreie Methoden in der Biostatistik, Bd. 1. Hain, Meisenheim.

Lienert, G. A. (1978). Verteilungsfreie Methoden in der Biostatistik, Bd. 2. Hain, Meisenheim.

Miller, R. G. (1966). Simultaneous Statistical Inference. McGraw-Hill, New York.

Morrison, D. F. (1976). Multivariate Statistical Methods. 2. Aufl. McGraw-Hill, Kogakusha.

Pitman, E. J. G. (1938). Significance Tests which may be Applied to Samples from Any Populations. III. The Analysis of Variance Test. Biometrika 29, 322-335.

Puri, M. L. und Sen, P. K. (1971). Nonparametric Methods in Multivariate Analysis. Wiley, New York.

Schach, S. (1976). The Asymptotic Distribution of the Test Statistic of the Incidence Test Proposed by Kannemann - A Correction. Biometrische Zeitschrift 18, 505-508.

Schach, S. (1979). An Alternative to the Friedman test with Certain Optimality Properties. Annals of Statistics 7, 537-550.

Victor, N., Lehmacher, W. und van Eimeren, W., Hrsg., (1980). Explorative Datenanalyse. Proceedings der Frühjahrstagung der GMDS in München, 1980. Springer, Heidelberg.

Wall, K.-D. (1977). Statistical Methods to Study WILDER's Law of Initial Values. Biometrical Journal 19, 613-625.

Winer, B. J. (1971). Statistical Principles in Experimental Design. 2. Aufl. McGraw-Hill, Kogakusha.

Wolfrum, C. (1980). Zur Clusteranalyse von Verlaufskurven. Psychologische Beiträge 22, 574-580.

Dr. W. Lehmacher
MEDIS-Institut der GSF München
Ingolstädter Landstr. 1
D-8042 Neuherberg

KAPITEL 5

EINSATZ DER DATENVERARBEITUNG

DV-UNTERSTÜTZUNG KLINISCHER STUDIEN

J. DUDECK
Institut für Medizinische Statistik und Dokumentation
Universtiät Gießen

Zusammenfassung

Auswertungssysteme setzen richtige, d.h. formal und sachlich ausreichend geprüfte Daten voraus. Die DV-Unterstützung klinischer Studien konzentriert sich zunehmend auf diesen Aufgabenbereich, da die Datenqualität immer größere Bedeutung gewinnt. Ansätze zur DV-Unterstützung der dezentralisierten Datenerfassung und -prüfung und zur Verbesserung der Protokoll-Compliance werden dargestellt. Aus den vorliegenden Erfahrungen wird das Konzept eines DV-Systems zur Unterstützung von Therapiestudien entwickelt, das auf einem Mikrocomputer realisiert werden kann.

Klinische Studien führen zu Datenmengen, die ohne DV-Unterstützung nicht zu bewältigen sind. Für die Erfassung, Speicherung, Manipulation und Auswertung von Daten umfangreicher Studien wurden Programmsysteme entwickelt wie BMDP, SPSS, SIR, die zunächst nur auf Großrechnern, inzwischen aber auch auf Minicomputern verschiedenster Art verfügbar sind. Zumindest eines dieser Systeme gehört heute zur selbstverständlichen Ausstattung eines Studienzentrums, da ohne dieses Programmsystem eine Betreuung und Koordinierung von Therapiestudien praktisch unmöglich ist.

Bei der Anwendung der Systeme wird die korrekte Eingabe richtiger Daten vorausgesetzt. Formale Kontrollen allein reichen nicht aus, um dies zu gewährleisten, da die korrekte Eingabe eines sachlich falschen, aber im Akzeptanzbereich der formalen Prüfungen liegenden Wertes das eigentliche Problem der Datengewinnung in Studien darstellt. Derartige Fehler müssen vor Erfassung der Daten eliminiert werden, da sie nachträglich nicht mehr zu erkennen sind. Sachliche Richtigkeit der Daten setzt auch voraus, daß sie unter den vom Studienprotokoll vorgeschriebenen Bedingungen erhalten werden (Protokoll-Compliance). In den USA ist ein verstärktes Bemühen zu beobachten, dem gesamten Vorgang der Datengewinnung und der Protokoll-Compliance größere Aufmerksamkeit zu widmen, damit ein möglichst hoher Qualitätsstandard der erfaßten Daten gewährleistet werden kann. Im folgenden wird auf die Bemühungen zur Verbesserung der Datenerfassung und der Protokoll-Compliance eingegangen. Aus veröffentlichten Ansätzen und eigenen Erfahrungen wird das Konzept eines DV-Systems zur Unterstützung klinischer Studien entwickelt, das auf der Basis eines intelligenten Terminals realisiert werden kann.

Verbesserung der Datenerfassung

Die korrekte Erfassung der Daten und die dabei durchzuführenden Datenprüfungen sind eines der wichtigsten logistischen Probleme multizentrischer Studien. Die beobachteten und erhobenen Daten werden auch heute noch vorwiegend auf Erhebungsbögen übertragen und in der Studienzentrale eingegeben. Die Fehlerbehandlung ist dabei sehr aufwendig und kostenintensiv. Nach Schätzungen des US-Census-Büro verursacht bei zentraler Eingabe die Korrektur eines falschen Datums im Mittel die zweihundertfachen Kosten einer richtigen Eingabe.

Eine der ersten Studien, in der versucht wurde, die zentrale Eingabe durch Einsatz von intelligenten Terminals in der Peripherie zu überwinden, war die Coronary Artery Surgery Study (CASS), in die zur Beurteilung der Wirksamkeit coronarer Bypassoperationen in 16 Kliniken über 20.000 Fälle einbezogen wurden. In der ersten Phase der CASS-Studie wurden die Daten über Erhebungsformulare zentral erfaßt. Bis zur Erkennung eines Fehlers vergingen oft mehrere Monate. Nach dieser Zeit war eine Korrektur häufig nicht mehr möglich, da die Originaldaten nicht mehr rekonstruiert oder nachgeprüft werden konnten /1/.

Nach Einführung der intelligenten Terminals wurde die Erfassung täglich in der Peripherie durchgeführt. Zwei Arten der formalen Prüfung waren vorgesehen, die feldweise Prüfung auf zulässige Zeichen oder Bereiche und gewisse Konsistenzprüfungen innerhalb des Formulars, soweit diese definiert werden konnten. Bestimmte Felder, insbesondere für Identifikationsdaten, waren als Muß-Felder definiert. Formulare mit fehlenden Muß-Feldern oder mit Werten, die außerhalb der vorgesehenen Grenzen lagen, aber korrekt waren, konnten in der Peripherie nicht eingegeben werden. Diese wurden mit entsprechenden Begründungen zum Coordinating Center gesandt und dort verarbeitet. Eine weitere Prüfung erfolgte durch wiederholte Eingabe und Vergleich beider Datensätze. Dieser zusätzliche Arbeitsgang ist notwendig, da Tippfehler den formalen Zulässigkeits- und Bereichsprüfungen entgehen können.

In der CASS-Studie wurde eine eingehende Evaluierung der dezentralen Datenerfassung durchgeführt. Die Anzahl der Eingabefehler war sehr gering (30 in 51.000 untersuchten Feldern). Auch die Rate der fehlenden "Mußwerte" konnte im Vergleich zu anderen Studien erheblich reduziert werden. Schließlich erwies sich auch die Kostenbilanz trotz der Anschaffungskosten der Terminals in den Kliniken als günstiger, als bei zentraler Erfassung. Vergleichbare Ergebnisse wurden auch in anderen Studien erhalten.

Verbesserung der Protokoll-Compliance

Der Einhaltung der im Studienprotokoll festgelegten Bedingungen bei Auswahl der Patienten, Durchführung der Therapie und beim Auftreten von Nebenwirkungen, der sogenannten Protokoll-Compliance, wird in multizentrischen Studien immer größere Bedeutung beigemessen. Die Qualität der Studienprotokolle hat sich nach einer Untersuchung von Friedman /2/, insbesondere bezüglich der Präzision der Definitionen, in den letzten Jahren wesentlich verbessert. Die Studienprotokolle sind dadurch jedoch häufig zu umfangreichen Handbüchern geworden, in denen die Orientierung auch für den erfahrenen Studienteilnehmer immer schwieriger wird, so daß die Protokoll-Compliance heute nicht mehr durch unpräzise Definitionen, sondern durch die Unübersichtlichkeit der Protokolle gefährdet wird.

Zur Überwindung dieses Problems wurde von einer Arbeitsgruppe, der South-Eastern Cancer Study Group versucht, die Orientierung im Protokoll durch Algorithmisierung der Protokollbedingungen zu verbessern /3/. Vergleichende Untersuchungen zeigten, daß dadurch nicht nur die Protokoll-Compliance, sondern auch die Therapie selbst verbessert werden konnte. So wurde z.B. das Auftreten sog. toxic nadirs (Leukozyten

<1200, Thrombozyten < 75000) bei der Behandlung beim üblichen Protokoll bei 21 %, bei Anwendung des algorithmisierten Protokolls nur bei 9 % der Patienten beobachtet. Zur Weiterentwicklung dieses Ansatzes wurden die Protokoll-Algorithmen in Entscheidungstabellen abgebildet, die auf ein Mikroprozessorsystem übertragen wurden /4/. Diese Systeme sollen in den beteiligten Kliniken eingesetzt werden, so daß der Arzt nach Erfassung der Daten unmittelbar auf die vom Protokoll geforderten Konsequenzen (Aufnahme oder Ausschluß des Patienten, Änderung der Dosierung etc.) hingewiesen wird. Eine ähnliche Entwicklung wird unter Verwendung des von WEED entwickelten PROMIS-Systems durchgeführt /5/. Die Anwendung setzt aber die Verfügbarkeit des gesamten Systems voraus. Eine Übertragung auf Mikrocomputer ist nicht möglich.

Konzept eines DV-Systems zur Unterstützung von Therapiestudien auf Mikroprozessorbasis

Ein für die Anwendung in klinischen Studien geeignetes DV-System muß die genannten Bereiche Datenerfassung, Datenprüfung und Protokoll-Compliance unterstützen. Wegen der dezentralen Anwendung kann es nur auf Mikroprozessorbasis realisiert werden. Derzeit verfügbare Systeme wie DUSP /6/ und KLAUKON /7/ unterstützen Teilfunktionen bereits recht gut. Der gesamte, für die DV-Unterstützung klinischer Studien benötigte Funktionsbereich wird aber bisher von keinem System umfaßt, so daß Entwicklungen notwendig sind. Das DV-System soll Daten zur Verfügung stellen, die formal und sachlich richtig sind. Die Auswertung erfolgt weiterhin auf zentralen Rechnern mit den bewährten Programmsystemen.

Ein DV-System zur Unterstützung klinischer Studien muß folgende Funktionen bereitstellen:

- Formulargenerator
- Prüfprozeduren-Generator
- Input-Output-Generator
- Protokoll-Generator
- Entscheidungstabellen-Generator
- Übertragungsprozeduren.

Formulargenerator

Die Definition der Formulare muß interaktiv möglich sein, damit die Erfassungsformulare an die Vielzahl der in den Studien verwendeten Formulare ohne Programmieraufwand angepaßt werden können. Formularänderungen dürfen keinen Programmieraufwand erfordern.

Innerhalb des Formulargenerators müssen definierbar sein:

- Felder und Feldbeschreibungen (ungeschützte und geschützte Felder) zur formalen Aufteilung des Bildschirms.
- Feldtypen (Kann- und Mußfelder). Mußfelder dürfen ohne Eintrag nicht verlassen werden.
- Feldlänge (fest, variabel, mit Feldergänzung). Hierbei wird definiert, ob die im Bildschirmformular vorgegebene Feldlänge vergrößert werden kann. Feldergänzungen sind notwendig, wenn auf die Eingabe von Kodierungen zur Prüfung die Bezeichnung als Echo ausgegeben werden soll.
- Formular-Datentypen (numerisch, alphanumerisch, Klartext, Datum). Die Formular-Datentypen definieren gleichzeitig die anzuwendenden Prüfprozeduren (Bereichsprüfung bei numerischen Daten, Wörterbuchprüfung bei Klartext). Alphanumerische Datenfelder werden nicht geprüft. In Datum-Feldern erfolgt die Umrechnung auf ein fixiertes Datum, so daß Zeitintervalle bei allen Datumsangaben leicht zu errechnen sind.

Prüfprozeduren-Generator.(Bereichsprüfung, Wörterbuch, hart, weich).

Die Prüfprozeduren werden teilweise bereits durch den Formulardatentyp bestimmt. Interaktiv zu definieren sind die jeweiligen Parameter (Bereichsangabe oder Wörterbuchinhalte). Weiterhin hat sich die Definition harter und weicher Prüfprozeduren bewährt. Bei einer hartenPrüfung muß der Bereich oder der Wörterbuchinhalt eingehalten werden, weiche Prozeduren lassen Ausnahmen zu, weisen aber bei der Erfassung auf die Bereichsüberschreitung hin.

Mit den dargestellten Funktionen des Formular- und Prüfprozedur-Generators können die in Studienformularen üblichen Datentypen (Meßwert, Auswahlantwort, Klartext, Identifikationsdaten, Codes) und deren primäre Verarbeitung und Prüfung bei der Erfassung interaktiv definiert werden.

Die erfaßten Daten müssen für die direkte Verarbeitung in den Entscheidungstabellen (Protokoll-Compliance) und zur Weitergabe an die Auswertungsrechner zur Verfügung stehen. Für die letztere Aufgabe wird ein Input-Output-Generator benötigt, der ebenfalls interaktiv erlaubt, die formulargerecht erfaßten Primärdaten in die von den Auswertungssystemen verlangte Datenstruktur abzubilden. Nur auf diese Weise kann die für die Verarbeitung großer Datenmengen notwendige Flexibilität erreicht werden. Für die Übertragung der Daten an den Auswertungsrechner müssen Übertragungsprozeduren zur Verfügung stehen.

Entscheidungstabellen-Generator

Die Anwendung des algorithmisierten Studienprotokolls setzt die Verfügbarkeit eines Generators zur Erzeugung und Verarbeitung von Entscheidungstabellen voraus. Datenerfassungs- und Entscheidungstabellenprogramme müssen so verknüpfbar sein, daß relevante Daten nach Abschluß der Erfassung die Verarbeitung in den Entscheidungstabellen auslösen, so daß die aus den Daten abzuleitendenHandlungsalternativen unmittelbar verfügbar sind.

Protokoll-Generator

Ein nützliches, aber nicht unbedingt notwendiges Werkzeug ist ein Protokoll-Generator zur Erzeugung variabler Ausgaben.

Die beschriebenen Generatoren und Prozeduren sind überwiegend bereits auf Mikroprozessor-Systemen als isolierte Programme verfügbar. Entwicklungsarbeiten sind notwendig, um diese Programme für die Anwendung in klinischen Studien in einem System zusammenzuführen. Wie die bisherigen Erfahrungen gezeigt haben, könnte mit einem derartigen System die Qualität der Daten klinischer Studien in erheblichem Maße verbessert werden.

Literatur

/1/ Kronmal, R.A., K. Davis, K.D. Fisher, R.A. Jones, J.J. Gillespie: Data management for a large Collaborativ clinical trial (CASS, Coronary Artery Surgery Study).
Comp. Biomed. Res. 11, 553-566 (1978)

/2/ Friedman, R.H., J. Horwitz, J.G. Krikorian, J.A. Lopez: Issues in automation of cancer treatment protocols.
in: O'Neill, J.T. (Ed.), Proc. 4th Ann. Symp. Comp. Appl. Med. Care, 200-205 (1980)

/3/ Wirtschafter, D.D., M. Scalise, C. Henke, R.A. Gams:
Do information systems inprove the quality of clinical research? Results of a randomised trial in a cooperative multi-institutional cancer group.
Comp. Biomed. Res. 14, 78-90 (1981)

/4/ Wirtschafter, D.D., R. Gaus, G. Ferguson, W. Blackwell, P. Boackle:
Clinical Protocol Information System
in: wie /2/, 745-750 (1980)

/5/ Esterhag, R.J., E.S. Walton:
Cancer Treatment Research Protocols and PROMIS
in: wie /2/, 771-778 (1980)

/6/ Bogdanski, K., C. Gassinger, W. Giere:
Gesicherte Datenqualität durch Datentypisierung und Dialogprüfung bei Befunderfassung durch DUSP.
in diesem Band, 369-777

/7/ Schneider, W., R. Dittrich, J. Dudeck, W. Sager, P. Wendt:
Intelligentes System zur Texterfassung mit Fehlerkontrolle: KLAUKON.
Informatik-Spektrum 4, 164-174 (1981)

Prof.Dr. J.Dudeck
Institut für Medizinische Statistik
und Dokumentation
Heinrich-Buff-Ring 44
6300 Gießen

ANFORDERUNGEN AN SOFTWAREINSTRUMENTE FÜR KONTROLLIERTE KLINISCHE STUDIEN

D. HÖLZEL, TH. ZWINGERS

Institut für Medizinische Informationsverarbeitung, Statistik und Biomathematik
Ludwig-Maximilians-Universität München

Biometrisches Zentrum für Therapiestudien der GIS *
München

Die zunehmende Komplexität multizentrischer Studien stellt neue Anforderungen an die unterstützenden Software-Instumente. Die betreuenden Statistische Zentren müßen auch organisatorisch in die Lage versetzt werden, eine Art Real-Time-Prozeßsteuerung vorzunehmen.Das erarbeitete Konzept einer Datenorganisation, das - in prozeduralen Einzelschritten standardisiert - weitgehend die Fehlermöglichkeiten verringert und die zeitliche Diskrepanz zwischen der Erhebung der Daten und ihrer Verfügbarkeit möglichst gering hält, hat sich als sehr effizient erwiesen.

---

* Gefördert vom BMFT über die DFVLR,
AZ. 01 ZP 060-AK/NT/MT 314

Akzeptanz und Kritik kontrollierter klinischer Studien führen zu einer zunehmenden Komplexität der Ansätze und erfordern eine rationelle Abwicklung. Kriterien für die Komplexität sind z.B. umfangreiche Merkmalssätze, Langzeitbeobachtungen, multizentrische Ansätze oder notwendige Abbruchstrategien. Eine rationelle Abwicklung ist nur durch aufwendige Softwareinstrumente möglich, die die organisatorische Durchführung unterstützen und einen wesentlichen Beitrag zur Datenqualität leisten. Dies gilt insbesondere für die parallele Betreuung mehrerer Studien. Aus organisatorischen und logischen Gründen ist deshalb eine Real-Time Prozeßsteuerung für die Abwicklung von Studien notwendig. Zur Skizzierung der dafür erforderlichen Informationswege ist deshalb zunächst auf die Kommunikationsstruktur einzugehen.

1. Kommunikationsstruktur für die Durchführung multizentrischer Studien aus der Sicht eines Biometrischen Zentrums

Die Organisationsstruktur von multizentrischen Studien ist sehr unterschiedlich und differenziert. Vereinfacht man sie auf wenige wesentliche Elemente, so kann man aus der Sicht eines biometrischen Zentrums vier verschiedene organisatorische Einheiten unterscheiden. Ihnen sind zu unterschiedlichen Phasen bei der Planung und Durchführung einer multizentrischen Studie definierte Aufgaben gestellt.(Abb.1). Die Abbildung gibt die Empfänger und die Inhalte wieder, nicht aber die zeitliche Reihenfolge und die Informationswege, z.B. könnten alle Informationen direkt über die Studienleitung fließen.

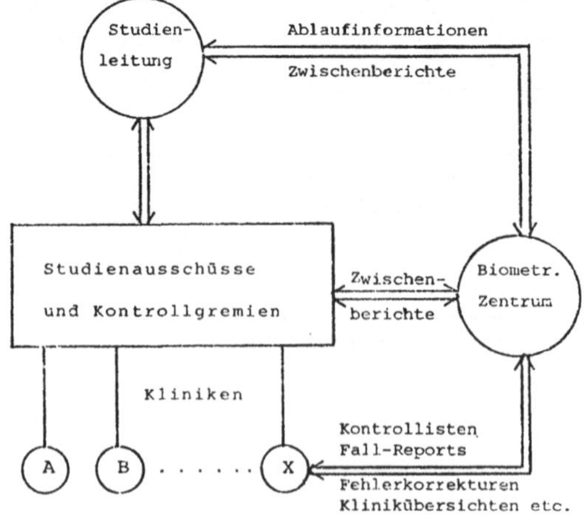

Abb. 1 Kommunikationsstruktur für multizentrische Studien aus der Sicht eines Biometrischen Zentrums. (Erläuterungen s. Text)

Auf den skizzierten Kommunikationswegen fließen bei einer planungs- und protokollgerechten Durchführung einer Studie, zu der auch die Dokumentation vollständig ist, anerkennende Freundlichkeiten und die erwarteten Informationen: der Stand der Studie, der Gang der Rekrutierung, seine Kontinuität insgesamt und auf Klinikebene, die regelmäßigen, fortlaufenden Beobachtungen der Patienten, der bezüglich Abbruch unkritische bisherige Verlauf definieren Informationsinhalte, die vom biometrischen Zentrum übermittelt werden müssen.

Notwendig ist eine solche Informationsstruktur, weil Abweichungen vom vorgesehenen Verlauf natürlich sind, aufgedeckt werden müssen und zum Handeln auffordern. Dies bedeutet, daß durch parallele Informationsverarbeitung die Datenqualität einschließlich der Protokolladherence überwacht und gesichert werden soll. Damit konzentrieren sich die folgenden Überlegungen auf die Frage:

Durch welche Maßnahmen und Softwareinstrumente läßt sich die Vielfalt der möglichen Fehler und Abweichungen minimieren.

2. Maßnahmen zur Fehlerminimierung

Die parallele Abwicklung mehrerer Studien ist primär eine organisatorische und personalintensive Aufgabe, die die Kontinuität der Verarbeitung der eintreffenden Daten sicherstellen muß. Prinzipiell sind für die Bearbeitung der Daten mehrere Ebenen zu unterscheiden (Abb.2), die durchlaufen werden sollten, um die Fehlerraten zu minimieren.

A. Erfassungskontext

- visuelle Prüfung durch Klinikverantwortlichen und Studienleiter
- Vollständigkeitskontrollen
- Nachkodierungen
- logische Prüfungen

B. Verlaufskontext

- logische Prüfungen
- Fall-Reports
- Generierung neuer Merkmale

C. Studienkontext

- explorative Analysen
- Basisbeschreibungen

Abb. 2 Stufen der Fehlerprüfung

Die Formulare durchlaufen eine medizinisch-sachverständige Kontrolle in den Kliniken und der Studienleitung, im Datenzentrum eine visuelle Vollständigkeitskontrolle und die notwendige Nachcodierung. Plausibilitätsprüfungen und logisch-inhaltliche Prüfungen werden bei der Dialogerfassung wirksam. Für die Dialogerfassung spricht, daß bei der parallelen Betreuung mehrerer Studien in kleinen Zeiträumen nur wenige Formulare vom gleichen Typ verarbeitet werden müssen.

Für die Behebung der aufgetretenen Fehler können eine interne Klärung, telefonische Rücksprachen oder eine Rücksendung der Formulare notwendig werden.

Ein fehlerfreies Formular kann aber auch nur im Erfassungskontext, zum unmittelbaren Zeitpunkt der Beobachtung, plausibel erscheinen. Schwieriger zu behandeln sind deshalb Fehler, die nur im Verlaufskontext erkennbar sind, bei denen sich also zeitlich weit auseinanderliegende Erhebungen inhaltlich in Frage stellen. Nicht alles kann geprüft werden, vor allem im Verlauf kann vom Datenzentrum mehr formal logisch als inhaltlich-funktional kontrolliert werden. Eine Schwierigkeit der inhaltlichen Verlaufsprüfung liegt in den fehlenden Normbereichen der individuellen Verläufe, für deren Prüfung ein Kompromiß zwischen den Extremen - alles zurückzuweisen oder keine Fehler zu finden - gefunden werden muß.

Einen hohen Stellenwert für die Datenqualität haben deshalb Fallberichte, aus denen der Kliniker für die verlaufssensiblen Merkmale inhaltliche Widersprüche erkennen kann. Allein eine Darstellung eines abgeschlossenen Falles, gegebenenfalls mit Beurteilung und Wiedergabe der häufig über offene Fragekataloge erfaßten Nebenwirkungen, dürfte ein nicht zu unterschätzender Beitrag für die intrazentrische Beobachtungsgleichheit und Verhaltenskonstanz bedeuten.

Schon mit den Verlaufsprüfungen wird der Übergang zu den Auswertungen fließend. Als einfachster Fall sei die Überprüfung der protokollgerechten Einhaltung der Nachuntersuchungszeitpunkte genannt, die über einen Vergleich eines errechneten Zeitintervalls mit der Existenz einer Folgeerhebung aus diesem Intervall zu führen ist. Auch Hypothesengenerierungen und Datenexplorationen, für die die unabhängig dokumentierten Folgeerhebungen zusammengeführt werden, führen nicht selten zu logischen Widersprüchen, die eine Überprüfung der Orginaldaten notwendig machen. Hier könnte man von verlaufskontextsensiblen Fehlern sprechen. Jahreszeitliche Schwankungen versus Rekrutierungsschwankungen oder circadiane Rhythmen versus Labordrifts seien als

Beispiele genannt. Auch die Probleme der explorativen Klinikvergleiche und die daraus resultierenden Kommunikationsaufgaben des Datenzentrums sind in diesem Zusammenhang zu erwähnen. Eine frühzeitige Diskussion anstehender Probleme muß in den Studienausschuß verlegt werden, in dem die verantwortlichen Vertreter aller beteiligten Kliniken zusammen ansprechbar sind.

Zusammengefaßt darf gefolgert werden, daß es Aufgabe der biometrischen Zentren ist, durch vielseitige Fehlerprüfungen sich unbeliebt zu machen und durch nützliche, vielfältige Informationsaufbereitung alle Beteiligten in die Lage zu versetzen, die Datenqualität für die Studie zu heben und zu sichern.

3. Datenorganisation für klinische Studien

Für die Datenorganisation haben wir die folgenden Lösungsmöglichkeiten verfügbar (s.Abb.3).

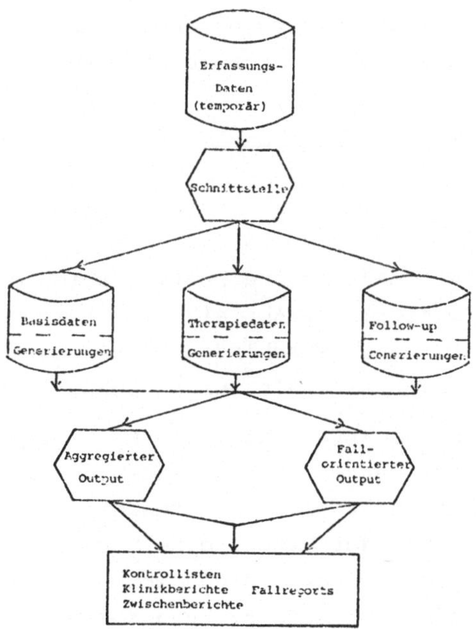

Abb. 3 Datenorganisation für klinische Studien

Für jede Studie werden die eingehenden Daten im Dialog in einer temporären Datei fallorientiert erfaßt. Ein Bildschirmgenerator erlaubt die flexible Anpassung der Erfassungsfolge der Merkmale an die Logik der jeweiligen Formulare. In der Erfassungsdatei ist ein einfacher Zugriff über 2 bis 3 studienspezifisch frei zu definierende Fallidentifikationsmerkmale möglich. Neuzugänge werden nur nach abgeschlossener Prüfung über eine Schnittstelle in die Datenbank geladen. In Abhängigkeit von der Komplexität der Studie können homogene Merkmalsgruppen in physikalisch getrennte Datenbanken geladen werden. Für die Auswertungsphase kann dies von Vorteil sein. Für jede Datenbank sind die primären Daten von generierten Merkmalen zu unterscheiden, die innerhalb derselben Datenbank gespeichert werden. Klassifikationen, Konfigurationsmuster oder errechnete Termine sind Beispiele für solche generierten Merkmale, die den Datenmanipulationsaufwand für Fallreports, Deskription und Auswertung wesentlich reduzieren helfen. Diese fall- und auswertungsorientierten Datenmanipulationen sind unabhängig von der Zahl der Datenbanken, die für eine Studie definiert wurden. Sie sind zusammen ansprechbar.

Bei paralleler Abwicklung mehrerer Studien besteht die Möglichkeit, über die Schnittstelle "aggregierter Outputgenerator", die Basisdaten zu mehreren Studien gleichzeitig zu bearbeiten und somit einen zusammenfassenden Übersichtsbericht über alle Studien zu erstellen.

4. Informationsverarbeitung zur Unterstützung klinischer Studien

Zur Erläuterung der Informationsverarbeitung seien einige Probleme und Lösungsansätze skizziert (s. Abb.4). Die temporäre Erfassungsdatei, die Aufteilung der Daten auf verschiedene Datenbanken und die Möglichkeit der Generierung neuer Merkmale wurden schon erwähnt.

Für beliebig komplex definierte Teilmengen kann eine "Fallorientierte Schnittstelle" beliefert werden, von der aus zum einen eine Weiterverarbeitung mit den gängigen Statistikpaketen möglich ist. Zum anderen kann, etwa nach Sortierung der Daten, eine Verarbeitung zu einem Fallbericht erfolgen. Da viele Generierungen schon auf der Schnittstelle vorliegen, reduziert sich die Aufbereitung der Daten zu einem Fallbericht im wesentlichen auf eine Dekodierung der vielen Nominaldaten und auf die sehr komplexe Anordnung der Daten in eine optisch leicht erfassbare Verlaufsgeschichte. Sehr heterogene Therapieschemata und zusätzlich die unterschiedliche Beobachtungsdauern von Patienten führen zu einem sehr variablen Datenumfang und erlauben keine Formulierung

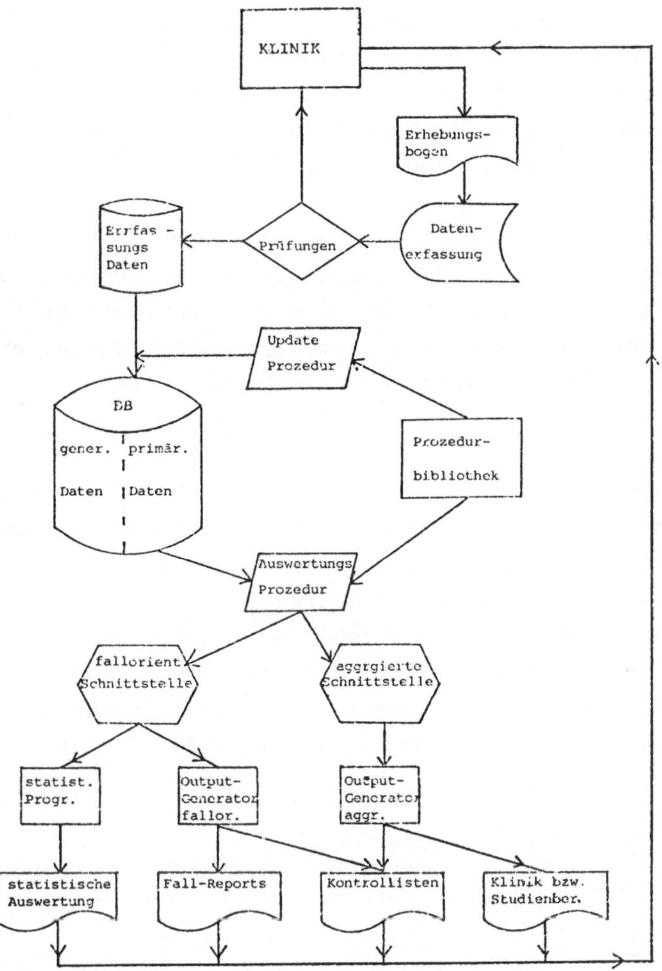

Abb. 4 Informationsverarbeitung zur Unterstützung klin. Studien

eines starren Lay-outs. Hier wurden vergleichbar zu den Text-Editoren, flexible Generierungsmöglichkeiten für die Definition des Outputs entwickelt mit vielseitigen Funktionen für die Anordnung der Daten.

Für die Deskription der Daten in Klinik- oder Studienberichten stehen spezielle Routinen zur Verfügung, die in Kontrast zum "Fallorientierten Outputgenerator" zusammen als "aggregierter Outputgenerator" bezeichnet werden. Besonders für die parallele Abwicklung mehrerer Studien wird es notwendig, auf eine allgemeine nicht studienspezifische Prozedurbiblitohek zurückzugreifen.

An der Verbesserung unserer Software wird gearbeitet. Aber selbst für eine einzelne Studie kann sich ein Studienbericht nicht nur durch die zugrundeliegende Mengendefinition von den Klinikberichten unterscheiden. Notwendig ist eine bis auf die Tabellennumerierung einheitliche Datenaufbereitung der gemeinsamen Inhalte, die zum Vergleich anregen kann.

Darüberhinaus sind Ergänzungen erforderlich, die der Funktion des Berichtes angepaßt sind. Dies wird durch die Definition von berichtsspezifischen Sequenzen von Prozedurmakros ermöglicht, die erst im 2. Schritt in die für die Datenbank notwendige Kommandofolge aufgelöst werden. Auf statistische Auswertung braucht hier nicht weiter eingegangen werden.

Das skizzierte Softwarekonzept ist eine eigene Entwicklung und verfügbar. Das System sollte nicht primär unter dem Auswertungsaspekt gesehen werden. Es wird als Möglichkeit verstanden, durch studienbegleitende Informationsverarbeitung die Motivation aller Beteiligten zu fördern, die Protokolladherence zu stärken, Anregungen zur Reflexion der Daten über Fall- und Studienberichte zu bieten und so die Datenqualität zu heben und zu sichern, die ja letztlich entscheidend ist für die Auswertung und damit für die Aussagekraft der Studie.

Literatur:

Biefang, S.; Köpcke, W.; Schreiber, M.;
Manual für die Planung und Durchführung von Therapiestudien.
Medizinische Informatik und Statistik Band 13 (1979)

Martin, J.M.; Pointel, J.P.; Morbin, J.; Debry, G.;
Lang Range Medical Follow-up and Updating of Computerized Records.
Methods of Informatics in Medizin 19 (19780) (1) 23-28

Ranshaw, W.; Latvis, V.; Collins, D.; Feinstein, A.;
The use of a computer for Data Management in large-scate long-term cooperativ studies.
Journal of Chronic Disease 26 (1973) 201-217

Wirtschafter, O.; Scatise, M.; Henke, C.; Gams, R.;
Die Information Systems improve the Quality of Clinical Research?
Computers and Biomedical Research 14 (1981) 78-90

Wood, W.; Youatt, R.;
A computer Feedback system for clinical Research.
Computer Programms in Biomedicare 9 (1979) 80-94

D. Hölzel
Institut f. Med. Informationsverarbeitung
Marchioninistr. 15
8000 München 70

T. Zwingers
Biometrisches Zentrum f. Therapiestudien
Pettenkofer Str. 35
8000 München 2

EINSATZ VON DATENBANKKONZEPTEN BEI DER RECHNERUNTERSTÜTZUNG VON THERAPIESTUDIEN

K. ASSMANN
Institut für Mathematik und Datenverarbeitung in der Medizin
Universitäts-Krankenhaus Hamburg-Eppendorf

Zusammenfassung

Obwohl Konzepte aus der Datenbankforschung einen wesentlichen Beitrag zur Qualitätssicherung von Daten aus Therapiestudien leisten können, werden sie noch wenig genutzt. Diese Konzepte und ihr Einfluß werden dargestellt und in einer Anwendung des Datenbank systems MIDAS für die kooperativen Osteosarkom- bzw. ALL-Studien COSS77, COSS80 und COALL80 konkretisiert.

1. Probleme und Zielsetzung

Für Informationssysteme in der Medizin werden derzeit schon die Möglichkeiten moderner Datenbanksysteme (DBMS) in einigen Routine-Anwendungen genutzt. Therapiestudien jedoch haben meist einen rein wissenscha lichen Hintergrund, so daß DBMS noch wenig zum Einsatz kommen. Aufgrund dieses "Schattendaseins" ist die Wirksamkeit solcher Methoden kaum erprobt und beurteilt worden. Im folgenden sollen einig Ergebnisse der Datenbankforschung vorgestellt und ihre Anwendung auf Therapiestudi gezeigt werden. Hierbei handelt es sich im wesentlichen um Methoden für den logischen Entwurf von Datenbanken. Der Betrieb einer Datenbank wird aber auch bestimmt von den Möglichkeiten der Benutzerschnittstellen, von der Mächtigkeit der Prozeduren, die auf den Strukturen definiert sind und von Regelungen des Zugriffs auf die Daten, auf die hier nicht eingegangen wird.

1.1 Charakteristische Merkmale von Therapiestudien

Gegenüber dem routinemäßigen Krankenhausbetrieb weisen Therapiestudien einige Besonderheiten auf:

- es handelt sich um einen begrenzten, relativ kleinen Patientenkreis mit ganz bestimmten Markmalen

- es wird die Wirksamkeit eines oder mehrerer Medikamente und/oder Massnahmen unter ganz bestimmten Gesichtspunkten verfolgt
- es gibt meist fest umrissene Schemata, die recht genaue Vorschriften für Diagnostik und Therapie enthalten
- an einer Studie sind u.U. mehrere, unterschiedlich strukturierte Krankenhäuser/ Institutionen beteiligt
- sie sind zeitlich begrenzt.

Damit ist ein enger Rahmen gegeben, innerhalb dessen sich die Datenerfassung, Datenhaltung, Datenauswertung und Interpretation vollziehen. Diese Begrenzung auf wenige Merkmale erlaubt, die Daten besser zu strukturieren und die Prozeduren auf diesen Strukturen i.a. präzise zu definieren. Aufgrund der systematischen Auswertung und ggfls. Ableiten bisher unbekannter Zusammenhänge möchte man zu neuen Erkenntnissen bzgl. dieser Therapie kommen mit dem Ziel, verbesserte Therapieerfolge zu erlangen.

Bei prospektiven Studien kommt die Besonderheit hinzu, daß situativ kurzfristig Fragestellungen zum aktuellen Behandlungsstand auftreten können.

Grob lassen sich Daten bei Therapiestudien so einteilen:

- Ersterfassung
- Verlaufsbeobachtungen
- Abschlußerfassung

Zur Dokumentation dieser Daten werden Bogen verwendet, die normalerweise nicht Teil der Krankenakte bzw. Teil der in der betreffenden Klinik durchgeführten Dokumentation sind. Dies wirft zusätzliche Probleme der Datenerfassung auf, die bei multizentrischen Studien erhebliches Ausmaß annehmen können, so z. B. bei unterschiedlichen Maßstäben der Dokumentation oder bei multinationalen Studien unterschiedliche Maßeinheiten.

1.2 Rechnerunterstützung bei Therapiestudien

Die während einer Therapiestudie gesammelten Daten sollen am Ende einer statistischen Analyse unterzogen werden oder es sollen Zwischenauswertungen erfolgen. Solche Analysen und Auswertungen können nur von Aussagewert sein, wenn die Ergebnisse reproduzierbar sind. (Biefang, Köpcke, Schreiber, 1979). Das setzt voraus, daß die erhobenen Daten einen gewissen gleichbleibenden Qualitätsstandard erfüllen. Einen wesentlichen Beitrag dazu kann die Rechnerunterstützung liefern mit Programmen für

- Datenerfassung mit syntaktischen und semantischen Prüfungen
- Datenhaltung
- Zwischenauswertungen und Berichte
-Abschlußauswertung und Präsentation.

Solche Programme werden heute noch meist ad hoc erstellt für eine ganz bestimmte Anwendung. Grund dafür ist das eingangs genannte "Schattendasein" von Therapiestudien. So beinhalten diese Programme vielfach Routinen zur Datenhaltung und -prüfung mit der Folge, daß Änderungen an der Datenstruktur immer zu einer Neu- oder Umprogrammierung führen. Programmeigene Datenverwaltung birgt aber die Gefahr, daß gleiche Datenbestände von verschiedenen Programmen unterschiedlich gehandhabt werden und somit inkonsistente Zustände der Daten entstehen können. Die feste Bindung eines Programmes an eine ganz bestimmte Auswertung ist wenig flexibel und kann kurzfristige, unbekannte Fragestellungen nicht hinreichend abdecken.

Einen entscheidenden Beitrag zur Lösung der aufgezeigten Probleme können neuere Konzepte aus der Datenbankforschung leisten, wie sie im folgenden Kapitel skizziert werden.

2. Konzepte

2.1 Datenbankkonzepte

Die typischen Vorzüge moderner Datenbanksysteme (DBMS)

- logische und physischen Datenunabhängigkeit
- zentrale Datenhaltung
- Redundanzverringerung
- Integrationseffekt
- beliebige Verknüpfungsmöglichkeiten

werden durch neuere Arbeiten auf den Gebieten

- Datenbankarchitektur
- Datenbank-Entwurfsmethoden
- Datenmodelle
- Datenmanipulations- und Abfragesprachen

weiter verbessert (Date, 1977). Im Bereich der Datenbankarchitektur hat sich der Vorschlag nach ANSI-X3-SPARC durchgesetzt, der zum Ziel hat, eine größere Unabhängigkeit der Daten (Ditmann, 1977) von der physischen Speicherung (physische Datenunabhängigkeit) und der einzelnen Benutzeranforderungen von der Gesamtsicht der Daten (logische Datenunabhängigkeit) zu gewährleisten. Es werdem drei Ebenen unterschieden:

- die externe Ebene (externes Schema, ES), die verschiedene Benutzersichten (Subschemata) beinhaltet mit dem Ziel, eine möglichst gute Anpassung an Benutzerwünsche zu erreichen;
- die konzeptuelle Ebene (konzeptuelles Schema, KS), die die Objekte und ihre Beziehungen untereinander beschreibt (die "Miniwelt") mit dem Ziel, eine möglichst stabile, einheitliche Referenzstruktur zu haben und auch die Semantik der Daten berücksichtigt. Sie ist die Gesamtsicht der Daten;
- die interne Ebene (internes Schema, IS), die die physische Speicherung der Daten mit Zugriffspaden, Speicherungsstruktuen und evtl. Codierungen beschreibt mit dem Ziel, die Benutzerwünsche möglichst effizient zu erfüllen. Es kann auch mehrere IS geben.

Zwischen diesen Ebenen gibt es Abbildungen, die i.a. mehr als nur syntaktische sind. Dieses Schichtmodell bezweckt, eine Datenbank möglichst stabil gegenüber Änderungen in den einzelnen Schichten zu halten.

Ziel der Forschung auf dem Gebiet der Datenbank-Entwurfsmethoden ist eine Darstellung von Sachverhalten (des zu modellierenden Realitätsausschnittes) in geeigneter, möglichst formaler Weise, um aus dieser Ebene der Betrachtung ein KS ableiten zu können und dieses dann in einem Datenmodell abzubilden. Hier gibt es seit einiger Zeit das Objekt-Rollen- bzw. das entity-relationship-Modell (Chen, 1975), das sich als brauchbar erwiesen hat, aber dynamische Aspekte einer Datenbank nicht hinreichend gut berücksichtigt. Neuere Arbeiten wie Falkenberg, 1979, gehen auf den Zeitaspekt,also eine "Datenbankgeschichte" intensiver ein.
Auf weitere Forschungsergebnisse aus den Gebieten Datenmodelle und Datenmanipulations- und Abfragesprachen kann aus Platzgründen hier nicht eingegangen werden.

2.2 Anwendung von Datenbankkonzepten auf Therapiestudien

Ein wichtiger Gesichtspunkt ist der Integrationseffekt, der mit einem DBMS und der zentralen Datenhaltung erreicht werden kann: alle Daten zu einer Therapiestudie werden an einer Stelle gespeichert und können dann zentral den Prüfungen zur

- Vollständigkeit
- Plausibilität
- formalen Richtigkeit

unterzogen werden. Damit ist es möglich, einen gewissen Standard der Datenqualität vom DBMS her zu garantieren, der für eine statistische Auswertung nach wissenschaftlichen Gesichtspunkten unerläßlich ist. Den wesentlichen Beitrag dazu liefert das KS, wo die Objekte und ihre Beziehungen beschrieben sind sowie eine Typisierung der Attribute eines Objektes vorgenommen wird.
Die Möglichkeit, Benutzersichten zu definieren, erlaubt gut, verschiedene Erfassungsformulare als solche Sichten anzugeben und entsprechende Programme für die

Eingabe zu schreiben. Da diese Programme nur auf einem bestimmten Ausschnitt der Datenbank arbeiten, wird hiermit auch ein Beitrag zum Datenschutz geleistet. Bei retrospektiven Studien können aus existierenden Daten Benutzersichten über die Datenbank gebildet werden; die Menge der Benutzersichten bildet dann die Gesamthei der zur Therapiestudie gehörenden Daten. Zur Benutzersicht kann auch die Anonymisierung der Daten gehören.

In der Medizin wird das hierarchische Datenmodell am häufigsten eingesetzt, weil es der "natürlichen" Sicht der Patientendaten am nächsten kommt: zu einem Patienten gehören Diagnostik und Therapie, was sich gut als Baumstruktur darstellen läßt Bei Therapiestudien kommen jedoch solche Objekte hinzu,die von Bubenko (Bubenko, 1979) als von generischem Typ bezeichnet werden. Ein Beispiel für ein solches Objekt ist das Therapieschema, das sich nur im Relationenmodell redundanzarm darstellen läßt (Aßmann, 1981).

Bei prospektiven Studien können einige Auswertungen nicht von vornherein bekannt sein. Dies stellt besondere Anforderungen an die Datenabfragesprache, die beliebige Auswertungen zulassen muß. Hier ist das relationale Modell klar überlegen, weil nicht eine "one record at a time-Logik für das Wiederauffinden von Daten angewendet, sondern mengenorientierte Operationen definiert sind. Es ist keine Navigationsroute wie etwa durch den Baum, also immer über den Patienten, vorgeschrieben. Das Auffinden des optimalen Zugriffspfades wird dem DBMS überlassen. Bei Studien ist meist eine patientenunabhängige Auswertung gewünscht, oder aber man möchte etwa über Labordaten, die eine gewisse Auffälligkeit zeigen, zu einem bestimmten Patientenkollektiv gelangen. Dies ist besonders wichtig bei plötzlich auftretenden Komplikationen während einer bestimmten Behandlung, wo dann rasches Reagieren seitens der beteiligten Ärzte und Kliniken notwendig wird.

3. Anwendung

Die Leitung der kooperativen Therapiestudien COSS77, COSS80 und COALL80 liegt bei der Abteilung für Blutgerinnungsforschung und Onkologie an der Universitäts-Kinderklinik Hamburg. Dort ist für die Verbesserung der Patientenversorgung ein Rechnersystem mit dem DBMS MIDAS installiert, mit dem im wesentlichen DV-Aufgaben für die onkologische Kinderstation und die angeschlossene Ambulanz gelöst werden sollen. Da jedoch die meisten Kinder in Therapiestudien eingebunden sind, ergeben sich vielfältige Schnittstellen zu den o.a.Studien und anderen.

3.1 Das Datenbanksystem MIDAS

Das DBMS MIDAS ist 1975 am Deutschen Krebsforschungszentrum Heidelberg im Institug für Nuklearmedizin entwickelt worden, um schnell ein lauffähiges Informationssystem erstellen zu können (Wesch et.al., 198o). Es handelt sich um ein DBMS hierarchischer Natur mit der Möglichkeit, Datentypen zu formulieren, die aus BASIC-

PLUS-Typen hergeleitet werden. MIDAS ist in BASIC-PLUS programmiert. Es gibt ein Typkonzept, das folgendes leistet:

- für jedes Datenelement können Unter- und Obergrenzen angegeben werden, die bei Dateneingabe automatisch geprüft werden (Ausschnittyp)
- für jedes Datenelement kann eine sog. Prüfliste mit den möglichen Ausprägungen angegeben werden (Aufzählungstyp)
- für jedes Element gibt es Normalwert- und Dimensionsangaben
- reichen diese strukturellen Möglichkeiten nicht aus, können für ein oder mehrere Datenelemente sog. Sonderdefinitionen angegeben werden, die benutzerabhängige prozedurale Prüfung ermöglichen.

Die Menge der Datenelemente, die die nächstgrößere Einheit bildet, heißt Ebene und kann durch Vor- und Rückzeiger zu Bäumen verbunden werden.Die Gesamtheit aller Ebenen mit den Typen bildet das Datenbankschema (KS).Ein Subschema heißt in MIDAS Menü und wird interaktiv erstellt mit Angabe der Zugriffsrechte auf Ebene und Datenelement. Verbunden damit ist die Festlegung der Reihenfolge von Ebenen und Datenelementen für die Dialoge zur Dateneingabe. Somit ist, bis auf die Sonderdefinitionen, keinerlei Programmierung zur Dateneingabe nötig. Nur über ein Kenntwort, das Angaben zum "Einloggen",zum Programm, das mit der Datenbank arbeiten soll, zum Menü und zu den erlaubten Terminals enthält, ist ein Arbeiten mit der Datenbank möglich. Darüber hinaus gibt es zahlreiche Dienste zum Ändern, Generieren und Sichern der Datenbank.

Die Benutzerschnittstelle ist einerseits über Aufrufe von Funktionen und einem Programmskelett für Eingabe und Auswertungen realisiert, andererseits gibt es eine eigene, nichtprozedurale Abfragesprache, die folgendes leistet:

- Auswahl und Darstellung von Werten
- Sortieren von Werten
- Basisstatistik
- eingeschränkte Arztbriefschreibung.

Darüber hinaus können sog. Kollektive (qualifizierte Datenbankinhalte) erstellt werden, die dann wiederum mit der Abfragesprache weiter verarbeitet werden können. Für die Abfrage sind beliebige Verknüpfungen möglich. Zur genauen Syntax siehe Wesch, 198o.

3.2 Realisierung der Therapiestudien mit MIDAS

Für die Studie COSS77 gibt es eine eigene Datenbank, die Studien COSS80 und COALL80 sind in einer Datenbank vereinigt. Die spezifischen Erfassungsformulare werden über Subschemata auf dem Terminal angezeigt, so daß es jeweils eine Menge von Benutzersichten für COSS80 und COALL80 gibt. Das Gesamtschema ist jedoch ein einziges für beide Studien. Das hat den Vorteil daß bestimmte Daten redundanzarm abgebildet werden können und nur anhand der Studienzugehörigkeit unterschieden werden. Durch Datentypisierung ist erreicht worden, daß nur noch wenige Prüfungen als Sonderdefinitionen programmiert werden brauchen. Bei der Eingabe eines Medikaments z.B. wird von DBMS geprüft, ob es in der Prüfliste enthalten ist. Ein möglicher Fehler wird auf einer unteren Bildschirmzeile angezeigt, und der Benutzer hat Korrekturmöglichkeit. Erst wenn der ganze Schirm korrekt ist, werden di Daten zum Abspeichern dem DBMS übergeben. Daten, die während eines Aufenthaltes in der Klinik oder Ambulanz für einen Patienten entstehen, der in einer der Studien eingebunden ist, werden automatisch über ein Kopplungsprogramm von der Klinikdatenbank der Studiendatenbank übergeben.

Die Auswertungsmöglichkeiten von MIDAS wurden um ein Life-table-Programm ergänzt. und bei den Statistikprogrammen kann vor der Berechnung über einen BASIC-PLUS formulierbaren Ausdruck eine Datentransformation vorgenommen werden. Mit dem Operator "unsichere Suche", d.h. der Suche über nthaltensein eines Strings in einem vorgegebenen, können auch Auswertungen über nicht exakt typisierbare Datenelemente vorgenommen werden, z.B. über Lokalisation "Tibia, prox", "proximale Tibia", "Tibia prox " usw.
Die Therapieschemata konnten nur prozedural realisiert werden; dies liegt am Datenmodell. Es ist daran gedacht, dafür eine eigene Datenbank anzulegen. Die Kollektivbildung erlaubt, aus den jeweiligen Studien Untermengen für weitere Analysen zur Verfügung zu stellen, z.B. alle mit Interferon behandelten Patienten, die Auffälligkeiten zeigten.

Zur Organisationsunterstützung können selbstverständlich verschiedentliche reports nach beliebigen Kriterien erzeugt werden, wie sie zur Führung und Überwachung, zur Vervollständigung und Nachforderung von Werten sowie zur Klärung von Mißverständnissen unerläßlich sind. Das System ist auf einer DEC 11/34A im Betriebssystem RSTS/E implementiert und läuft seit ca. 3/4 Jahr in Routine.

4. Schlußfolgerungen

Es wurden einige prinzipielle Möglichkeiten des Einsatzes von DBMS aufgezeigt mit der Zielsetzung, eine Qualitätsverbesserung und -konstanz der Daten über die Dauer einer Therapiestudie zu erhalten. Dazu bietet die moderne Datenbankforschung einige Konzepte an, deren konsequente Anwendung den gewünschten Erfolg zeigte. Insbesondere die immer wieder aufgetretenen ad hoc Auswertungswünsche konnten erfüllt werden. Weiter hat sich gezeigt, daß eine konsequente Anwendung der Datentypisierung einen prägenden Einfluß auch auf die Gestaltung von Erfassunsformularen haben kann. Das Typkonzept hat ferner eine sichere Programmierung - soweit sie erforderlich war - wesentlich gefördert mit der Folge, daß die Programme schneller einsetzbar waren. Ein DBMS hierarchischer Natur ist bei Therapiestudien aufgrund des degenerativen Charakters der Therapieschemata nur bedingt einsetzbar.

Literaturverzeichnis

Aßmann, K.:"Entwurf und Implementation einer Datenbank für klinisch-wissenschaftliche Anwendungen im Bereich der pädiatrischen Onkologie". Diplomarbeit, Universität Hamburg, Fachbereich Informatik, 1981.

Biefang,S.; Köpcke, W.; Schreiber, M.A.: "Manual für die Planung und Durchführung von Therapie-Studien", Medizinische Informatik und Statistik (13), Springer Verlag, 1979.

Bubenko, J.A.: "Data Models and their Semantics", Infotech State of the Art Conference on Data Design, London, Sept.1979.

Chen, P.P."The Entity-Relationship-Model - Towards a Unified View of Data", Proc. VLDB, Framingham, Mass., Sept. 1976.

Date, C.J.:"Introduction to Database Systems", Addison-Wesley, Reading. 1977.

Dittmann,K.:"Datenunabhängigkeit beim Entwurf von Datenbanksystemen", Informatik und Operations Research Schriftenreihe Band 6, Töche-Mittler-Verlag, Darmstadt 1977.

Falkenberg,E.:"Some Aspects of Cenceptual Data Modelling", Lecture Notes Sommer School on Data Base Design, Aug./Sept. 1979, Urbino, Italy.

Wesch, H.; Winkler, W.; Leisner, T.: "MIDAS: Modulares interaktives Datenbanksystem" in: Modelle in der Medizin, 23. Jahrestagung GMDS, Köln 1978, erschienen in der Reihe Medizinische Informatik und Statistik, Springer-Verlag, 198o.

Dipl.Inform.Klaus Aßmann
Institut für Mathematik und Datenverarbeitung in der Medizin
Universitäts-Krankenhaus Hamburg-Eppendorf
Martinistraße 52
2ooo Hamburg 2o

DER EINSATZ VON VIDAS UND SIR BEI DER DURCHFÜHRUNG VON THERAPIESTUDIEN

B. SCHEURER
Biometrisches Zentrum
RWTH Aachen

Zusammenfassung

Der Einsatz des Datenbanksystems SIR bei der Durchführung von Therapiestudien bringt viele Erleichterungen, vor allem beim Retrieval und bei den statistischen Auswertungen, mit sich. Im Vergleich zu anderen DB-Systemen hat SIR aber auch deutliche Nachteile.
Das Fehlen einer ausreichenden Datenkommunikations-Komponente bei SIR bewog uns zum Einsatz von VIDAS für die Datenerfassung und -korrektur. Für eine integrierte DB/DC-Lösung ist jedoch die gegenwärtige SIR-Version unzureichend. Die hierzu erforderliche Bereitstellung einer Gastsprache für SIR wurde inzwischen vom Hersteller angekündigt.
Um außer der Durchführung auch die Planung von Therapiestudien durch geeignete Software unterstützen zu können, ist die Entwicklung einer entsprechenden Generatorsprache für die nahe Zukunft wünschenswert.

Viele der Argumente, die grundsätzlich für den Einsatz von Datenbanksystemen bei EDV-Anwendungen mit relativ großen und sich ständig verändernden Datenbeständen sprechen, treffen auch hinsichtlich der Durchführung von klinischen Therapiestudien zu. Die wichtigsten sind sicherlich:

- einfachere Abbildung komplexer Datenstrukturen
- größere Flexibilität im Hinblick auf spätere Modifikationen
- größere Konsistenz und Integrität der gespeicherten Daten
- transparentere Dokumentation von Daten und Programmen
- einfachere Handhabung, insbesondere beim Retrieval

Speziell für die Anwendung des DB-Systems SIR bei der Durchführung wissenschaftlicher Studien sprechen die im folgenden ebenfalls nur kurz skizzierten Punkte; sie werden zum großen Teil auch in mehreren Beiträgen des Statistical Software Newsletter, Heft 1, 1981, hervorgehoben:

- die SPSS-angelehnte Kommandosprache
- einfacher Datentransfer zwischen SIR und BMDP bzw. SPSS in beiden Richtungen (eine ähnliche Schnittstelle zu SAS ist geplant)
- viele speziell für wissenschaftliche Studien geeignete Funktionen
- standardmäßige Archivierung von Retrieval- und Auswertungsprozeduren innerhalb der Datenbank (im sogenannten "procedure file") mit der Möglichkeit einer hierarchischen Anordnung.

Während man bezüglich der Fehlerfreiheit der SIR-Software an der Universität Gießen bei Installationen auf einer IBM- sowie einer Cyber-Anlage im wesentlichen positive Erfahrungen gemacht hat, stellten wir bei unserer VAX-Version des SIR-Pakets mehrere Fehler fest, so z.B. bei der BMDP-Schnittstelle, die dann vom Hersteller innerhalb weniger Wochen beseitigt wurden.

Der im Vergleich zu anderen, vor allem im kommerziellen Bereich eingesetzten, DB-Systemen geringe Mietpreis von SIR ist sicher für viele Anwender ein entscheidender Pluspunkt. Wenn man aber SIR mit solchen Systemen vergleicht, so stellt man leicht einige gravierende Nachteile bei einer Arbeit mit SIR fest, die in keiner der oben angeführten Publikationen erwähnt werden. Die beiden am schwersten wiegenden Mängel sind

- das Fehlen einer ausreichenden Datenkommunikations-Komponente sowie

- das Fehlen einer "host language".

Dem erstgenannten Mangel begegneten wir durch den Einsatz von VIDAS (Video Data Access System).

Das VIDAS-Paket wurde an der Abteilung Medizinische Statistik und Dokumentation der RWTH Aachen entwickelt und dient der Erstellung und Ablaufsteuerung von Dialogprogrammen für eine interaktive Datenerfassung und -korrektur.

Das System besteht aus drei Komponenten: der PASCAL-ähnlichen Programmiersprache VIDAL, dem VIDAL-Compiler und dem VIDAS-Prozessor.

Mit VIDAL lassen sich auf bequeme Weise Bildschirm-Masken definieren, einschließlich der Festlegung von Wertebereichen und Plausibilitätsprüfungen für die Eingabefelder. Für die Ablaufsteuerung des gesamten Dialogprogrammes steht der für eine strukturierte Programmierung notwendige Befehlsvorrat zur Verfügung (IF-THEN-ELSE, WHILE-DO, REPEAT-UNTIL). Für die Ein- und Ausgabe können sequentielle und indexsequentielle Dateien benutzt werden. Ferner existiert bereits eine Schnittstelle zum DB-System TOTAL.

Der VIDAL-Compiler übersetzt das VIDAL-Quellenprogramm in einen Pseudo-Maschinen-Code.

Der VIDAS-Prozessor schließlich gewährleistet die Abwicklung des mit VIDAL erstellten Dialogprogramms; d.h. er interpretiert den Pseudo-Maschinen-Code und führt ihn aus.

Die VIDAS-Module sind fast ausschließlich in PASCAL geschrieben und sind somit auf jedem Rechner mit einem Standard-PASCAL-System ohne großen Aufwand zu implementieren.

Wenn man nun bei der Durchführung von Therapiestudien VIDAS als DC-Komponente und SIR als DB-System sowie BMDP und SPSS als Statistik-Pakete einsetzt, so sollte selbstverständlich außer der Verknüpfung von SIR mit BMDP bzw. SPSS ebenso eine Verbindung von VIDAS und SIR zu einem integrierten DB/DC-System gewährleistet sein.

In Abb. 1 ist diese Anordnung skizziert. Während bei der Erfassung einerseits sowie Korrektur und Retrieval andererseits die Daten in verschiedenen Dateien gespeichert sind, kann der Anwender bei allen drei Funktionsbereichen über VIDAS-Masken mit dem System kommunizieren. Zusätzlich ist beim Retrieval sowie bei den statistischen Auswertungen ein Einstieg über SIR und auch über BMDP bzw. SPSS möglich.

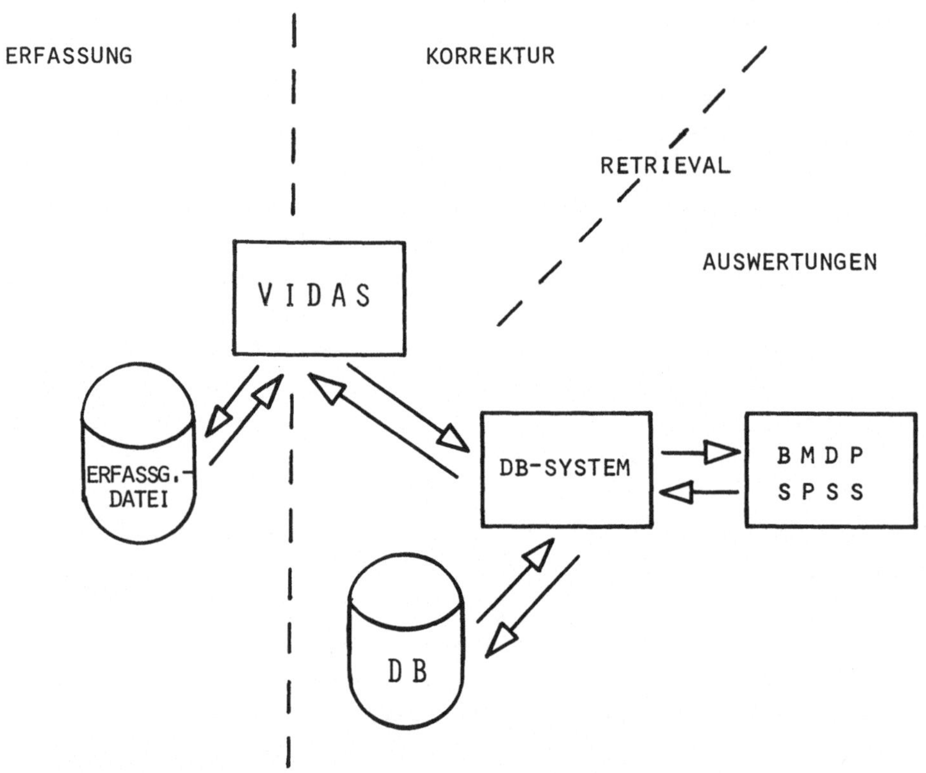

Abb. 1: Integrierte DB/DC-Lösung

Der Realisierung einer solchen integrierten Lösung mit VIDAS und SIR steht jedoch die zweite der beiden oben angeführten SIR-Restriktionen entgegen: der Zugriff auf eine SIR-Datenbank ist nur über die SIR-Kommandosprache möglich, nicht aber über eine oder mehrere Gastsprachen, wie dies bereits 1971 in den CODASYL-Richtlinien für DB-Systeme gefordert wird.

Während also eine Schnittstelle VIDAS/TOTAL ohne Schwierigkeiten von uns zu realisieren war (der Zugriff auf eine TOTAL-Datenbank erfolgt vom VIDAL-Programm über FORTRAN- bzw. PASCAL-Unterprogramme), wäre eine analoge Anordnung unter Verwendung von SIR als DB-System nur über wenig befriedigende Hilfskonstruktionen möglich.

Somit führen zu der angestrebten DB/DC-Lösung nur zwei Wege: entweder die Verwendung eines DB-Systems mit "host language", wobei für die statistischen Auswertungen sicherlich ein deutlich höherer Programmieraufwand erforderlich wäre, oder aber der Einsatz einer entsprechend verbesserten SIR-Version.

Da gerade eine solche SIR-Modifikation, und zwar mit FORTRAN als Gastsprache, nach Aussagen des Herstellers für Anfang 1982 geplant ist, haben wir uns für den zweiten Weg, also den weiteren Einsatz von SIR, entschieden. Die Verbindung von VIDAS und SIR ist allerdings vorläufig nur indirekt, d.h. über Dateien, realisiert. Die Bereitstellung von PASCAL als weitere Gastsprache für SIR wurde von uns angeregt.

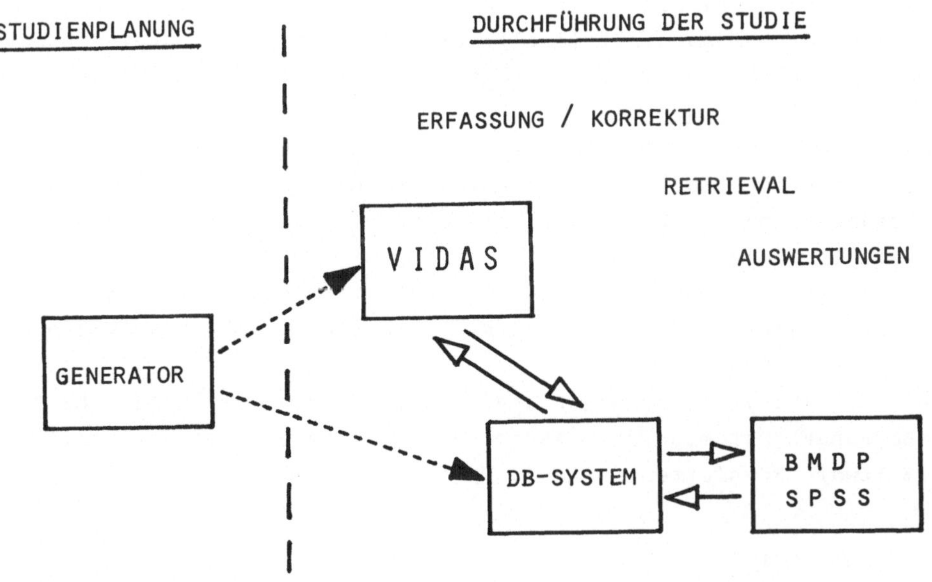

Abb. 2: Zusätzliche Komponente für die Studienplanung

Für die nahe Zukunft bietet sich als weitere Ergänzung der VIDAS/SIR-Konfiguration eine Generatorsprache zur Unterstützung der Planung von Therapiestudien an (Abb. 2). Durch eine solche zusätzliche Komponente würde für die Systemanalyse und Programmentwicklung ein gemeinsames "Dach" über VIDAS und SIR geschaffen. Schon in der Planungsphase einer Studie nämlich könnten die notwendigen Dokumentationsbögen an einem Graphik-Terminal entworfen werden und alle erforderlichen Plausibilitäts- und Wertebereichsprüfungen mit Hilfe der Generatorsprache formuliert werden. Hieraus würden dann entsprechende VIDAL-Programme sowie die zugehörige SIR-Datenbank-Beschreibung generiert, d.h. es würde überflüssiger Programmieraufwand sowie Inkonsistenz bezüglich der Datenprüfungen vermieden.

Vor allem aber könnte auf diese Weise der Prozeß des Konzipierens der für eine Studie notwendigen Dokumentation stärker systematisiert und für die daran Beteiligten transparenter gestaltet werden.

Literatur

CODASYL, Conference on Data System Languages, Data Base Task Group, April 71 Report (1971)

Dannhauer, H.M. (1981). VIDAS/VIDAL

Jannasch, H., Naumann, K. (1981). SIR: Vergleichende Untersuchungen und praktische Erfahrungen. Statistical Software Newsletter, Band 7, Heft 1, 19-24

Kohr, H.-U. (1981). SIR als Datenmanagement- und Retrievalsystem aus der Sicht des Sozialwissenschaftlers: Was leistet SIR, speziell in Ergänzung zu SPSS? Statistical Software Newsletter, Band 7, Heft 1, 14-18

Robinson, B.N., Anderson, G.D., Cohen, E., Gazdzik, W.F., Karpel, L.C., Miller, A.H., Stein, J.R. (Evanston, 1980). SIR Version 2 User's Manual

Sund, M. (1981). Anmerkungen eines Statistikers zur Nützlichkeit von Datenbanksystemen für wissenschaftliche Daten. Statistical Software Newsletter, Band 7, Heft 1, 10-13

Bernd Scheurer
BZA an der Abt. Med. Statistik
und Dokumentation der RWTH
Goethestr. 23
5100 Aachen

UDOS - EIN DATENBANK- UND AUSWERTUNGSSYSTEM FÜR DIE AUSWERTUNG VON KLINISCHEN PRÜFUNGEN AM MIKROCOMPUTER

V. W. RAHLFS
Institut für Datenanalyse und Versuchsplanung
München

Zusammenfassung

Es wird über die Entwicklung eines Programms für Mikrocomputer berichtet, mit dessen Hilfe die bei klinischen Prüfungen anfallenden Daten laufend erfaßt und für die Zwecke von Berichten deskriptiv ausgewertet werden können. Durch Verwendung fester Tabellen-Schemata wird das Programm zu einem schnellen "Bericht-Ersteller".

Seit kurzem sind Mikrocomputer zu einem sehr günstigen Preis-Leistungsverhältnis auf dem Markt. Das Problem ist indessen, daß im Ganzen noch sehr wenige Programmsysteme für den wissenschaftlichen Bereich erhältlich sind - dies gilt besonders für die Auswertung von Daten aus Beobachtungs-Studien und klinischen Prüfungen.

Aus diesem Grund wurde speziell für Mikrocomputer ein Datenbank- und Auswertungssystem entwickelt, zurechtgeschnitten auf die klassische Kombination: Bildschirm, Tastatur, Mikrorechner mit Speicher, Drucker, Diskettenlaufwerk.

Das Programm erfüllt folgende Grundanforderungen:

1. Datenbanksystem für quantitative und qualitative Daten (z.B. Patientenfallberichte, Umfrageergebnisse, technische Messwerte) mit ständiger Möglichkeit der Dateneingabe und -Auswertung.

2. Such- und Verknüpfungssystem zur Darstellung von Einzelfällen und Teilmengen des Datensatzes nach frei wählbaren Kriterien.

3. Ausgabe der Daten für die Dokumentation (bei klinischen Prüfungen nach offiziellem FDA-Schema).

4. Ergebnis-Darstellung und -Präsentation nach vorgegebenen Tabellenformaten zur Ersparnis von Schreibarbeit. Dabei wurde auf weitgehende Automatik Wert gelegt.

UDOS gestattet die Erfassung von bis zu 300 Einzelfällen (Patienten, Messproben, Fragebogen) mit jeweils bis zu 1000 Items (Variablen). Die Eingabe erfolgt über Menubild am Bildschirm, wobei der Bediener zur Orientierung den Variablennamen und das vorgesehene Format vor Augen hat.

Die Daten können linksbündig eingegeben werden, bei Formatüberschreitung ertönt ein akustisches Signal und der Bediener kann sich korrigieren. Im Eingabe-Teil können die Daten auch korrigiert, ausgetauscht, erweitert werden (Editieren). Als Richtwert für die Geschwindigkeit der Eingabe kann gelten: die Dateneingabe von 50 Einzelfällen (z.B. Patienten) mit je 300 Items, das sind insgesamt 15000 Einzeldaten, ist von einer Person bequem in zwei Tagen durchzuführen.

Das Dateneingabesystem ist so konzipiert, daß die Daten in Zeitabständen eingegeben werden können (z.B. Patientenfallberichte wie sie vom klinischen Prüfer eintreffen). Dennoch ist jederzeit eine á jour Auswertung möglich!

Mit Hilfe des Programmteils "Suchen und Auswählen" lassen sich spezielle Anfragen bezüglich einzelner Fälle (Patienten) oder Variablen (z.B. bestimmte Laborwerte) an das Datenmaterial stellen und per Listendruck ausgeben. Zudem lassen sich auch Ausschnitte der Datenbank auf Diskette geben, wo sie für die weitere Bearbeitung durch andere Programme zur Verfügung stehen.

Der Auswertungsteil von UDOS ist im wesentlichen als "Report-Generator" konzipiert, wobei für klinische Studien die Anforderungen der Arzneimittelbehörden, insbesondere der FDA, in Bezug auf die Dokumentation berücksichtigt wurden. Der "Report-Generator" kann folgendes erzeugen:

1. Tabellen aller Daten eines Einzelfalls. Die Variablen erscheinen als aufeinanderfolgende Spalten, eventuelle Mehrfachmessungen (z.B. verschiedene Beobachtungstage) als Zeilen.

2. Tabellen für ausgewählte Variablen (z.B. bestimmte Laborwerte) aller Einzelfälle einer bestimmten Gruppe (z.B. Männer oder Frauen). Hierbei können zusätzlich die Variablen durch Statistiken zusammengefaßt werden: z.B. Mittelwert, Standardabweichung, Extremwerte, bekannte Quantile. Extremwerte können durch Vorgabe von Grenzen automatisch markiert werden.

3. Tabellen zur Gegenüberstellung verschiedener Datengruppen, die durch Schätzskalen gewonnen wurden (Auszählung der Skores, Skore-Mittelwerte). Beispiel: Schmerzskalen, Besserungsskalen.

4. Tabellen zur Gegenüberstellung verschiedener Datengruppen unterschiedlichen Typs (Normal-, Ordinal-, Intervall-, Verhältnisdaten) anhand zusammenfassender Statistiken (auch Auszählungen).

Mit diesen vier Grundleistungen des Report-Generators kann der weitaus größte Teil der Tabellen eines Berichts komplett mit Beschriftung erstellt werden. Bei der praktischen Arbeit hat sich der Reportgenerator des UDOS-Programms sehr bewährt. Trotz der Programmwechselzeiten, Zwischenabspeicherungen auf Diskette und Suchzeiten sind die Tabellen über das benutzerfreundliche Menukonzept rasch zu erstellen. Als Richtzeit kann hier gelten: für die Erstellung von 140 Tabellen eines klinischen Versuchs braucht der Bediener drei Tage, mit kompletter Beschriftung und guter Schriftqualität (vom Drucker abhängig). Die Zeit für eine manuelle Erstellung dieser Tabellen beträgt vergleichsweise 12 bis 14 Tage.

Ein weiterer wichtiger Vorteil des Report-Generators ist, daß der Bediener die für ihn wichtige Angebotspalette ständig vor Augen hat und über Menubilder die gewünschte Ausführung wählen kann.

Das UDOS-Programm ist in CDOS-FORTRAN geschrieben und steht inzwischen auch für CP/M und KOS-PSI 80 zur Verfügung. Es kann für spezielle Bildschirme und verschiedene Disketten geliefert werden. Bezüglich der RAM-Speicherkapazität stehen zwei Versionen zur Verfügung: eine Normalversion für 64 kbyte und eine Miniversion für 48 kbyte mit Eingabemöglichkeit von 300 (statt 1000) Items pro Einzelfall. Weitere Maschinen-Anpassungen sind geplant (z.B. auf OASIS mit Anschlußmöglichkeiten an Großcomputer, sowie MP/M).

DIE WEITERE ENTWICKLUNG VON UDOS

Weitere Programm-Module sind in Entwicklung, welche die Datenanalyse im engeren Sinn unterstützen sollen, so vor allem durch Visualisierung der Dateninformation über schnelle Druckerbilder und Grafik-Plots und auch durch "Omnibus"-Programme zum Hypothesen-Testen spezieller Datensituationen.

Als Bild-Hilfen sind Programme mit explorativen Verfahren nach Tukey und Wilk-Gnanadesikan in Arbeit sowie Einzelverlaufskurven über Plotter. Für Hypothesen-Teste und Statistiken sollen möglichst nur robuste Verfahren herangezogen werden.

Der Aufbau dieser Programmteile wird so strukturiert sein, daß sich die besonders häufigen Daten-Strukturen experimenteller und klinischer Studien damit bequem analysieren lassen (ein- bis zweifaktoriell, univariat, wiederholte Messungen in der Zeit, fehlende Daten, schiefe Verteilungen, Ausreißer, Nominal- und Ordinaldaten).

Dr. Volker W. Rahlfs
Institut für Datenanalyse und Versuchsplanung
Lazarettstr. 5, 8000 München 19

GESICHERTE DATENQUALITÄT DURCH DATENTYPISIERUNG UND DIALOGPRÜFUNG BEI BEFUNDERFASSUNG DURCH DUSP

K. BOGDANSKI, C. GASSINGER, W. GIERE
Abteilung für Dokumentation und Datenverarbeitung
Universität Frankfurt/M.

Zusammenfassung

Das Datenerfassungs-Überprüfungs- und Speicherungs-Programmsystem DUSP verfügt über 12 Datentypen, die dem Bedarf bei der ärztlichen Befundschreibung angepaßt sind. Es gibt kodierte und unkodierte, einfache und komplexe Datentypen. An ausgewählten Beispielen wird der informationstheoretische Gehalt der Datentypen dargestellt. Anschließend wird auf die Prüfungen eingegangen, die bei Dateneingabe im Dialog sofort am Terminal erfolgt.

Einleitung

Eine gesicherte Datenqualität bildet die erwünschte Grundlage jeder Dokumentation von Patientendaten, aus welcher die Information sowohl für Diagnose, Therapie und Verlaufsbeobachtung als auch für fallbezogene Auswertungen der erfaßten Daten gewonnen werden. Von einer gesicherten Datenqualität sprechen wir, wenn allgemein gesagt, Genauigkeit, Vollständigkeit, Vergleichbarkeit und Sicherung der Daten gewährleistet sind. Für die Realisierung einer Patientendokumentation mittels EDV spielt auch die Akzeptanz dieser mit einigen Neuerungen verbundenen Methode eine entscheidende Rolle. Die Dokumentation soll deshalb der Logik des Untersuchungsganges mit Systematik angepaßt, die Erfassung einfach und wenig Mühe verursachend sein. Dokumentation im Routinebetrieb ohne Mehrarbeit ist deshalb ein angestrebtes Ziel eines solchen Systems.
Mit dem Datenerfassungs-, Überprüfungs- und Speicherungs- Programmsystem DUSP haben wir versucht, diese Anforderungen gerade in Verbindung mit den oben angeführten Merkmalen zu erfüllen.
Auf Grundlage der Gesetzmäßigkeit des exponentiellen Abfalls der Häufigkeit von Aussagen in der Medizin, wird bei DUSP eine Reduktion des zu erfassenden Datenvolumens durch die Kombination verschiedener Kürzungsmethoden (Kodierung) erreicht. Der Kode-Umfang richtet sich dabei nicht nach dem gewünschten Detaillierungsgrad für alle Aussagen, wie z.B. bei der Verwendung von mehrstelligen Schlüsseln üblich ist, sondern ist minimal bei Häufigem und ohne Begrenzung des ärztlichen Differenzierungsvermögens bei Seltenem. Bei der Entwicklung der einzelnen Kodierungsmethoden, die als "Offene Liste" jederzeit erweitert werden können, werden die Gewohnheiten des Arztes berücksichtigt. Damit ist es möglich, als Vorlage für die Erfassung außer einem ausgefüllten Erhebungsbogen auch eine teilstrukturierte Papiernotiz oder ein Diktat zu verwenden. Die Typisierung des Datenmaterials, die im folgenden näher ausgeführt werden soll, geschieht zum einen durch die Kodierung von Einzelaussagen, wir sprechen dann von einfachen Datentypen, und die Kodierung von Aussagenkomplexen durch die Verwendung komplexer Datentypen,zum anderen durch die zumindest systeminterne Zuordnung der Aussagen zu einer Erfassungsstruktur.
Die Typisierung bildet, wie im Anschluß gezeigt werden soll. die Grundlage für die in 5 Ebenen erfolgende Prüfung der Daten, ihre Vergleichbarkeit und die Beurteilung ihrer Vollständigkeit (auch bzgl. negativer Aussagen). Die Genauigkeit, die im Gehalt einer Aussage steckt, bleibt erhalten.

Datentypen

Im Folgenden befindet sich eine Übersicht über die DUSP-Datentypen. Es wird jeweils der Name, eine kurze Erläuterung des Datentyps und der bei der Formulargenerierung im Dialog anzugebende Prüfparameter angegeben. Die komplexen Datentypen sind durch "+)" gekennzeichnet.

Name	Bedeutung	Prüfparameter
UA	unkodiert alphanumerisch (und zulässige Sonderzeichen)	UA
UN	unkodiert numerisch (U=Untergrenze, O=Obergrenze, N=Kommastelle) z.B. Puls = 76	UN`U`O`N
NV	numerisch, variable Grenzen (Zulassung von Extremwerten möglich) z.B. Alter = 44	NV`U`O`N
KB	Buchstaben - Kode und Klartext (Kode mit vorangestelltem ".") z.B. Arztkennzeichen: .HM	KB
KV	Viele einstellige Buchstaben-Kodes (Kode A und/oder Kode B und/oder	KV`AB...
KN	N einstellige Buchstaben-Kodes (i-ter Kode aus Liste i, i=1..,N)	KN`N`(L1)..`(LN)
KD	Kodiert Datum, Form: T(T).M(M).JJ(JJ) (Datum kalendarisch gültig)	KD`U`O
KZ	Kodiert relative Zeitangabe (Zahl und Einheit S,T,W,M,J) z.B. Operation vor: 3 W	KZ
KM	Kodiert medizinische Skalierung (O,1,2,3,4,+,++,+++ oder ++++)	KM
KS	hierarchische Zahlen-Schlüssel (Klammergebirge) und Klartext z.B. Anschrift: 12 z.B. Befund: 10 (02 15) beweglich	KS +)
KR	komplexer Rheumatologie-Typ (Lokalisation, Qualität, Quantität) z.B. Hand: "HARUE:NA; D1 S1 FLEX9o"	KR +)
TP	Thesaurus-Prüfung (Worte gegen Thesaurus abgeglichen)	TP`TNAME

Fig.1: Übersicht über die DUSP-Datentypen

Je genauer sich der Gehalt einer Einzelaussage, eines sog. Items, charakterisieren läßt, desto adäquater läßt er sich kodieren. Die Genauigkeit dieser Charakterisierung bildet die Grundlage für die Prüfbarkeit der eingegebenen Daten.

Einfache Datentypen

Den einfachsten Fall stellen die numerischen Datentypen "Unkodiert numerisch (UN)" und "Numerisch variabel (NV)": Das Item ist als numerisch charakterisiert, z.B. "76" für das Ergebnis einer Pulsmessung. Es kann auf eine vorgegebene Anzahl Stellen genau einem durch Ober- und Untergrenze definierten Bereich zugeordnet werden. Da die Eingabe der Daten im Dialog am Bildschirm erfolgt, können bei der Verwendung des Typs "NV" auch wahlweise Extremwerte, die außerhalb des vorgegebenen Bereiches liegen, zugelassen werden. Dadurch kann der Bereich sinnvollerweise so gewählt werden, daß er die häufigsten Fälle abdeckt.

Einfache Datentypen für die Verwendung von Schlüsseln sind die Typen "Kodiert Schlüssel (KS)" und "Kodiert Buchstabe (KB)", z.B. der Zahlenschlüssel "12" für die Anschrift eines Arztes und der Buchstaben-Kode ".HM" als Arztkennzeichen für Dr. Hans Müller. Beide Verschlüsselungsarten können mit Klartext kombiniert werden. Während bei "KS" Zahlen durch ein vorangestelltes "#" von Schlüsseln unterschieden werden, wird bei "KB" der Kode durch einen vorangestellten "." vom übrigen Klartext unterschieden.

Einen weiteren Datentyp gibt es zur Darstellung von relativen Zeitangaben "Kodiert relative Zeitangabe (KZ)" unter Angabe der verwendeten Zeiteinheit, z.B. Operation vor "3W" (mit W für Wochen).

Absolute Datumsangaben, kodiert im Datentyp "Kodiert Datum (KD)", in der Form T(T). M(M). JJ(JJ) werden auf kalendarische Gültigkeit geprüft und können ebenfalls einem Bereich zugeordnet werden, z.B. um zu verhindern, daß als Geburtsdatum das Jahr 1986 angegeben wird.

Als weiteres ist zu nennen der Datentyp "Kodiert Medizinische Skalierung (KM)", dessen wahlweiser Verwendung ein einheitlicher Skalierungsbereich von (0,1,2,3,4) und (0,+,++,+++,++++) zugrundeliegt.

Eine weitere Möglichkeit zur Kodierung der Aussagen bei DUSP besteht durch die Möglichkeit, aus vorgegebenen Antworten auszuwählen (Multiple Choice). Dabei werden zwei Arten unterschieden: Erstens, aus mehreren Listen vorgegebener Antworten ist pro Frage eine Antwort aus je einer Liste richtig, z.B. auf die Frage: Ist der Gesamteindruck des Patienten Gut, Krank oder Schwerkrank und Altersgemäß, Vorgealtert oder Jünger aussehend? Wäre die Antwort z.B. "KA" für Krank und Altersgemäß. Diese Art Kodierung entspricht dem Datentyp "Kodiert N einstellige Buchstaben -Kodes (KN)", wobei der i-te Kode aus einer Liste mit i=1,..,N stammt. Zweitens, aus einer Liste vorgegebener Antworten sind pro Frage mehrere Antworten zulässig, z.B. auf die Frage: Lymphknoten in Hals. Nacken, Axilla und/oder Leiste? Wäre eine Antwort "HA" für Lymphknoten an Hals und Axilla. Diese Kodierung entspricht dem Datentyp "Kodiert viele

einstellige Buchstaben-Kodes (KV)".
Durch die Kombination der verschiedenen Datentypen können logisch zusammengehörige Bereiche (Arrays) gebildet werden. Klammert man aus den bisher vorgestellten Typen diejenigen aus, die sich in eine der bisher geschilderten oder noch nicht erwähnten Typen unterbringen lassen, bleibt als letztes der Freitext, der jederzeit als Ergänzung eines Typs verwendet werden kann und die Vollständigkeit der zu erfassenden Information gewährleistet.
Zur Prüfung des Freitextes stehen die Datentypen "Unkodiert alphanumerisch (UA)" und "Thesaurus-Prüfung (TP)" zur Verfügung: Während beim Typ "UA", eingeschränkt durch die Angabe von Pattern Matches, bis auf Steuerzeichen alle Zeichen zugelassen sind, werden beim Typ "TP" die eingegebenen Worte gegen einen Arbeitsthesaurus geprüft und können beim Auftreten von Schreibfehlern im Dialog korrigiert werden.

Komplexe Datentypen

Neben der Kodierung von Einzelaussagen hat sich auch die Kodierung von Aussagenkomplexen als sinnvoll erwiesen.
So wurde die Schlüsselanwendung auf Anregung der Ärzte zu einer Diktatsystematik mit beliebig tiefgestuften Schlüsseln erweitert.
Mit dem Datentyp "Kodiert Schlüssel (KS)" kann jeder numerische Schlüssel durch einen anderen modifiziert werden: Steht z.B. der Schlüssel "10" für Zwerchfellbogen, wird aus der eingegebenen Zeichenfolge "10 (02 15) beweglich" nach der Dekodierung für die Arztbriefschreibung "Zwerchfellbogen links gut beweglich", usw.
Die numerischen Kodes werden beliebig mit Klartext und/oder Interpunktion vermischt diktiert.
Für die Rheumatologen in der Deutschen Klinik für Diagnostik wurde die Möglichkeit entwickelt, Befunde mit dazugehörigen Lokalisations- und Graduierungsangaben kodiert anzugeben. Mit dem Datentyp "Komplexer Rheumatologie-Typ (KR)" ist es möglich, als Erfassungselement eines DUSP-Formulares, also auf Feldebene, eine beliebige Folge von graduierten oder nicht graduierten Befunden zu definieren. Die Befunde sind alphanumerisch kodiert. Sie können wahlweise mit näheren Lokalisationsangaben versehen werden, wobei eine Lokalisationsangabe einer beliebigen Folge der einzugebenden Befunde zugeordnet werden kann.
Für die Befunde und Lokalisationen werden selbstgewählte Abkürzungen verwendet. Diese werden bei der Eingabe auf Gültigkeit und die Graduierung wahlweise auf Unter- und Obergrenze geprüft.

Die Differenzierung der Aussage geschieht mittels bestimmter Interpunktionsregeln, z.B. wäre "HARUE:NA; D1 S1 FLEX 90" ein Ergebnis für die Untersuchung der Hand und hieße "Narbe auf dem Handrücken, ansonsten leichte Schmerzen und Schwellungen und eine Flexion von 90 Grad".

Fig. 2 zeigt die Einbettung der vorgestellten Datentypen in das DUSP-Erfassungsformular, einschließlich einer zusammenfassenden Darstellung der Datentypen "KS" und "KR" (Darstellung in EBN-Form).

```
<Formular>::=<Formularidentifikation><Formulartext>
                <Formularende>
<Formulartext>::=<Formularzeile>^n
<Formularzeile>::=<Zeilenidentifikation>'<Feldteil><Zeilenende>
<Feldteil>::=<Feld>^n
<Feld>::=<leer>'0'<Inh>[<Zusatz>]'<Zusatz>
<Inh>::=<UN>'<NV>'<KB>'<KZ>'<KD>'<KM>'<KN>'<KV>'<UA>'<TP>'<KS>'<KR>
<Zusatz>::=*<Kommentarzeilennummer>)'*<Kommentar>^n

<KS>::=<Kode>'<KS-Kommentar>
<Kode::=<Schluessel>[{(<KS>)'u<KS>}]
<KS-Kommentar>::={<Eingabezeichen ohne Zahl>'#<Zahl>}^n
<Schluessel>::=<Natuerliche Zahl>

<KR>::=[<Lokalisation>]<Befund>[u<Befund>]^n[;<KR>]
<Lokalisation>::=<Lok1>'<Lok2>
<Lok1>::=<Buchstaben-Kode>
<Lok2>::={<Lok3>'<Lok4>}[{,<Lok3>',<Lok4>}]{:'u}
<Lok3>::=<Natuerliche Zahl>[,<Natuerliche Zahl>]^n
<Lok4>::=<Natuerliche Zahl>-<Natuerliche Zahl>
<Befund>::=<Qualitaet>[<Quantitaet>]
<Qualitaet>::=<Buchstaben-Kode>
<Quantitaet>::=<Natuerliche Zahl>'+

' fuer Oder-Strich
```

Fig.2: Einordnung der Datentypen in ein DUSP-Formular

Die Darstellung zeigt, daß außer einer durch den gewählten Datentyp festgelegten Angabe, in jedem Feld der "o.B." - Befund als "0" angegeben werden kann. Der Nullbefund bedeutet dabei die statistisch signifikante, explizite Verneinung. Anders die fehlende Angabe. Auch sie ist in jedem Feld, Ausnahme sind definierte Mußfelder, erlaubt. Damit wird dem Arzt ermöglicht, sich bei seiner Befundniederlegung auf das zu beschränken, was er für notwendig hält und formalistischer Zwang vermieden.

Dialogprüfung

Die Entwicklung geeigneter Datentypen dient neben der genannten Verkürzung des zu erfassenden Datenvolumens vor allem der Datenprüfung vor der Einspeicherung der Daten. Beispiele für die verschiedenen Prüfungen wurden bei der Vorstellung der Datentypen bereits benannt. Die Prüfung auf Grundlage eines Datentyps läßt sich anschaulich als Automat darstellen.

Den Automaten des Typs "KR" zeigt Fig.3

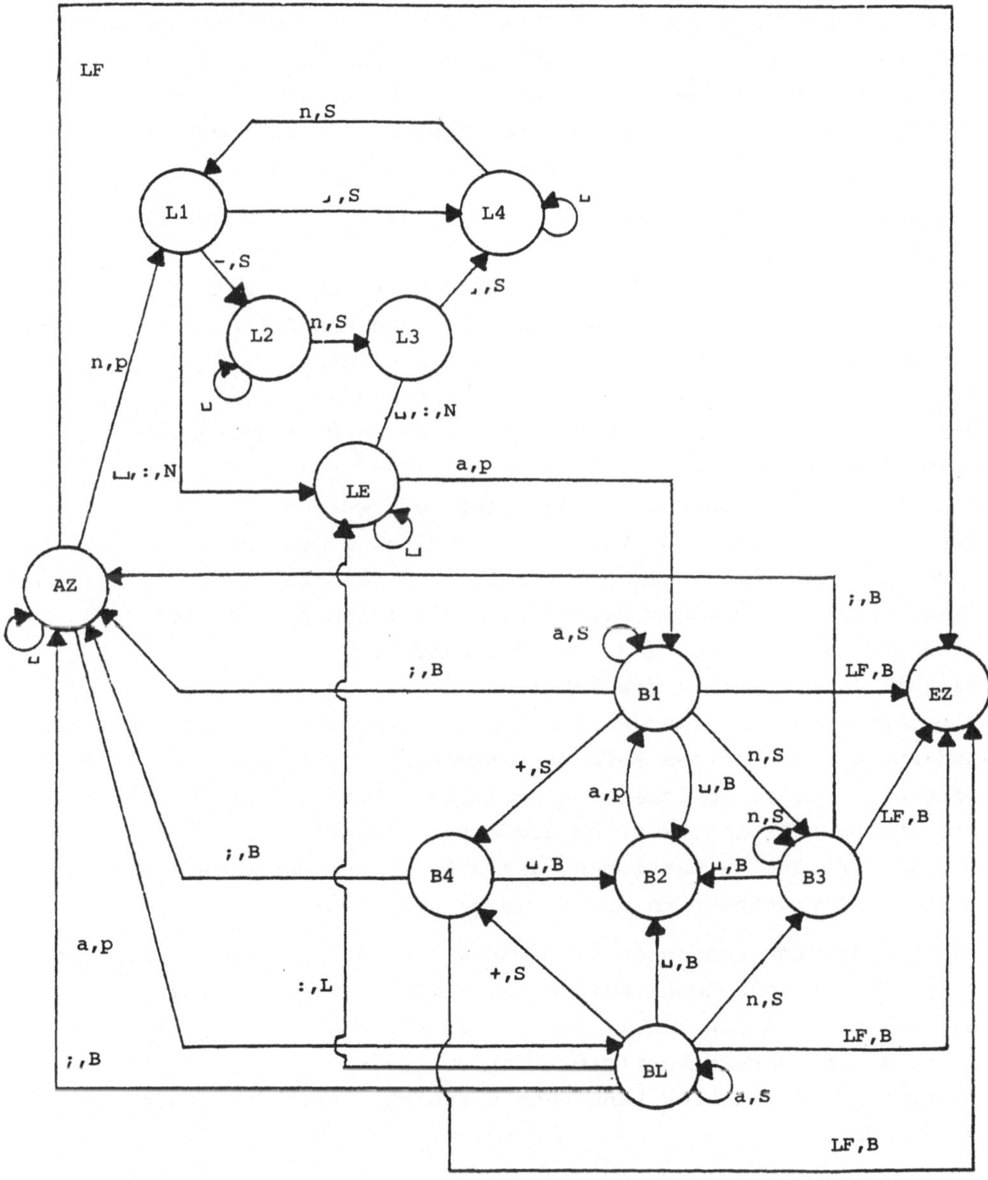

Fig.3: Automat des Datentyp KR = (V,K,F,A)

Der Automat besteht aus

- der Menge der Eingabezeichen V=(n,a,u,,,,;,:,+,-,LF) mit n für Ziffer, a für Buchstabe, u für Blank und LF für LINEFEED,
- der Menge der Zustände K=(AZ,L1,L3,L4,LE,BL,B1,B2,B3,B4,EZ), mit AZ als Ausgangszustand, L1-L4 als Lokalisationszustände, B1-B4 als Befundzustände und EZ als Endzustand,
- der Menge der Prozeduren A=(P,S,B,L,N), die die Prüfung entsprechend den erkannten Zeichenstrings durchführen,
- der Abbildungsfunktion F (AZ,w)=EZ, d.h. ein Eingabestring w ist richtig, wenn der Automat durch ihn aus dem Ausgangszustand AZ in den Endzustand EZ überführt wird. Dabei kann, abhängig vom aktuellen Zustand und dem nächsten Eingabezeichen, beim Übergang zu einem Folgezustand eine Prozedur aufgerufen werden.

Im folgenden werden nochmals die prinzipiellen Stufen der Prüfung dargestellt (vgl. Fig.4):

- Prüfung auf Gültigkeit der Formularidentifikation und, im Falle des Anschlusses an andere Systeme, z.B. an ein Patientenaufnahmesystem, Vergleich mit bereits vorhandenen Daten.
- Prüfung der generellen Struktur des Formulares. Hier werden Benutzereingabefehler und grobe Formalfehler eliminiert und kontrolliert, ob "Mußfelder" eingegeben oder Kreisverweise in den Kettfeldern angelegt wurden.
- Prüfung der speziellen Struktur entsprechend den vom Benutzer ausgewählten Kodierungsmöglichkeiten auf Feldebene.
- Semantische Prüfung der Daten durch Vergleich mit den oben erwähnten Kode-Listen und Bereichsgrenzen.
- Plausibilitätsprüfung des Inhalts. Sie läßt sich für jedes Formular benutzerspezifisch programmieren und enthält ein weites Feld von Anwendungsmöglichkeiten, von dem Vergleich der zu speichernden Merkmale untereinander bis hin zu Prozeßkommunikation, z.B. um die mit MUMPS erfaßten Daten an einen FORTRAN-Prozess zu übergeben, der z.B. Winkel berechnet oder um andere Informationen in das Formular einzubauen.

Fehlerkorrekturen können on line direkt bei der Erfassung erfolgen. Das System gibt die Lokalisation des Fehlers, eine detaillierte Fehlermeldung und den Inhalt der fehlerhaften Zeile aus.
Die Zeile kann direkt korrigiert werden. Auch eine nachträgliche Korrektur von Formularen kann nach derselben Systematik durchgeführt werden.

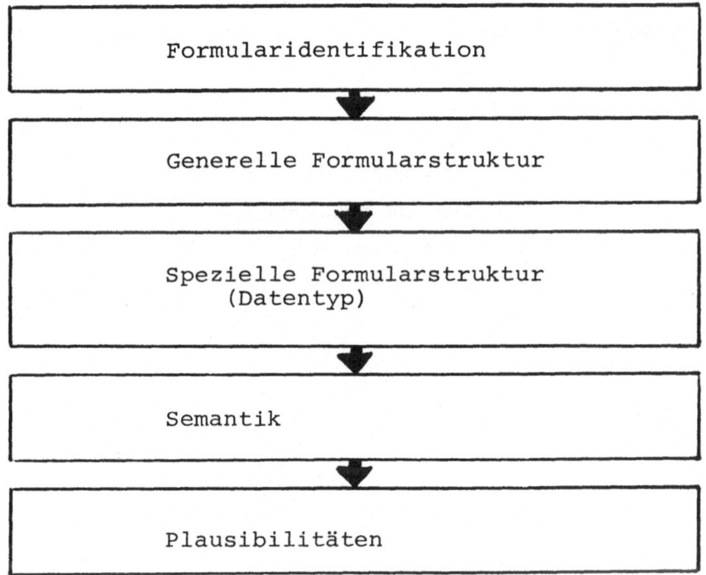

Fig.4: Die 5 Stufen der Dialogprüfung

Literatur:

1. Giere,W.: DMV-Bericht 3, Projekt Datenverarbeitung in der Medizin der GSF, (1975)

2. Giere,W., Heger, J.P., Krier, N.: DOC-Programmierung, in: Datenverarbeitung im Gesundheitswesen, Hrsg.: Schneider, B., Schönenberger, R., Springer-Verlag, p.200-211, (1976)

3. Giere,W.: Beispiele einer EDV-Organisation in einer privaten Diagnose-Klinik, in: Handbuch der Med.Dokumentations u. Datenverarbeitung, Hrsg.: Koller, S., Wagner, G., Schattauer-Verlag, Stuttgart, p. 895-912, (1975)

4. Giere,W., Baumann, H.: Zur Erfassung und Verarbeitung medizinischer Daten mittels Computer. 1. Mitteilung. Ein Datenerfassungs- und Speicherungsprogramm (DUSP) zur Dokumentation von Krankengeschichten. Meth.Inf.Med. 8, p.11-18, (1969)

5. Giere,W.: Zur Erfassung und Verarbeitung medizinischer Daten mittels Computer. 2. Mitteilung. Die Fehlerprüfung der durch das Datenerfassungs- und Speicherungsprogramm (DUSP) gespeicherten Daten. Meth.Inf.Med. 8, p.197-200, (1969)

Dipl.-Inform. K. Bogdanski, Dr. C. Gassinger, Prof. Dr. W. Giere
Klinikum der Johann Wolfgang Goethe-Universität, Zentrum der Medizinischen Informatik, Abteilung für Dokumentation und Datenverarbeitung, Theodor-Stern-Kai 7, 6ooo Frankfurt/M. 7o

SICHERUNG STATISTISCHER DATENBANKEN DURCH OUTPUT-KONTROLLE [1)]

E. WEHRLE, J. SCHLÖRER
Klinische Dokumentation
Universität Ulm

Zusammenfassung

Es hat sich gezeigt, daß bei statistischen Datenbanken eine Identifikation einer Einzelperson aus anonymen Datensätzen möglich sein kann. Die Sicherungstechniken, die als spezifisch für statistische Datenbanken gelten können, gehören zu zwei Hauptgruppen: Datenveränderung und Output-Kontrolle. Im vorliegenden Vortrag wird versucht, einen Überblick über die bisher untersuchten Verfahren der Output-Kontrolle zu geben. Die Anwendbarkeit der Verfahren wird anhand der Kriterien Sicherheit, Genauigkeit der Information und vertretbarem Aufwand geprüft. Diese drei Ziele lassen sich bei keinem bekannten Verfahren gleichzeitig erreichen.

1. Einleitung

Eine statistische Datenbank soll statistische Angaben - etwa Häufigkeiten, Prozentzahlen, Mittelwerte - über Personengruppen oder Gruppen von Organisationen zugänglich machen, ohne dabei Informationen über erkennbare Einzelpersonen oder Organisationen preiszugeben. Dieses doppelte Ziel ist nicht leicht zu erreichen. In den letzten Jahren tauchten immer neue Techniken auf, mit deren Hilfe sich aus prima vista unschuldig wirkenden statistischen Angaben der Inhalt einzelner Datensätze, teils sogar der ganzen Datenbank rekonstruieren läßt (unter vie-

[1)] Diese Arbeit wurde teilweise von der Stiftung Volkswagenwerk unterstützt.

len anderen zum Beispiel Denning, Denning und Schwartz 1979; De Jonge 1981; Schlörer 1980). Das Risiko ist bei interaktiver Auswertung am höchsten, besteht jedoch im Prinzip auch bei off-line-Systemen.

Es genügt allerdings nicht, den Inhalt von Datensätzen zu kennen. Man muß diese - hier als anonym angenommenen - Datensätze identifizieren, d.h. den richtigen Personen zuordnen können. Dazu ist Zusatzwissen über die interessierenden Personen nötig, das nicht immer umfangreich sein muß. Unter ungünstigen Umständen kann die Kenntnis weniger Merkmale ausreichen, um einen Datensatz eindeutig zu identifizieren. Kernprobleme für die Sicherheit statistischer Datenbanken sind demnach:

(1) Das Identifikationsproblem: Ist ein gegebener Bestand anonymer Datensätze identifikationsgefährdet?

(2) Das Outputproblem: Erlaubt eine gegebene Menge an Output, d.h. eine Menge statistischer Angaben, Rückschlüsse auf den Inhalt einzelner Datensätze in der Datenbank?

Entsprechend lassen sich die wichtigsten bis heute diskutierten Gegenmaßnahmen - soweit sie spezifisch für statistische Datenbanken sind - mit Randunschärfen in zwei Hauptgruppen einteilen. Zur ersten Gruppe zählen Verfahren, die beim Identifikationsproblem ansetzen und versuchen, die Daten selbst so zu verändern, daß Identifikationen erschwert oder unmöglich werden. Gelingt dies, dann muß in der Regel der Output nicht mehr überwacht zu werden, weil es nun gleichgültig ist, ob der genaue Inhalt der Datensätze bekannt wird. Die Skala der untersuchten Verfahren reicht von einfachen Maßnahmen (Verwenden von Stichproben statt Grundgesamtheiten, Streichen oder Vergröbern der Klasseneinteilung "gefährlicher" Merkmale) bis zu komplizierten Techniken von einstweilen eher theoretischem Interesse (z.B. Einbringen von Zufallsfehlern in den Datenbestand, Transformation der Datenbank). Die zweite Gruppe und Thema dieses Vortrags sind die Verfahren der Output-Kontrolle. Der Output soll dabei so beschränkt oder verändert werden, daß Details einzelner Datensätze nicht oder nur schwer erkennbar bleiben.

Der mit Datenschutz- und Sicherungs-Problemen Vertraute wird eine Reihe ihm bekannter Verfahren vermissen, z.B. die Zugangs- und Zugriffskontrolle. Es sei wiederholt, daß nur Techniken genannt werden, die spezifisch für statistische Datenbanken sind. Sie lassen sich also nur anwenden auf statistische Datenbanken oder - das gilt für Verfahren der Output-Kontrolle - bei statistischer Auswertung von Mehrzweckdatenbanken. Bevor wir zu unserem Thema übergehen, wollen wir kurz erläutern, unter welchen Bedingungen Output-Kontrollen interessant werden können. Erste Voraussetzung ist ein Benutzer, der zwar berechtigt ist, statistische Angaben zu erfragen, nicht aber Inhalt und Personenzuordnung einzelner Datensätze zu erfahren. Zweite Voraussetzung ist, daß überhaupt ein Identifikationsrisiko besteht. Es stehen also vor allem Datenbestände zur Debatte, die eine Grundgesamtheit oder eine Stichprobe mit hohem Quotienten n/N repräsentieren und eine ausreichende Zahl als Zusatzwissen geeigneter Merkmale enthalten. Ferner muß eine gewisse Wahrscheinlichkeit dafür bestehen, daß Benutzer die Zugehörigkeit oder Nichtzugehörigkeit sie interessierender Personen zur abgebildeten Grundgesamtheit auch kennen (etwa Mitgliedschaft in einer bestimmten Krankenkasse, Krankenhausaufenthalt in einem bestimmten Klinikum). Therapiestudien, die Rahmenthema dieses Kongresses sind, liefern häufig Datenbestände mit einem etwas anderen Charakter, nämlich den von Stichproben. Derartige Datenbestände lassen sich oft auch heute noch mit der herkömmlichen Anonymisierung recht gut sichern.

2. Der Zielkonflikt

Das ideale Schutzverfahren müßte minimalen Informationsverlust mit maximaler Sicherheit und geringem Aufwand kombinieren. Diese drei Ziele stehen untereinander in Konflikt; kein Verfahren der Output-Kontrolle erreicht alle drei gleichzeitig. Obwohl eine solche Wertung vorläufigen Charakter hat, haben wir bei allen erwähnten Techniken erreichbare Sicherheit, Informationsverlust und Aufwand zu beurteilen versucht und diese Angaben in Form einer Tabelle zusammengefaßt.

3. Output-Kontrolle

Man unterscheidet bei der Output-Kontrolle zwischen Output-Selektion und Output-Modifikation.

3.1. Output-Selektion

Bei der Output-Selektion werden bestimmte, a priori oder ad hoc festgelegte Anfragen nicht, die übrigen jedoch wahrheitsgetreu beantwortet.

A. Verbote von Einzelanfragen: Der Begriff "Einzelanfrage" soll andeuten, daß die einzelne Anfrage bis hinein in die von ihr angesprochenen Merkmalsausprägungen untersucht wird. Aufgrund dieser Untersuchung wird über die potentielle Gefährlichkeit und ein eventuelles Verbot (Nichtbeantwortung) der Anfrage entschieden.

Die Festlegung der verbotenen Anfragen kann auf zwei Arten geschehen. Einmal kann a priori die Menge der verbotenen Anfragen festgesetzt werden. Um zu verhindern, daß verbotene Antworten auf dem Umweg über erlaubte Anfragen doch noch ausgerechnet werden können, müssen immer auch eine Reihe für sich allein nicht unbedingt gefährliche Anfragen mit verboten werden (Cox 1980, Schlörer 1976b). Trotz dieser "Extraverbote" ist dieses das präziseste aller denkbaren Verfahren zur Output-Selektion; der Informationsverlust ist am geringsten und die Sicherheit am höchsten. Gleichzeitig ist jedoch auch der Aufwand sehr hoch, daher ist einstweilen kaum zu erwarten, daß derartige Verfahren für on-line-Systeme anwendbar werden.

Beim Versuch, über das Verbot einer Einzelanfrage ad hoc zu entscheiden, stößt man zunächst auf ein Paradox. Solange die Syntax der Anfragen nicht eingeschränkt wird, müssen - wie sich leicht zeigen läßt - alle Anfragen, die eine bestimmte Kombination von Merkmalen ansprechen, entweder gemeinsam verboten oder gemeinsam erlaubt werden. Man gelangt damit zu dem unter B beschriebenen Verfahren; das Überprüfen der einzelnen Merkmalsausprägungen kann man sich in diesem Fall sparen.

Wir haben daher gemeinsam mit D. E. Denning begonnen, eine eingeschränkte Syntax zu untersuchen, bei der die Anfragen ebenfalls auf der Ausprägungsebene untersucht werden. Leider waren die Ergebnisse nicht sehr ermutigend: Der Informationsverlust bleibt zwar noch relativ gering, der Aufwand ist aber auch hier hoch. Außerdem fanden wir einen Weg, auf dem Eindringlinge diese Syntax unter Umständen unterlaufen können.

B. Beschränkung der Variablenzahl: Hierbei werden nicht mehr die Merkmalsausprägungen, sondern nur noch die Merkmale untersucht, die eine Anfrage verwendet. Alle Anfragen, die eine bestimmte Merkmalskombination verwenden, sind entweder erlaubt oder verboten. Im Gegensatz zu den bisher besprochenen Verfahren, die ausnahmslos exponentiellen Zeitaufwand erfordern, wächst hier die zum Überprüfen einer

Anfrage nötige Zeit nur noch linear mit der (syntaktischen) Länge der Anfrage. Dafür ist die Methode gröber, der Informationsverlust höher. Nicht endgültig geklärt ist der Grad der erreichbaren Sicherheit. Theoretisch kann man manchmal aus Tabellen oder Häufigkeitsauszählungen niederer Dimension solche höherer Dimension berechnen. Allerdings sprechen die Ergebnisse von Reiss (1977) dafür, daß dies in der Regel, wo überhaupt möglich, außerordentlich schwierig ist. Auch die Kriterien, nach denen die Gefährlichkeit einer Merkmalskombination beurteilt wird (z.B. Block und Olsson 1976, Schlörer 1976a), sind verfeinerungsbedürftig. Wir verfügen seit kurzem über den Prototyp eines Programmes, welches das Identifikationsrisiko aus ein- oder zweidimensionalen Randverteilungen abschätzt; es ist allerdings in seiner jetzigen Form für on-line-Systeme zu aufwendig.

C. Partitionierung: Die Menge der Datensätze in einer Datenbank wird in vorher festgelegte überschneidungsfreie Teilmengen eines bestimmten Mindestumfangs zerlegt ("atomic population"; Chin und Ozsoyoglu 1981a). Anfragen, die dazu geeignet sind, eine "atomic population" weiter zu zerlegen werden nicht beantwortet. Grundsätzlich kann man auf diesem Weg eine sehr hohe Sicherheit auf Kosten eines enormen Informationsverlustes erreichen. Da der Mindestumfang der "atomic population" wenigstens bei "zwei" liegen muß, lassen sich z.B. aus 1000 Datensätzen maximal 500 überschneidungsfreie Teilmengen bilden. In vielen Fällen müßten bereits zweidimensionale Tabellen zum Teil gesperrt werden, weil sonst die Überschneidungsfreiheit verloren ginge. Da der Aufwand beträchtlich ist, bemühen sich die Autoren um eine Automatisierung des Verfahrens (Chin und Ozsoyoglu 1981b). Sie versuchen darüber hinaus, das Verfahren für dynamische Datenbanken anwendbar zu machen.

D. Overlap-Kontrolle: Datensatzteilmengen, die einander weitgehend überschneiden, können besonders gefährlich sein. Dobkin, Jones und Lipton (1979) haben deshalb ein Modell untersucht, bei dem derartige Überschneidungen in engen Grenzen gehalten werden. Obwohl für die Komplexitätstheorie der Sicherheit statistischer Datenbanken wichtig, ist dieses Modell für die Praxis nicht geeignet, da es unzumutbare Beschränkungen der erlaubten Anfragen auslöst.

3.2. Output-Modifikation

Unter diesem Oberbegriff fassen wir Techniken zusammen, bei denen zwar alle oder die meisten Anfragen beantwortet, dafür jedoch die einzelnen Antworten durch Einbringen kontrollierter Zufallsfehler modifiziert werden.

A. Zufallsrunden mit fester Basis: Diese Technik ist die älteste in der Praxis angewandte Methode der Output-Modifikation. Statistics Canada hat sie - im Rahmen eines off-line-Systems - seit Beginn der 70er Jahre entwickelt und angewandt (Fellegi und Phillips 1974).

B. Systematisches Runden, Ausgabe von Intervallen fester Länge:

Im Gegensatz zu den Verfahren A und C führt hier der gleiche echte Wert immer zum gleichen Output. Die Ausgabe von Intervallen (Alagar 1980, Schlörer 1981) hat gegenüber dem herkömmlichen systematischen Runden (Achugbue und Chin 1979, Schlörer 1977) den Vorteil, daß die Intervalle halber Länge im Bereich niedriger Häufigkeiten vermieden werden. Bei einer angenommenen Basis von 10 werden zum Beispiel statt der gerundeten Werte 0 (für die echten Werte 0 bis 4), 10 (für die echten Werte 5 bis 14) usw. die Intervalle 0-9, 10-19 usw. angegeben.

C. Einbringen eines zufälligen Fehlers ohne feste Basis:
Die Verfahren A und B arbeiten mit festliegenden Rundungsbasen. Denning (1980) und Beck (1980) schlugen dagegen Verfahren vor, bei denen der absolute Fehler in Abhängigkeit vom echten Wert schwanken kann. Stattdessen wird der relative Fehler kontrolliert. Beide Verfahren machen sich die Tatsache zunutze, daß bei Häufigkeiten, Mittelwerten und ähnlichen Angaben der relative Fehler über die Brauchbarkeit einer Antwort entscheidet und daß ein kleiner relativer Fehler häufig einem absoluten Fehler entspricht, der für die gängigen Techniken des Eindringens in statistische Datenbanken zu groß ist.

Die genannten Verfahren der Output-Modifikation haben verschiedenes gemeinsam. Der Aufwand hält sich in Grenzen, bei den Verfahren aus A und B ist er sogar ausgesprochen gering. Außerdem lassen alle Verfahren eine Feinsteuerung zu; Informationsverlust und Grad der erreichten Sicherheit verändern sich dabei parallel. Bei dynamischen Datenbanken, bei denen ständig Datensätze eingefügt, gelöscht oder geändert werden, hat C vermutlich Vorteile, denn die dabei entstehenden Änderungen der statistischen Größen werden alle gleichmäßig verwischt, während bei A und B manche Änderungen zu unmittelbar sichtbaren Veränderungen im statistischen Output führen können. Dem steht gegenüber, daß bei C der Bereich, in dem der wahre Wert liegt, nie ganz genau bekannt ist, was sich für die Aufnahme durch die Benutzer ungünstig auswirken kann.

4. Schlußbemerkung

An den meisten beschriebenen - und in der beigefügten Tabelle noch einmal mit ihren wichtigsten Eigenschaften zusammengestellten - Verfahren wird noch gearbeitet; unsere Übersicht ist der Versuch einer Momentaufnahme einer sich rasch ändernden Forschungs-Landschaft. Vermutlich wird man in Zukunft dazu übergehen, verschiedene Verfahren miteinander zu kombinieren. Man kann etwa die Variablenzahl beschränken und gleichzeitig den Output verändern; dabei ließe sich der Grad der erforderlichen Output-Modifikation wahrscheinlich senken.
Therapiestudien werden einen wesentlichen Verlust an meist ohnehin knapper Information selten verkraften. Im Bereich der Output-Kontrolle ist aber das ideale Schutzverfahren mit geringem Informationsverlust wie Aufwand bei gleichzeitig hoher Sicherheit nicht zu erhoffen. Daher sollte man bei Therapiestudien versuchen, das Identifikationsproblem auf Datenebene zu lösen. Wo dies nicht möglich ist, wird man im allgemeinen Zugangskontrollen brauchen.

Frau E. Wehrle,
Dr. J. Schlörer
Klinische Dokumentation
der Universität Ulm
Eythstr. 2
79oo Ulm

Verfahren der Output-Kontrolle

An den meisten aufgeführten Verfahren wird noch gearbeitet; die Übersicht stellt daher nur eine Momentaufnahme dar.

	Verfahren	Sicherheit	Informationsverlust	Aufwand	Bemerkungen
OUTPUT-SELEKTION	A. Verbote von Einzelanfragen				
	1. Vorheriges Festlegen der Menge der verbotenen Anfragen	hoch	gering	sehr hoch	vorläufig nur für off-line-Systeme denkbar
	2. Verbote ad hoc (a) uneingeschränkte Syntax	-	-	-	führt zu Beschränkung der Variablenzahl
	(b) eingeschränkte Syntax	mittel	gering-mittel	hoch	
	B. Beschränkung der Variablenzahl (Tabellenverbote)	mittel	mittel	gering-mittel	
	C. Partitionierung	hoch	sehr hoch	falls automatisierbar mittel	
	D. Overlap-Kontrolle	mittel	hoch	hoch	theoretisch wichtig, aber praktisch nicht anwendbar
OUTPUT-MODIFIKATION	A. Zufallsrunden mit fester Basis	beides proportional zur Basis		gering	bei allen Verfahren Feineinstellung möglich. C hat möglicherweise für dynamische Datenbanken Vorteile, die Annehmbarkeit für den Benutzer ist jedoch noch offen
	B. Systematisches Runden, Ausgabe von Intervallen	beides proportional zur Basis bzw. Intervall-Länge		gering	
	C. Einbringen eines zufälligen Fehlers	beides zur Standardabweichung des Fehlers proportional		gering-mittel	

Literatur

Achugbue, J.O., Chin, F.Y.(1979): The effectiveness of output modification by rounding for protection of statistical databases. INFOR 17, 209-218.

Alagar, V.S.(1980): Complexity of compromising statistical databases. Department of Computer Science, Concordia University, Montreal.

Beck, L.L.(1980): A security mechanism for statistical databases. ACM Transactions on Database Systems, 5, 316-338.

Block, H., Olsson, L.(1976): Bakvägsidentifiering. Stat. Tidskrift, 135-144.

Chin, F.Y., Ozsoyoglu, G.(1981a): Statistical database design. ACM Transactions on Database Systems, 6, 113-139.

Chin, F.Y., Ozsoyoglu, G.(1981b): Auditing and inference control in statistical databases. Technical Report, Cleveland State University.

Cox, L.H.(1980): Suppression methodology and statistical disclosure control. Journal of the American Statistical Association, 75, 377-385.

De Jonge, W.(1981): Compromising statistical databases responding to queries about means. Vakgroep Informatica, Vrije Universiteit, Amsterdam.

Denning, D.E.(1980): Secure statistical databases with random sample queries. ACM Transactions on Database Systems, 5, 291-315.

Denning, D.E., Denning, P.J., Schwartz, M.D.(1979): The tracker: a threat to statistical database security. ACM Transactions on Database Systems, 4, 76-96.

Dobkin, D., Jones, A.K., Lipton, R.(1979): Secure databases: Protection against user influence. ACM Transactions on Database Systems, 4, 97-106.

Fellegi, I.P., Phillips, J.L.(1974): Statistical confidentiality:some theory and applications to data dissemination. Annals of Economic and Social Measurement 3, 399-409.

Reiss, S.P.(1977): Statistical database confidentiality. Report No.25, Brown University, Stockholm.

Schlörer, J.(1976a): Confidentiality of statistical records: a threat monitoring scheme for on line dialogue. Methods of Information in Medicine, 15, 36-42.

Schlörer, J.(1976b): Datenschutz und Datensicherung. Referat der gemeinsamen Fachtagung der Österreichischen Gesellschaft für Informatik und der Gesellschaft für Informatik in Linz, 21.-23. Sept. 1976.

Schlörer, J.(1977): Confidentiality and security in statistical databases. In: Gaus, W., Henzler, R.(eds): Data documentation: some principles and application in science and industry. München, Verlag Dokum. 101-123.

Schlörer, J.(1980): Disclosure from statistical databases: quantitative aspects of trackers. ACM Transactions on Database Systems, 5, 467-492.

Schlörer, J. (1981): Sicherung statistischer Datenbanken: Output von Intervallen. Vortrag, 3rd Conf. Europ. Cooperation Informatics, 11. GI-Jahrestagung, München, 20.-23. Oktober 1981.

KAPITEL 6

LAUFENDE UND ABGESCHLOSSENE STUDIEN

ERFAHRUNGEN BEI DER PLANUNG EINER RANDOMISIERTEN DOPPELBLIND-STUDIE MIT ANTIARRHYTHMIKA

M. MANZ, J. HASFORD, B. LÜDERITZ

Medizinische Klinik I
Universität München

Biometrisches Zentrum für Therapiestudien
München

Zusammenfassung

Mit der Therapiestudie soll bei Patienten mit asymptomatischen Herzrhythmusstörungen die Frage geklärt werden, ob eine sekundäre Prophylaxe des plötzlichen Herztodes durch antiarrhythmische Therapie möglich ist. Zielgruppe sind Patienten mit ventrikulären Extrasystolen nach Myokardinfarkt. Das Protokoll der multizentrischen Studie wurde in Zusammenarbeit mit dem Biometrischen Zentrum für Therapiestudien (München) erarbeitet. Studiendesign, ethische Fragen, Probleme der wissenschaftlichen Bewertung, Abbruchkriterien sowie der erwartete Erkenntnisgewinn werden dargestellt.

Einleitung

Nach der Todesursachenstatistik des Jahres 1979 zeigt die Zahl der an Krankheiten des Kreislaufsystems Verstorbenen einen Anstieg von 39% auf 49% in den vergangenen 20 Jahren. Dieser Anstieg der Kreislauftoten ist auf die Zunahme der ischämischen Herzkrankheit von 22% auf 35% in demselben Zeitraum zurückzuführen (Todesursachenstatistik, DMW 1981). Der plötzliche (rhythmogene) Herztod ist die häufigste Ursache der Todesfälle der ischämischen Herzkrankheit. Die therapeutischen Bemühungen richten sich deshalb verstärkt auf die Entwicklung von Behandlungskonzepten zur Verhinderung dieser Todesfälle. Dies war der Anlaß zu der vorliegenden von uns konzipierten Studie.

Wissenschaftliche Voraussetzungen

Epidemiologische Studien zeigen bei Koronarkranken mit ventrikulärer Extrasystolie eine erhöhte Inzidenz plötzlicher Todesfälle. In der Bevölkerung von Tecumseh wurde ein plötzlicher Herztod bei Personen mit ventrikulären Extrasystolen (VES) im Routine-EKG bei 61 von 1000 Patienten beobachtet, hingegen nur bei 10 von 1000 Patienten ohne ventrikuläre Extrasystolen (Chiang et al., 1969). Ähnlich zu interpretierende Ergebnisse ergaben sich in der Framingham-Studie (Kannel et al., 1979). Eine Übersicht über weitere Studien und ihre Ergebnisse zeigt die folgende Tabelle:

Tabelle 1

Häufigkeit plötzlicher Todesfälle bei Patienten mit koronarer Herzkrankheit. Die Patienten wurden nach dem Auftreten von ventrikulären Extrasystolen unterteilt in Gruppen ohne VES, mit einfachen VES und mit komplexen VES. Die Inzidenz plötzlicher Todesfälle in den einzelnen Gruppen wurde in Prozent des untersuchten Kollektivs angegeben. In einzelnen Studien wurden zwei der drei Gruppen zusammengefaßt untersucht; diese Ergebnisse wurden zwischen den entsprechenden Gruppen aufgeführt.

Studien		(Pat.)	Dauer	EKG	Häufigkeit plötzlicher Todesfälle in % ohne VES	einfache VES	komplexe VES	sig. $P < 0.05$
Ruberman	(1977)	1739	3 J	1 h	4,3 %	4,2 %	15,5 %	+
Vismara	(1975)	64	2 J	10 h	6 %		12,0 %	+
Kotler	(1973)	160	3 J	12 h	3 %		13,0 %	+
van Durme	(1976)	150	1 J	8 h	0 %	8 %		+
Davis	(1979)	940	3 J	6 h	4 %	6,0 %	15,0 %	+
Schulze	(1977)	81	7 Mo	24 h	0 %		10,0 %	+
Cats	(1979)	200	1 J	24 h		0,5 %	1,5 %	-

Nach diesen Studien kann als gesichert angesehen werden, daß Patienten mit koronarer Herzkrankheit und häufigen, komplexen ventrikulären Extrasystolen ein höheres Risiko für einen plötzlichen Herztod besitzen als Patienten ohne oder mit nur vereinzelten ventrikulären Extra-

systolen. Berücksichtigt man die Einteilung der ventrikulären Extrasystolen nach Lown, so gehen die Lown-Gruppen III - V mit einer signifikant höheren Inzidenz des plötzlichen Herztodes einher, eine Wertung der prognostischen Bedeutung einer einzelnen Gruppe ist jedoch nicht möglich. Selbst für Salven von ventrikulären Extrasystolen, die prognostisch als besonders belastend angesehen werden, fand sich kein statistisch signifikanter Unterschied zu den übrigen komplexen Rhythmusstörungen (Anderson et al., 1978, Cats et al., 1979). - Ventrikuläre Extrasystolen, als von hämodynamischen Parametern nahezu unabhängige Risikofaktoren, konnten für den plötzlichen Herztod im Routine-EKG (Hammermeister et al., 1979) sowie in Holter-Studien (Moss et al.,1979) nachgewiesen werden. Werden hämodynamische Determinanten wie die Auswurffraktion berücksichtigt, so sind plötzliche Todesfälle in der Gruppe mit ventrikulären Extrasystolen und niedriger Auswurffraktion häufiger anzutreffen als in der Gruppe mit niedriger Auswurffraktion ohne elektrische Instabilität (Schulze et al., 1977). Eine elektrische Instabilität ohne nachweisbaren Reinfarkt war die Ursache des plötzlichen Herz-Kreislaufstillstandes bei 80% der Patienten, die erfolgreich prähospital reanimiert werden konnten (Lown, 1979).
Die wissenschaftlichen Voraussetzungen der geplanten Studie lassen sich in folgenden Hypothesen zusammenfassen:

1. Kardiale, per se asymptomatische Rhythmusstörungen sind mit einer höheren Inzidenz eines plötzlichen Herztodes vergesellschaftet.
2. Dem plötzlichen Herztod liegt nahezu ausschließlich eine tachykarde Rhythmusstörung zugrunde (Kammerflimmern, Kammerflattern).
3. Diese tachykarde Rhythmusstörung ist Ausdruck einer momentanen elektrischen Instabilität und nicht der Endpunkt eines myokardialen Versagens.
4. Die tachykarden Rhythmusstörungen sind durch eine medikamentöse, antiarrhythmische Therapie supprimierbar.
5. Die Risiken der antiarrhythmischen Behandlung sind im Vergleich zur Häufigkeit des plötzlichen Herztodes innerhalb einer Patientengruppe gering.
6. Die unerwünschten Wirkungen und die praktische Durchführung der antiarrhythmischen Behandlung ist dem Patienten zumutbar (Lown, Wolf, 1971; Lown, 1979; Cobb, Werner, 1979).

In der Akutphase des Herzinfarktes konnte die Wirksamkeit der antiarrhythmischen Therapie mit Lidocain zur Prophylaxe von Kammerflimmern nachgewiesen werden (Lie et al., 1974). Der Nachweis der prophylaktischen Wirksamkeit einer antiarrhythmischen Langzeittherapie konnte bis jetzt nicht erbracht werden. Bisherige Studien scheiterten vornehmlich an nicht tolerablen Nebenwirkungen wie Lupus-erythematodes-Erkrankungen unter Procainamid-Therapie sowie plötzlichen Todesfällen unter Chinidin-Behandlung (Lown, Wolf, 1971). Nach den unbefriedigenden Ergebnissen mit konventionellen Substanzen wurden neue Wirkstoffe entwickelt, von denen eine bessere Wirksamkeit gegenüber ventrikulären Rhythmusstörungen und eine niedrigere Nebenwirkungsrate erwartet werden. Unter diesen Gesichtspunkten erschien uns Propafenon nach eigenen Erfahrungen und vorliegenden Studien (Baedeker et al., 1979; Wiebringhaus et al., 1977) als geeignet für die antiarrhythmische Langzeittherapie der geplanten Studie.

Studienprotokoll

Alle Patienten mit Verdacht auf akuten Herzinfarkt, die in eine der beteiligten Kliniken aufgenommen werden, werden zunächst erfaßt (Ersterhebungsbogen). Erfüllen die Patienten die Eingangskriterien und geben sie zur Teilnahme an der Studie ihre schriftliche Zustimmung, so werden sie nach dem Nachweis von ventrikulären Extrasystolen im 24 h - EKG 3 bis 6 Wochen nach dem Infarkt in die Studie aufgenommen. Randomisiert werden jedoch nur Patienten mit ventrikulären Extrasystolen bis zu Salven von max. 5 VES; symptomatische Rhythmusstörungen sowie Salven von mehr als 5 VES werden obligat behandelt.

Hauptzielkriterien sind der plötzliche Herztod oder Kammerflimmern mit oder ohne erfolgreiche Reanimation sowie der Reinfarkt mit oder ohne Todesfolge. Als zusätzliche Zielkriterien werden die Änderung der Zahl der ventrikulären Extrasystolen, die Änderung der einzelnen Formen von ventrikulären Extrasystolen, die Beziehung der hämodynamischen Determinanten zu der Rhythmusstörung und zum plötzlichen Herztod sowie die Beziehung der Serum-Spiegel zur Quantität und Qualität der Rhythmusstörung und zum Auftreten des plötzlichen Herztodes verfolgt.

Eintrittskriterien sind Alter unter 65 Jahre, akuter Erstinfarkt (Kriterien der WHO), Abwesenheit von subjektiver und objektiver Beeinträchtigung durch die Rhythmusstörung.

Ausschlußkriterien sind Therapie mit Beta-Rezeptorenblockern und Thrombozyten-Aggregationshemmern, Bradykardie unter 50/min, AV-Block II. und III. Grades, QT-Syndrom, chronische Organerkrankungen.

Während der ambulanten Kontrolle werden die Patienten in zweimonatigen Abständen untersucht; es werden jeweils 24 h - Holter - EKGs sowie Serum-Spiegelbestimmungen durchgeführt. (Innerhalb der ersten drei Monate ist eine Herzkatheteruntersuchung mit Koronarangiographie vorgesehen.) Pharmakon und Placebo werden in 8-stündigem Dosisintervall eingenommen. Die Propafenondosis beträgt 600 mg pro Tag. - Die Gesamtlaufzeit der Studie beträgt bei einer Rekrutierungsphase von 3 Jahren, einer Beobachtungszeit von einem Jahr 5 Jahre, einschließlich eines Jahres für die Auswertung. Es werden von den 10 bis jetzt beteiligten Zentren 460 Patienten pro Jahr erwartet, insgesamt somit 1380 Patienten. Die Patienten werden innerhalb jeder Klinik randomisiert; Schichtungskriterien sind die Lown-Klassen I bis III und IV. Die Dokumentation und Datensammlung erfolgt zentral im Biometrischen Zentrum für Therapiestudien (BZT); die Hauptzielkriterien werden von einem Gutachtergremium blind validiert. Nach ein und zwei Jahren findet eine Zwischenauswertung bezüglich der Zielkriterien statt.

Wissenschaftliche Bewertungen und ethische Probleme

Die Erarbeitung des Studienprotokolles erfolgte vom Beginn der Planungsphase an in enger Zusammenarbeit mit dem BZT. Einige der diskutierten Probleme sollen im nachfolgenden erörtert werden. - Es bestand von Anfang an Übereinstimmung darin, daß eine randomisierte doppelblinde Therapiestudie zur Beantwortung der Studienfrage notwendig ist. Ausführlich wurde die Art der Kontrollgruppe diskutiert: Placebo oder eine andere differente Behandlung? Üblicherweise werden Patienten mit höhergradigen ventrikulären Rhythmusstörungen antiarrhythmisch behandelt; der Erfolg dieses Vorgehens kann bisher nicht als gesichert angesehen werden. Zwar konnte gezeigt werden, daß verschiedene Antiarrhythmika ventrikuläre Extrasystolen zu unterdrücken vermögen, der Zusammenhang der Supprimierung von VES mit der Verhinderung des plötzlichen Herztodes konnte bisher jedoch nicht nachgewiesen werden. - Besonders sorgfältig wurden die Ergebnisse bisheriger Studien zur sekundären Prophylaxe des plötzlichen Herztodes und des Reinfarktes mit Beta-Blockern und Antikoagulantien analysiert, wobei hier näher auf 2 neuere Untersuchungen eingegangen werden soll. - Von Sulfinpyrazon wurde eine signifikante Reduktion des plötzlichen Herztodes zwischen dem 2. und 7. Monat nach dem Infarkt berichtet sowie eine nahezu signifikante Reduktion der kardialen Todesfälle in diesem Zeitraum (Anturane Reinfarction Trial (ART), 1980). Einwände zu dieser Studie wie die Frage der Definition des plötzlichen Herztodes sowie der Ausschluß mancher Patienten von der Auswertung wurden inzwischen ausführlich diskutiert, so daß aus der ART-Studie zwar eine günstige Wirkung von Anturano abzuleiten ist, diese Form der Präventionstherapie jedoch nicht als gesichert angesehen werden kann (Temple, Pledger, 1980). - In zahlreichen Beta-Rezeptorenblocker-Studien konnte keine signifikante Wirkung dieser Substanzen auf kardiale Todesfälle nach Infarkt nachgewiesen werden; diese Frage ist derzeit Gegenstand laufender Studien (Vedin, 1981). - Kürzlich wurde eine norwegische Multizenterstudie mit Timolol publiziert, die eine signifikante Reduktion plötzlicher Todesfälle um 44% berichtete sowie eine Reduktion der Reinfarktrate. In die Studie wurde eine ausreichend große Zahl von Patienten (1884) aufgenommen. Die Studie erscheint sorgfältig ausgeführt. Eine genaue Analyse der Verum- und Placebo-Gruppen in bezug auf Risikofaktoren liegt jedoch bisher nicht vor (Norwegian Multicenter Study Group, 1981). Sollte diese Studie tatsächlich allen kritischen Einwendungen standhalten, so würde sich die Frage ergeben, ob weiterhin placebokontrollierte Studien zur Verhinderung des plötzlichen Herztodes durchgeführt werden sollen. Bei der unterschiedlichen Zielgruppe und dem anderen therapeutischen Ansatzpunkt erscheint die Durchführung einer Studie, wie sie hier beschrieben ist, nach wie vor geboten. Beim Vorliegen schlüssiger Ergebnisse könnte sich alternativ eine Vergleichsstudie, Antiarrhythmikum versus Beta-Rezeptorenblocker, als sinnvoll erweisen.

Desweiteren mußte entschieden werden, welche Form von ventrikulären Rhythmusstörungen obligat zu behandeln ist. Wie oben dargestellt ist die Inzidenz plötzlicher Todesfälle in den Lown-Gruppen IV und V erhöht; daraus wurde die Indikation zur antiarrhythmischen Behandlung dieser Rhythmusstörungen abgeleitet. In neueren Untersuchungen konnte jedoch gezeigt werden, daß diese komplexen Rhythmusstörungen in über 40% der Patienten mit koronarer Herzkrankheit registriert werden können. Die prognostische Bedeutung der Beobachtung dieser Rhythmusstörungen ist als geringer anzusehen als ursprünglich vermutet. Ebenso zeigte der Vergleich von Patienten mit Salven von VES im 6-h-Holter-EKG mit einem Vergleichskollektiv mit VES aber ohne Salven von VES zwar eine höhere Rate von plötzlichen Todesfällen in der ersten Gruppe. Der Unterschied erreichte jedoch nicht statistische Signifikanz (Anderson et al., 1978). Es kann somit nicht davon ausgegangen werden, daß Patienten mit komplexen ventrikulären Extrasystolen in jedem Falle erfolgreich behandelt werden können. - So kann andererseits durch die antiarrhythmische Therapie die Ektopieneigung vorgeschädigter Strukturen gesteigert werden. Zusätzlich besteht eine Gefährdung durch kardiale und nicht kardiale Nebenwirkungen des Antiarrhythmikums. Insgesamt ist zum jetzigen Zeitpunkt nicht abzusehen, welchen Gewinn ein Patient mit asymptomatischen Rhythmusstörungen durch die antiarrhythmische Therapie erfährt. Ist die prophylaktische antiarrhythmische Therapie nicht erfolgreich und wird ein solcher Auslaßversuch nicht unternommen, so werden weiterhin eine sehr große Zahl von Patienten antiarrhythmisch behandelt, ohne daß für sie daraus ein Nutzen entsteht. Bei der Unsicherheit des Therapieerfolges erscheint uns die Indikation zur antiarrhythmischen Therapie der im Protokoll beschrie-

benen Zielgruppe nicht zwingend gegeben, eine Zuteilung zu einer Placebogruppe somit ethisch vertretbar.
Als weiteres Problem wurden Abbruchkriterien für die Gesamtstudie diskutiert. Gründe für einen vorzeitigen Abbruch einer Therapiestudie können neben überlegener Diagnostik und Behandlungsformen in neuen Therapiestudien auch Mängel in der Versuchsplanung und -durchführung darstellen. Um solche Mängel wirksam verhindern zu können, sind organisatorische Vorkehrungen zu treffen. Stringente Datensammlung und ihre unverzügliche Dokumentation und Auswertung sind hierbei von großer Wichtigkeit. Nur so ist rechtzeitiges Handeln möglich. So sollen die Rekrutierung und die vorzeitig aus der Studie ausscheidenden Patienten insgesamt und für jede Klinik einzeln fortlaufend überprüft werden. Bei der langen Studiendauer ist desweiteren eine systematische Aufbereitung und Diskussion der die Thematik der Studie betreffenden Fachliteratur sicherzustellen.
Das beschriebene Studienprotokoll entstand so in der Wechselwirkung zwischen der Fragestellung der Klinik und den Forderungen der Statistik In der gemeinsamen Arbeit konnten die meisten Probleme konkretisiert und in den geplanten Ablauf der Studie integriert werden. Es steht somit zu erwarten, daß durch die Studie therapeutisch relevante Fragen beantwortet werden können.

Literatur

1. Anderson, K.P., DeCamilla, J., Moss, J.A.: Clinical significance of ventricular tachycardia (3 beats or longer) detected during ambulatory monitoring after myocardial infarction. Circulation 57, 890 (1978)

2. The Anturane Reinfarction Trial: Sulfinpyrazone in the prevention of sudden death after myocardial infarction. N. Engl. J. Med. 302, 250 (1980)

3. Baedeker, W., Klein, G., Ertl, G.: Langzeitbehandlung ventrikulärer Rhythmusstörungen mit Propafenon. Herz/Kreisl. 11, 330 (1979)

4. Cats, V.M., Lie, K.I., Van Capelle, F.J.L., Durrer, D.: Limitations of 24 hour ambulatory electrocardiographic recording in predicting coronary events after acute myocardial infarction. Am. J. Cardiol. 44, 1257 (1979)

5. Chiang, B.N., Perlman, L.V., Ostrander, L.D., Epstein, F.H.: Relationship of premature systoles to coronary heart disease and sudden death in the Tecumseh epidemiologic study. Ann. Intern. Med. 70, 1156 (1969)

6. Cobb, L.A., Werner, J.A.: Editorial: Antiarrhythmic therapy, ventricular premature depolarizations and sudden cardiac death: The tip of the iceberg. Circulation 59, 864 (1979)

7. Davis, H.T., DeCamilla, J., Bayer, L.W., Moss, A.J.: Survivorship patterns in the posthospital phase of myocardial infarction. Circulation 60, 1252 (1979)

8. Durme, van, J.-P., Pannier, R.H.: Prognostic significance of ventricular dysrhythmias 1 year after myocardial infarction. Am. J. Cardiol. 37, 178 (1976)

9. Hammermeister, K.E., De Rouen, T.A., Dodge, H.T.: Variables predictive of survival in patients with coronary disease. Circulation 59, 421 (1979)

10. Kannel, W.B., Sorlie, P., McNamara, P.M.: Prognosis after initial myocardial infarction: The Framingham study. Am. J. Cardiol. 44, 53 (1979)

11. Kotler, M.N., Tabatznik, B., Mower, M.M., Tominaga, S.: Prognostic significance of ventricular ectopic beats with respect to sudden death in the late postinfarction period. Circulation 47, 959 (1973)

12. Lie, K.I., Wellens, H.J., Van Capelle, F.J., Durrer, D.: Lidocaine in the prevention of primary ventricular fibrillation. N. Engl. J. 291, 1324 (1974)

13. Lown, B., Wolf, M.: Approaches to sudden death from coronary heart disease. Circulation 44, 130 (1971)

14. Lown, B.: Sudden Cardiac death: The major challenge confronting contemporary Cardiology. Am. J. Cardiol. 43, 313, (1979)

15. Moss, A.J., Davis, H.T., De Camilla, J., Bayer, L.W.: Ventricular ectopic beats and their relation to sudden and nonsudden cardiac death after myocardial infarction. Circulation 60, 998 (1979)

16. The Norwegian Multicentre Study Group: Timolol-induced reduction in mortality and reinfarction in patients surviving acute myocardial infarction. N. Engl. J. Med. 304, 801 (1981)

17. Ruberman, W., Weinblatt, E., Goldberg, J.D., Frank, C.W., Shapiro, S.: Ventricular premature beats and mortality after myocardial infarction. N. Engl. J. 297, 750 (1977)

18. Schulze, R.A., Strauss, H.W., Pitt, B.: Sudden death in the year following myocardial infarction. - Relation to ventricular premature contractions in the late hospital phase and left ventricular ejection fraction. Am. J. Med. 62, 192 (1977)

19. Temple, R., Pledger, G.: The FDA's critique of the anturane reinfarction trial. N. Engl. J. Med. 303, 1488 (1980)

20. Todesursachenstatistik 1979, DMW 106, 157 (1981)

21. Vedin, A.: Betablocker zur Vorbeugung des plötzlichen Herztodes - derzeitiger Erkenntnisstand. In: Ventrikuläre Herzrhythmusstörungen - Pathophysiologie - Klinik - Therapie. Springer. Berlin, Heidelberg, New York (1981)

22. Vismara, L.A., Amsterdam, E.A., Mason, D.T.: Relation of ventricular arrhythmias in the late hospital phase of acute myocardial infarction to sudden death after hospital discharge. Am. J. Med. 59, 6, (1975)

23. Wiebringhaus, W., Seipel, L., Breithardt, D., Loogen, F.: Langzeitergebnisse mit dem neuen Antiarrhythmikum Propafenon unter Berücksichtigung der Plasmaspiegel. Z. Kardiol. 66, 625 (1977)

Anschrift der Autoren:

Dr. med. M. Manz
Prof. Dr. med. B. Lüderitz
Medizinische Klinik I
der Universität München
Klinikum Großhadern
Marchioninistraße 15
8000 München 70

Dr. J. Hasford
Biometrisches Zentrum
für Therapiestudien
Pettenkoferstraße 35
8000 München 2

VORZEITIGER STUDIENABBRUCH BEI EINEM GEMEINSCHAFTSVORHABEN MIT NIEDERGELASSENEN UND NOTÄRZTEN

(vorstationäre Lidocaingabe bei Infarktpatienten)

K.-W. DIEDERICH, M. MÜLLER-ESCHNER, H. FASSL

Klinik für Kardiologie
Medizinische Hochschule Lübeck

Institut für Medizinische Statistik und Dokumentation
Medizinische Hochschule Lübeck

Zusammenfassung

Im Rahmen einer Doppelblindstudie mit niedergelassenen und Notärzten wurde die Wirkung einer vorstationären Lidocaingabe auf Letalität und Arrhythmiehäufigkeit bei akutem Myokardinfarkt untersucht. Anlässlich einer Zwischenanalyse, die einen signifikanten Letalitätsunterschied zwischen der Lidocain- und der Placebogruppe ergeben hatte, entzündete sich eine kontroverse Diskussion über das weitere Vorgehen. Die Argumente für eine Fortsetzung der Studie basierten vorwiegend auf sachlichen Überlegungen, die Argumente für ihren Abbruch mehr auf ethischen Bedenken. Der Abbruch wurde schliesslich durch die geringe Zahl der verbleibenden kooperationsbereiten Ärzte besiegelt.

Nach einer Untersuchung von Mc Neilly und Pemberton (1968) erfolgt der akute Koronartod in etwa 6o % aller Fälle vor der Aufnahme ins Krankenhaus. Rund lo % der Betroffenen werden tot aufgefunden, 4o % sterben vor dem Eintreffen des Krankenwagens und weitere lo % auf dem Transport. Die grösste Gefahr bei kardialer Ischaemie erwächst aus ventrikulären Arrhythmien, von denen die schwerste, das Kammerflimmern, mit einem totalen Kreislaufstillstand verbunden ist. Lidocain hat sich als geeignet erwiesen, die Häufigkeit ventrikulärer Arrhythmien auf Intensivstationen zu senken (Lie et.al., 1974, Harrison, 1978). Eine relevante Studie existierte bisher über die vorstationäre Anwendung von Lidocain bei Verdacht auf akuten Myokardinfarkt (Valentine et. al., 1974): eine australische Arbeitsgruppe konnte nachweisen, dass innerhalb eines 2-Stundenintervalles

nach intramuskulärer Injektion die Mortalität in der Lidocain-Gruppe signifikant niedriger war als in der Placebo-Gruppe.
Da nach der Belfaster Untersuchung im Mittel 1 Stunde 17 Minuten bei Männern und 1 Stunde 6 Minuten bei Frauen verstreicht, bevor ein Arzt gerufen wird, 1 Stunde nach Einsetzen der klinischen Symptomatik aber bereits 38,4 % der Männer und 36,9 % der Frauen verstorben sind, liegt der Gedanke nahe, die Lidocain-Anwendung dem gefährdeten Patienten selbst zu übertragen. Die entsprechenden Auswahlkriterien können hier nicht erörtert werden, jedenfalls müsste die Lidocainzufuhr dann über einen Automatik-Injektor intramuskulär erfolgen. Wir haben in einer Voruntersuchung nachgewiesen, dass mit einem geeigneten Injektionsautomaten, der 25o mg Lidocain enthält, therapeutisch wirksame Plasmaspiegel erreicht werden, wenn der Musculus deltoideus als Injektionsort gewählt wird (Diederich et. al., 1979).
Vor der generellen Empfehlung einer Lidocain-Prophylaxe bei akutem Herzanfall durch den Patienten selbst oder seine Angehörigen musste u.E. aber geprüft werden, ob durch diese Massnahme überhaupt eine Senkung der Letalität zu erreichen wäre. Zu diesem Zwecke sollte von dem Arzt, der den frühesten Kontakt zum Patienten hatte, gleichgültig ob Notarzt oder niedergelassener Arzt, zum frühestmöglichen Termin die Testsubstanz in Standardtechnik verabreicht werden, randomisiert Lidocain oder dessen Lösungsmittel als Placebo.
Nach wiederholter Erörterung der Problemstellung auf Fortbildungsveranstaltungen des Ärztevereins und durch direkte mündliche und schriftliche Ansprache erklärten sich schliesslich 69 Aussenärzte aus dem Einzugsbereich der Lübecker Kliniken zur Mitarbeit an einer Doppelblindstudie bereit. Die Anforderungen an die beteiligten Kollegen waren nicht gering: zum einen wurde von ihnen verlangt, dass sie in ihrer Arzttasche ständig eine relativ grossvolumige Packung mit dem Automatikinjektor, der Gebrauchsanweisung und 3 Begleitformularen mitführten. Dann sollten sie in einer lebensbedrohlichen Situation unter Abwägung der Ein- und Ausschlusskriterien entweder eine hochwirksame Substanz oder ein Placebo in einer ungewohnten Technik in einen gänzlich ungebräuchlichen Muskel injizieren, schliesslich wurde von ihnen erwartet, dass sie in der Wohnung des Patienten ein aufwendiges Formular ausfüllten, von dessen Beschaffenheit Sie, meine Damen und Herren, im folgenden Dia einen Eindruck bekommen sollen, und 2 weitere Formulare dem Rettungssanitäter in die Klinik mitgäben.

LIDOCAIN bei akutem Herzinfarkt

Kennung: L I 0 8 4 — Teil: 1 — Kartenart: 1 1

Name des Patienten:

1. Pat.-Nr. in der Studie:
2. Geb.-Datum (Tag, Monat, Jahr)
3. Alter in Jahren:
4. Geschlecht: männl. 1 ☐ weibl. 2
5. Datum des vermuteten Infarktbeginns (Tag, Monat, Jahr)
6. Stempel des Arztes oder/und Unterschrift

7.-9. Befunde bei Erstuntersuchung durch Notfall-Arzt

7. Puls ☐☐☐ /Min.
8. RR bei Diagnosenstellung ☐☐☐ zu ☐☐☐ mm/Hg
9. Arrhytmien ja 1 ☐ nein 9 ☐
   Hyperventilation ja 1 ☐ nein 9 ☐
   Getrübtes Sensorium ja 1 ☐ nein 9 ☐
   Marmorierte, kalt-schweißige Haut ja 1 ☐ nein 9 ☐

10. Uhrzeiten
   Uhrzeit des vermutlichen Infarkteintrittes
   Uhrzeit der Injektion
   Uhrzeit Abtransport in Klinik

11. Komplikationen bis zum Abtransport
   a) 1. PR-Abfall ☐ / 2. Bradykardie ☐ → Atropinisierung 1/2 mg möglichst i.v.
   4. Allergie ☐ → Prednisolon
   b) Sonstiges (z.B. cerebrale Anfälle)
   c) gestorben ☐
   d) falls gestorben, Uhrzeit des Todes (Std., Min.)

12. Präparat
   a) Gespritzt wurde Lidocain-Nr.:
   b) Präparat wurde i.m. gegeben in den Deltoidansatz 1 ☐

Bitte gebrauchte Spritze, Erhebungsbogen und geschlossenen "Enttarnungs"-Umschlag dem Transportsanitäter mitgeben! Falls noch Zeit zur Verfügung steht, kreuzen Sie bitte noch folgende anamnestische Angaben an. Falls die Zeit nicht vorhanden ist, fragen wir bei Ihnen zurück.

13. WHO-Kriterien
   Brustschmerzen (Stechen, Druck) 1 ☐ Engegefühl in der Brust 2 ☐ Schweregefühl im Arm 4 ☐
   Ungewöhnl. Müdigkeit 8 ☐ Ungewöhnl. Atemlosigk. 16 ☐ Herzklopfen 32 ☐

14. Allgemeine Anamnese
   o.B. 9 ☐
   wenn ja, welche?

15. Spezielle kardiale Anamnese vor diesem Herzanfall
   a) keine 9 ☐
   Angina pectoris 1 ☐
   Infarkt in der Vorgeschichte 2 ☐
   Bekannte EKG-Veränderungen (z.B. a.v. Block) 4 ☐
   b) Sonstige (z.B. Herzklappenfehler, chron. Herzinsuffizienz) 1 ☐
   wenn ja, welche:

16. Risikofaktoren beim Patienten
   Allergie (insbes. gegen Lokalanästhetika) 1 ☐
   Nichtkardiale Anfallsleiden (z.B. Epilepsie) 2 ☐
   Hypertonie (RR über 160/90 mm/Hg) 3 ☐
   Diabetes 4 ☐
   Hypercholesterinämie, Hyperlipidämie (Fettstoffwechsel) 5 ☐
   Gicht oder sonstige Stoffwechselkrankheiten 6 ☐
   Gravierende Dauerbehandlung (z.B. Marcumar, Digitalis) 7 ☐
   Sonstige schwere Vor- und Begleitkrankheiten (z.B. Nikotinabusus, arterielle Verschlußkrankheit, Leberfunktionsstörungen [Cirrhose]): (bitte genaue Angabe) 8 ☐

Abb. 1
Vom erstbehandelnden Arzt auszufüllendes Formular

Unter diesen Umständen überrascht es nicht, dass die Einschlußzahlen relativ gering waren. Jährlich werden etwa 4oo Patienten mit akutem Myokardinfarkt in den Lübecker Kliniken aufgenommen. Unter Berücksichtigung der Ausschlußkriterien, von denen ein Lebensalter über 7o Jahren und ein Infarktalter über 6 Stunden die gravierendsten waren, hätte etwa ein Viertel aller Infarktpatienten in die Studie einbezogen werden können. De facto waren es aber nur etwa 8 % aller Infarkte, die der Untersuchung zugeführt wurden.
Die weitere Bearbeitung des Krankengutes innerhalb der Kliniken während des 2-Stunden-Intervalls post injectionem und in der Folgezeit sowie die Auswertung der Ergebnisse im Institut für Statistik und Dokumentation, das auch die randomisierte Zuteilung der Proben übernommen hatte, bereitete keine Schwierigkeiten.
Das ständig wiederkehrende Problem während der rund 2-jährigen Laufzeit der Studie bestand darin, die Einschlußzahlen zu erhöhen. Zu diesem Zwecke wurden in unregelmässiger Folge gemeinsame Besprechungen mit den Aussenärzten abgehalten, bei denen Zwischenanalysen des ausgewerteten Datenmaterials vorgelegt wurden.
Bei einer dieser Zwischenanalysen ergab sich der unerwartete Tatbestand, dass innerhalb der Zielgruppe der unter 7o-jährigen Patienten mit frischem Herzinfarkt von 24 mit Lidocain behandelten

Fällen keiner, von 19 Placebofällen jedoch 4 verstorben waren. Der Unterschied war mit einer Irrtumswahrscheinlichkeit unter 5 % signifikant.
Zu diesem Zeitpunkt stellte sich die Frage, ob die Studie unter ethischem Aspekt fortgeführt werden durfte oder nicht.
Auffällig war zunächst, dass der Letalitätsunterschied nicht das 2-Stunden-Intervall nach Injektion betraf, in dem nach vorangegangenen Untersuchungen eine antifibrillatorische Lidocainwirkung erwartet werden darf, sondern den Zeitraum danach. Die Todesfälle traten 4, 6, 5o und 225 Stunden nach intramuskulärer Placebo-Injektion auf.
Daher war zu prüfen, ob sich die Vergleichsgruppen in relevanten Strukturmerkmalen unterschieden oder nicht. Es können in diesem Rahmen nur die wichtigsten Daten mitgeteilt werden:
Die Altersstruktur war gleich: 13 von 24 Lidocain-Fällen und 1o von 19 Placebo-Patienten waren weniger als 6o Jahre, der Rest zwischen 6o und 7o Jahren alt.
Blutdruck und Frequenz unterschieden sich in beiden Gruppen nicht signifikant, allerdings lagen die Mittelwerte für beide Messgrössen in der Placebo-Gruppe etwas niedriger.
Die Infarktlokalisation ergibt sich aus der Tabelle in Abb. 2.

INFARKTLOKALISATION	LIDOCAIN	PLACEBO
TRANSMURALER VW-INFARKT	7 VON 24	1o VON 19
TRANSMURALER HW-INFARKT	1o VON 24	8 VON 19
TRANSMURALER INFARKT SONSTIGER LOKALISATION	1 VON 24	- VON 19
NICHTTRANSMURALER INFARKT	6 VON 24	1 VON 19

Abb. 2

Immerhin waren also in der Placebogruppe 52 % transmurale Vorderwandinfarkte vertreten, die eine relativ schlechte Prognose haben, gegenüber 29 % in der Lidocaingruppe. Dagegen enthielt diese Gruppe 25 % nicht-transmurale Infarkte mit guter Prognose, die Placebo-Gruppe nur 5 %.

Chronisch-herzinsuffiziente Patienten waren in der Placebo-Gruppe 2 x , in der Lidocain-Gruppe gar nicht vertreten, eine Lungenstauung kam unter den Placebo-Patienten etwas häufiger vor, nämlich in 37 % gegenüber 25 % der Lidocain-Fälle, während ein kardiogener Schock in jeder Gruppe 1 x vertreten war.
Wenn sich die Strukturmerkmale im Einzelvergleich zwischen den beiden Gruppen auch nicht signifikant unterscheiden - das ist das Problem der kleinen Zahl - so ist doch bei zusammenfassender Betrachtung eine Anhäufung prognostisch ungünstigerer Fälle in der Placebogruppe nicht zu übersehen.
Betrachten wir die Häufigkeit tachykarder Rhythmusstörungen innerhalb des 2-Stunden-Intervalls nach Injektion.

Arrhythmieform	Lidocain	Placebo
Ventr. Extrasystolen		
> 5/min	1 von 24	2 von 19
R auf T	- von 24	1 von 19
polytope	- von 24	1 von 19
Salven	- von 24	- von 19
Kammertachykardie	- von 24	1 von 19
Prim. Kammerflimmern	1 von 24	- von 19

Abb. 3

Auch hier unterschieden sich die Einzel-Arrhythmien nicht signifikant voneinander, tendenziell muss aber ein Überwiegen der ventrikulären Arrhythmien in der Placebogruppe festgestellt werden, 26 % hier gegenüber 8 % in der Lidocaingruppe. Dazu muss einschränkend allerdings angemerkt werden, dass der einzige Fall primären Kammerflimmerns, der unbehandelt mit dem klinischen Tode gleichbedeutend ist, in der Lidocaingruppe auftrat.
Leitungsstörungen waren nur in der Placebogruppe vorhanden, ein Linksschenkelblock und ein AV-Block 1. Grades.

Welche Folgerungen konnten aus der Datenanalyse abgeleitet werden ?
Es wurde eine Konferenz aller an der Studie beteiligten Ärzte einberufen, an der aber nur etwa ein Viertel der eingeladenen Kollegen

teilnahm. In kontrovers geführter Diskussion konnte auf dieser Sitzung keine Einigung über das weitere Vorgehen erzielt werden. Wir Kardiologen vertraten den Standpunkt, dass die Rhythmusanalyse zwar einen günstigen Einfluß von Lidocain auf die Häufigkeit ventrikulärer Arrhythmien innerhalb des 2-Stunden-Intervalls zu signalisieren schien, dass der Letalitätsunterschied in beiden Gruppen jedoch nicht als positiver Lidocaineffekt gewertet werden dürfe, weil er sich erst weit jenseits seiner anzunehmenden Wirkdauer bemerkbar mache.

Die Letalitätsunterschiede führten wir auf eine Anhäufung prognostisch ungünstigerer Fälle in der Placebogruppe zurück, die auch durch ein Überwiegen schwerer Komplikationen in dieser Gruppe jenseits des 2-Stunden-Intervalls zum Ausdruck gebracht wurde. 6 derartigen Fällen in der Placebogruppe stand ein entsprechender Fall in der Lidocaingruppe gegenüber.

Von anderer Seite wurde die Meinung geäussert, der offensichtlich günstige Lidocaineffekt könne auf einem anderen als antifibrillatorischen, bisher unbekanntem Wirkmechanismus beruhen. Jedenfalls könne der Placeboversuch nach den vorliegenden Letalitätszahlen aus ethischen Gründen nicht fortgeführt werden.

Dem wurde von uns entgegengehalten, dass sich dieser nicht näher charakterisierbare Heileffekt auch auf die über 7o-jährigen Patienten auswirken müsse. Diese Altersgruppe war von der Teilnahme ausgeschlossen worden, weil sie nach Untersuchungen verschiedener Autoren eine signifikant niedrigere Flimmerbereitschaft besitzt als jüngere Patientenkollektive. Unter Berücksichtigung dieser fälschlich in die Studie einbezogenen Infarktpatienten war nämlich der Letalitätsunterschied nicht mehr signifikant: von jetzt 36 Lidocainpatienten starben 3, von 27 Placebofällen 8.

Wie gesagt - ein allgemeiner Konsensus war in dieser Zusammenkunft nicht zu erzielen. Eine Ethikkommission, die eine Entscheidungshilfe hätte geben können, existierte seinerzeit - es war der 15. Mai 1978 - an unserer Hochschule noch nicht. Es wurde daher beschlossen, eine Stellungnahme sämtlicher an der Studie beteiligten Ärzte einzuholen. Das geschah dann auch. Wieder war das Ergebnis in der Aussage ambivalent: etwa die Hälfte der befragten Kollegen stimmte für, die andere Hälfte gegen eine Fortsetzung der Studie.

Praktisch war mit diesem Abstimmungsergebnis jedoch das Schicksal der Studie besiegelt: bei ohnehin stets niedrigen Einschlußzahlen wäre mit noch weniger kooperationsbereiten Ärzten eine Beendigung

der Untersuchung in einem vertretbaren Zeitraum unmöglich geworden. Die Studie wurde also auch formell abgebrochen.
Als Apercu sei angemerkt , dass in den seitdem vergangenen 3 Jahren nicht ein Infarktpatient in die Klinik eingewiesen wurde, dem draussen eine Lidocainprophylaxe zuteil geworden wäre.
Von Kardiologen-Seite hingegen ist mir mehrfach Bedauern darüber ausgedrückt worden, dass wir die Untersuchung nicht bis zu einer klaren Aussage fortgeführt hätten.

Literaturverzeichnis

1. Diederich, K.-W., Wester, H.-A., Pentz, R. und Siegers, C.-P. (1979): Lidocain-Plasmaspiegel nach intramuskulärer Applikation mit einem Injektionsautomaten. Med. Klinik 74, 2o5-2o8.

2. Harrison, D.C. (1978): Should lidocaine be administered routinely to all patients after acute myocardial infarction? Circulation 58, 581-584.

3. Lie, H.J., Wellens, H.J., van Capelle, F.J. und Durrer, D. (1974): Lidocaine in the prevention of primary ventricular fibrillation. A double-blind, randomized study of 212 consecutive patients. New Engl. J. Med. 291, 1324-1326.

4. Mc Neilly, R.H. und Pemberton, J. (1968): Duration of last attack in 998 fatal cases of coronary cardiac resuscitation. Brit. Med. J. 3, 139-142.

5. Valentine, P.A., Frew, J.L., Mashford, M.L. und Sloman, J.G. (1974): Lidocaine in the prevention of sudden death in the prehospital phase of acute infarction. A double-blind study. New Engl. J. Med. 291, 1327-1331.

Prof. Dr. med. K.-W. Diederich,
Dr. med. M. Müller-Eschner
Klinik für Kardiologie,
Prof. Dr. med. H. Faßl
Institut für Medizinische Statistik
und Dokumentation
Medizinische Hochschule Lübeck
Ratzeburger Allee 160
24oo Lübeck 1

KONTROLLIERTE MULTIZENTRISCHE STUDIE: ADJUVANSTHERAPIE DES BRUSTKREBSES - BILANZ 5 JAHRE NACH DER PLANUNG

P. FABER, W. D. SCHOPPE, H. J. JESDINSKY

Frauenklinik, Medizinische Klinik A
Universität Düsseldorf

Institut für Medizinische Statistik und Biomathematik
Universität Düsseldorf

Zusammenfassung

Die regionale multizentrische Studie zur Adjuvanstherapie des Brustkrebses wurde anläßlich eines Treffens im Februar 1981 einer Beurteilung durch externe Berater unterzogen. Dabei wurden die Entscheidungen vorbereitet, die aus den bisherigen Erfahrungen zu ziehen waren. Nach einer kurzen Darstellung der Zielsetzung werden die Planung und die Erfahrungen bei der Durchführung der Studie sowie die Folgerungen aus der Zwischenauswertung der Studie besprochen. Die Probleme, denen diese Arbeitsgruppe gegenüberstand, können als exemplarisch für die Situation in einem Lande angesehen werden, das in der Anfangsphase der Durchführung kontrollierter klinischer Studien steht. Ihre Erörterungen können eine Hilfe für die Planung anderer Studien sein.

1. Zielsetzung der Studie

Die 1976 veröffentlichten ersten Zwischenergebnisse der Mailänder Studie (BONADONNA et al., 1976) zeigten eine Beeinflussung der postoperativen rezidivfreien Zeit unter einer Polychemotherapie (Cyclophosphamid - Methotrexat - Fluorouracil). Unter Berücksichtigung der schon vorher von FISHER (1975) beschriebenen günstigen Langzeitergebnisse bei hochdosierter Monotherapie (Melphalan) erschien es seinerzeit nicht gerechtfertigt, Patientinnen mit histologisch nachgewiesener Tumorbesiedlung in den Achsellymphknoten postoperativ unbehandelt zu lassen.
Daher wurde es als Ziel der zu planenden Studie angesehen, die Wirkung verschieden aggressiver Therapieschemata, welche die Patientinnen unterschiedlich stark belasten, auf die Rezidivneigung zu untersuchen. Einzelheiten sollen insoweit dargestellt werden, wie sie zum Verständnis methodischer Überlegungen benötigt werden. Die Anlage der Studie wurde bereits veröffentlicht (FABER und JESDINSKY, 1979).

2. Konzeption und Planung der Studie

Die Prognose des operierten Mammakarzinoms hängt von der Anzahl der befallenen axillären Lymphknoten ab. Im Hinblick auf die niedrige Rezidivrate von 28 % in 10 Jahren (FISHER et al., 1975) erschien seinerzeit eine Einbeziehung von N_0-Fällen in eine Studie mit zytotoxischer Therapie nicht vertretbar.
In den Vorgesprächen wurde klar, daß eine breitere Mitarbeit nur zu erwarten war, wenn sich die Therapieschemata an dem Ausmaß des Lymphknotenbefalls orientieren und die Lebensqualität der betroffenen Patientinnen so wenig wie möglich eingeschränkt würde. Da eine postoperative Nachbestrahlung in den meisten Kliniken zur Routine in der Nachbehandlung des operierten Mammakarzinoms gehörte, wurde auch sie in das Behandlungskonzept eingebaut. Dies bedeutete insofern einen Kompromiß, als die Bestrahlungstechnik in den mitarbeitenden Kliniken wegen der nicht gegebenen technischen Voraussetzungen nicht vereinheitlicht werden konnte.
Um diesen Randbedingungen gerecht werden zu können, ergab sich eine Beschränkung auf Nodal-positive Fälle und eine Aufspaltung in zwei Studien: In der ersten Studie sollte bei Patientinnen mit 1 - 3 befallenen axillären Lymphknoten aufgrund der Ergebnisse der NSABP-Studie (FISHER et al., 1975) eine Monotherapie (Melphalan, 6 Kurse) mit einer Polychemotherapie (Chlorambucil - Methotrexat - Fluorouracil, 6 Kurse) verglichen werden. In der zweiten Studie sollte bei Patientinnen mit 4 und

mehr befallenen axillären Lymphknoten die in der ersten Studie gewählte Polychemotherapie in 12 Kursen mit einer gleich hoch dosierten und ebenfalls 12 Kurse dauernden Polychemotherapie bei zusätzlicher Bestrahlung verglichen werden, wobei diese 3 Monate nach Beginn der Zytostatika-Therapie zwischengeschaltet wurde.
Zur Vermeidung der Cyclophosphamid-spezifischen Nebenwirkungen, insbesondere der hämorrhagischen Zystitis und Alopezie, wählten wir Chlorambucil statt Cyclophosphamid. Dies scheint nach den Ergebnissen am metastasierenden Mammakarzinom (BRUNNER et al., 1973) gerechtfertigt.
Da sich während der Planung zunächst 8 Krankenhäuser mit etwa 160 geeigneten Patientinnen am Studienprojekt interessiert zeigten, war die Einschleusungsphase auf 1,5 bis 2 Jahre angesetzt worden, um je 120 Patientinnen in die Studien einschleusen zu können. Dies bedeutete, daß sich nur große Unterschiede, d. h. Wahrscheinlichkeiten, innerhalb 2 Jahren zu rezidivieren, von 25 % gegenüber höchstens 5 % in der überlegenen Therapie mit einer vertretbaren Teststärke (80 %) entdecken ließen, eine in Anbetracht der Fragestellung sicher sehr optimistische Annahme.

3. Erfahrungen in der Durchführung

Die größte Enttäuschung brachten die gegenüber den Anfangsschätzungen wesentlich geringeren Patientenzahlen. In 5 (von insgesamt 16) gut mitarbeitenden Kliniken, die 80 % aller Patientinnen in die Studien einbrachten, lagen die Fallzahlen nur bei etwa der Hälfte der anfänglichen Schätzungen, obwohl praktisch alle infrage kommenden Patientinnen den Studien zugeführt wurden (Tab. 1).

Tabelle 1: Ausschlußgründe in 5 gut mitarbeitenden Kliniken

Ausschlußgrund	Anzahl
(1) Alter über 60 Jahre	245
(2) Nicht (1), aber N-	203
(3) Nicht (1) oder (2), aber sonst. med. Gründe	66
(4) Nicht (1), (2) oder (3), aber Ablehnung d. Pat.	2
(5) Kein ersichtlicher Grund	4
Nicht ausgeschlossen, in die Studien eingeschleust	132 (20 % aller Operierten)

Auch die Randomisation, die zentral über telefonische Anfrage erfolgte, wurde exakt befolgt. Nur 7 Fälle waren bis Januar 1981 aus organisatorischen Gründen vorzeitig ausgeschieden (z.B. Randomisierung vor abgeschlossener Fernmetastasen-Diagnostik).
Betrachtet man die Fallzahlen in den Therapiearmen der Studien, so fällt die geringe Besetzung des Therapiearms der zweiten Studie, der eine

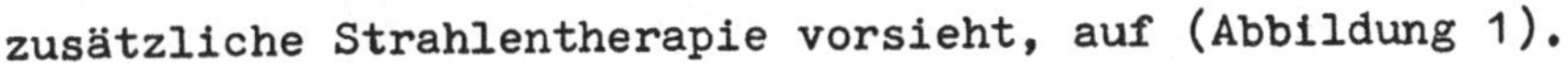

zusätzliche Strahlentherapie vorsieht, auf (Abbildung 1).

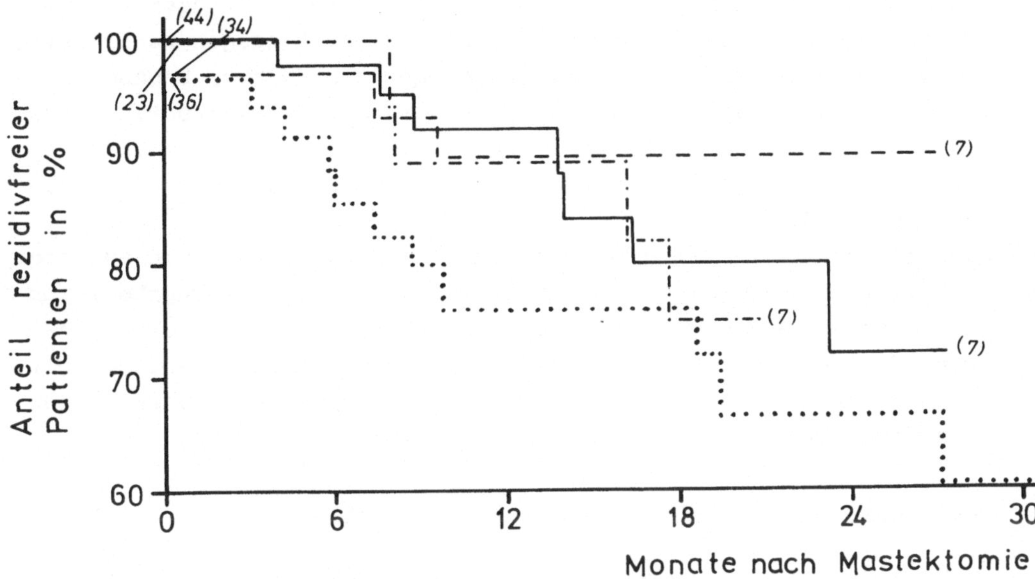

Abb. 1: Vorläufige Ergebnisse (Kaplan-Meier-Schätzer) der Studie 1 (1-3 Lymphknoten), Monotherapie (---) gegen Polychemotherapie (——) und der Studie 2 (4 und mehr Lymphknoten), Polychemotherapie (....) gegen Kombination von Polychemotherapie und Radiatio (-.-.-). Anzahl der unter Risiko stehenden Patientinnen in Klammern.

Diese Unausgewogenheit, die auch schon bei früheren Zwischenauswertungen erkennbar war, ist auf die großen Zeitblöcke zurückzuführen (für jede Studie war erst nach 20, 40 usw. Patientinnen innerhalb einer Klinik und innerhalb des gleichen Menopausenstatus eine ausgewogene Besetzung mit je 10 Patientinnen pro Arm vorgesehen). Sicherlich hat die geringere Anzahl eingebrachter Patientinnen das Auftreten solcher Unausgewogenheiten begünstigt. Einige Kliniken stellten nach Einbringen von wenigen Patienten ihre Beteiligung an der Studie ein, so daß wir uns zu einer Verlängerung der Einschleusungsphase entschlossen. Auffällig war ferner das geringere Patientenaufkommen in der zweiten Studie, das in dieser Form nicht vorhersehbar war, da die dem Studienprotokoll entsprechende histologische Aufarbeitung mit Quantifizierung der befallenen Achsellymphknoten in den beteiligten Kliniken vor Beginn der Studie nicht zur Routine gehörte.

4. Beurteilung des Therapiekonzeptes durch externe Berater

Im Rahmen einer Zwischenauswertung wurden vier Experten, die an der Studie nicht beteiligt waren, um eine Beurteilung gebeten: zwei internistische Onkologen und zwei Strahlentherapeuten.

Von internistischer Seite wurde die Anlage der Studie 1 für originell gehalten, da keine vergleichbaren Studien veröffentlicht oder unterwegs seien. Die Erfolgswahrscheinlichkeit sah man hingegen pessimistisch an: Die zu erwartenden Unterschiede seien gering, da zwei Behandlungsschemata gewählt worden seien, die beide als weniger aggressive Therapie ähnliche Ergebnisse vermuten ließen. Auch wurden Zweifel an der Aussagefähigkeit der in einer regional begrenzten Studie erreichbaren Fallzahl angemeldet.
Das Konzept der Studie 2 wurde zwar grundsätzlich bejaht, man äußerte jedoch Kritik an mangelnder Standardisierung der Bestrahlungsbedingungen und Bedenken gegen die erst nach 3 Monaten einsetzende Strahlentherapie. Von seiten der internistischen Onkologen wurde die gewählte Polychemotherapie aus heutiger Sicht als zu wenig aggressiv angesehen und daher zum Abbruch der zweiten Studie geraten.

5. Erfahrungen und Folgerungen aus dem Studienverlauf

Aufgrund des bisherigen Studienverlaufs wollen wir über unsere Erfahrungen berichten und die daraus zu ziehenden Schlußfolgerungen aufzeigen.
Bei der Abklärung für die Ursachen des geringen Inputs stießen wir auf Fehler in der Vorausschätzung der Zahlen: Ohne eine detaillierte Aufschlüsselung in die verschiedenen Gruppierungen (nach dem Alter, dem Lymphknotenbefall der Axilla, der lokalen Ausbreitung am Primärsitz) unter den an einem primären Mammakarzinom operierten Patientinnen der letzten Jahre läßt sich keine gültige Vorausschätzung anstellen. In unserem Fall wurde besonders der Anteil der Nodal-positiven Fälle überschätzt. Eine detaillierte Diagnosen- und Befunddokumentation im Rahmen eines klinischen Krebsregisters, das damals an keiner der mitarbeitenden Kliniken bestand, bildet hierfür die ideale Grundlage für eine realistische Einschätzung der für eine Studie verfügbaren Patienten.

Ferner haben wir lernen müssen, daß zwischen den Ansprüchen des Konzepts und den Ressourcen ein ausgewogenes Verhältnis bestehen muß.
Es hieß die im Rahmen einer regionalen multizentrischen Studie selbst bei einem so häufigen Tumor gebotenen Grenzen überschreiten, als wir uns vornahmen, in zwei unterschiedlichen Studien Therapievergleiche vorzusehen, um damit Aussagen über eine möglichst stadiengerechte Therapie zu erhalten. Solche differenzierten Fragestellungen sind großen überregionalen Studien vorbehalten.

Zu ehrgeizig war die Anlage der Studien auch mit Hinblick auf die detaillierte Befunddokumentation+) und aufwendigen Begleituntersuchungen wie Szintigraphie und Hormonrezeptorbestimmungen. Ein Vorteil dieser Datenfülle ist, daß jetzt eine Vielzahl zusätzlicher biologischer Fragestellungen mit Hilfe dieser Daten beleuchtet werden können, was einen Beitrag zur Motivierung der Mitarbeiter leisten kann. Nachteile sind der große Erfassungsaufwand, die mühevolle Erkennung und Korrektur fehlerhafter Daten, nicht zuletzt aber die Überschätzung der Aussagekraft von in dieser Art gefundenen Zusammenhängen: Wenn die Information zur Beantwortung der Hauptfragestellung ungenügend ist, um wieviel mehr muß das für mögliche Vergleiche in Untergruppen gelten, bei denen die Information doch notwendigerweise geringer ist. Immerhin wird man hier und da Hinweise erhalten, denen nachzugehen sich lohnt. Als ein Beispiel sei die Lymphangiosis carcinomatosa der Axilla angeführt, die in beiden Studien einen ungemein hohen Voraussagewert hat (Abbildung 2). Möglicherweise kann dieses Merkmal (das freilich sodann exakt zu definieren wäre) bei der Planung künftiger Studien mitberücksichtigt werden.

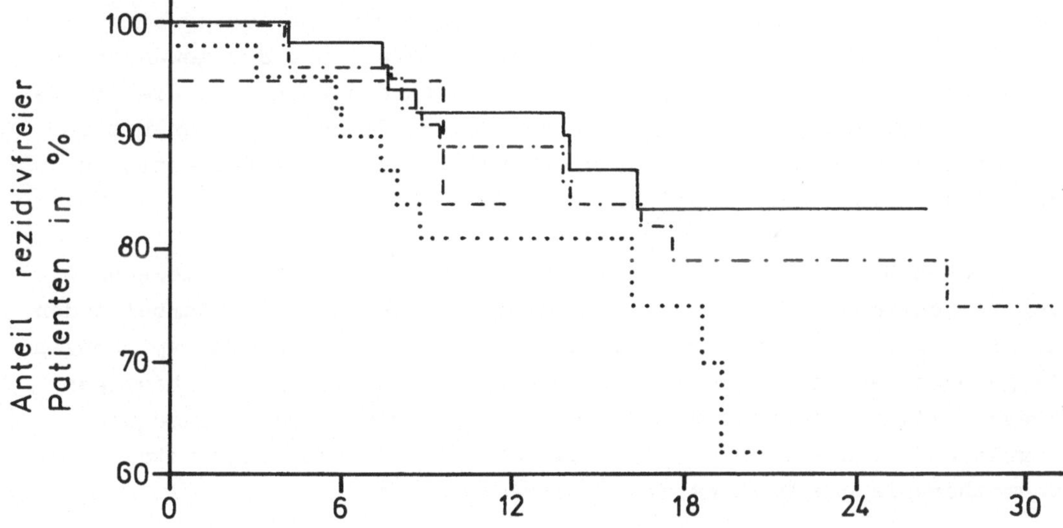

Abb. 2: Verlauf der Fälle mit Lymphangiosis carcinomatosa der Axilla in Studie 1 (---) und Studie 2 (••••) gegenüber dem Verlauf ohne dieses Symptom (—— bzw. -.-.-).

+) Wir danken der Firma Deutsche Wellcome GmbH. für die Unterstützung der Dokumentation

Eine bemerkenswerte Konsequenz der Teilnahme an einer kontrollierten Therapiestudie besteht in einem Wandel der Einstellung der Ärzte zur Beurteilung einer Therapie. Mit zunehmender Erfahrung in der Durchführung einer standardisierten Therapie stellte sich eine kritische Distanz zum Therapieerfolg im Einzelfall ein: Das Nichtansprechen einer Patientin auf eine Therapie hatte nicht zugleich generelle Zweifel an dieser Therapie zur Folge; ebenso führte ein einmal beobachteter eindrucksvoller Erfolg nicht zu enthusiastischer Befürwortung nur dieser Therapie. Diese Haltung resultierte auch in einer konsequenteren Therapie in der Nachsorgephase, so daß durch Kontinuität im Nachbehandlungskonzept manche Unsicherheit bei niedergelassenen Kollegen beseitigt werden konnte, welche den oft noch praktizierten häufig wechselnden Therapiemodalitäten anzulasten war. Dieses so wachsende Vertrauen zwischen den Ärzten im ambulanten und stationären Versorgungsbereich führte in einer mitarbeitenden Klinik sogar zu einer deutlich ansteigenden Einweisung von Patientinnen mit einem Mammakarzinom.

Trotz dieser positiven Aspekte ist es offenbar unmöglich, die Aufnahmephase der Studie noch wesentlich zu verlängern. Zu gering sind die Aussichten, die ursprüngliche Frage der Studie 1 mit der gewünschten Genauigkeit zu beantworten, schier unmöglich erscheint es, die Studie 2 zu einem überzeugenden Ergebnis zu führen. Diese Situation hat inzwischen dazu geführt, daß für die Studie 2 geeignete Patientinnen der Studie nicht mehr zugeführt wurden.

Aus diesen Gründen haben wir uns zur Beendigung der Einschleusung von Patientinnen in diese Studien entschlossen. Da den mitarbeitenden Kliniken weiterhin an der Fortführung standardisierter Therapiekonzepte gelegen war, erschien die Mitarbeit in einer neuen, den heutigen Fragestellungen gerecht werdenden kontrollierten Studie konsequent. Inzwischen sind wir einer internationalen Studie zur adjuvanten Chemotherapie des Mammakarzinoms angeschlossen.

Literatur

Bonadonna, G., Brusalomino, E., Valagussa, P., Rossi, A., Brugnatelli, L., Brambilla, C., de Lena, M., Tancini, G., Bajetta, E., Musumeci, R. and Veronesi, U. (1976). Combination chemotherapy as an adjuvant treatment in operable breast cancer. New England Journal of Medicine 294, 405-410

Brunner, K.W., Martz, G., Senn, H.J., Obrecht, P., Alberto, P. und Melchert, F. (1973). Kontrollierte Untersuchungen über zytostatische Kombinationstherapien beim metastasierenden Mammacarcinom. Internist 14, 643-652.

Faber, P. und Jesdinsky, H.J. (1979). Adjuvant chemotherapy in breast cancer - a multicenter trial. Cancer Treatment Reviews 6, Suppl. 75-78.

Fisher, B., Carbone, P., Economu, S.G., Frelick, R., Glass, A., Lerner, H., Redmond, C., Zelen, M., Band, P., Katrych, D.L., Wolmark, N. and Fisher, E.R. (1975). 1-Phenylalanine Mustard (L-PAM) in the Management of Primary Breast Cancer. New England Journal of Medicine 292, 117-122.

Fisher, B., Slack, N., Katrych, D. and Wolmark, N. (1975). Ten year follow-up results of patients with carcinoma of the breast in a co-operative clinical trial evaluating surgical adjuvant chemotherapy. Surgery, Gynecology & Obstetrics 140, 528-534.

Dr. med. P. Faber
Universitäts-Frauenklinik
Moorenstraße 5
4000 Düsseldorf

PATIENTENREGISTRIERUNG, RANDOMISIERUNG, QUALITÄTSKONTROLLE UND RECHTLICHE PROBLEME BEI DER KONTROLLIERTEN KLINISCHEN THERAPIESTUDIE FÜR DAS METASTASIERTE NEUROBLASTOM

F. BERTHOLD, P. KAATSCH, F. LAMPERT

Universitäts-Kinderpoliklinik
Gießen

Institut für Medizinische Statistik und Dokumentation
Universität Mainz

Zusammenfassung

Die Gesellschaft für pädiatrische Onkologie versucht gegenwärtig, in einer kontrollierten klinischen Therapiestudie die Überlebensrate für Kinder mit metastasiertem Neuroblastom zu verbessern, indem für alle Patienten eine aggressivere Zytostatikakombination und zusätzlich für eine randomisierte Gruppe Fibroblasteninterferon eingesetzt werden. Die Seltenheit des Tumors erforderte eine Multicenterstudie. Innerhalb von 2 Jahren wurden von 37 Kliniken 140 Patienten (davon 83 mit metastasierter Erkrankung) gemeldet. Routinemäßige bundesweite Malignomdokumentation (IMSD) und studienbegleitende Dokumentation (Studienleitung) werden in einem einheitlichen System erfaßt. Dies beinhaltet einen Meldebogen, eine Ersterhebung und zwei Folgeerhebungen für die ersten 33 Wochen. Die zentrale Randomisierung erwies sich als günstig für die "Meldefreudigkeit". Die Qualitätskontrolle der eingegangenen Daten war aufwendig. Rückfragen und Mahnungen waren bei etwa 20 % der eingegangenen Meldebögen erforderlich. Zentrale Begutachtung des Knochenmarkbefalles und der Histologie waren in mehr als 80 % der Fälle zu erreichen. Die Medianwerte der gegebenen Zytostatikadosen betrugen 95 - 100 % der empfohlenen Richtdosen (Protokolleinhaltung). Die Zeitlimits mußten im Mittel von 21 auf 25 Tage pro Zytostatikakurs ausgedehnt werden (Protokolltoxizität). Bei der ersten deskriptiven Studienauswertung gab es trotz enger und guter Zusammenarbeit zwischen Dokumentations- und Studienleitung noch viele Probleme bei der Umsetzung von Klartextinformationen in die Variablen. Nichtaufnahme in die Studie aufgrund rechtlicher Probleme (Datenverarbeitung, Randomisierung) kam nur ein Mal vor.

Studienziel

Im Gegensatz zu beachtenswerten Behandlungserfolgen bei Leukämien, M. Hodgkin und Wilmstumoren im Kindesalter sind beim metastasierten Neuroblastom in den letzten 30 Jahren keine entscheidenden Fortschritte erzielt worden. Die 5-Jahresüberlebensrate von Kindern über 1 Jahr liegt nach wie vor unter 10 %. Vom Bundesministerium für Forschung und Technologie wird seit reichlich 2 Jahren eine kontrollierte klinische Therapiestudie der Gesellschaft für Pädiatrische Onkologie gefördert, die sich folgende Ziele gestellt hat:

1. Alle Patienten erhalten eine neue, aggressivere Kombination nachgewiesen wirksamer Medikamente (Adriamycin, Cyclophosphamid, Vincristin, Dacarbazin). Fragestellung: Ist eine Verbesserung der Remissionsrate und der Langzeitüberlebenschance zu erreichen? Aufgrund der extrem ungünstigen Ausgangssituation erfolgt der Vergleich nur mit anderen Studien, d.h. jede Verbesserung über 10 % Überlebensrate wäre ein Fortschritt.

2. Ein Teil der Patienten wird durch Randomisierung für eine zusätzliche Behandlung mit Interferon ausgewählt. Fragestellung: Läßt sich beim Neuroblastom ein Antitumoreffekt für das Interferon nachweisen? Der Vergleich erfolgt zwischen beiden Therapiearten.

3. Gibt es außer dem Alter weitere prognostische Parameter (histologisches Grading, initiale hämatologische Werte).

Zur Beantwortung dieser Fragen wird die Behandlung von 100 Patienten angestrebt. Abbruchkriterien sind nicht definiert, doch werden jährlich die Zwischenergebnisse den behandelnden und dokumentierenden Ärzten vorgelegt und das weitere Vorgehen diskutiert.

Patientenregistrierung

Die Seltenheit des disseminierten Neuroblastoms mit einer jährlichen Inzidenz von 6 - 7 Patienten pro 1 Million Lebendgeborene und die Objektivierung der Behandlung erforderten eine koordinierte multiinstitutionale Studie. Sie steht allen deutschen Kinderkliniken, die in der Behandlung krebskranker Kinder erfahren sind, offen. Eine Verpflichtung zur Teilnahme durch die Gesellschaft für Pädiatrische Onkologie besteht nicht, doch können kleinere Kliniken mit geringer Patientenzahl ausgeschlossen werden.

Zur Vermeidung von Doppeldokumentationen für die routinemäßige Registrierung aller pädiatrischen Malignome, die bundesweit am Institut für Medizinische Statistik und Dokumentation der Universität Mainz (IMSD) erfolgt (P. Kaatsch, J. Michaelis, 1981), und für die studienbegleitende Datenerhebung (Studienleitung) wurde ein gemeinsames Dokumentationssystem entwickelt. Die Meldung der Patienten erfolgt schriftlich an das Institut nach Mainz durch einen in den Kliniken vorhandenen, nicht tumorspezifischen Erfassungsbogen, der nur Name, Geburtstag, Diagnose und die Frage nach der Teilnahme an einer Studie enthält. Wird dies bejaht, erhält die Studienleitung einen Durchschlag dieses Meldebogens; bei Verneinung erfolgt dies nicht, so daß die Anonymität der meldenden, aber nicht an der Studie teilnehmenden Klinik dem Studienleiter gegenüber gewahrt bleibt.

Die geringe Anzahl an Daten auf dem Meldebogen soll eine rasche Meldung fördern, damit eine Selektion primär ungünstig verlaufender Fälle vermieden wird. Obwohl das eigentliche Studienobjekt nur das Neuroblastom Stadium IV ist, werden auch die Stadien I-III gemeldet, um die Validität der Stadieneinteilung überprüfen zu können. Diese Erstmeldung ist auch die Grundlage für die Randomisierung in die Zweige Interferonbehandlung ja oder nein. Innerhalb von 2 Jahren haben 37 Kliniken 140 Patienten gemeldet. 57 davon gehören dem Stadium I-III (41 %) und 83 dem Stadium IV (59 %) an, was internationalen Vergleichszahlen entspricht.

Diagnostik, Therapie und Verlauf werden anhand eines Ersterhebungsbogens (vor Therapiebeginn, vierseitig), zweier Folgeerhebungsbögen (Woche 9 und 33, je vierseitig) und halbjährlicher Kurzmeldungen (einseitig) überprüft, die genau zeitbezogen vom Mainzer Institut an die Kliniken verschickt werden. Die Bögen enthalten die wesentlichsten Verlaufsparameter, Datum- und Dosiseintragungen für Zytostatikagaben und sind so angelegt, daß sie der Stationsarzt in 10 bis 15 Minuten ausfüllen kann. Delegierung dieser Arbeit auf Dokumentationsassistenten ist nur in beschränktem Maße möglich. Mit Hilfe laufender schriftlicher und telefonischer Nachfragen lag der Eingang bei über 90 %. Bei 3 Kliniken mußte eine Assistentin die Daten an Ort und Stelle erheben.

Randomisierung

Da keine Überlegenheit eines Therapiearmes über den anderen bekannt ist, erfolgt die Zuteilung der Patienten zu den beiden Gruppen nach reinen Zufallsgesichtspunkten. Da beim behandelnden Arzt eine subjektive Zuneigung zu einem Therapiearm (vermutete Überlegenheit oder Nebenwirkungshäufigkeit) nie ganz auszuschließen ist, erfolgt die Randomisierung durch die Studienleitung. Die zentrale Randomisierung hat sich auch als wesentlicher Stimulus für die Meldefreudigkeit erwiesen. Sie erfolgt durch Ziehen von Briefumschlägen durch eine Person. Da die Randomisierung erst 9 Wochen nach Therapiebeginn wirksam wird, spielen Ausfallzeit (z.B. Wochenende) keine verzögernde Rolle. Eine Prästratefizierung nach den Vorschlägen von Herson (1980) (Beobachtung prognostischer Faktoren wie Alter, Histologietyp, Ausgewogenheit der Therapiearme innerhalb einer Klinik) wird nicht durchgeführt. Bei der Ungewißheit der Relevanz der genannten Faktoren und der angestrebten Patientenzahl von 100 wäre dies nicht sinnvoll gewesen. Von 51 Protokollpatienten wurden 26 in den Zweig mit und 25 in den Zweig ohne Interferon randomisiert.

Qualitätskontrolle

Die Validitätskontrolle der erhobenen Daten muß integraler Bestandteil jeder klinischer Studie sein (Meinert, 1980). Die eingegangenen Erhebungsbögen werden von der Studienleitung auf Plausibilität und fehlende Angaben überprüft. Telefonische Rückfragen und Korrekturen waren bei etwa 20 % erforderlich.
Zur einheitlichen Interpretation des oft schwierig zu beurteilenden Knochenmarksbefundes werden von jedem Patienten Referenzpräparate an die Studienleitung geschickt. Ebenso werden histologische Schnitte nicht nur von örtlichen Pathologen begutachtet, sondern zu unserem Referenzpathologen, Herrn Prof.Dr. Harms, nach Kiel zur Validisierung des Befundes und zur Subklassifizierung geschickt. Dies ist im Therapieprotokoll vorgeschrieben, wurde aber nur zu etwa 40 % durchgeführt. Durch persönliches Anschreiben der betreffenden Pathologen war der "Wirkungsgrad" aber deutlich zu erhöhen (80,6 %).
Lassen Eltern der betroffenen Kinder die Therapie vorzeitig abbrechen, kommt es zu größeren Protokollverletzungen durch den behandelnden Arzt oder hat das Kind vor dem Einschleusen in das Protokoll schon anderweitig eine suffiziente Zytostatikatherapie erhalten, wird das Schicksal dieser Kinder zu Vergleichszwecken zwar weiter verfolgt, in die eigentliche Studienauswertung aber nicht mit einbezogen. Diese Gruppe

umfaßte bisher 10 Kinder.
Es ist notwendig, daß das Einhalten des Therapieprotokolls in den vorgegebenen Zeit- und Dosisrahmen überprüft wird. So fällt auf, daß die Zeit zwischen zwei Zytostatikazyklen im Mittel von 21 auf 25 Tage verlängert werden mußte, um die Nebenwirkungen so weit abklingen zu lassen, daß die Kinder einen erneuten Stoß vertragen. Der Grad für das Einhalten der vorgegebenen Richtdosis ist hingegen ein gutes Maß für die Qualität der durchgeführten Therapie. Für die vier benutzten Medikamente in unserer Studie lag der Median des Quotienten $\frac{\text{Istdosis}}{\text{Solldosis}}$ zwischen 0,95 und 1,00. Unterdosierungen von weniger als 80 % der Richtdosis bei einem Medikament wurden insgesamt 16 x registriert und mußten als Protokollverstöße gewertet werden.

Bei der ersten deskriptiven Auswertung zeigten sich noch einige Schwachstellen in der Informationskette von kooperierenden Klinikern, Studienleitung, Dokumentations- und Auswertungszentrale: Probleme bereiteten insbesondere die einheitliche, genaue zeitliche Einordnung von therapeutischen Maßnahmen und klinischer Befunde sowie die sachgerechte Verschlüsselung von Klartextangaben oder deren Zuordnung zu bereits auf dem Dokumentationsbogen vorgegebenen Kategorien. Die Behandlung fehlender Werte, insbesondere bei Zeitangaben, erforderte eine Berücksichtigung so vielfältiger Einzelkonstellationen, daß eine ausschließlich automatische, algorithmische Verarbeitung nicht praktikabel war - sie führte zu häufig zu einer nicht vertretbaren Elimination faktisch verfügbarer Einzelinformationen.
Der hierdurch angestoßene Lernprozeß führte unter anderem zu genaueren Anweisungen für die Primärdokumentation, zu einer weitergehenden Eingangskontrolle und Vorsignierung bei der Studienleitung sowie einer Ausweitung der automatischen Plausibilitätsprüfung in der Auswertungszentrale. Hiernach erbrachte bereits die zweite deskriptive Datenauswertung eine deutlich effektivere Nutzung der Möglichkeiten der maschinellen Datenverarbeitung. Künftige deskriptive Zwischenauswertungen können jetzt mit einem erheblich reduzierten Arbeitsaufwand aktuell und umfassend Informationen für die Studienleitung und die teilnehmenden Kliniken liefern.

Rechtliche Probleme

Die Aufnahme in die Studie ist von der Zustimmung der Eltern zur Weitergabe der Daten abhängig. Sie wurde bisher nur einmal verweigert. Die Behandlung nach dem Protokoll wird davon aber nicht berührt. Ebenso müssen die Patienten von der Auswertung ausgeschlossen werden, deren Eltern einen Therapiearm für aussichtsreicher als den anderen halten und daher der Randomisierung nicht zustimmen. Da Interferon kein zugelassenes Arzneimittel ist, ist es aus rechtlichen Gründen für den Patienten nur erreichbar, wenn er in die Therapiestudie aufgenommen wird (E. Samson, 1981), was die Zustimmung der Eltern zur Randomisierung voraussetzt. Liegt keine Einwilligung vor, bleibt für den Patienten nur der Nichtinterferonzweig als Behandlungsmöglichkeit. Da aufgrund der derzeitigen allgemeinen Diskussion nur der Interferonzweig besondere Hoffnung bei Laien erweckt, wollen sie sich in der Regel wenigstens die 50%ige Chance erhalten und willigen daher in die Randomisierung ein. Druck auf die Studienleitung ausgeübt, "gezielt" zu randomisieren, wurde bisher nur in 1 Fall. Zu einer Verweigerung der Randomisierung kam es jedoch nicht.

Berichte der Studienleitung

In halbjährlichen bis jährlichen Abständen wird bei den Tagungen der Gesellschaft für Pädiatrische Onkologie über eingegangene Patientenzahlen, Patientencharakteristika, Durchführung und Toxizität der Therapie, Remissionsraten und Überlebensraten berichtet. Häufigere Berichte des gegenwärtigen Standes der Studienleitung an die behandelnden und dokumentierenden Ärzte wären wünschenswert.

Literatur

Herson, J. (1980). Patient registration in a cooperative oncology group. Controlled Clinical Trials 1, 99-108

Kaatsch, P., Michaelis, J. (1981). Das kooperative Dokumentationsprojekt für kindliche Malignome. Klin. Päd. 193, 257-263

Meinert, C.L. (1980). Clinical trials and data integrity. Controlled Clinical Trials 1, 189 - 192

Samson, E. (1981). Patientenaufklärung bei kontrollierten Therapiestudien. Anlage 3 zum Rundschreiben der Deutschen Krebsgesellschaft e.V. an die Studienleiter vom 29.4.1981.
Koordinierungsstelle: Pathologisches Institut der Medizinischen Hochschule Hannover.

Dr. F. Berthold, Prof. Dr. F. Lampert
Universitäts-Kinderpoliklinik
Feulgenstr. 12, 63oo Gießen

Dipl.-Inform. Med. P. Kaatsch
Institut f. Med. Statistik
u. Dokumentation/ Univ. Mainz
Langenbeckstr. 1, 65oo Mainz

ORGANISATION, DOKUMENTATION UND ERGEBNISSE DER MULTIZENTRISCHEN STUDIEN BFM ZUR BEHANDLUNG DER AKUTEN LYMPHOBLASTISCHEN LEUKÄMIE BEI KINDERN UND JUGENDLICHEN

H.-J. **LANGERMANN**, G. **HENZE**, B. **BERGER**, H. **RIEHM**
Kinderklinik der Freien Universität
Berlin

ZUSAMMENFASSUNG

Multizentrische Therapiestudien sollten, wie jede medizinische Forschung, in erster Linie dem Wohl des Patienten dienen. Das bedeutet unter anderem, daß die Erkenntnisgewinnung nicht auf Kosten des Patienten erfolgen darf. Die langjährige Erfahrung mit der stetig expandierenden BFM-Studiengruppe ließ einige wichtige Prinzipien deutlich werden. Wenn, aufbauend auf den Analysen der Therapieergebnisse, das therapeutische Konzept weiterentwickelt wird, sind nicht unbedingt randomisierte Kontrollen angezeigt. Ethische Gründe verbieten dies sogar, wenn dadurch mit hoher Wahrscheinlichkeit für eine Gruppe Nachteile zu erwarten sind. Der historische Vergleich kann bei sorgfältiger Anwendung fast ebenso gute Aussagen liefern. Das organisatorische Konzept sollte sich besonders im Dokumentationsbereich an den eigentlichen Studienzielen orientieren, um bei Vermeidung von unzumutbarer Arbeitsbelastung einen reibungslosen Ablauf der Studie zu gewährleisten. Den Studienteilnehmern sollten attraktive Serviceleistungen angeboten werden, die eine kontinuierliche Kooperation fördern und erfahrungsgemäß auch intensiv genutzt werden.

I. EINLEITUNG

Medizinische Forschung sollte in erster Linie dem Patienten zugute kommen. Die Erkenntnisgewinnung darf nicht auf Kosten der Patienten erfolgen. Besonders in der Onkologie haben sich Therapiestudien als ein wirksames Instrument der klinischen Forschung erwiesen. Die in diesem Sinne erfolgreiche Durchführung einer kooperativen, multizentrischen Therapiestudie setzt ein überzeugendes therapeutisches und organisatorisches Konzept voraus, woraus sich letztlich die Motivation der Studienteilnehmer zur Kooperation ergeben muß. Am Beispiel der BFM-Studien soll gezeigt werden, wie durch die konsequente Verfolgung dieser Prinzipien eine leistungsfähige, multizentrische Studiengruppe dynamisch wachsen konnte.

II. ENTWICKLUNG DER BFM-STUDIENGRUPPE UND DES THERAPEUTISCHEN KONZEPTS

Seit 1970 verfolgte Riehm in Berlin das Konzept der intensiven Anfangsbehandlung bei der kindlichen akuten lymphoblastischen Leukämie (ALL). Aufgrund der ersten vielversprechenden Ergebnisse wurde das Therapiekonzept (Therapie A) 1974 bzw. 1975 von den Universitätskliniken Münster und Frankfurt übernommen. Die in Berlin gewonnenen Ergebnisse waren reproduzierbar (Riehm, Gadner und Welte, 1977; Riehm, Gadner, Henze et al., 1980; Schellong, Breu, Gröbe et al., 1978). Insgesamt wurden während dieser ersten Studie BFM 70/76 119 Kinder behandelt. Die Folgestudie BFM 76/79 mit einer Gesamtzahl von 158 Patienten aus 9 Kliniken zielte darauf ab, das bis dahin einmalige Behandlungsergebnis weiter zu verbessern. Wegen der offensichtlichen Überlegenheit dieses Therapiekonzepts gegenüber Standardtherapieformen verbot sich aus ethischen Gründen eine randomisierte Kontrolle. Stattdessen wurde das Prinzip der intensiven Anfangsbehandlung weiterverfolgt. Der wesentliche Unterschied gegenüber der Studie BFM 70/76 bestand in der Stratifizierung der Patienten in zwei Risikogruppen. Ein Risikoindex (RI), basierend auf der Ausprägung von bereits zum Zeitpunkt der Diagnose erkennbaren prognostischen Faktoren, wurde definiert, der die Zuordnung der Patienten in eine der beiden Gruppen erlaubte. Patienten mit dem niedrigeren Rückfallrisiko erhielten die gleiche Therapie wie in der Studie BFM 70/76. Die Einführung einer intensiven Reinduktionstherapie während des ersten Halbjahres nach Diagnose sollte eine deutliche Verbesserung der Prognose für Patienten mit erhöhtem Rückfallrisiko bewirken. Da dieses Konzept mit hoher Wahrscheinlichkeit eine signifikante Verbesserung der Prognose für die

Zielgruppe erwarten ließ, wurde wiederum aus ethischen Gründen auf eine randomisierte Kontrolle verzichtet. Die dennoch durchgeführte Randomisation sollte die anders nicht zu beantwortende Frage klären, ob der zweite Therapieblock besser zu einem sehr frühen oder zu einem etwas späteren Zeitpunkt plaziert wäre. Die an die Reinduktionstherapie geknüpften Erwartungen wurden in vollem Umfang erfüllt (Abb.1).

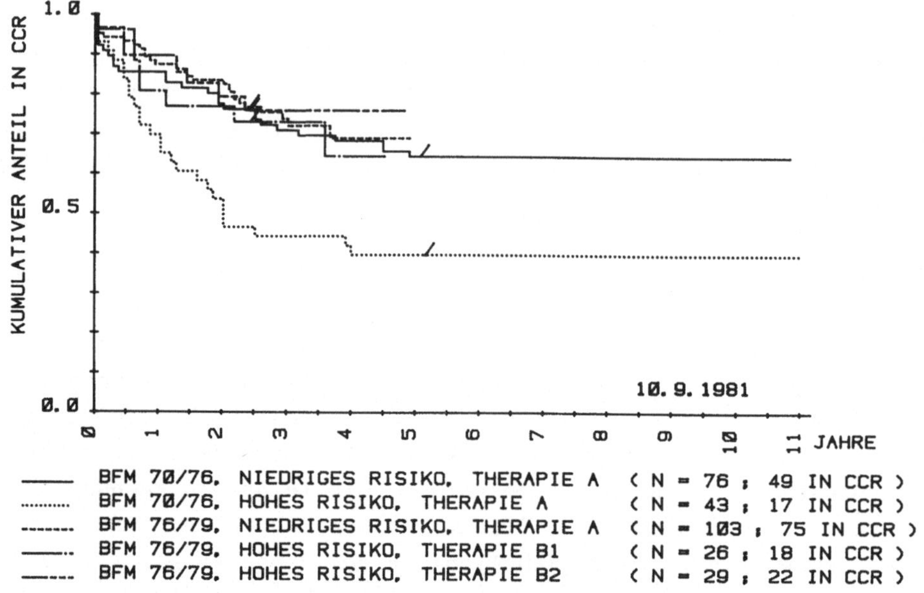

Abb.1: Wahrscheinlichkeit des rezidivfreien Überlebens (CCR), berechnet nach dem Life-Table Verfahren (Cutler und Ederer 1955), in Abhängigkeit vom initialen Rückfallrisiko und von der durchgeführten Therapie. "/" kennzeichnet den Patienten in CCR mit der kürzesten Beobachtungszeit.

Ein signifikant unterschiedliches Therapieergebnis zwischen dem Zweig mit früher Intensivierung (B1) und dem mit späterer (B2) besteht nicht. Aus der Tatsache, daß die Prognose von Patienten mit erhöhtem und solchen mit nicht erhöhtem Risiko bei differenzierter Therapie keinen Unterschied mehr aufweist, folgt die grundsätzliche Erkenntnis, daß Riskofaktoren kompensierbar sind (Henze, Langermann, Brämswig et al., 1981; Henze, Langermann, Ritter et al. 1981). Das für Patienten mit erhöhtem Rückfallrisiko als wirksam erkannte Prinzip - die frühe Intensivierung - sollte auch für Patienten mit geringerem Risiko gelten und wurde in Analogie auf die Behandlung dieser Patienten in der Studie BFM 79/81 übertragen. Hauptziel dieser Studie, in die 339 Patienten aus 19 Kliniken aufgenommen wurden, war die Bestätigung dieser

Hypothese. Um keinem Patienten die wahrscheinlich wirksamere Therapie vorzuenthalten, wurde auch hier auf eine randomisierte Kontrolle verzichtet. Eine Randomisierung sollte aber die Frage nach einer eventuellen Entbehrlichkeit der üblichen Reinduktionen im ersten Therapiejahr klären. Die Gefährdung der Patienten durch Infektionen und andere Komplikationen könnte durch Verzicht auf diese Elemente entscheidend verringert werden. Nahezu unverändert blieb die Therapie für die Gruppe der Risikopatienten. Die bisherigen Ergebnisse dieser Studie scheinen das Konzept zu bestätigen. Eine abschließende Beurteilung ist zum jetzigen Zeitpunkt noch nicht möglich.

III. AUFBAU DER STUDIENORGANISATION

Die Studie BFM 70/76 erforderte wegen der geringen Teilnehmerzahl noch keine strenge Organisation. Die Notwendigkeit dafür ergab sich erst für die Studie BFM 76/79. Neben dem überzeugenden therapeutischen Konzept bedingt die erfolgreiche Durchführung von Therapiestudien eine effektive und die Studienteilnehmer zur kontinuierlichen Kooperation motivierende Organisation und Dokumentation. Nur unter diesen Bedingungen kann ein dem Patienten zugute kommender Erkenntnisgewinn und eine bewußte Anerkennung der notwendigen Reglementierungen und Kontrollen durch die Studienteilnehmer erwartet werden. Deshalb sollte der Aufbau einer Studienorganisation nach unseren Erfahrungen vor allem folgende Kriterien erfüllen:

1. Abfassung eines verständlichen und vollständigen Studienprotokolls, das als Leitfaden für die tägliche klinische Arbeit geeignet ist.

2. Beteiligung der Studienteilnehmer an allen, die Studie betreffenden Entscheidungen.

3. Organisation von regelmäßigen, gemeinsamen Sitzungen zur Förderung persönlicher Kontakte, zum Erfahrungsaustausch und zur Diskussion der Studienergebnisse.

4. Keine Überforderung durch Maximalforderungen bei der Dokumentation, sondern bewußte Einschränkung auf das Durchführbare und für die Beurteilung des Studienerfolgs Notwendige.

5. Aufbau eines Dokumentationssystems, das eine umfassende und weiterführende Analyse unter Berücksichtigung sämtlicher erhobener Daten

gewährleistet.

6. Entwicklung von leicht überschaubaren, sich selbst erklärenden Frage- und Meldebögen sowie eines Kontrollsystems zur Sicherung der Vollständigkeit und einer hohen Datenqualität.

7. Angebot einer schnellen, unbürokratischen Beratung und Unterstützung bei allen auftretenden diagnostischen und therapeutischen Problemen.

8. Nicht zuletzt ein attraktives Serviceangebot für alle Studienteilnehmer.

Einige Beispiele sollen zeigen, wie versucht wurde, diesen Forderungen im Rahmen der BFM-Studiengruppe gerecht zu werden.

Die Gruppe verfügt über eine eigene Zentrale für die Dokumentation und statistische Auswertung der Therapiestudien. Seit Anfang 1978 steht dafür eine elektronische Datenverarbeitungsanlage zur Verfügung, deren Anschaffung die Stiftung Volkswagenwerk ermöglichte. Die technische Ausstattung umfaßt einen Tischrechner 9825 B von Hewlett Packard (HP), einen Vierfarbenplotter HP 9872 A, drei Floppy-Disk Laufwerke mit je ca. 500 KB Kapazität als Massenspeicher, ein Bildschirmterminal HP 2621 A, einen Matrix-Zeilendrucker sowie einen Typenkorbdrucker. Diese Anlage hat zwar gegenüber Großrechenanlagen den Nachteil einer geringeren Rechengeschwindigkeit und Speicherkapazität, der jedoch durch die ständige Verfügbarkeit und hohe Flexibilität nach unserer Erfahrung mehr als ausgeglichen wird. Da für das Rechnersystem kein geeignetes Programmpaket kommerziell erhältlich war, sind alle erforderlichen Programme in enger Zusammenarbeit von Mediziner und Statistiker entwickelt und für die Bedürfnisse und Fragestellungen der BFM-Studiengruppe optimiert worden. In der jetzigen Form ermöglicht das Dokumentationssystem eine komfortable Datenerfassung und -korrektur sowie die Anwendung aller relevanten statistischen Verfahren zur Analyse (z.B. Cox, 1972; Cutler und Ederer, 1958; Peto, Pike, Armitage et al., 1976; Peto, Pike, Armitage et al., 1977).

Bezüglich der Datenerhebung wurde besonderer Wert darauf gelegt, daß der zusätzliche Arbeitsaufwand für die Studienteilnehmer auf ein erträgliches Maß beschränkt bleibt. Erfaßt werden initiale Daten sowie Daten zum Therapie- und Krankheitsverlauf. Die Erhebung der Initialdaten schließt einige klinische Parameter und Ergebnisse von Laboruntersuchungen ein, die möglicherweise einen Einfluß auf die Prognose haben. Sie erfolgt unverschlüsselt zusammen mit der Erstmeldung eines neuerkrankten Kindes auf einem entsprechenden Meldebogen. Der gleiche Bogen findet für die Meldung wesentlicher Ereignisse während des Krankheitsverlaufs, d.h. eventuellen Rezidiven und Todesfällen, Verwendung. Zur Erzielung einer möglichst vollständigen und fehlerlosen Erfassung aller Daten erhalten die Studienteilnehmer nach jeder Neuaufnahme oder Änderung einen Ausdruck der gespeicherten Daten des Patienten mit der Bitte um Überprüfung und gegebenenfalls Korrektur.

Mit wachsendem Umfang der Studien hat es sich als notwendig erwiesen, die durchgeführte Therapie zu dokumentieren. Diese Maßnahme führte nachweisbar zu einer Vereinheitlichung des therapeutischen Vorgehens. Als Anreiz für die Meldung der Therapiedaten erhalten die Studienteilnehmer einen optisch ansprechenden, mehrfarbigen Therapieverlaufsbogen, der gewissermaßen eine Kurzepikrise darstellt (Abb.2).

Neben regelmäßig versandten Zwischenauswertungen der abgeschlossenen und noch laufenden Studien erstellt die Dokumentationszentrale auf Anfrage spezielle Auswertungen einschließlich druckfertiger Grafiken. Studienbegleitende Forschungsvorhaben werden statistisch und technisch unterstützt und betreut. Die Serviceleistungen im medizinischen Bereich bestehen in der Beratung bei besonderen diagnostischen und therapeutischen Problemen sowie der zytomorphologischen und zytochemischen Befundung der eingesandten Ausstrichpräparate.

IV. ERGEBNISSE

Das besonders attraktive Ergebnis des therapeutischen Konzepts der BFM-Studien wurde bereits dargestellt. Wichtigstes Ergebnis des organisatorischen Konzepts ist die Tatsache, daß mit den entwickelten Hilfsmitteln ein weitgehend reibungsloser Studienablauf zu verzeichnen war und ist. Der Dokumentationsaufwand wurde nicht als übermäßig belastend empfunden. Bis auf wenige Ausnahmen erfolgte der Eingang der Patientendaten zeitgerecht. Alle Studienmitglieder ließen sich von der Notwendigkeit einer Dokumentation der realisierten Therapie überzeugen, so daß auch der damit verbundene Mehraufwand akzeptiert wurde, der letztlich durch die Anhebung der durchschnittlichen Therapiequalität den Patienten zugute kam. Die angebotenen Serviceleistungen, auch im Bereich der studienbegleitenden Forschungsvorhaben wurden als hilf-

ALL-THERAPIEVERLAUFSBOGEN BFM 79 PROT. I

NAME : XXX, YYY ; STD.NR.: XX 1 ; GESCHL.: W ; GEB.DAT.: 29. 5. 72
DIAGN.TAG : 26. 1. 81 ; THERAPIEFORM : A2 ; RISIKO INDEX : 1

INITIALE BEFUNDE:

LEUKO..:	2400/mm↑3	ALTER.....:	8 7/12 J	LEBERVERGR:	1 cm
ZNS....:	NEG	ORGANBEF..:	NEG	MILZVERGR.:	3 cm
THYMUS.:	NEG	BLAST.PER.:	14 %	NIERENBEF.:	NEG
SPH....:	NEG	HB-WERT...:	7.8 g/dl	SKELETT...:	POS
PAS....:	NEG	THROMBO...:	102000/mm↑3	LK-BEFALL.:	NEG

VORBEHANDLUNG AUSSERHALB DES PROTOKOLLS : NEIN

PHASE 1 ; BEGINN : 28. 1. 81
GEWICHT : 24.2 kg ; GROESSE : 128 cm ; OBERFL. : 0.98 m↑2

90 mg

	GESAMT-DOSEN
PRED	1830 mg
L-ASP	105.0 kE
VCR	6.00 mg
DAUNO	100.0 mg

KM 3 KM 1

-15 -8 -1 1 8 15 22 29 36 TAG NR

KOMPLIKATIONEN IN PHASE 1 : KEINE

PHASE 2 ; BEGINN : 4. 3. 81 (TAG NR.: 36)
GEWICHT : 26.9 kg ; GROESSE : 128 cm ; OBERFL. : 0.99 m↑2

		GESAMT-DOSEN
CP	1000 1000	2000 mg
ARA-C		1184.0 mg
6-MP		1625.0 mg
MTX	12.5 12.5 12.5 12.5	50.0 mg
RX-SCHAED.		1800 rad 10 SITZ.

36 43 50 57 64 71 78 85 92 99 106 113 TAG NR

KOMPLIKATIONEN IN PHASE 2 : THROMBOZYTOPENIE, FIEBER OHNE ERREGERNACHWEIS

AUSWERTUNG

	ANZAHL GABEN	PROZENT. DOSIS		ANZAHL GABEN	PROZENT. DOSIS
PRED :	28/ 28	102 %	CP :	2 / 3	67 %
L-ASP :	21/ 21	102 %	ARA-C :	16/ 16	100 %
VCR :	4 / 4	102 %	6-MP :	28/ 28	98 %
DAUNO :	4 / 4	102 %	MTX :	4 / 4	101 %

Abb.2: Der für jeden Patienten der Studien angefertigte Therapieverlaufsbogen gibt eine Übersicht über die realisierte Therapie und läßt zeitliche Schiebungen und andere Protokollabweichungen sofort erkennen, so daß er eine wertvolle Hilfe bei der Beurteilung der Therapiequalität darstellt. Von den Studienteilnehmern wird er gern als Kurzepikrise verwendet.

reich empfunden und intensiv genutzt.

Statistische Analysen vermochten eindeutig die Richtigkeit des Therapiekonzepts zu belegen. Ein weiteres wesentliches Ziel der Analysen bestand in der Entwicklung eines Verfahrens zur genaueren Abschätzung des Rezidivrisikos schon zum Zeitpunkt der Diagnose. Damit sollte die Möglichkeit verbessert werden, die Patienten primär einer adäquaten Therapie zuzuführen. Mit Hilfe des Regressionsmodells von Cox (Cox, 1972) wurde ermittelt, daß bei dem angewandten Therapiekonzept die initiale Leukämiezellmasse einen verläßlichen Indikator des Rückfallrisikos darstellt (Langermann, Henze, Riehm 1981). Darauf aufbauend wurde eine für die klinische Praxis geeignete Berechnungsformel aufgestellt, die die wesentlichen Leukämiezellkompartimente, peripheres Blut, Milz und Leber, berücksichtigt. Der mit Hilfe dieser Formel berechnete Risikofaktor bildet das Kriterium für die Stratifizierung der Patienten in nunmehr drei unterschiedlich intensive Behandlungszweige bei der zur Zeit in der Rekrutierungsphase befindlichen Studie BFM 81.

Das Gesamtkonzept der BFM-Studien findet seine Bestätigung in der Teilnahme von jetzt 32 Kliniken aus der Bundesrepublik Deutschland und Österreich. Bei dieser Mitgliederzahl ist ein Zugang von 300 der etwa 500 jährlich in der Bundesrepublik Deutschland an einer ALL erkrankenden Kinder zu erwarten.

V. SCHLUSSFOLGERUNG

Nach den Erfahrungen mit der Entwicklung der BFM-Studiengruppe verspricht die Idee der kooperativen Therapiestudie als Instrument der klinischen Forschung bei sinnvoller Anwendung auch für die Zukunft tragfähig für eine patientenorientierte Medizin zu sein.

VI. LITERATUR

Cox, D. R. (1972). Regression models and life tables. Journal of the Royal Statistical Society. Series B 34, 187-220.

Cutler, S. J. and Ederer, F. (1958). Maximum use of the life table method in analysing survival. Journal of Chronic Diseases 4, 699-712.

Henze, G., Langermann, H.-J., Brämswig, J., Breu, H, Gadner, H., Schellong, G., Welte, K. und Riehm, H. (1981). Ergebnisse der Studie BFM 76/79 zur Behandlung der akuten lymphoblastischen Leukämie bei Kindern und Jugendlichen. Klinische Pädiatrie 193, 145-154.

Henze, G., Langermann, H.-J., Ritter, J., Schellong, G. and Riehm, H. (1981). Treatment strategy for different risk groups in childhood acute lymphoblastic leukemia: A report from the BFM study group. In: Neth, Gallo, Graaf, Mannweiler, Winkler (Hrsg.). Haematology and Blood Transfusion Vol. 26. Modern Trends in Human Leukemia IV. Springer Berlin Heidelberg, 87-93.

Langermann, H.-J., Henze, G. and Riehm, H. (1981). Determination of the tumor cell burden and its influence on prognosis in childhood acute lymphoblastic leukemia. Journal of Cancer Research and Clinical Oncology 99, A49.

Peto, R., Pike, M. C., Armitage, P., Breslow, N. E., Cox, D. R., Howard, S. V., Mantel, N., McPherson, K., Peto, J. and Smith, P. G. (1976). Design and analysis of randomised clinical trials requiring prolonged observation of each patient. I. Introduction and design. British Journal of Cancer 34, 585-612.

Peto, R., Pike, M. C., Armitage, P., Breslow, N. E., Cox, D. R., Howard, S. V., Mantel, N., McPherson, K., Peto, J. and Smith, P. G. (1976). Design and analysis of randomised clinical trials requiring prolonged observation of each patient. II. Analysis and examples. British Journal of Cancer 35, 1-39.

Riehm, H., Gadner, H. und Welte , K. (1977). Die West-Berliner Studie zur Behandlung der akuten lymphoblastischen Leukämie des Kindes - Erfahrungsbericht nach 6 Jahren. Klinische Pädiatrie 189, 89-102.

Riehm, H., Gadner, H., Henze, G., Langermann, H.-J. and Odenwald, E. (1980). The Berlin childhood acute lymphoblastic leukemia therapy study, 1970-1976. The American Journal of Pediatric Hematology and Oncology 2, 299-306.

Schellong, G., Breu, H., Gröbe, H. und Voss, W. (1978). Intensivierung der Anfangstherapie nach dem West-Berliner Protokoll bei akuter lymphoblastischer Leukämie. Klinische Pädiatrie 190, 65-72.

H.-J. Langermann
Kinderklinik der Freien Universität Berlin
Heubnerweg 6
D-1000 Berlin 19

ERFAHRUNGEN UND ERGEBNISSE EINER KOOPERATIVEN STUDIE ZUR ADJUVANTEN CHEMOTHERAPIE DES POTENTIELL KURATIV OPERIERTEN MAGENKARZINOMS

W. GAUS, P. SCHLAG, B. RAPPENECKER, W. SCHREML, CH. HERFARTH, M. M. LINDER, J. BRÄUMER, M. MAYER, W. QUEISSER, M. TREDE

Klinische Dokumentation, Universität Ulm
Chirurgie I, Universität Ulm
Innere Medizin III, Universität Ulm
Chirurgische Universitätsklinik Mannheim
Tumorzentrum Mannheim

Aufbau, Durchführung und Ergebnisse einer adjuvanten Chemotherapiestudie beim potentiell kurativ operierten Magencarcinom werden vorgestellt. Die Studie wurde seit 1976 kooperativ in den beiden Tumorzentren Mannheim und Ulm durchgeführt. Es ergab sich bisher kein signifikanter Unterschied zwischen Therapie- und Kontrollgruppe. Anhand der gewonnenen Erfahrungen sollen vor allem zwei Probleme diskutiert werden, die bei klinischen Therapiestudien immer wieder auftreten:

1. Welchen Einfluß haben aus der Studie ausgeschiedene Patienten auf die Beurteilung des Therapierfolgs?

2. Welcher möglicherweise vorhandene therapeutische Unterschied kann bei einem nicht signifikanten Test mit einer vorgegebenen Irrtumswahrscheinlichkeit von z.B. $\beta = 0.10$ übersehen worden sein?

1. Fragestellung und Ziel der Studie

Durch die Studie sollte festgestellt werden, ob bei potentiell kurativ operierten Magenkarzinom-Patienten mit ungünstigem Tumorstadium die Überlebenszeit durch eine postoperative adjuvante Chemotherapie mit 5 FU und BCNU verbessert werden kann.

2. Aufbau der Studie

Beteiligte Kliniken: Die Studie wurde gemeinsam vom Tumorzentrum Mannheim und vom Tumorzentrum Ulm geplant und durchgeführt. Innerhalb jedes Tumorzentrums war die Chirurgische Klinik, die Medizinische Klinik und das Pathologische Institut beteiligt. Die dokumentarische und statistische Betreuung erfolgte durch die Klinische Dokumentation der Universität Ulm.

Patientenselektion: Aufgenommen wurden alle Patienten nach einer potentiell kurativen Operation eines histologisch gesicherten Magenkarzinoms des Tumorstadiums II oder III (UICC-Klassifikation 1972). Ausschlußkriterien waren: Alter über 68 Jahre, Histologie anders als primäres Magenkarzinom, Vorliegen eines Zweittumors, nachweisbare Fernmetastasen, klinischer Zustand, der ein unangebracht hohes Risiko von Nebenwirkungen erwarten ließ und Nicht-Einverständnis des Patienten.

Schichtung und Randomisation: Die Patienten wurden entsprechend ihren Tumorstadien in zwei Schichten eingeteilt. Die Zugehörigkeit eines Patienten zu einer Schicht ergab sich aus dem postoperativen histologischen Befund. Die Randomisation in zwei Therapiegruppen wurde dezentral und innerhalb jeder Schicht anhand eines Randomisationsplans postoperativ nach Vorliegen des histologischen Befundes durchgeführt.

Chemotherapie: Die Patienten erhielten postoperativ acht Chemotherapie-Zyklen in sechs- bis achtwöchigen Abständen. Der erste Therapiestoß erfolgte zwischen dem 42. und 56. postoperativen Tag. Jeder Therapiestoß dauerte fünf Tage. Als Zytostatika wurden BCNU (40 mg/m^2 KO) und 5 FU (10 mg/kg) intravenös appliziert. Falls vor Beginn eines Therapiestoßes die Granulozyten unter 2 500 oder die Thrombozyten unter 130 000 lagen, wurde der Therapiestoß um bis zu zwei Wochen verschoben. Bei Fortbestehen der Granulocyto- bzw. Thrombocytopenie wurde die Dosis auf Zweidrittel reduziert.

Kontrollgruppe: Die Kontrollgruppe erhielt keine postoperative adjuvante Therapie.

Verlaufsbeobachtungen: Die Patienten der Chemotherapiegruppe und der Kontrollgruppe wurden in gleicher Weise nachgesorgt. Im ersten postoperativen Jahr wurden die Nachuntersuchungen in zweimonatigem Abstand, im zweiten und dritten postoperativen Jahr in dreimonatigen, dann in halbjährlichen Abständen durchgeführt. Die Nachuntersuchungen umfaßten obligatorisch die Zwischenanamnese, physikalische Untersuchung, Laborparameter (insbesondere Leberenzyme und CEA), in halbjährlichen Abständen auch eine Röntgenuntersuchung des Thorax, Oberbauchsonographie und gegebenenfalls Gastroskopie. Fakultativ kamen nuklearmedizinische Untersuchungstechniken und die Computertomographie zur Anwendung.

Therapieerfolg: Als Hauptkriterium für den Therapieerfolg wurde die postoperative Überlebenszeit herangezogen. Zusätzlich wurde die rezidivfreie Zeit festgestellt. Das Vorliegen eines Rezidives mußte durch das Ergebnis einer röntgenologischen, nuklearmedizinischen oder endoskopischen Untersuchung belegt oder durch eine Relaparotomie festgestellt worden sein.

Beendigung der Studie: Die Randomisation neuer Patienten sollte eingestellt werden, sobald jede Therapiegruppe 60 auswertbare Patienten enthielt.

3. Durchführung

Protokoll: Das Protokoll der Studie wurde in mehreren Sitzungen erarbeitet und nach einigen schriftlichen Fassungen verabschiedet. Es enthält den oben beschriebenen Aufbau in erheblich detaillierterer Form.

Formularsatz: In der Studie wurden 3 verschiedene Erhebungsbogen verwendet, ein Bogen für den klinischen Erstbefund, ein Bogen zur Erfassung des histomorphologischen Befundes und ein Bogen zur Erfassung des klinischen Verlaufes, der bei jeder Verlaufsuntersuchung ausgefüllt wurde.

Dauer der Studie und Fallzahl: In der Zeit vom 01.11.76 bis 01.04.80 wurden 106 Patienten randomisiert, davon 65 Patienten im Tumorzentrum Mannheim und 41 Patienten im Tumorzentrum Ulm. Obwohl im Protokoll 120 Patienten vorgesehen waren, wurde die Studie abgebrochen, da auf Grund einer Zwischenauswertung keine Aussicht mehr bestand, mit den im Protokoll vorgesehenen Patientenzahlen einen signifikanten Effekt der adjuvanten Chemotherapie nachweisen zu können. Die Nachsorge der in die Studie aufgenommenen Patienten wird protokollgemäß fortgeführt.

Bei 3 Patienten stellte sich nach der Randomisation heraus, daß sie die Kriterien für die Patientenselektion nicht erfüllten, 5 Patienten lehnten die zytostatische Behandlung trotz ursprünglicher Zustimmung ab, 3 Patienten gingen während der Nachsorge verloren. Schließlich umfaßte die Kontrollgruppe 53 und die Chemotherapiegruppe 42 auswertbare Fälle.

4. Ergebnisse

Zur Überprüfung auf ein homogenes Patientengut wurden die Absterbekurven der Ulmer und Mannheimer Patienten mit dem Logrank-Test verglichen (Abb. 1).

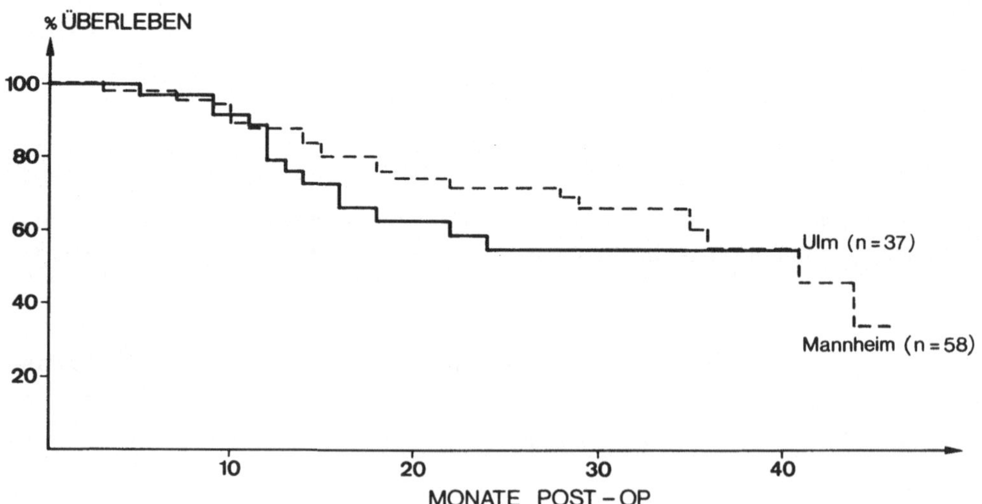

Abb. 1: Absterbekurven der Patienten in Ulm und in Mannheim ($\chi^2 = 0.785$)

Während der Studiendauer wurde in Ulm beim Magencarcinom prinzipiell gastrektomiert. Dagegen wurde in Mannheim ein Stadien-adaptiertes operatives Vorgehen bevorzugt, wobei der Entschluß zur Gastrektomie bzw. subtotalen Magenresektion vom Tumortyp und Lokalisation abhängig gemacht wurde. In Abbildung 2 ist daher die Absterbekurve prinzipiell gastrektomierter bzw. subtotal magenresezierter Patienten bei vergleichbarer Tumorlokalisation gegenübergestellt.

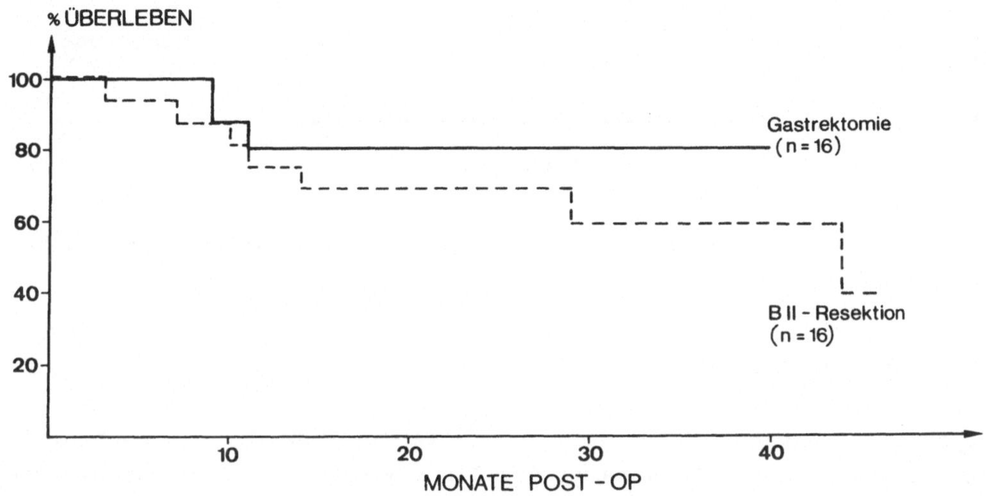

Abb. 2: Absterbekurven der magenresezierten und der gastrektomierten Patienten bei vergleichbarer Tumorlokalisation (Magenantrum) ($\chi^2 = 0.885$)

Auch die weiteren Auswertungen zur Vergleichbarkeit der Gruppen erbrachten keine Kontraindikation für den Vergleich zwischen Chemotherapie und Kontrollgruppe. Von allen dazu durchgeführten Tests wurde lediglich der Test zwischen Tumorstadium II und III signifikant. Weil nach diesem Kriterium bei der Randomisation geschichtet wurde, war jedoch das Verhältnis der Patientenzahl mit Tumorstadium II zur Anzahl der Patienten mit Tumorstadium III in beiden Gruppen gleich.

Der Vergleich der Absterbekurven der Chemotherapiegruppe und der Kontrollgruppe erfolgte ebenfalls mit dem Logrank-Test (s.Abb. 3).

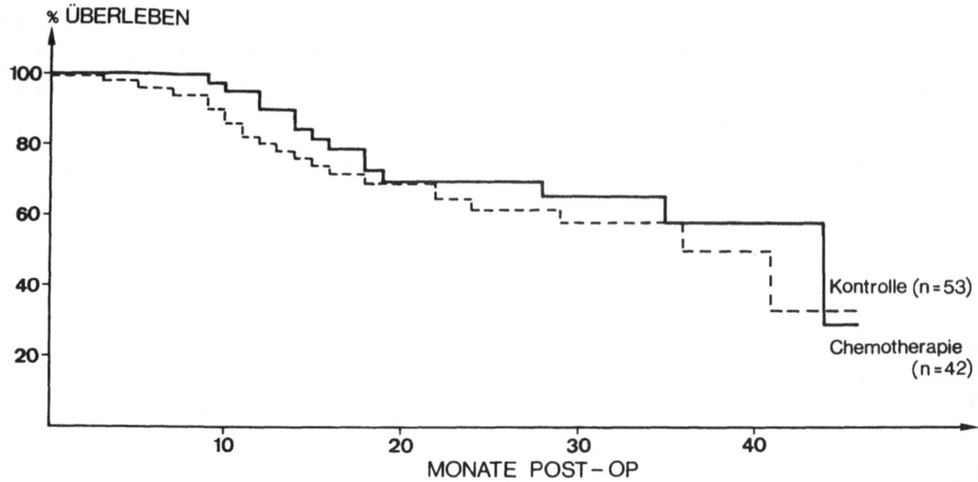

Abb. 3: Absterbekurven der Patienten der Chemotherapiegruppe und der Kontrollgruppe (χ^2 = 0.646)

5. Aufgetretene Probleme

Drop-outs: 3 Patienten konnten nicht in die Auswertung eingehen, da sich im Nachhinein herausstellte, daß sie die Kriterien für die Patientenselektion nicht erfüllten. Weitere 3 Patienten konnten nicht nachverfolgt werden.

Unvollständige Therapie: Von den 47 Patienten die in die Therapiegruppe randomisiert worden waren, lehnten 5 Patienten die zytostatische Behandlung ab. Bei 17 Patienten mußte die Chemotherapie wegen teilweise erheblicher Nebenwirkungen abgebrochen oder modifiziert werden. 5 Patienten verstarben, bevor alle Chemotherapiestöße verabreicht waren. Somit konnten nur 20 Patienten protokollgerecht therapiert werden.

Unterschiedliche Vorbehandlungen: Entsprechend chirurgischen Überlegungen wurden 79 Patienten gastrektomiert, bei 16 davon wäre auch eine Resektion möglich gewesen. Bei 16 Patienten wurde eine subtotale Magenresektion (B II- Magenresektion bzw. Cardia-Corpusresektion) durchgeführt.

Abbruch: Die Studie wurde nach 3 1/2-jähriger Laufzeit vor dem Erreichen der im Protokoll vorgesehenen Patientenzahlen abgebrochen, da sich in den bis dahin beobachteten Absterbekurven keinerlei Unterschied andeutete.

Welcher Therapieerfolg wurde übersehen? Der Unterschied zwischen der Therapiegruppe und der Kontrollgruppe war außerordentlich klein (Abb. 3). Trotzdem kann bei einem Fehler von $\beta = 0.10$ eine Erhöhung der Zweijahres-Überlebensrate von 0.55 in der Kontrollgruppe auf ≤ 0.76 in der Chemotherapiegruppe übersehen worden sein.

6. Literatur

Gaus, W.: The experience of the EORTC-Gnotobiotic Project Group in planning, organizing, performing, and evaluating cooperative clinical trials. In: Tagnon, H.J.; Staquet, M.J. (Hrsg.): Controversies in cancer. Design of trials and treatment; 17-22. New York, Paris, Barcelona, Mailand; Masson Publ. USA Inc.; 1979.

Gaus, W.; Wendt, F.; Wolf, G.: Protective isolation and antimicrobial decontamination in patients with high susceptibility to infection. A prospective copperative study of gnotobiotic care in acute leukemia patients. Part II: Organizational and statistical concept. Infection 5 (1977), 248-254.

Herfarth, Ch.; Merkle, P.; Schlag, P.: Das Magencarcinom. Chirurg 52 (1981), 193-200.

Schlag, P.; Schreml, W.; Gaus, W.; Herfarth, Ch.; Linder, M.M.; Queisser, W.; Trede, M.: Adjuvant 5-FU and BCNU chemotherapie in gastric cancer - three years results. In: Mathe; Bonnadonna; Salmon (Hrsg.(: Recent results in cancer research, Band 80, 277-283. Berlin, Heidelberg New York; Springer, 1981.

Autoren:

Prof. Dr. W. Gaus, Klinische Dokumentation der Universität Ulm, Eythstr. 2, 79oo Ulm

Dr. P. Schlag, B. Rappenecker, Prof. Ch. Herfarth, Chirurgie I der Universität Ulm, Steinhövelstr. 9, 79oo Ulm

Dr. W. Schreml, Innere Medizin III der Universität Ulm, Steinhövelstr. 9, 79oo Ulm

Dr. M.M. Linder, Dr. J. Bräumer, M. Trede, Chirurgische Universitätsklinik Mannheim, Postfach 23, 68oo Mannheim

M. Mayer, Prof. Dr. W. Queisser, Tumorzentrum Mannheim, Fakultät für Klinische Medizin, Postfach 23, 68oo Mannheim

THERAPIEABBRUCH BEI KOPFSCHMERZPATIENTEN

W. SCHULZ, I. VOLGER
Institut für Psychologie, Technische Universität
Berlin

Zusammenfassung

Berichtet werden die Ergebnisse einer empirischen Untersuchung zum Therapieabbruch bei Kopfschmerzpatienten. Die Fragen der Untersuchung lauten: (1) Wie hoch ist die Abbruchquote und zu welchem Zeitpunkt häufen sich die Abbrüche? (2) Welche Faktoren sind für den Therapieabbruch verantwortlich und welches Gewicht kommt ihnen zu? Dabei wird zwischen Eingangsmerkmalen der Patienten und Therapieprozeßmerkmalen unterschieden. Die Stichprobe besteht aus 73 Patienten, die von Ärzten der Neurologischen Abteilungen der Berliner Universitätskliniken an uns überwiesen wurden. Es handelt sich also um Patienten, die nicht von sich aus einen Psychotherapeuten aufsuchten. Die therapeutischen Maßnahmen bestanden aus einer Kombination von Entspannungstraining nach Jacobson und klientenzentrierter Gesprächspsychotherapie. Die wichtigsten Ergebnisse lassen sich wie folgt zusammenfassen: (1) Über 40 % der Patienten brechen die Therapie innerhalb der ersten Stunden ab. (2) Patienten mit geringer Therapiemotivation und geringer Problemlösefähigkeit brechen die Therapie eher ab. (3) Ein strukturiertes Vorgehen des Therapeuten zumindest am Anfang der Therapie scheint für den Therapieverbleib wichtig zu sein. Diese Ergebnisse werden interpretiert, und zum Schluß werden im Zusammenhang mit dem Therapieabbruch ethische Fragen diskutiert.

1. Einleitung

Therapieabbruch ist eines der häufigsten Probleme der therapeutischen Praxis. Die Abbruchrate schwankt in Abhängigkeit von der Störungsform, der Behandlungsart und der institutionsspezifischen Versorgungsangebote zwischen 0 % und 82 % (Baekeland and Lundwall, 1975). Die Wahl eines stationären oder ambulanten Settings für die Behandlung beeinflußt ebenfalls die Häufigkeit von Therapieabbrüchen. So wurden bei stationär behandelten psychiatrischen Patienten innerhalb der ersten 4 Monate Abbruchraten zwischen 32 % und 79 % festgestellt (u.a. Meyer et al., 1967; Van Stone and Gilbert, 1972). Bei ambulanter Behandlung scheint das Krankheitsbild einen wesentlichen Einfluß auf die Höhe der Abbruchrate auszuüben. Während bei der Therapie von Alkoholikern 52 % bis 75 % Abbruchpatienten bis zum 5. Therapiekontakt zu beobachten waren (u.a. Baekeland et al., 1973; Gerard and Saenger, 1959), kamen Kracke und Vogel (1979) bei einer gemischten Neurotikergruppe zu einer Abbruchquote von insgesamt 37 %. Diese hohen Zahlen verlangen eine gründliche Erforschung und Reflexion des Problems Therapieabbruch.

Die empirische Forschung unterscheidet zwischen abbruchrelevanten Patienten-, Therapeuten- und Prozeß- oder Setting-Variablen. Am häufigsten wurden bisher die Patientenvariablen untersucht. Danach brechen Patienten aus den unteren sozialen Schichten häufiger die Therapie ab. Das Ausmaß der sozialen Integration gehört zu den besten Prediktoren für den Therapieabbruch. Je stärker die soziale Isolation, desto höher ist die Abbruchrate. Weitere abbruchrelevante Variablen sind die Therapiemotivation und die Erwartungen des Patienten an die Behandlung. Patienten mit geringer Therapiemotivation und inadäquaten Erwartungen brechen die Therapie eher ab. Demgegenüber differenzieren testpsychologische Variablen kaum zwischen Abbrechern und Nichtabbrechern. Patientenmerkmale alleine sind jedoch zur Erklärung des Abbruchphänomens nicht ausreichend. So zeigen die Untersuchungen von Fiester and Rudestam (1975) und Kracke und Vogel (1979), daß die Wahrnehmungen und Erfahrungen des Patienten, das konkrete Verhalten des Therapeuten in der Therapiesituation und das emotionale Beziehungsverhältnis zwischen Therapeut und Patient einen erheblichen Einfluß auf Abbruch und Verbleib ausüben. Aufgabe künftiger Forschung muß daher die Untersuchung des Zusammenhangs zwischen Patienten- und Prozeßvariablen in ihrer Bedeutung für den Therapieabbruch sein.

2. Problemstellung

Ziel dieser Untersuchung ist es, das Problem des Therapieabbruchs bei Psychosomatikern, speziell bei Kopfschmerzpatienten zu untersuchen. Die Therapiebarkeit psychosomatisch erkrankter Patienten wird allgemein als ausgesprochen gering beurteilt, da ihre besondere Persönlichkeitsstruktur und ihre Fixierung auf ein somatisches Krankheitsmodell sie kaum in die Lage versetzt, das spezifische Angebot der Psychotherapie mit der Konzentration auf gefühlshaltiges Material als für ihre Beschwerden adäquates und konstruktives Behandlungsverfahren wahrzunehmen. Aufgrund eher organorientierter Veränderungserwartungen sind sie zur Aufnahme einer psychotherapeutischen Behandlung in der Regel nur wenig motiviert. Als prognostisch besonders ungünstig werden psychosomatisch erkrankte Patienten beurteilt, die die Therapie nicht aus eigener Initiative, sondern auf Verordnung eines Arztes aufsuchen (Uexküll, 1979). Diese Untersuchung erfolgt an Patienten, die zur Aufnahme einer psychotherapeutischen Behandlung durch ärztliche Empfehlungen veranlaßt wurden. Die Fragen dieser Untersuchung lassen sich wie folgt zusammenfassen: (1) Wie hoch ist die Abbruchrate und zu welchem Zeitpunkt häufen sich die Abbrüche? (2) Welche Faktoren sind für den Therapieabbruch verantwortlich und welches Gewicht kommt ihnen zu? Dabei wird zwischen Eingangsmerkmalen der Patienten (demographische Merkmale, Symptomatik, Persönlichkeitsmerkmale, Therapiemotivation) und Therapieprozeßmerkmalen (Selbstexploration der Patienten, therapeutischer Stil, Therapeut-Patient-Beziehung) unterschieden.

Nach dem Stand der Abbruchforschung (Baekeland and Lundwall, 1975; Kracke und Vogel, 1979) ist zu vermuten, (1) daß Patienten der unteren sozialen Schichten und unmotivierte Patienten die Therapie eher abbrechen, (2) daß testpsychologisch erhobene Persönlichkeitsmerkmale nicht zwischen Abbrechern und Nicht-Abbrechern differenzieren, (3) daß Patienten mit geringer Selbstexploration die Therapie eher abbrechen und (4) daß ein strukturiertes Vorgehen des Therapeuten den Verbleib in der Therapie fördert.

3. Methode

Untersuchungsdurchführung und Stichprobe: Die Stichprobe besteht aus 73 Patienten mit psychogenen Kopfschmerzen, denen im Anschluß an eine medizinische Untersuchung von Ärzten der Neurologischen Abteilungen der Berliner Universitätskliniken eine psychologische Behandlung empfohlen wurde. Angesprochen wurden nur solche Patienten, die die folgenden Kriterien erfüllten: (1) unter Migräne und/oder Spannungskopfschmerzen litten, (2) keine organischen Ursachen festgestellt wurden und (3) die Kopfschmerzen seit mindestens einem halben Jahr bestanden. Es handelt sich um 54 Frauen und 19 Männer. Ihr Durchschnittsalter beträgt 35 Jahre, bei einer Standardabweichung von 11 Jahren und einer Spanne von 17 bis 66 Jahren. 29 Patienten haben einen Hauptschulabschluß, 20 die Mittlere Reife und 24 das Abitur. Die Kopfschmerzen sind chronisch, sie bestehen seit einem halben Jahr bis 33 Jahren, bei einer durchschnittlichen Dauer von 9 Jahren. Nach einem Vorgespräch wurden diese Patienten per Zufall einem Therapeuten zugewiesen. Das Therapieprogramm bestand aus einer Kombination von klientenzentrierter Gesprächspsychotherapie und progressiver Muskelentspannung nach Jacobson. Vor Beginn und nach Abschluß der Therapie wurden testdiagnostische Untersuchungen durchgeführt. Der Zeitraum der wissenschaftlichen Kontrolle war auf 30 Stunden begrenzt.

Bestimmung des Therapieabbruchs: Hier wird dann von einem Therapieabbruch gesprochen, wenn der Patient die Therapie nach dem Vorgespräch nicht aufnimmt, sie innerhalb der ersten fünf Therapiestunden verläßt oder später ohne Absprache mit dem Therapeuten nicht mehr erscheint. Ein Verlassen der Therapie nach dem 12. Kontakt wird nicht mehr als Abbruch gewertet.

Erhebung der Eingangsmerkmale der Patienten: Zur Erfassung der Eingangs merkmale der Patienten wurden die folgenden Merkmale erhoben:

- Demographische Merkmale: Alter, Geschlecht, Schulbildung;
- Symptomatik: Kopfschmerzdauer (KOMO), Kopfschmerzhäufigkeit (KOHA); körperliche Beschwerden wie Allgemeinbefinden, emotionale Reaktivität Herz-Kreislauf, Magen-Darm, Kopf-Hals, Anspannung, Sensorik, Schmerz, Motorik und Haut (FBL1 bis FBL10), erhoben mit der Freiburger Beschwe deliste (Fahrenberg, 1975);
- Persönlichkeitsmerkmale: Nervosität, Aggressivität, Depressivität, Erregbarkeit, Geselligkeit, Gelassenheit, Dominanzstreben, Gehemmtheit, Offenheit, Extraversion, emotionale Labilität und Maskulinität (FPI1 bis FPI12), erhoben mit dem Freiburger Persönlichkeitsinventar (Fahrenberg et al., 1972);
- Therapiemotivation: Lebensereignisse, Stimmungswahrnehmung, Leidensdruck, Therapeuteneinschätzung, Beschwerdegrad, Selbstdarstellung, Krankheitskonzept, Veränderungserwartung und Therapiebereitschaft (MOT1 bis MOT9), jeweils auf 5stufigen Skalen aufgrund des Vorgesprächs von 2 unabhängigen Ratern beurteilt (Volger, 1981).

Erfassung der Therapieprozeßmerkmale: Zur Erfassung der Therapieprozeßmerkmale wurden die folgenden Merkmale herangezogen:

- Selbstexploration der Patienten: Problemlösefähigkeit, Akzeptierung eigener Gefühle, Fehlen von gefühlsbezogenen Selbstreferenzen, Intensität der Auseinandersetzung des Patienten mit sich selbst, gefühlsmäßige Nähe des Patienten zu seinen Äußerungen (KLV1 bis KLV5);
- therapeutischer Stil: strukturiertes vs. offenes Vorgehen; Häufigkeit des Ansprechens der Gefühle des Patienten durch den Therapeuten, innere Beteiligung des Therapeuten, emotionale Zuwendung des Therapeuten dem Patienten gegenüber (THV1 bis THV3);
- Therapeut-Patient-Beziehung: Güte des emotionalen Beziehungsverhältnisses zwischen Therapeut und Patient (BZV);

jeweils auf 5stufigen Skalen aufgrund des Vorgesprächs von 4 unabhängigen Ratern beurteilt (Schwartz, 1975).

Auswertung: Zunächst werden die Unterschiede zwischen Abbrechern und Bleibern mit Hilfe von t-Tests geprüft. Dann werden für zusammenfassende Analysen über ausgewählte Variablen Diskriminanzanalysen gerechnet.

4. Ergebnisse

Abbruchrate und Abbruchverlauf: Von den 73 Patienten, die zum Vorgespräch erschienen, brachen insgesamt 29 Patienten die Therapie ab, die Abbruchrate beträgt 40 %. Davon begannen 7 Patienten die Therapie nicht, 4 brachen die Therapie nach dem 1. Kontakt ab, 6 nach dem 2. Kontakt, 2 nach dem 3. Kontakt, 4 nach dem 4. Kontakt, 3 nach dem 5. Kontakt, 1 nach dem 7. Kontakt und 2 nach dem 9. Kontakt. Berücksichtigt man allerdings, daß etwa 230 Patienten von den Ärzten eine psychologische Behandlung empfohlen wurde, so ist der Anteil derjenigen, die ein psychologisches Behandlungsangebot für sich ablehnen, erheblich höher.

Eingangsmerkmale der Patienten: Die Abbrecher und Bleiber unterscheiden sich signifikant hinsichtlich ihrer Schulbildung und tendenziell hinsichtlich ihres Alters. Abbrecher sind im Durchschnitt etwas jünger und haben eine geringere Schulbildung. Der Zusammenhang zum Geschlecht ist nicht signifikant. Die Abbrecher geben zwar mit einer Ausnahme in allen Bereichen mehr Symptome an als die Bleiber, die Unterschiede sind aber sämtlichst nicht signifikant. Am deutlichsten sind die Unterschiede in den Skalen Herz-Kreislauf und Motorik. Eine über alle Skalen durchgeführte Diskriminanzanalyse brachte kein signifikantes Ergebnis. Zwischen den Persönlichkeitsmerkmalen der Patienten und dem Therapieabbruch besteht kein Zusammenhang. Nur bei der Skala Erregbarkeit zeigte sich ein

Tabelle 1: Ergebnisse der t-Tests und der Diskriminanzanalysen

Merkmale	Abbrecher	Bleiber	t-Test	Disk	Gewicht
Alter	32.2	37.0	-1.84+	-	-
Geschlecht[1]	10/19	9/35	1.79	-	-
Bildung	2.69	3.11	-2.06*	-	-
KOMO	148.6	112.77	1.32		-.50
KOHA	4.48	4.27	1.01		-.33
FBL 1	28.6	28.1	.32	λ = .24	.37
FBL 2	22.3	20.4	1.08		.51
FBL 3	21.1	17.3	1.88+		-.86
FBL 4	19.8	19.8	.05	R = .44	.02
FBL 5	18.8	16.8	1.46		-.02
FBL 6	23.9	23.1	.44		.28
FBL 7	23.0	22.6	.22	p = .39	-.14
FBL 8	24.3	22.3	.96		.04
FBL 9	18.7	15.1	1.90+		-.80
FBL10	17.2	18.2	-.70		.30
FPI 1	6.30	5.80	1.11		.14
FPI 2	5.13	4.45	1.40		.18
FPI 3	6.48	6.07	.79	λ = .21	-.15
FPI 4	5.61	4.89	1.76+		.79
FPI 5	4.13	4.73	-1.11		-.92
FPI 6	3.57	3.75	-.40	R = .41	.41
FPI 7	4.35	4.11	.46		-.05
FPI 8	5.17	5.52	-.69		-.71
FPI 9	4.78	4.66	.22	p = .52	.08
FPI10	4.65	4.41	.47		.79
FPI11	5.56	5.27	.56		-.31
FPI12	3.35	3.73	-.73		-.61
MOT 1	3.11	3.22	-.36		.61
MOT 2	2.30	3.27	-3.66***	λ = .48	-.76
MOT 3	2.11	2.98	-3.26**		-.73
MOT 4	3.22	3.34	-.48		.05
MOT 5	3.93	4.02	-.49	R = .57	-.21
MOT 6	2.48	3.15	-2.65**		.91
MOT 7	2.30	2.98	-2.24*		.65
MOT 8	1.81	2.76	-3.87***	p = .00	-1.06
MOT 9	1.85	2.73	-3.62**		-.11
KLV 1	2.29	3.02	-4.35***		-1.47
KLV 2	2.23	2.97	-4.22***	λ = .79	.93
KLV 3	3.73	3.02	3.83***		1.29
KLV 4	2.36	3.06	-4.32***		-.99
KLV 5	2.38	2.98	-3.91***	R = .66	.77
Therapiestil[1]	12/17	18/26	.00		-.09
THV 1	2.82	3.21	-1.78+		1.36
THV 2	2.82	3.32	-2.06*	p = .02	.68
THV 3	2.84	3.27	-1.94*		-1.00
BZV	2.74	3.13	-2.42*		.45

*** p<.001; ** p<.01; * p<0.5; + p<.10

[1] Häufigkeitswerte bzw. Häufigkeitsanalysen

tendenzieller Unterschied. Dieser kann hier vernachlässigt werden, zumal die Diskriminanzanalyse ebenfalls keinen signifikanten Befund brachte. Demgegenüber unterscheiden sich Abbrecher und Bleiber erheblich hinsichtlich ihrer Therapiemotivation. 6 der 9 Werte sind z.T. hoch signifikant. Die Abbrecher können ihre Befindlichkeit schlechter wahrnehmen und mitteilen, empfinden einen geringeren Leidensdruck, sind in ihrer Selbstdarstellung wenig persönlich und beteiligt, sind stark auf ein medizinisches Krankheitsmodell fixiert, erwarten Veränderungen überwiegend von äußeren Umständen und sind innerlich kaum motiviert, eine Therapie durchzuführen. Dieses Ergebnis wird durch eine über alle Skalen gerechnete Diskriminanzanalyse bestätigt. Vor allem die Skalen Veränderungserwartung, Stimmungswahrnehmung, Therapiebereitschaft und Leidensdruck differenzieren zwischen Abbrechern und Bleibern.

Therapieprozeßmerkmale: Weiterhin unterscheiden sich die Abbrecher und Bleiber in den Skalen der Selbstexploration der Patienten. Die Abbrecher verfügen über ein geringeres Maß an Problemlösefähigkeit, es fällt ihnen schwer, eigene Gefühle zu akzeptieren, sie äußern kaum gefühlsbezogene Selbstreferenzen und die Intensität der Auseinandersetzung mit sich selbst und die gefühlsmäßige Nähe ihrer Äußerungen sind gering. Im therapeutischen Stil und in der Therapeut-Patient-Beziehung sind die Unterschiede zwischen Abbrechern und Bleibern zwar ebenfalls signifikant, aber nicht so deutlich wie bei der Selbstexploration der Patienten. Die Interviewer der Abbruchpatienten sprechen tendenziell seltener Gefühle beim Patienten an, sind innerlich weniger beteiligt und zeigen dem Patienten gegenüber weniger emotionale Zuwendung. Das emotionale Beziehungsverhältnis zwischen Interviewer und Patient ist bei den Abbrechern schlechter. Beim strukturierten Vorgehen im Vorgespräch brach nur 1 Patient nach dem Vorgespräch ab, beim offenen Vorgehen waren es 6 Patienten. Auch dieses Ergebnis konnte durch eine nachfolgend durchgeführte Diskriminanzanalyse bestätigt werden.

Zusammenfassende Analyse: Um den Einfluß der einzelnen Bereiche auf den Therapieabbruch besser abschätzen zu können, wurde über die jeweils am besten differenzierenden Variablen eine Diskriminanzanalyse gerechnet. Einbezogen wurden die Variablen Schulbildung, Veränderungserwartung, Problemlösefähigkeit des Patienten, innere Beteiligung des Therapeuten und die Güte des emotionalen Beziehungsverhältnisses zwischen Therapeut und Patient. Die Diskriminanzfunktion ist hochsignifikant ($\lambda = .74$; $R = .65$; $p < .001$). Mit Abstand am besten differenziert die Problemlösefähigkeit des Patienten ($g = 1.84$).

5. Schlußfolgerungen

Als besonders bedeutsame Indikatoren für den Abbruch der Therapie sind die Merkmale der Therapiemotivation und der Selbstexploration der Patienten zu betrachten. Es handelt sich hierbei um therapieorientierte Merkmale, aufgrund derer bereits nach dem Vorgespräch eine Prognose über einen eventuellen Therapieabbruch des Patienten möglich wird. Die Ergebnisse müssen zunächst vor dem Hintergrund des der spezifischen Problematik der Patienten durch Einführung von Entspannungsverfahren zwar entgegenkommenden, in seinen Zielen und Intentionen jedoch traditionellen gesprächspsychotherapeutischen Vorgehens betrachtet werden. Wenn die Abbrecher eher als unfähig zur Wahrnehmung und Verbalisierung von Gefühlen beschrieben wurden, liegt die Vermutung nahe, daß sie von einer emotionale Erlebnisinhalte thematisierenden Therapiemethode überfordert und zum Abbruch veranlaßt werden. Ein flexibles, den individuellen Fähigkeiten des Patienten stärker angepaßtes Therapie- und Beziehungsangebot dürfte daher eine entscheidende Voraussetzung zur Reduktion der Abbruchrate sein. Wenn hier die Forderung nach der Entwicklung differentieller Therapiemethoden erhoben wird, so scheint damit die Annahme verbunden zu sein, daß Therapieabbrüche prinzipiell als vermeidbar und ausschließlich unerwünschte Ereignisse zu betrachten sind. Ohne die Notwendigkeit einer intensiven Exploration von Behandlungswünschen und -erwartungen als Grundlage differentieller Behandlungstechniken zu negieren, sollen mit den folgenden Überlegungen einige für den Patienten positive und eventuell sogar stabilisierende Aspekte des Therapieabbruchs hingewiesen werden:

- Unter der Prämisse, daß die die Abbruchpatienten charakterisierenden Merkmale auf eine tiefergehende Beziehungsstörung verweisen, kann die vorzeitige Beendigung der Therapie eine gesunde, die psychische Stabilität des Patienten vor nicht bewältigbaren emotionalen Krisen schützende Reaktion sein. Je früher diese Entscheidung vom Patienten getroffen werden kann, desto geringer ist die Wahrscheinlichkeit, daß diese Behandlungserfahrung als eigenes Versagen und Fortsetzung der Krankenkarriere interpretiert wird.
- Umgekehrt sind prinzipiell abbruchgefährdete Patienten, deren Verweilen in der Therapie eher Ausdruck einer Anpassungsleistung und ihres Gehorsams gegenüber als kompetent erachteten Experten ist, insofern gefährdet, als hier ein Therapieabbruch zu einem späteren Zeitpunkt zu erwarten ist, der dann mit größerer Wahrscheinlichkeit im Sinne einer Stabilisierung des Selbstbildes als unheilbarer Patient verarbeitet wird. Solange über die Bewältigung von Therapieabbrüchen und deren Auswirkungen auf das Selbstbild und die Krankenkarriere des Pa-

tienten nichts bekannt ist, sollten diese Überlegungen als prinzipielle Gefahren berücksichtigt werden.
Unter ethischem Aspekt kann es daher nicht alleiniges Ziel der Abbruchforschung sein, die Kenntnis verschiedener abbruchrelevanter Patientenmerkmale zur Entwicklung differenzierter Therapiemotivierungsprogramme zu nutzen. Wenn der Therapieabbruch eher als eine die Persönlichkeit des des Patienten wahrende Entscheidung respektiert wird, muß es eher darum gehen, dem Patienten eine offene Entscheidung zu ermöglichen und ihn aktiv und ohne Bewertung des Entscheidungsausgangs in diesem Prozeß zu unterstützen. Dies wird nur dann möglich, wenn Therapieabbruch nicht allein als Versagen des Therapeuten oder der therapeutischen Methode betrachtet wird, den es um jeden Preis zu verhindern gilt.

Literatur

Baekeland, F. and Lundwall, L. (1975). Dropping out of treatment: A critical review. Psychological Bulletin 82, 738-783.

Baekeland, F., Lundwall, L. and Shanahan, T.J. (1973). Correlates of patients attrition in the outpatient treatment of alcoholism. Journalnal of Nervous and Mental Diseases 157, 99-107.

Fiester, A.R. and Rudestam, K.E. (1975). A multivariate analysis of the early drop our process. Journal of Consulting and Clinical Psychology 43, 528-535.

Fahrenberg, J. (1975). Die Freiburger Beschwerdeliste (FBL). Zeitschrift für Klinische Psychologie 4, 79-100.

Fahrenberg, J., Selg, H. und Hampel, R. (1974). Das Freiburger Persönlichkeitsinventar (FPI). Göttingen, Hogrefe.

Gerard, D.L. and Saenger, G. (1959). Interval between intake and follow-up as a factor in the evaluation of patients with a drinking problem. Quarterly Journal of Studies on Alcohol 20, 620-630.

Kracke, D. und Vogel, M. (1979). Untersuchung zum Therapieabbruch in der klientenzentrierten Gesprächspsychotherapie. Dissertation, Technische Universität Berlin.

Meyer, G.G., Martin, J.B. and Lange, P. (1967). Elopement from the open psychiatric unit: A two year study. Journal of Nervous and Mental Diseases 144, 297-304.

Schwartz, H.J. (1975). Zur Prozeßforschung in der klientenzentrierten Gesprächspsychotherapie. Bedingungen des Behandlungseffektes in Anfangsgesprächen. Dissertation, Universität Hamburg.

Volger, I. (1981). Therapieeignung von Kopfschmerzpatienten. Ein Beitrag zur Indikation von Psychotherapie bei psychosomatischen Störungen. Dissertation, Technische Universität Berlin (im Manuskript).

Uexküll, T. von (1979). Lehrbuch der Psychosomatischen Medizin. München, Urban und Schwarzenberg.

Van Stone, W.W. and Gilbert, R. (1972). Peer confrontation groups: What, why and whether. American Journal of Psychiatry 129, 583-588.

Dr. Wolfgang Schulz
Dipl.-Psych. Ingeborg Volger
Institut für Psychologie
Technische Universität Berlin
Dovestraße 1-5
D-1000 Berlin 10

THERAPIESTUDIEN IM BEREICH DER SELBSTMORDVERHÜTUNG

H. POHLMEIER, J. MAU

Abteilung Medizinische Psychologie
Universität Göttingen

Biometrisches Zentrum
RWTH Aachen

Zusammenfassung

Therapiestudien im Bereich der Selbstmordverhütung treffen auf dieselben Schwierigkeiten der Fallidentifikation, der Datenerhebung, der Stichprobenauswahl und vor allem der Kontrollgruppen wie andere Studien im Bereich der psychologischen Medizin und Psychologie. Die Fallidentifikation ist im Bereich der Selbstmordverhütung leichter, weil Selbstmord und Selbstmordversuch relativ harte Daten sind. Von besonderer Bedeutung ist das Problem der Wahl einer praktikablen und ethisch vertretbaren Kontrollbehandlung. In einem Forschungsvorhaben zur Überprüfung der Wirksamkeit von Selbstmordverhütungsmaßnahmen werden in einer multizentrischen Studie verschiedene Institutionen und Therapiekonzepte zum Vergleich kommen. Aufgenommen werden Patienten nach einem ersten Selbstmordversuch, die auf jeden Fall einer Therapie zugeführt werden, wozu auch die Standardversorgung des psychiatrischen Konsiliardienstes zählt. Das gewählte Studiendesign wird ausführlich diskutiert.

I. Einleitung

Therapiestudien im Bereich der Selbstmordverhütung sind Studien zur Beurteilung von Maßnahmen, die - nach Art und Dauer umschrieben - auch als Therapiekonzepte bezeichnet werden können und auf ein definiertes Kollektiv selbstmordgefährdeter Individuen abgestimmt sind. Daher ähneln diese Studien solchen der klinischen Forschung, insbesondere hinsichtlich methodischer Anlage und ethischer Probleme; andererseits unterscheiden sie sich von klinischen Studien insofern, als suizidgefährdete Personen nicht einer einheitlichen, verbindlich festgelegten Therapie unterworfen werden können, sondern vielmehr unter allgemeiner Befolgung eines Therapiekonzeptes individueller Behandlung bedürfen.
Diese Situation erfordert eine problemgerechte Planung, bei der gewünschte Aussagekraft der Studie und realisierbare studienbezogene Durchführungsbestimmungen in Einklang zu bringen sind.

Im ersten Teil dieser Arbeit wird die Problematik näher erläutert, im zweiten Teil ein Lösungsansatz für eine realisierbare Studie zum Nachweis der Effektivität selbstmordverhütender Maßnahmen vorgestellt.

II. Probleme von Studien im Bereich psychischer Erkrankungen

Studien zur Effektivität einzelner oder zum Vergleich konkurrierender Therapiemaßnahmen sind im Bereich psychischer Erkrankungen erheblich schwieriger zu realisieren als in der somatischen Medizin. Das liegt einmal an der Unmöglichkeit der Fallidentifikation, wenn man im Hinblick auf Wiederholbarkeit und Vergleichbarkeit einen strengen naturwissenschaftlichen Maßstab anlegt. So schwanken z.B. die Konkordanzraten von eineiigen Zwillingen bei manisch-depressiver Erkrankung zwischen 13 % und 93 % wegen unterschiedlicher diagnostischer Kriterien (STENSTEDT, 1969). Die Interbeobachterüberstimmung bei der Diagnose in den Krankheitsgruppen Schizophrenie und Depression ist gering (HÄFNER et al., 1967; KENDELL, 1978), trotz Symptomlisten und Klassifikationssystemen der WHO (WEGEHAUPT, 1981).
Therapiestudien im Bereich der Selbstmordverhütung erscheinen aus dieser Sicht einfacher: ein Selbstmord, nicht jedoch ein Selbstmordversuch, ist ein relativ "hartes" Datum, das nicht mit einer allzu großen Dunkelziffer belastet ist. Zweifel kommen gelegentlich bei Verkehrsunfällen auf, die getarnter Selbstmord sein können. Sicherlich erheblich größer, wenn nicht gänzlich unübersichtlich, ist die Dunkelziffer bei Selbstmordversuchen. Sie wird mit dem Zehnfachen der Zahl

der Selbstmorde angegeben - das ergäbe für die Bundesrepublik Deutschland bei 13.000 Selbstmordtoten pro Jahr etwa 130.000 Selbstmordversuche jährlich. Es gibt aber Vermutungen, die von bis zu 800.000 Versuchen jährlich sprechen (WEDLER et al., 1979). In dieser Situation erscheint es sinnvoll, sich im Rahmen einer Studie auf äußerlich nachprüfbare Versuche zu beziehen, also z.B. Vergiftungsversuche mit Einlieferung in ein Krankenhaus oder erkennbare typische Beschädigungen der Handgelenke.

Ein anderes, generelles Problem von Therapiestudien im Bereich psychischer Erkrankungen stellt sich bei der Auswahl einer Kontrollbehandlung. Hier muß zunächst der verbreitete Irrtum korrigiert werden, demzufolge eine Kontrollbehandlung prinzipiell mit einer Nicht- oder einer Placebobehandlung gleichgesetzt wird. Eine Kontrollbehandlung dient als "Maßstab" bei der Beurteilung einer sog. Prüfbehandlung. Die Auswahl eines "Maßstabes" hängt von der Fragestellung der Studie ab. So wird bei der Wirksamkeitsprüfung eines neuen Pharmakons aus der Sicht des Herstellers eine nichtbehandelte Patientengruppe das Präparat besonders günstig erscheinen lassen, während eine Zulassungsbehörde verlangen wird, daß zum Vergleich ein bereits eingeführtes Präparat gewählt wird, d.h. die Kontrollbehandlung in einer etablierten Standardbehandlung besteht. In der Psychiatrie gab es vor Jahrzehnten noch die Möglichkeit von Studien mit unbehandelten Kontrollpatienten, insofern Krankengeschichte und auch noch Überlebende aus der Zeit vor Einführung der Psychopharmaka Gegenstand der Untersuchung sein konnten. Eine wichtige Arbeit über die Depression verdankt diesem Umstand Entstehung und Ergebnis (MATUSSEK et al., 1965). Heute bleibt aber kein Psychiatriepatient unbehandelt und so werden Psychopharmaka meistens gegen ein konkurrierendes Präparat, selten gegen eine Nicht-Behandlung getestet (BECK, 1973). Zwar gilt diese Aussage auch für weite Bereiche der somatischen Medizin, jedoch besteht dort bei juristisch wirksamer Zustimmung eines Verständigen und aufgeklärten Patienten die im Rahmen allgemeiner sittlicher Normen ethisch vertretbare Möglichkeit der Zuteilung zu einer Nicht-Behandlung.
Zugespitzt ist die Problematik von Kontrollpatienten jedoch bei der Überprüfung psychologischer Therapiestrategien, die an einen längeren Zeitraum gebunden sind. Bekanntgeworden sind die Spekulationen von DÜHRSEN (1961) über Behandlungserfolge an 1.004 Psychotherapiepatienten, die damit verbundene Problematisierung der Wartelisten, also der Kontrollgruppe, die Auseinandersetzung von EYSENCK (1952) mit der Spontanheilung und schließlich die Position von MALAN (1965)

im Hinblick auf die Möglichkeit kontrollierter, experimenteller Studien in diesem Bereich.
EYSENCK'S Hypothese von der Spontanheilung der Neurose ist in einem ungewollten Experiment nach Meinung von DÜHRSEN widerlegt, nämlich durch die "Wartelisten", auf die in einer psychotherapeutischen Ambulanz oder Praxis ungewollt die Leidenden Linderung suchen. Der Vergleich dieser Gruppe mit den glücklich in Behandlung gekommenen fällt zugunsten dieser aus - das ist jedenfalls das Kernstück der Aussage des Berliner Instituts. Des Rätsels Lösung aber kommt von MALAN, der meint: "...daß Vergleichstudien über behandelte und unbehandelte Patienten... kaum noch lohnen; dagegen können qualitative Untersuchungen, selbst an nur wenigen Patienten, mittels einer... fundierten Bewertungsmethode sehr viel beitragen..." (MALAN, 1965, S.219). Die "fundierte Bewertungsmethode" hat zum Inhalt genaue Beschreibung von Symptomatik vorher und nachher, den Verlauf während der Behandlung und die Behandlung selbst, bzw. deren genaue, überprüfbare und vergleichbare Dokumentation. Man kann dann Kriterien und Bereiche vorschlagen, nach denen Symptome und Veränderungen beurteilt werden. Diese müssen allgemeiner Beobachtung zugänglich und rekonstruierbar sein. Was nicht rekonstruierbar ist, ist die Kausalität zwischen Behandlung und Heilung und der Zusammenhang zwischen Phänomenologie und dahinterliegendem Prozeß. In der somatischen Medizin stellen diesen Laborbefunde her. In der psychologischen Medizin bleibt die Lücke als zu ertragende Besonderheit. Der Zusammenhang mit der Behandlungsmethode bleibt ebenfalls offen, enthält allerdings von der zeitlichen Koinzidenz eine gewichtige Wahrscheinlichkeit.
Die hier angesprochene wissenschaftliche Berechtigung von Einzelfallstudien bei der Untersuchung langfristiger Verlaufsprozesse entbindet jedoch nicht prinzipiell von der Notwendigkeit, mit größeren Studien statistische Aussagen über umschriebene Patientenkollektive zu machen. Insbesondere in der psychologischen Medizin kann angesichts der großen Zahl unbekannter Einflußfaktoren keine noch so ausführliche Dokumentation vor Verzerrungen bei der Zusammenstellung von Vergleichsgruppen schützen.
Therapiestudien im Bereich der Selbstmordverhütung waren bisher nahezu ausschließlich katamnestische Untersuchungen. Vereinfacht zusammengefaßt erfaßten sie meist über einen Zeitraum von 5 Jahren nach unvermeidlichem Klinikaufenthalt das weitere suizidale Verhalten des Patienten, genauer gesagt die Wiederholung von Selbstmordversuchen nach Selbstmordversuchen oder die Entwicklung zum endgültigen Suizid (u.a. RUESEGGER, 1963; ACHTE et al., 1972). Einen ausdrücklichen Be-

zug zur Therapie haben diese üblichen Katamnesen nicht. Eine bahnbrechende Studie zur Effizienzkontrolle wurde Anfang der 70er Jahre aus England vorgelegt. Dort hatte 1953 die Arbeit der Samaritans, einer speziellen Hilfsorganisation zur Selbstmordverhütung, begonnen und ab dem gleichen Zeitraum begann die Suizidrate von 12 auf heute 7/100.000 zu sinken. Das sollte ein Erfolg des befriending durch die Samaritans sein, bis BARACLOUGH 1970 begann, die Regionen mit und ohne Samaritans miteinander zu vergleichen - mit negativem Ergebnis (u.a. BARACLOUGH et al., 1977).

III. Allgemeine Überlegung zum Vergleich von Therapiekonzepten

Zur Verhütung von Selbstmorden und Selbstmordversuchen nach einem fehlgeschlagenen ersten Versuch existieren etliche Therapiekonzepte, deren Effektivität in Einzelfällen bekannt ist - etwa aus den hauseigenen Dokumentationen "erfolgreich" und "erfolglos" therapierter Patienten.

An die Vergleichbarkeit so gewonnener Erfolgsquoten sind jedoch bestimmte Anforderungen zu stellen. Die der Dokumentation zugrundeliegenden Patientengruppen müssen erstens strukturgleich sein, d.h. alle wesentlichen prognostischen Faktoren müssen gleichermaßen in den zu vergleichenden Gruppen verteilt sein. Diese Forderung ist retrospektiv nur überprüfbar, wenn alle dieser Faktoren identifiziert und in einheitlichen Dimensionen dokumentiert worden sind. Bei der Vielzahl vermuteter und bekannter prognostischer Faktoren stößt eine retrospektive matched-pairs-Bildung jedoch auf praktische Grenzen. Zweitens müssen die Patientengruppen beobachtungsgleich, d.h. Zielkriterien und Einflußfaktoren müssen nach einheitlichen Regeln gemessen worden sein. Hier sind besonders inter- und intra-institutionelle Variationen in der Beurteilung von "Erfolg" und "Mißerfolg" zu bedenken. Drittens müssen die Patientengruppen repräsentationsgleich sein, d.h. abgesehen von der unterschiedlichen Behandlung als Stichprobe aus einer einzigen Grundgesamtheit angesehen werden können. Diese Forderung ist beim Vergleich monotherapeutisch orientierter Institutionen mit unterschiedlichen Einzugsbereichen unerfüllbar, trotzdem aber für einen aussagefähigen Vergleich unabdingbar.

Wie können n verschiedene Therapiekonzepte $T_1,...,T_n$ in $K \geq n$ klinischen Zentren $Z_1,...,Z_K$ verglichen werden?

Der Wirksamkeitsvergleich von je zwei Therapiekonzepten T_i und T_j $(1 \leq i,j \leq n)$ ist möglich, wenn jedes T_i an jedem Zentrum Z_k $(1 \leq k \leq K)$

realisiert wird. Zusätzlich können Wechselwirkungen zwischen Institutionen und Therapiekonzepten geschätzt werden. Wenn unter den n Therapiekonzepten eine Standardbehandlung vorkommt, ist sowohl die Wirksamkeitsüberprüfung von n-1 Therapiekonzepten im Vergleich mit dieser Kontrollbehandlung möglich als auch der Wirksamkeitsvergleich dieser Prüfbehandlungen untereinander. Die Vergleichbarkeitsanforderungen werden üblicherweise durch randomisierte Zuteilung der Patienten zu den Behandlungsgruppen (Therapiekonzepten) in jedem Zentrum, durch einheitliche Meßinstrumente und Dokumentation sowie einheitliche Erfolgskriterien erfüllt. Abweichungen zwischen den Zentren können von den Effekten der Therapiekonzepte getrennt analysiert werden.

In einem konträren Design ist jedes Therapiekonzept an genau einem separaten Zentrum verwirklicht; bei unterschiedlichen Einzugsbereichen der Zentren ist eine randomisierte Zuteilung unmöglich. Die Vergleichbarkeit der Therapiekonzepte scheitert oft an der strukturellen Verschiedenheit der Patientenkollektive verschiedener Zentren, eventuell auch an einer Ungleichheit der Beobachtung. Unterschiede in der Dokumentation der Erfolgskriterien zwischen den Zentren sind untrennbar vermischt mit Behandlungseffekten. In diesem Design ist also weder eine Wirksamkeitsüberprüfung von Prüftherapien im Vergleich zu einer Kontrollbehandlung möglich noch ein Wirksamkeitsvergleich der einbezogenen Therapiekonzepte.

Um wenigstens eine Wirksamkeitsprüfung der einzelnen Therapiekonzepte zu erreichen, muß an jedem Zentrum eine Kontrollbehandlung mitgeführt werden. Zur Herstellung der intrainstitutionellen Strukturgleichheit sind in jedem Zentrum die Patienten randomisiert den beiden Behandlungsgruppen zuzuteilen. Eine einheitliche Dokumentation und eine einheitliche Kontrollbehandlung erlauben die Schätzung interinstitutioneller Effekte unter dieser Kontrollbehandlung. Wegen des im allgemeinen unterschiedlichen Einzugsbereiches verschiedener Zentren, wird die Interpretation derartiger Effekte dadurch beeinträchtigt, daß die Repräsentationsgleichheit verletzt ist. Ein Wirksamkeitsvergleich der zu prüfenden Therapiekonzepte kann in diesem Design im allgemeinen nicht vorgenommen werden. Nur in speziellen Fällen, in denen Wechselwirkungen zwischen Zentren und Therapiekonzepten ausgeschlossen werden, können unter Beachtung der Beobachtungs- und Repräsentationsgleichheit möglicherweise einzelne Therapiekonzepte verglichen werden.

IV. Lösungsansatz in einem konkreten Projekt

Zur Überprüfung der Wirksamkeit verschiedener, seit längerer Zeit an unterschiedlichen Orten etablierter Konzepte zur Selbstmordverhütung ist eine multizentrische Studie mit einheitlichem Dokumentationsinstrumentarium geplant. Die Therapiekonzepte sind selbstverständlich an den jeweiligen institutionellen Rahmen gebunden, weil eine Ambulanz, ein Liaison-Dienst, ein allgemeines Krankenhaus, ein Konsiliardienst, eine stationäre Psychiatrie und eine Intensivstation jeweils anders arbeiten. Darüber hinaus sollen verschiedene therapeutische Maßnahmen aus dem Bereich der Psychotherapie, der Verhaltenstherapie und der Krisenintervention zum Vergleich mit einer Standardversorgung kommen. Dazu erscheint der psychiatrische Konsiliardienst am besten geeignet, weil er in jeder Region vorhanden ist.
Damit ist das ethische Problem der Kontrollgruppe gelöst. Die Frage an den Patienten, ob er der Standardversorgung unterzogen werden will oder einer neueren, zur erprobenden Therapieform, halten wir für zumutbar, da die Effizienz keiner Maßnahme bekannt ist. Die Zuteilung der Patienten zu dieser oder jener Therapieform oder zur Standardversorgung kann in jeder Region unter den beteiligten Institutionen abgesprochen und nach einem auszuarbeitenden Schlüssel vorgenommen werden. Die methodischen Voraussetzungen für die Durchführung der Studie sind ein spezifisches Dokumentationssystem, das teilweise vorliegt durch unveröffentlichte Vorarbeiten u.a. von KULESSA, MÖLLER und WEDLER. Außerdem wird ein spezifisches "psychometrisches Verfahren zur...Evaluation suizidalen Verhaltens" eingesetzt, das von SCHMIDTKE und WELZ unveröffentlicht vor der Fertigstellung ist. Schließlich ist noch auszuarbeiten eine standardisierte Beschreibungsmöglichkeit der Institutionen und der Therapieformen. Ziel der Untersuchung ist, nicht nur wie bisher die Wiederholungen von Selbstmordversuchen zu zählen, sondern die weitere Entwicklung nach Selbstmordversuchen zu verfolgen. Als abhängige Zielvariablen werden festgelegt Wiederholung, Abwanderung in die Drogenszene, Konfliktlösung und soziale Anpassung. Unabhängige Variable sind Art und Dauer verschiedener Therapiemaßnahmen. Auf diese Weise hoffen wir, eine Aussage machen zu können über die Wirksamkeit von Selbstmordverhütung überhaupt und dann spezieller Organisationsformen und Therapieformen. Dies ist über ein wissenschaftliches Interesse hinaus von erheblicher kommunalpolitischer Bedeutung, insofern so sinnvolle Investitionen für Selbstmordverhütung möglich und einsehbar werden.

Literatur

Achte, K. et al. (1972). Attempted suicides by poisoning, an eight-year follow-up study. Psychiatria Fennica, 321-340

Baraclough, B.M. et al. (1977). Suicide prevention by the Samaritans: a controlled study of effectiveness. Lancet, 11, 237-243

Beck, A.T. et al. (1973). The efficiency of antidepressant drugs. Arch. Gen. Psychiat., 30, 667-674

Dührsen, A. (1961). Katamnestische Ergebnisse bei 1.004 Patienten nach analytischer Psychotherapie. Z.Psycho.Som.Med., 8, 94-104

Eysenck, H.J. (1952). The effects of psychiatric therapy, an evaluation. J. Cons. Psychol., 16, 319-333

Häfner, H. et al. (1967). Konstanz und Variabilität klinisch-psychiatrischer Diagnosen. Soz. Psychiat., 2, 14-25

Kendell, R.E. (1978). Die Diagnose in der Psychiatrie, Enke Stuttgart

Malan, D.H. (1965). Psychoanalytische Kurztherapie, Klett, Stuttgart. (Original-Ausgabe 1963)

Matussek, P. et al. (1965). Endogene Depression, Urban & Schwarzenberg, München

Pohlmeier, H. (1978). Selbstmord und Selbstmordverhütung, Urban & Schwarzenberg, München

Ranabauer, W. (1968). Psychiatrische Diagnosen unter psychologischen Gesichtspunkten. Nervenarzt, 39, 205-213

Ruesegger, D. (1963). Selbstmordversuche - klinische, statistische und katanmestische Untersuchungen an 132 Versuchspatienten. Psychiat. Neurol., 146, 81-104

Stenstedt, A. (1969). Die genetischen Grundlagen bei Depressionen, in: Schulte, W. und Mende W. (Hrsg.): Melancholie, Thieme, Stuttgart

Wedler, H.L. et al. (1979). Über Änderungen der Lebenssituation nach Suizidversuchen. Med. Welt, 30, 1431-1435

Wegehaupt, H. (1981). Der Arzt und seine Diagnose in: Pohlmeier, H. (Hrsg.): Medizinische Psychologie und Klinik, Hogrefe, Göttingen

Dr. rer. nat. Jochen Mau
Biometrisches Zentrum Aachen
Goethestr. 23
5100 Aachen

Prof. Dr. med. H. Pohlmeier
Abt. Medizinische Psychologie
Universität Göttingen
Humboldtallee 1d
3400 Göttingen

KAPITEL 7

SPEZIELLE STUDIENFORMEN

7.1 Klinische Prüfungen

DIE KLINISCHE PRÜFUNG
- BEISPIEL INTERDISZIPLINÄRER ZUSAMMENARBEIT -

O. VANDERBEKE
Hoechst AG
Frankfurt/M.

Zusammenfassung

Die erfolgreiche Durchführung von klinischen Prüfungen ist wegen der interdisziplinären Aufgaben nur in enger Verbindung zwischen Klinikern, medizinischen Projektleitern und Biometrikern möglich.
In einer präparatebetreuenden Projektgruppe werden sowohl die medizinischen und biometrischen als auch die logistischen Probleme diskutiert.
Auf der Basis eines Exposés wird ein Studienprotokoll entwickelt, das für die gesamte Prüfung als Arbeitsvorschrift und zur Kontrolle der Einhaltung aller verabredeten Bedingungen benutzt wird.
Ein Fragebogen wird, der Struktur des Versuchs entsprechend, durch Rechner erzeugt. Die Struktur des Fragebogens verbleibt als Datenbeschreibung für die medizinische Datenbank im Rechner.
Die Kontrolle der Daten, Codierungen von Nebenwirkungen in international verwendeten Systemen sowie die Vervollständigung der Daten in Absprache mit dem Kliniker liegt in der Verantwortung medizinisch geschulten Personals. Alle nötige Computerunterstüztung wird von der Biometrie gegeben.
Die Auswertung geschieht ausschließlich durch Biometriker. Verwendet werden statistische Programmsysteme (SAS, BMDP) oder, falls adäquate Programme nicht vorhanden sind, selbst angefertigte Programme, die später in SAS implementiert werden.

Klinische Prüfungen waren und sind umstrittene Unternehmungen, die mit Skepsis von der Öffentlichkeit beobachtet werden.
Sie sind Experimente, die die Gesundung, Verhinderung oder Linderung einer Krankheit zum Ziel haben. Daher kann im Gegensatz zu vielen anderen naturwissenschaftlich-technischen Versuchen jedwede Art von Nachlässigkeit, Oberflächlichkeit oder Inkompetenz weitaus ernstere Folgen haben. Die ethischen und legalen Aspekte verlangen von den involvierten Personen menschliche und fachliche Qualitäten, die Fähigkeit, eigene Grenzen zu erkennen und mit Experten anderer Fachgebiete zu kooperieren. Sie verlangen von jedem Einzelnen ein ständiges Arbeiten an sich selbst, seine Anpassung an neue Forderungen von Behörden, das Adaptieren an neue medizinische, statistische und datenverarbeitungstechnische Methoden, Verständnis für arbeitstechnische Abläufe bis hin zur Netzwerkplanung.
Schließlich darf die verständliche Identifikation mit einem Präparat, dem Tätigkeitsgebiet und der Firma nicht den Blick für das stetige Abwägen von Benefit und Risiko für den Patienten und den daraus notwendig werdenden Konsequenzen versperren. Die klinische Erprobung einer Substanz ist am Ende einer langen Entwicklung angesiedelt. Sie ist das wichtigste Glied dieser Kette von Aktivitäten, da ihr Erfolg gleichzeitig den Nutzen alles Vorhergangenen bestätigt und ihr Mißerfolg alle anderen Tätigkeiten zu verlorener Mühe verdammt.
Aus dieser Bedeutung allein folgt, daß klinische Prüfungen niemals die Angelegenheit von Einzelpersonen sein können; diese Einzelperson wäre gar nicht in der Lage, die ihr aufgebürdete Last allein zu tragen. Vielmehr sind heute in klinische Prüfungen Disziplinen wie Pharmazie, klinische Pharmakologie, Medizin, Biometrie und Datenprocessing tätig, und nur eine Zusammenarbeit zwischen ihnen liefert das zur Entscheidungsfindung notwendige Erkenntnismaterial.
Ich werde mich im folgenden vorwiegend auf die Zusammenarbeit Medizin-Biometrie-Datenverarbeitung konzentrieren und den ständig stattfindenden Dialog zwischen Medizinern, Toxikologen oder Galenikern unberücksichtigt lassen.
Vor Beginn eines klinischen Prüfungsprogramms muß alle bis zu diesem Zeitpunkt akkumulierte Information den mit der Betreuung der Entwicklungssubstanz befaßten Personen verfügbar sein. Dieser Personenkreis, nennen wir ihn Projektgruppe, sollte mindestens aus dem medizinischen Projektleiter, dem Pharmakologen, der die Tierexperimente durchgeführt hat, einem in den Indikationsgebieten der Substanz erfahrenen Biometriker und einem klinischen Pharmakologen bestehen. Ein Vertreter der Verkaufsabteilung sollte erst im späteren Stadium zu dieser Gruppe stoßen.

Diese Projektgruppe muß über das generelle Prüfvorhaben im Lichte des Erkenntnisgewinns, von Prüfungsguidelines bzw. Registrierungsanforderungen aller für den Verkauf der Substanz in Frage kommenden Länder entscheiden.
Sie sollte sich in festen Zeitabständen treffen, um den Status zu diskutieren und eventuelle Änderungen des Programms zu beschließen. Das schließt auch die Empfehlung an die Geschäftsleitung ein, die Entwicklung einzustellen.
Ein Prüfprogramm wird immer aus mehreren Einzelprojekten, den klinischen Prüfungen, bestehen, da aus einer einzelnen klinischen Prüfung allein nie alle anstehenden Fragen beantwortet werden können.
Solche Fragen sind unter anderem

- das Wirkungsprofil in Abhängigkeit von der Zeit, der Indikation, der Patientencharakteristik etc.
- die Dosierungsempfehlung
- der Vergleich verschiedener Zubereitungen
- das Nebenwirkungsprofil.

Einer klinischen Prüfung muß immer ein Prüfprotokoll zugrundeliegen, in dem alle Bedingungen des Versuchs festgelegt werden, und das während der Durchführungsphase sowohl als Arbeitsanleitung als auch zur Kontrolle der Einhaltung der Verabredungen dient. Dieses Protokoll kann nur gültig sein, wenn es vom medizinischen Projektleiter, dem verantwortlichen Biometriker und dem klinischen Prüfer beschlossen wird. Es muß sich mit folgenden Punkten der Prüfung ausführlich auseinandersetzen:

- Ziel der Prüfung
- Patientenauswahl
- Variablen und deren Meßmethoden
- Versuchsplan
- Vergleichspräparate oder Placebo
- Abbruchkriterien, Nebenwirkungserfassung.

Dies sind bekannte Items, die ich hier nicht ausführlich diskutieren möchte. Nur einige Bemerkungen seien erlaubt:

- Ziel der Prüfung

  Eine klinische Prüfung ist nur dann erfolgreich, wenn sie die rechte Antwort auf die gestellte Frage liefert. Sie kann es nur dann sein, wenn die zu klärende Frage auch genügend klar gestellt wird. Dazu gehört auch eine quantitative Angabe zum erwarteten Erfolg der Behandlung.
- Patientenkollektiv

  Durch Einschluß- und Ausschlußkriterien muß sichergestellt werden, daß einerseits nur Patienten mit der ins Auge gefaßten Diagnose untersucht werden und daß andererseits Patienten, die wegen irgendwie gearteter Kontraindikationen nicht unnötig einem noch unbekannten Risiko ausgesetzt werden. Ausschlußkriterien beschränken natürlich die Generalisierbarkeit einer klinischen Studie. Sie erlauben es auf der anderen Seite, ein Problem an einem relativ homogenen Kollektiv mit relativ kleinen Patientenzahlen zu klären.

- Versuchsplan

  In Abhängigkeit vom Ziel der Studie ergibt sich die Dauer der Behandlung, die Frequenz der Untersuchungen, die Dauer der Washout- oder Run-in-Phase usw. Dadurch sind die Randbedingungen für das statistische Design gegeben, das sich auf die Messung und Auswertung weniger Hauptvariablen konzentrieren sollte. Leider treffen wir immer wieder die Grundkrankheit klinischer Prüfungen an, zuviel messen zu wollen und somit sowohl die statistische Auswertung zu erschweren als auch die ärztliche Routine durch Sammlung überflüssiger Daten zu stören. Zugegeben, diese Versuchung ist bei der Verfügbarkeit technischer Apparate und der Meßmethoden zur Symptomatik einer Erkrankung auch groß.

  Meine Empfehlung lautet stets: "So einfach wie möglich" und ich stimme da mit vielen erfahrenen klinischen Prüfern überein.

  Das bezieht sich auch auf Daten, die bei Beginn der Studie unter den Titeln Demographie und Anamnese erhoben werden.

  Es sollten wirklich nur diejenigen Daten erhoben werden, von denen man annehmen kann, daß sie zur Klärung der beobachteten Wirkung beitragen oder zur Beschreibung des Patientenkollektivs tatsächlich verwendet werden.

Zu einer adäquaten Versuchsplanung gehört die adäquate Form zur Niederlegung der Daten, der Fragebogen. Zum Entwurf und der Form ist schon an vielen Stellen eingegangen worden.

Ein Fragebogen sollte sich klar an der Aufgabe der Studie orientieren, mehr noch, er sollte so gestaltet sein, daß er die Struktur des Versuchs reflektiert und den Benutzer durch den Versuch führt. Nichts ist einer ordentlichen Datenerfassung mehr abträglich als ein Fragebogen aus einer anderen Studie, den man zwecks Zeitersparnis durch Streichen oder Hinzufügen rasch auf die vorliegende Prüfung getrimmt hat.

Wir haben in meiner Gruppe die Anfertigung von Fragebögen durch ein Computerprogramm gelöst, das erlaubt, den Graphen einer klinischen Prüfung mit den verschiedenen Knoten: Identifikation, Demographie, Wirksamkeits- und Verträglichkeitsvariablen und entsprechenden Wiederholungen in den Rechner einzugeben.

Zusammen mit der Variablenbezeichnung, die auf dem Fragebogen erscheint, dem speziellen Datentyp (Real, Integer, Datum, String) und der Länge der Felder ist man in der Lage

- einen Prüfbogen mit der vom Rechner vergegeben Positionierung der Variablen über Printer auszugeben
- die gesamte Struktur des Fragebogens unter einer Projektnummer im Rechner zu speichern.

Dies erleichtert Diskussionen über den Fragebogen mit klinischen Prüfern, denn das Ändern des Prüfbogens läßt sich einfach durch Änderungen im Programm zur Fragebogenstruktur erledigen.

Ob man nun für die Prüfung selbst den vom Printer gedruckten Fragebogen oder einer nach dem Computerprintout in einer Druckerei angefertigten Fragebogen verwendet, ist Frage des Geschmacks. Es sei jedoch darauf verwiesen, daß mit entsprechender Soft-

ware unterstützte Laserprinter Fragebogen in der Qualität eines auf üblichem Weg gedruckten Formulars erstellen können.
Unser System erlaubt bei der Erzeugung des Fragebogens die Vergabe von Abkürzungen für Variablen. Diese Abkürzungen können beim Retrieval, beim Aufruf von Rechenprozeduren bzw. beim Ausdruck des Dokumentationsmaterials verwendet werden. Diese Abkürzungen erleichtern dem Benutzer den Datencheck, das Updating und das Auswerten. Es empfiehlt sich, die Abkürzungen über alle Studien gleich zu wählen, denn dies wiederum erleichtert ein Retrieval über mehrere Studien.
Fragebogen werden bei uns von medizinisch geschultem Personal, dessen Ausbildung etwa dem eines Biologieingenieurs oder eines medizinischen Dokumentars entspricht, angefertigt. Die endgültige Version wird nach Absprache mit dem Mediziner und Biometriker unter einer Projektnummer im Rechner gespeichert.
Wie Sie aus dem ebengesagten erkennen können, fassen wir eine einzelne klinische Prüfung als ein in sich abgeschlossenes Experiment auf, das der Beantwortung der in dieser Studie gestellten Frage gilt. Man sollte aber eine Studie niemals isoliert betrachten. So könnten z.B. Veränderungen einer Laborvariablen (z.B. SGOT) auffallen, die, vielleicht wegen geringeren Ausmaßes, in anderen Studien bisher übersehen wurden.
Viele der erhobenen Daten betreffen Nebenwirkungen, Vor- und Begleiterkrankungen, Vor- und Begleitmedikationen. Es empfiehlt sich, für deren Codierung einheitliche Terminologien zu verwenden. Das müssen nicht immer international etablierte Terminologien sein, sondern können hausgefertigte Schlüssel sein. Trotzdem läßt sich heute in der Zeit des ständigen Informationsaustausches zwischen Firma und Tochterfirma bzw. Firma und Behörde der Vorteil der Verwendung gemeinsamer Terminologien, die meist von Experten des Gebiets entwickelt wurden, nicht übersehen.
Für die genannte Information verwenden wir folgende Terminologien:
Die Eingabe der gemeldeten Nebenwirkungen erfolgt mit dem bei der FDA entwickelten und von uns um einige wenige Begriffe erweiterten System COSTART. COSTART erlaubt eine relativ detaillierte Codierung der Nebenwirkung und enthält durch Verwendung mehrerer sog. Bodysystems und special search categories die Möglichkeit eines hierarchischen Retrievals.
Da COSTART in Europa noch nicht sehr verbreitet ist und die Nebenwirkungsgruppe der Medizinischen Abteilung zur Meldung der Nebenwirkung an Behörden eine hier bekannte Terminologie braucht, haben wir jeder bei uns eingespeicherten Nebenwirkungsmeldung, wo möglich, gleichzeitig im Rechner den zugehörigen WHO-Code beigefügt. Dadurch kann ein einmal eingegebener COSTART-Term auch als WHO-Decode ausgegeben werden.
Der vermutete Zusammenhang zwischen einer beobachteten Nebenwirkung und der Einnahme einer Substanz wird zwar vom Prüfer gefordert, doch ist allen bekannt, daß der Zusammenhang eher auf Intuition als auf der Basis eines allgemein akzeptierten Algorithmus ermittelt wird. Daher soll bei uns in Zusammenarbeit mit der Gruppe Arzneimittelsicherheit der Kausalzusammenhang einer Nebenwirkung mit der entsprechenden Medikation mit dem dort schon des längeren benutzten Algorithmus von Karch und Lasagna zusätzlich eingeschätzt und eingegeben werden.

Für die Eingabe der Informationen über Vor- und Begleiterkrankungen benutzen wir das vom College of American Pathologists entwickelte System SNOMED.
SNOMED ist ein Mehrachsensystem mit den Achsen: Topography, Morphology, Etiology, Function, Disease, Procedure und Occupation.
Es wird gelegentlich benutzt, um Nebenwirkungen durch Angabe von Codes der verschiedenen Achsen zu beschreiben. Nach unseren Erfahrungen ist es dazu wenig geeignet, da eine eineindeutige Abbildung der Nebenwirkungsnennung und der SNOMED-Terminologie nicht existiert. Ein Mediziner braucht auch zuviel Zeit, um einen adäquaten Term für das Nebenwirkungsgeschehen zu finden, und ein Retrieval ist aufgrund der Mehrdeutigkeiten natürlich erschwert.
Für die Beschreibung der Vor- bzw. Begleiterkrankung sind jedoch die Disease- und Topographie-Achse geeignet.
Schließlich sind dann noch die Vor- und Begleitmedikationen einzuspeichern. Hier wird oft, so auch früher bei uns, die Rote Liste des Bundesverbandes der Pharmazeutischen Industrie verwendet.
Die Verwendung der Roten Liste hat folgende Tücken:

1. Die Nummern der Präparate ändern sich von Jahr zu Jahr, so daß stets zu dem entsprechenden Jahrgang referiert werden muß.
2. Sie enthält nur die in Deutschland verendeten Handelsnamen einer Substanz, so daß man für den internationalen Gebrauch zu häufig in den Generic übersetzen muß. Damit vernachlässigt man mögliche verschiedene Zusammensetzungen.

Einen möglichen Ausweg bietet die sog. Drug Reference List der WHO, die man von der WHO-Gruppe in Uppsala auf Magnetband erhalten kann. In ihr findet man die Tradenames und die zugehörigen Generics nahezu aller Substanzen. Die Drug Reference List enthält zudem zu jeder Substanz die zugehörige pharmazeutische und therapeutische Klassifikation, wodurch ein Retrieval nach möglichen Interaktionen der Prüfsubstanz mit Substanzklassen erleichtert wird. Die Verwendung der Drug Reference List ist wegen ihres Umfanges und der zahlreichen Kreuzreferenzen selbstverständlich nur computerunterstüzt möglich. Auch hier können medizinische Dokumentare als Mitarbeiter eingesetzt werden.
Die Planungsphase einer Studie schließt ab mit der Verpackung der Substanzen entsprechend dem Randomisierungsplan und der Versuchsanordnung. Dafür sollte ein Team unter der Leitung eines Pharmazeuten zuständig sein, das wegen der formalen und methodischen Rückkopplung eng mit der Gruppe Biometrie zusammenarbeiten muß, ihr möglichst sogar angehören sollte. Diese Gruppe hält den Kontakt zur galenischen Abteilung, um rechtzeitig Prüfsubstanzen zu ordern, die Herstellung vergleichbarer Formen zu veranlassen und gegebenenfalls, nämlich dann, wenn ein Handelspräparat in eine andere Darreichungsform gebracht werden muß, die entsprechenden Unterlagen über die Vergleichbarkeit der in-vitro-Freisetzungen zu besorgen.
Da die Beschaffung von Vergleichspräparaten und die Herstellung von Placebos oft speziell auch für das galenische Labor zeitraubend ist, empfiehlt sich eine frühzeitig geplante Lagerhaltung im galenischen Labor und eine Dokumentation aller

verbrauchten und noch vorhandenen Bestände in der Gruppe Musterverwaltung. Auch daher die Forderung nach einem möglichst detaillierten Prüfprogramm am Anfang der klinischen Prüfungsphase.
Bei der Verpackung ist darauf zu achten, daß sich nur jeweils eine der zu verpackenden Substanzen im Raum befindet. Von jedem Patienten wird bis zum Ende des Versuchs ein Standmuster aufbewahrt, um eventuelle Zweifel an der richtigen Verpackung durch das galenische Labor klären zu lassen.
Mit der logistischen Durchführung und Betreuung, dem sog. Monitoring, ist der medizinische Projektleiter beauftragt. Gutes Monitoring heißt kurz: enger Kontakt zum Prüfer, sogfältiges Überprüfen der Einhaltung der Protokollbedingungen und der Datenqualität.
Das letztere wird mit einer zur Überprüfung von Daten entwickelten Datencheck sprache durchgeführt. Mit der Datencheck sprache können arithmetische und Boolesche Verknüpfungen von Variablen gebildet und Variablenintervalle definiert werden.

Es gibt Standardprüfprozeduren, die, wie z.B. bei der Überprüfung von Laborvariablen in SI-Einheiten, immer wieder verwendet werden können. In der Regel enthält jede klinische Prüfung Daten, die in anderen Studien entweder nicht gemessen wurden oder anderen Bedingungen unterlagen. Daher wird immer eine der vorliegenden Studie angepaßte Prozedur nötig sein, die sich modular aus Routinechecks und neuen Statements zusammensetzt. Die Checksprache sollte benutzerfreundlich sein und sich in ihrer Syntax möglichst an eine gebräuchliche problemorientierte Sprache (bei uns Fortran) anlehnen.
Die Überprüfung der Daten macht üblicherweise einen Kontakt mit dem klinischen Prüfer zur Bestätigung oder Korrektur eines Wertes oder zur Vervollständigung des Datensatzes notwendig. Zum Updating des Datensatzes ist ein geeignetes Programm zu empfehlen, das dem Benutzer gestattet, Records aus dem Masterfile abzurufen und mit Befehlen wie Insert, Change, Delete etc. Änderungen an den Meßwerten vorzunehmen. Über jede Änderung sollte Protokoll geführt werden.
Am Ende der Prüfung sollte idealerweise ein sauberer Datenfile zur Verfügung stehen. Nach meiner Erfahrung verläuft jedoch eine klinische Prüfung in den seltensten Fällen genau so, wie sie geplant war. Es müssen am Ende oft noch Diskussionen über die Relevanz von Protokollverstößen, über fehlende Daten, auffällige Einzelwerte usw. geführt werden.
Ist der Datenfile vom medizinischen Projektleiter freigegeben, dann nimmt der Biometriker, unterstützt durch mathematisch-technische Assistenten, die statistische Auswertung vor. Dazu stehen uns die Softwarepakete SAS und BMDP sowie selbst geschriebene Programme zur Verfügung. Wie bekannt, kann man durch die Prozedur "Proc BMDP" im SAS auch BMDP- Programme ansprechen und es ist auch möglich, eigene Programme durch Anpassung der Eingabe-Befehle ins SAS zu implementieren. Wir sind gerade dabei, ein umfangreiches Paket aufzubauen, das vor allem die Schwächen des SAS auf dem Sektor der nicht-parametrischen Tests beheben soll.

Der Biometriker schließt seine Arbeit mit einem statistischen Bericht ab, dem ein umfangreicher Dokumentationsteil beigefügt ist. Die graphischen Darstellungen, seien es nun Histogramme, Kreisdiagramme oder Zeitverläufe werden von klinischen Prüfungsassistenten angefertigt. Ihnen stehen dazu eigene Plotprozeduren und das Graphik-System von SAS zur Verfügung.
Der statistische Bericht ist die Grundlage für den klinischen Report des medizinischen Projektleiters.
Mein Bestreben geht dahin, die strenge Teilung in statistischen und klinischen Report zugunsten eines gemeinsamen Berichtes zu unterbinden. Dieser gemeinsame Bericht sollte vom medizinischen Projektleiter, dem klinischen Prüfer und dem Biometriker unterzeichnet sein.

Literatur

Biefang, S., Köpcke, W. und Schreiber, M.A.: Manual für die Planung und Durchführung von Therapiestudien. Berlin, Heidelberg, New York: Springer Verlag, 1979.
Feinstein, A.R.: Clinical Biostatistics. Saint Louis: The C.V. Mosby Company, 1977.
Good, C.S.: The Prinicples and Practice of Clinical Trials. Edinburgh, London and New York: Churchill Livingstone, 1976.
Harris, E.L. and Fitzgerald, J.D.: The Principles and Practice of Clinical Trials. Edinburgh and London: E. & S. Livingstone, 1970.
Kennedy, W.J. and Gentle, J.E.: Statistical Computing. New York and Basel: Marcel Dekker Inc. 1980.
van Eimeren, W. und Oberla, K.: Thesen zu Problemen des Arzneimittelrechts aus statistischer und methodischer Sicht. Pharma Dialog Nr. 36, 1975.
Wingert, F.: Medizinische Informatik, Stuttgart: B.G. Teubner, 1979.

Oscar Vanderbeke
Medizinische Abteilung
Hoechst AG
Postfach 80 03 20
6230 Frankfurt (Main) 80

FDA-EMPFEHLUNGEN: EINE KRITISCHE STELLUNGNAHME ZU 'GENERAL STATISTICAL DOCUMENTATION GUIDE FOR PROTOCOL DEVELOPMENT AND NDA SUBMISSIONS'

U. FERNER
Sandoz AG, Klinische Forschung
Basel

Zusammenfassung

Von der amerikanischen Zulassungsbehörde, der FDA, wurde Mitte 1980 ein Entwurf veröffentlicht, der Empfehlungen zu statistischen Aspekten der Planung, Auswertung und Datenpräsentation kontrollierter klinischer Prüfungen enthält.

Das Gesamtkonzept, das sich vorwiegend auf Phase III-Prüfungen bezieht, ist angemessen und der Grossteil der Richtlinien lässt sich problemlos auf unsere Verhältnisse übertragen und entspricht auch durchwegs unserem Standard.

Im Referat wird der Entwurf gesamthaft vorgestellt und zu einigen Gesichtspunkten dieser Empfehlungen, wie Vergleichbarkeit der Behandlungsgruppen, Ueberprüfung der Voraussetzungen statistischer Tests, Auswertung multizentrischer Studien und Sensitivität kontrollierter Prüfungen Stellung bezogen.

EINLEITUNG

Für die klinische Prüfung und Entwicklung von Forschungspräparaten in den Phasen I bis III sind Richtlinien und Empfehlungen der FDA (Food and Drug Administration) seit geraumer Zeit bekannt (Finkel, 1977). Biometrische Belange werden dabei nur am Rande tangiert und beziehen sich vorwiegend auf Aspekte des Prüfprotokolls. In Anlehnung an und in Ergänzung zu diesen Empfehlungen wurde im April 1980 vom Statistical Evaluation Branch des Bureau of Drugs der FDA ein Entwurf mit dem Titel 'General Statistical Documentation Guide for Protocol Development and NDA Submissions' vorgestellt (Randolph, 1980). Dieser Entwurf beinhaltet allgemeine Empfehlungen und Hinweise zu statistischen Gesichtspunkten der Planung, Auswertung und Präsentation der Ergebnisse von kontrollierten klinischen Prüfungen.
Die Vorschläge (FDA, Statistical Evaluation Branch, 1980) zu den statistischen Aspekten klinischer Studien, überwiegend in Klinikphase III,basieren einerseits auf allgemein bekannten Prinzipien, die kontrollierten Studien zugrundeliegen, andererseits stützen sie sich auf Erfahrungen, die von der amerikanischen Zulassungsbehörde bei der Begutachtung von NDA Submissions gewonnen wurden. Einem Sponsor wird daher nahegelegt, diesen Richtlinien - es handelt sich keinesfalls um gesetzlich geregelte Vorschriften - zu folgen, um eine adäquatere Ueberprüfung der statistischen Schlussfolgerungen aus den Daten seiner eingereichten klinischen Prüfungen zu ermöglichen. Andererseits sollen sie ihn jedoch auch nicht daran hindern, wenn er durch Verwendung originellerer Auswertungstechniken gegebenenfalls einen höheren Grad an Effizienz erreichen kann.
Da von pharmazeutischen Unternehmen vermehrt Daten kontrollierter klinischer Prüfungen, die nicht in den Vereinigten Staaten durchgeführt wurden, für NDA Zwecke Verwendung finden sollen, erscheint mir eine Beachtung dieser Empfehlungen erforderlich, wenn dadurch vor allem eine effizientere Zusammenarbeit zwischen einem behördlichen Gutachter und dem Statistiker des Sponsors erreicht werden kann. Es ist auch anzunehmen, dass sie nicht ohne Einfluss auf europäische Zulassungsbehörden bleiben werden.

General Statistical Documentation Guide for Protocol Development and NDA Submissions

Da dieses Dokument noch nicht allgemein bekannt sein dürfte, werden im folgenden die wichtigsten Punkte wiedergegeben und dabei Empfehlungen, die zu vage definiert sind oder zu Widersprüchen Anlass geben können, diskutiert. Eine bereits erfolgte Stellungnahme der 'Pharmaceutical Manufacturers Association' (Adams,1980) wird in die Erörterungen mit einbezogen.
Es sei jedoch vorausgeschickt, dass sich der Grossteil der in den Empfehlungen enthaltenen Punkte problemlos auf unsere Verhältnisse übertragen lässt. Es soll auch nicht unerwähnt bleiben, dass bei der im Titel dieses Beitrages genannten "... kritischen Stellungnahme" auch durchwegs eine positive Kritik mit eingeschlossen und zu verstehen ist.

I. Prüfplan /Studienprotokoll

Das Studienprotokoll sollte einleitend eine kurze Zusammenfassung relevanter Ergebnisse aus bisherigen Untersuchungen und Prüfungen in Form einer Bestandesaufnahme wiedergeben. Prüfhypothesen, der experimentelle Plan, die geplanten Stichproben (Selektion und Umfänge) und eine vorgesehene Verallgemeinerungsfähigkeit der Ergebnisse, sollten in diesem Zusammenhang diskutiert werden.
Im Protokoll selbst sollte die Studie umfassend, eindeutig und praxisnahe beschrieben werden.
Nachstehende Punkte, die hier nur stichpunktartig und in Form weniger Thesen wiedergegeben werden können, sind dabei zu beachten:

- Spezifische, eindeutig formulierte Fragestellung
- Prüfanlage, mit Angabe ob interindividuelle oder intraindividuelle Vergleiche (parallele Gruppen versus Crossoverpläne) vorgesehen sind
- Patientenselektion, mit klar festgelegten Ein- und Ausschlusskriterien, die während der gesamten Prüfung nicht zu verändern sind

- Festlegung der Fallzahlen, unter Abwägung falsch positiver und falsch negativer Aussagen
- Methode der zufälligen Zuteilung mit Angabe, ob die Studie nichtblind, einfachblind oder doppelblind durchgeführt wird. Unter welchen Umständen der doppelblinde Charakter gegebenenfalls durchbrochen werden kann, ist im Protokoll festzuhalten
- Wahl und Anzahl der Wirksamkeitsparameter, wobei - wenn immer möglich - objektive Messungen verwendet werden sollten. Eine klare Beschreibung ist erforderlich, was, wann und wie zu messen ist. Bei qualitativen Merkmalen sind sinnvolle Kriterien festzulegen, um konsistente, zuverlässige und valide Beobachtungen zu erhalten
- Wahl der Behandlungsdauer und ihre Beziehung zu Aussagen über Wirkung und Verträglichkeit (Langzeitverabreichung)
- Geplante Zwischenauswertungen sind im Studienplan festzuhalten und zu begründen. Welche Konsequenzen sich gegebenenfalls auf den weiteren Ablauf der Prüfung ergeben könnten, sollten umfassend beschrieben werden. Im Protokoll sollte auch festgehalten werden, unter welchen Umständen eine Studie vor Erreichen der geplanten Fallzahlen abgebrochen werden kann, falls dies vorgesehen ist
- Die geplanten Auswertungsverfahren mit den vorgesehenen statistischen Tests sind zu beschreiben.

II. Statistische Aspekte zur Dokumentation abgeschlossener Prüfungen für NDA Submissions

Zur Dokumentation und Präsentation abgeschlossener klinischer Vergleichsprüfungen sind in den Empfehlungen der FDA ebenfalls Richtlinien und Hinweise aufgenommen. Sie werden hier zusammenfassend wiedergegeben.

II.1. Allgemeine Aspekte

Sind während des Ablaufs einer Studie Protokollmodifikationen vorgenommen worden, so sollten sie in detaillierter Form aus den eingereichten Unterlagen hervorgehen. Dies betrifft u.a. Abänderungen in den Zielsetzungen, den Selektionskriterien, den Parametern zur Abklärung von Wirksamkeit und Verträglichkeit und in den vorgesehenen Auswertungsverfahren. Verstösse gegen die Prüfrichtlinien, wie beispielsweise die nicht sachgerechte Selektion eines Patienten, bedürfen einer ausführlichen Erklärung.

II.2. Basisdaten

Die Vergleichbarkeit der Behandlungsgruppen ist mit angemessenen statistischen Techniken zu zeigen. Dies betrifft relevante Störfaktoren, die Behandlungseffekte vortäuschen oder verschleiern können. Darunter fallen krankheitsspezifische und demographische Variablen, sowie Risikofaktoren. Sind die Behandlungsgruppen in einigen wichtigen Grössen nicht vergleichbar, so sollte die Auswirkung auf eine vorzunehmende statistische Analyse erörtert werden.

II.3. Wirksamkeit und Verträglichkeit

A. Dokumentation

Daten zur Abklärung von Wirksamkeit und Verträglichkeit sind für den einzelnen Patienten (pro Behandlungsgruppe /evtl. pro Prüfer) vollständig zu dokumentieren. Vorzeitige Therapieabbrüche (ob präparatebedingt oder nicht) sind in tabellarischer Form mit Angabe des Abbruchgrundes, der Zeit und Dosis beim Ausscheiden, sowie weiterer relevanter Informationen, wie Gesamtdosis, evtl. Begleitmedikation und Nebenwirkungen anzugeben.

Nebenwirkungen ('adverse reactions') sind pro Patient und pro Behandlungsgruppe aufzuführen. Angaben zur Zeit des Auftretens und Abklingens, zur Dosierung, zur gesamt verabreichten Dosis bis zum Auftreten, zum Schweregrad und zu einem etwaigen Zusammenhang mit dem Prüfpräparat, sind erforderlich.

B. Statistische Auswertung

Für jeden durchgeführten Test, sei es bzgl. eines Wirksamkeitskriteriums oder eines Parameters zur Abklärung der Verträglichkeit, sind nachstehende Punkte zu beachten:

- Formulierung der Null- und Alternativhypothese
- Beschreibung der statistischen Methodik und des zugrundeliegenden Modells (mit Literaturreferenzen)
- Voraussetzungen zum statistischen Modell

- Ueberprüfung dieser Voraussetzungen an den Datensätzen
- Power des Testverfahrens gegen spezifische Alternativen bei Beibehaltung der Nullhypothese
- Angaben bei Irrtumswahrscheinlichkeiten, ob 1- oder 2-seitig
- Klare, systematische und sachgerechte Darstellung der Testergebnisse unter Bezugnahme auf die Fragestellung im Prüfprotokoll.

C. Multizentrische Studien

Neben der oben geschilderten Dokumentation bedarf es bei multizentrischen Studien zusätzlich einer Aufschlüsselung der Daten nach Prüfstelle. Wenn möglich ist auch eine getrennte statistische Analyse durchzuführen. Statistische Modelle, die eine Trennung von Prüfer- oder Klinikeffekten von Behandlungseffekten ermöglichen, sind bevorzugt anzuwenden. Ganz allgemein sollte eine gepoolte Auswertung jeweils begründet werden. Sollen Ueberschreitungswahrscheinlichkeiten (p - Werte) von Prüfgrössen aggregiert werden, so ist dieses Vorgehen zu rechtfertigen.

Soweit die wichtigsten Aspekte zur Planung und Auswertung kontrollierter Studien. Ein letzter Abschnitt der FDA-Empfehlungen ist der Darstellung von Ergebnissen gewidmet. Ein besonderes Anliegen der FDA scheint dabei die graphische Aufbereitung des Zahlenmaterials zu sein. Sinnvolle graphische Darstellungen werden allgemein als wirksamer und aussagekräftiger als Worte und Tabellen betrachtet, auch seien sie geeigneter, einem Nichtfachmann die Ergebnisse statistischer Auswertungen verständlicher zu machen....

Mit diesen letzten Hinweisen möchte ich mit der Vorstellung der 'General Documentation Guide for Protocol Development and NDA Submissions' schliessen. Bevor auf spezifische Punkte eingegangen wird, kann man zusammenfassend festhalten:

Die Mehrzahl der zitierten Empfehlungen ist angemessen und entspricht durchaus unserem Standard. Es entsteht jedoch der Eindruck, dass die Richtlinien - bis jetzt handelt es sich lediglich um einen Entwurf - noch überarbeitungsbedürftig sind.

Die Dokumentation ist unterschiedlich aufgebaut, teils in ausformulierten Sätzen, teils in wenigen Thesen und teils nur in Stichworten, so dass ein Werk entstanden ist, das zwischen einer Checkliste und einem Memorandum einzureihen ist. Auffällig sind auch die Attribute zu einigen Aussagen, wie "should be", "if possible" oder "if adequate". Damit wird meines Erachtens einer Auslegung dieser Richtlinien noch viel Spielraum ermöglicht.

III. Stellungnahme zu einigen wesentlichen Punkten der FDA-Richtlinien

III.1. Strukturgleichheit der Behandlungsgruppen

Die Empfehlungen der FDA beinhalten, dass eine Vergleichbarkeit der Behandlungsgruppen durch geeignete statistische Verfahren zu verifizieren ist. Tests auf Gruppenunterschiede können zwar formal durchgeführt werden. Unter der Annahme einer einwandfrei vorgenommenen Randomisierung gibt es jedoch zur Nullhypothese "bei Behandlungsbeginn bestehen keine Unterschiede in der Verteilung einer Variable zwischen den Gruppen" keine Alternative. Somit kann verständlicherweise auch keine Irrtumswahrscheinlichkeit I. Art vorgegeben werden.

Randomisierung kann eine Vergleichbarkeit nicht sichern, eine Unbalanciertheit ist daher zufallsbedingt. Es mag vielleicht instruktiv sein, ihr Ausmass durch Ueberschreitungswahrscheinlichkeiten zu schätzen, mehr aber auch nicht. Es ist daher eher angebracht, die Basisdaten der erhobenen Stichproben deskriptiv darzustellen. Bei ungleicher Verteilung relevanter Faktoren kann gegebenenfalls eine mathematische Adjustierung als Ausweg dienen. Ist jedoch ein Vorwissen bzgl. eines Einflusses dieser Faktoren auf den Behandlungsverlauf vorhanden, so kann eine stratifizierte Randomisierung, beschränkt auf wenige Variablen, dem Streich des Zufalls vorbeugen.

III.2. Ueberprüfung der Voraussetzungen eines Testverfahrens

Es wird vom Sponsor verlangt, dass bei Anwendung eines statistischen Modells die Daten den zugrundeliegenden Voraussetzungen genügen. Dies ist sicher vom wahrscheinlichkeits-theoretischen Standpunkt aus betrachtet richtig, aber eine Verifizierung dieser Bedingungen kann - im Normalverteilungsmodell - nur durch Prozeduren erfolgen, die weniger robust sind als die anzuwendenden Verfahren selbst. Da wir andererseits im Bereich der klinischen Prüfungen vorwiegend mit multimodalen Mischverteilungen konfrontiert werden, kommen sowieso nur überwiegend nichtparametrische Methoden zum Einsatz, die weniger strikten Voraussetzungen unterliegen. Eine unabhängige Reproduktion der Ergebnisse klinischer Prüfungen erscheint mir daher wesentlicher, als die Erfüllung abstrakter mathematischer Bedingungen. Schlussfolgerungen mit einer Verallgemeinerung der Ergebnisse basieren schliesslich nicht nur auf den Resultaten einer einzigen Studie.

III.3. Multizentrische Studien

Es erscheint vernünftig, dass die bei multizentrischen Studien erhobenen Daten nach Prüfer oder Klinik gelistet werden, weniger jedoch eine nach Prüfstelle separat vorzunehmende Auswertung. Multizentrische Studien werden als Einheit geplant und durchgeführt, und sind daher auch gesamthaft - als Einheit - auszuwerten. Die Gründe für die Durchführung multizentrischer Studien sind bekannt (Mangel an geeigneten Patienten pro Prüfstelle) und erst durch eine Erhöhung der Fallzahlen ist man in der Lage, verbindliche Aussagen über Sicherheit und Wirksamkeit eines Medikamentes zu erhalten, auch unter wechselseitiger Beachtung von klinischer Relevanz und statistischer Signifikanz. Mit statistischen Modellen, unter Berücksichtigung einer Blockbildung, sind zudem Tests auf Differenzen zwischen den Prüfstellen möglich. Dagegen treffen die Richtlinien zu, wenn ähnliche, aber verschiedene Studien gepoolt ausgewertet werden sollen.

III.4. Macht ('Power') und Sensitivität bei klinischen Prüfungen

Die Macht eines statistischen Tests ist nur dann von praktischer Bedeutung, wenn aus der Nichtablehnung der Nullhypothese gefolgert wird, dass zwei Behandlungsverfahren gleich wirksam sind. In diesem Fall ist es instruktiver, statt der-für den Nichtstatistiker eher abstrakt wirkenden-Macht des Tests bei verschiedenen hypothetischen Alternativen, Konfidenzintervalle für die analysierten Parameter zu berechnen. Sie werden Sensitivitätsaspekten klinischer Prüfungen eher gerecht.
Der Begriff Power ist nur relevant bei der Planung einer Studie, wenn - bei gegebenem relevanten Unterschied und der Variabilität der Zielvariable - die Wahrscheinlichkeiten für'falsch positive' und 'falsch negative' Ergebnisse festgelegt werden.

Literatur:

Adams, J.G. (1980). Comments on General Statistical Documentation Guide for Protocol Development and NDA Submissions. Pharmaceutical Manufacturers Association. 1155 Fifteenth Street, N.W., Washington. Letter to Hearing Clerk, Food and Drug Administration.

FDA, Statistical Evaluation Branch (1980). General Statistical Documentation Guide for Protocol Development and NDA Submissions. Department of Health and Human Services. 5600 Fishers Lane, Rockville, Maryland.

Finkel, M.J. (1977). General Considerations for the Clinical Evaluation of Drugs. U.S. Government Printing Office. Health, Education and Welfare. HEW(FDA) 77-3040.

Randolph, W.F. (1980). General Statistical Documentation Guide for Protocol Development and NDA Submissions. Availability of Draft Guideline. Federal Register 45, 132, 45961.

Dipl. Math. U. Ferner
c/o Klinische Forschung
Planung, Statistik, Informatik
SANDOZ AG
Lichtstrasse 35
CH 4002 BASEL

ERKENNTNISSE ALS PROZESS UND HANDELN ALS ENTSCHEIDUNG - EINE ANALYSE DER THERAPEUTISCHEN FRAGEN UND IHRER METHODISCHEN KONSEQUENZEN

W. VAN EIMEREN
MEDIS-Institut der GSF
München

Zusammenfassung

In der bisherigen Beratung fanden sich keine Fälle, in denen der statistische Test tatsächlich und nicht nur formal Entscheidungsträger war. Vielmehr unterliegen viele therapeutische Fragen einem ständigen Prozeß der Redefinition; meistens erscheinen präzisierende explorative Untersuchungen zu Beginn wesentlich und hilfreich. Im Gefolge entstehen nicht unbedingt Situationen, die eine experimentelle Anordnung sinnvoll oder möglich machen.
Entscheidungen wurden meistens nicht (nur) durch Ergebnisse, sondern durch Situationen provoziert, die unmittelbares Handeln (meist Marktentscheidungen) unausweichlich machten. Oft könnten hier statt kontrollierter Studien Patientenflußmodelle (z.B. Jackson und Aspden, 1979) oder ähnliche Modellierungsansätze mehr Kenntnis vermitteln. Allerdings setzt dies auch ein anderes Rollenverständnis des methodischen Beraters voraus.

Auf der Basis der vorgelegten Analyse werden Forschungsthemen aufgezeigt, die die Methoden der Therapieforschung aus der bisherigen Begrenzung herausführen könnten.

I. Einführung

Meine Ausführungen basieren zwar auf statistischer Beratung von durchschnittlich 15 Therapiestudien im Jahr: ich bin mir aber bewußt, daß eine solche Erfahrung angesichts der vielfältigen und differenzierten Kenntnisse vieler meiner Kollegen kaum als repräsentativ angesehen werden kann. Gerade dies ermutigt mich, meine persönliche Sicht ihrer Kritik und damit hoffentlich gemeinsamen Konsequenzen auszusetzen.

Um es vorwegzunehmen: auch bei mir stellt der kontrollierte doppelblinde Studientyp den Löwenanteil. Nicht jedoch, weil ich dies im Sinne einer möglichst fundierten Entwicklung von Wissen generell für gut halte, sondern weil ich Firmeninteressen nicht schaden will. Dies Interesse ist an dem orientiert, was von den Behörden und den Kollegen innerhalb und außerhalb dieser als richtige Vorgehensweise akzeptiert wird oder werden muß. Mit meinen Bedenken bezüglich dieser Beratungssituation fühle ich mich bisher ziemlich alleine. Nur vereinzelte Aussagen - so etwa das Editorial von B. Schneider in den Methods (1981) - sind kongruent mit meiner Erfahrung. Andere ähnlich klingende Aussagen, zum Beispiel auf der Frühjahrstagung der GMDS über explorative Datenanalyse (in Victor, Lehmacher und van Eimeren, 1980) verwirren mich eher, da sie nach einer explorativen Phase eine konfirmatorische fordern mit der Zielrichtung, die Entscheidungskraft des statistischen Tests zu verbessern. Woran mir in den folgenden Ausführungen aber liegt, ist die Entscheidungskraft des statistischen Tests besser zu verstehen.

Es geht mir also nicht um die Verschiebung oder Beseitigung der Testprozedur oder gar des kontrollierten Versuchs sondern um einen anderen Umgang mit den Ergebnissen. Allerdings: ein anderer Umgang mit Ergebnissen führt vermutlich auch zu anderem Umgang mit Fragestellungen, und damit würde der kontrollierte Versuch seine Stellung als via regia verlieren.

II. Beispiele verschiedener Fragestellungen

Wenn ich meine Beratungsfälle betrachte, so findet sich eine erstaunliche Vielfalt und Komplexität der Fragestellung. Leider nie begann oder endete es damit, daß nur noch der letzte große klinische Versuch zur Konfirmation der Aussage fehlte. Da gibt es:

1. die Indikation(en), für die unklar ist, <u>wie man Wirksamkeit definieren soll</u>.
Dies ist seit dem neuen Arzneimittelrecht die Situation vieler eingeführter Präparate. Teils ist die Diffusität der Indikationsstellung "schuld". Diese repräsentiert allerdings voll und ganz den Variantenreichtum der Patientenklagen zwischen Leistungsschwächen und Herzjagen. Viel häufiger jedoch fehlt ein akzeptables Meßinstrument. Die Umsetzung in Gießen-Test, v. Zerssen-Befindlichkeiten und -Beschwerden (Laakmann et al., 1980), Selbst- und Fremd-Rating (Abt, 1977) ist auch mein Weg der Hilflosigkeit. Jedenfalls erscheint es mir methodisch sehr fragwürdig, da ich nicht ohne weiteres eine valide Brücke zu den teilweise altehrwürdigen Indikationsansprüchen sehe (siehe auch Graffenried et al., 1978).
2. Die Entdeckung <u>neuer Indikationsgebiete für alte Mittel</u>.
In meiner Erfahrung werden diese Fälle übrigens nicht von den Firmen sondern von tief überzeugten Ärzten vorangetrieben. Ihre Frage ist eigentlich nicht mehr die Wirksamkeit, sondern wie man andere (unter anderem die Firma) davon überzeugt. Allenfalls interessiert neben der Darstellung noch der Vergleich, die richtige Dosierung, der ganze Umfang des Erfolges. In zwei dieser Fälle war die Mitarbeit anderer Kollegen schwer zu gewinnen, da das Indikationsgebiet jeweils gravierend war und die Bereitschaft, etwas "nie Gehörtes" zu tun, entsprechend schwach. In einem anderen Fall war der Enthusiasmus kaum zu steuern, so daß nicht einmal die Firma akzeptieren wollte, daß die Unterlagen nicht ausreichten, reibungslos unsere Zulassungswege zu passieren.
3. Die Entscheidung, <u>ein Medikament neu in die Produktpalette aufzunehmen</u> (zum Beispiel durch Kauf von einer anderen Firma).
Fehlt in diesen Fällen bisher der kontrollierte Versuch, so ist er wegen der noch fälligen BGA-Anmeldung leicht durchzusetzen. Dennoch: die Entscheidung fällt nicht wegen der Frage der Wirksamkeit sondern wegen der Frage des "Nachweises" von Wirksamkeit. Das Ganze muß zudem in einem engen finanziellen und zeitlichen Korsett ablaufen, da auch die Konkurrenz nicht schläft.
4. das Bemühen, ein Mittel mit einer <u>Standardtheraphie zu vergleichen</u>.
Die Gründe hierfür reichen von Marktüberlegungen ("sich an andere Erfolge anhängen") bis zu ethischen Aspekten.
In einem extremen Fall hatte eine Firma ein Produkt entwickelt, das im Magen in das fremde Lizenzprodukt und in einen irrelevanten neutralen Bestandteil zerfiel.

Die Standardtherapie hatte nicht nur einen guten Markt sondern eine in vielen Veröffentlichungen ausgebreitete Theorie zur Wirksamkeit anzubieten. Im Therapievergleich ließen sich zwar beide Substanzen in ihrer Wirksamkeit nicht trennen, leider waren die Ergebnisse aber in keiner Weise konform mit der bisherigen Theorie über die Wirkungsmechanismen des Marktführers. Was ist eigentlich ein Standard?

5. Wirksamkeitsnachweis bei den Placebo besonders zugänglichen Indikationsgebieten.
   Ich habe diese Indikationsgebiete oben schon einmal angesprochen. Hier geht es mir mehr um den Placebobegriff. Ob einem solchen Medikament nämlich überhaupt Wirksamkeit zukommmt oder ob es sich um ein Placebo handelt, ist eine die Praxis kaum beschäftigende Frage. Dort interessiert lediglich, ob Menschen, z.B. bei Föhnbeschwerden, Hilfe zuteil wird, gleich ob z.B. über die Farbe, den Inhalt oder einer Interferenz beider. Übrigens liegt auch mir nichts daran, daß eine pharmakologisch enge Information über Kaffee mir die tägliche Möglichkeit bedroht, früher in die Gänge zu kommen. Könnte sich das mit dem pharmakologischen Denken eingeführte Placebokonzept nicht in jeder Beziehung und bei allen Indikationen als gefährlich isoliertes und damit falsches Verständnis der Medikamentenwirkung in der therapeutischen Situation erweisen?

III. Vorgefundene Kenntnisse und statistische Prüfmöglichkeiten

Im bisherigen habe ich einige Prüffragestellungen dargestellt, eine andere Aufteilung ergibt sich bei der Gliederung nach vorgefundener Kenntnissituation und statistischer Prüfmöglichkeit. Hier möchte ich drei Situationen ansprechen, die ich häufig vorfinde:

1. Es gibt eine Vielzahl von Merkmalen, die den Verlauf abbilden sollen, jedoch kein Konzept zu ihrer Strukturierung. Ob es sich um die Unterdrückung von Bestrahlungsfolgen oder um die Wirkung eines Psychopharmakons handelt: gut operationalisierte Einzelmerkmale vorausgesetzt ist über ihre Bedeutung und ihren internen Zusammenhang so gut wie nichts bekannt. Je mehr methodischen Aufwand man jedoch zur Beschreibung von Diagnose und Verlauf treibt, um so fragwürdiger wird der Bezug zum späteren Einsatz des Medikamentes (Abt, 1979, European Cooperative Study Group for Streptokinase Treatment in Acute Myocardial Infarction, 1979, Laakmann et al., 1980, Paul et al., 1979)).

2. Der Sinn des Vergleichs erscheint oft fragwürdig.
In vielen Fällen läßt sich der Sinn des therapeutischen Vergleichs nur schwer darstellen. Die Überlegenheitsprüfung erweist sich oft schon nach kurzer Diskussion als kurzschlüssig. Für die nicht erfolgreichen Behandlungsfälle besteht nicht nur die Erklärungsnotwendigkeit : "Warum nicht?" sondern auch die Behandlungsnotwendigkeit: "Womit dann?".
Nur im Falle, daß die Heilungsfälle mit der seltener oder geringer wirksamen Substanz eine Untermenge der Heilungsfälle mit der überlegeneren Therapie darstellen, ist Überlegenheit für mich ohne weiteres diskutierbar. Gleichwohl: auch hier ist es denkbar, daß die Überlegenheit lediglich Ausdruck der größeren Unspezifität d.h. gegenüber diagnostischen Irrtümern geringeren Empfindlichkeit ist. Die Bestimmung des Platzes eines Medikamentes in der Therapie einer Krankheit ist meines Erachtens nicht nur nicht mit einem Merkmal sondern auch nicht über nur einen Vergleich sinnvoll möglich. Dies gleichsam über eine Kette von kontrollierten Studien zu avisieren, schiene mir nicht selten absurd.
3. Oft keine ideale Testsituation.
Aus verschiedenen teilweise schon genannten Gründen resultiert nicht selten eine nicht ideale Testsituation. Die idealen Fallzahlen werden nicht erreicht (Diederich et al., 1979, Graffenried et al., 1978, Laakmann et al., 1980), die Ergebnisse sind zwar "signifikant" aber strukturell eindeutig im Widerspruch zur unterlegten Theorie (Diederich et al., 1979), Ausschließungskriterien führen zu einer Randgruppe des Gesamtgeschehens und ähnliches mehr.
Die Konsequenzen werden nicht selten formal überspielt: statt "signifikant" werden Begriffe wie "gesichert scheinen", "günstig zu beeinflussen scheinen" u.s.w. gebraucht. Ich frage mich allerdings, ob so überspielte Forschungsergebnisse in der Praxis andere Bedeutung erlangen (Abt, 1979, Abt and Paul, 1979, Breddin et al., 1980, European Cooperative Study Group for Streptokinase Treatment in Acute Myocardial Infarction, 1979, Laakmann et al., 1980, Paul et al., 1979, The Coronary Drug Project Research Group, 1980). Wann sind eigentlich Bedingungen ideal? Welche Bedeutung hat das Anstreben idealer statistischer Testbedingungen für den Fortschritt praxisrelevanten Wissens, immer eine positive?

IV. Wissensentwicklung und Test-Entscheidung eine Antinomie?

Letztendlich kann ich in allen Situationen nur zwei grundlegende Gegebenheiten erkennen:
Das wissenschaftliche Interesse orientiert sich an der Entwicklung von Modell-Vorstellungen. Diese verläuft von groben und vagen ersten Ansätzen über eine ganze Reihe von empirischen Schritten nicht selten über Irrwege dahin, sich über die Feinheiten des Gefüges zunehmend präzisere Kenntnis zu verschaffen. In dieser wissenschaftlichen Welt wird eine widerspruchsfreie Erklärung aller Beobachtungen erwartet. Die Therapieerfahrung ist integriert in Vorstellungen über Hintergrund und Diagnostik der Krankheit.

Demgegenüber steht das Interesse des Handelnden z.B. eines Arztes, einer Firma oder eines Staates. Sein Zwang zur Entscheidung resultiert aus dem Fortgang der Ereignisse und nicht unbedingt dem der Erkenntnisse. Eine Therapie muß nach bestem augenblicklichen Wissen angesetzt werden, man kann nicht warten bis alle methodisch-wissenschaftlichen Voraussetzungen erfüllt sind. Eine Firma muß sich z.B. dann entscheiden, wenn ein Präparat zum Verkauf angeboten ist. Ein Staat legt Vorgehensweisen fest, wann ein Mittel auf den Markt darf. Er muß dann zulassen oder ablehnen, wenn die Anträge an ihn gestellt werden. Daß dies jedoch sinnvoll an einer einheitlichen statistischen Prozedur festgemacht werden könnte, erscheint mir keine sachgerechte Erwartung.
Müßten wir nach dieser unserer Regel nicht verlangen, daß der Staat die Wirksamkeit (und die Nebenwirkungsfreiheit) seiner Gesetze (z.B. des Arzneimittelrechts) statistisch "signifikant" nachweist, ehe er sie erläßt?

V. Allgemeine Konsequenzen

Folgende allgemeine Konsequenzen möchte ich zur Diskussion stellen.

1. Der statistische Test und die auf ihn abzielenden Designs haben weder in Forschung noch in Praxis die durchgreifende Konsequenz, die ihnen wegen ihrer angeblich unausweichlichen Stringenz unterlegt wird. Genauso wichtig erscheint der Einfluß anderer Größen, insbesondere die Übereinstimmung mit bisherigen Erfahrungen aller Art und den daraus gewachsenen Vorstellungen (bzw. Modellen). Zwar wächst Wissen auch, aber offenbar nicht mit der in einem Test ausgedrückten Wahrscheinlichkeit.

Stehen wir nicht hilflos vor divergenten Studienaussagen zum gleichen Gegenstand (Brinkley, 1966, Attkins et al., 1972)? Welche Elemente neben Wahrscheinlichkeitsaussagen sind es dann, die seit dem Aha-Erlebnis der ersten Beobachtung Wissen formen und wachsen lassen?

2. Trotz ihrer gegenseitigen Beziehungen weisen sich Erkenntniss als Prozeß und Handeln als Entscheidung als Antinomie aus. Diese Antinomie ist meines Erachtens hier wie allgemein im Verhältnis von Wissenschaft zu Praxis zu finden. Ist es vielleicht besonders naiv, wenn der Gesetzgeber im Arzneimittelrecht einen angeblichen "Stand der Wissenschaft" postuliert und zu einer der Grundlagen seines Handelns machen will? Und haben wir Wissenschaftler uns und andere vielleicht eilfertig zu Knechten unseres Instrumentenkastens machen lassen?

VI. Spezifische Konsequenzen

Für eine zukünftige Entwicklung der Therapieforschung scheinen mir folgende Themen vorrangig:

1. Wir müssen uns stärker um eine Taxonomie der Forschungsziele und ein Verständnis der Bedingungen des Wachstums von Wissen in einer sich als Disziplin begreifenden Gruppe von Forschern bemühen, dann können wir auch besser wissen, welche Instrumente der Planung, Beobachtung und Auswertung geeignet sind, auch in diesem Kontext Ziele wie Bias-Freiheit und was uns sonst elementar scheint zu erreichen.
2. Wir müssen ein Medikament in den augenblicklichen therapeutischen Möglichkeiten eines Indikationsgebietes betrachten. Nach einer explorativen Phase sehe ich nicht einzelne <u>Tests als Entscheidungen</u>, <u>sondern</u> die Analyse von <u>Modellaussagen</u> über das gesamte Geschehen, z.B. im Sinne von Patientenflußmodellen (siehe hierzu Jackson und Aspden, 1979, Schäfer, 1980) <u>als Grundlage von Entscheidungen</u>. Die therapeutischen Alternativen und Ergänzungen müssen im Zusammenhang gesehen und so wirklich bewertbar werden. Da dies einem nicht geringen Wandel unterliegen kann und praxisorientiert zu sein hat, werden die Methoden dem entsprechen müssen.
3. Eine neue methodische Fassung der Medikamentenwirkung und in ihr der Pharmakologie scheint mir notwendig. Diese müßte es aufgeben, gleichsam im appetitlich roten Apfel, das Rote dem Objekt als objektiv und das Appetitliche dem Subjekt als subjektiv anzuheften.

Soll es dabei bleiben, daß das Placebo-Konzept die Sicht versperrend zu so zynischen Vorschlägen animiert wie die Einführung von placebo-verbrieften Medikamenten auf Krankenschein? (also Medikamente in denen nachgewiesenermaßen nichts drin ist anstelle von Medikamenten, bei denen man (bisher und mit bestimmten Verfahren) nicht nachweisen konnte, daß was drin ist).

4. Es sollte untersucht werden, wie eine andere Rolle des Statistikers definiert und unterstützt werden kann, die den jeweiligen Problemen in Wissenschaft und Praxis besser angepaßt ist, als das mir jetzt manchmal arg verbiestert-verbitternd erscheinende Beharren auf Ritualen. Ziel eines solchen Rollenverständnisses wäre: statistische Standards sollten wegen ihrer Vorteile als einheitliches Bezugssystem beibehalten werden und dennoch ihrer jeweiligen Eignung nach relativiert auf die Bewertung vorgelegter Daten Einfluß nehmen.

Literaturverzeichnis

Abt, K. (1977): Statistische Auswertung - Quantifizierung und statistische Auswertung von Ordinalskalendaten in der Psychiatrie. Pharmakopsychiatrie 10, 193-200.

Abt, K. (1979): Statistical Problems in the Analysis of Comparative Pharmaco-EEG Trials. Pharmakopsychiatrie 12, 228-236.

Abt, K. und Paul, F. (1979): Einfluß von Salm-Calcitonin auf den Verlauf der akuten Pankreatitis. Deutsche medizinische Wochenschrift 104, 1421.

Attkins, H. et al. (1972): Treatment of early breast cancer: A report after ten years of a clinical trial, British Medical Journal 2: 423.

Breddin, K., Loew, D., Lechner, K., Oberla, K. und Walter, E., (1980): The German-Austrian Aspirin Trial: A Comparison of Acetylsalicylic Acid, Placebo and Phenprocoumon in Secondary Prevention of Myocardial Infarction. Circulation 62, suppl V, 63-72.

Brinkley, D., Haybittle, G. (1966): Treatment of stage-II carcinoma of the female breast, The Lancet 2: 291.

The Coronary Drug Project Research Group (1980): Influence of Adherence to Treatment and Response of Cholesterol on Mortality in the Coronary Drug Project. The New England Journal of Medicine 303, 1038-1041.

Diederich, K.-W., Faßl, H., Djonlagic, H., Oltmanns, D. und Floor-Wieringa, A. (1979): Lidocain-Prophylaxe in der Prähospitalphase des akuten Myokardinfarkts. Deutsche medizinische Wochenschrift 104, 1006-1008.

European Cooperative Study Group for Streptokinase Treatment in Acute Myocardial Infarction (1979): Streptokinase in acute myocardial infarction. The New England Journal of Medicine 301, 797-802.

Graffenried, B. v., Adler, R., Abt, K., Nüesch, E. und Spiegel, R. (1978): The Influence of Anxiety and Pain Sensitivity on Experimental Pain in Man. Pain 4, 253-263 (1978).

Jackson, R.R.P. und Aspden, P. (1979): Treatment evaluation - a modelling approach with application to acute myeloid leukaemia. Journal of the Operational Research Society 30, 11-22.

Laakmann, G., Blaschke, D., Büttermann, M., Hippius, H., Schewe, S. und Überla, K. (1980): Doppelblindstudie mit dem Benzodiazepin-Derivat Ka-2547 bei ambulanten Patienten mit Angstneurose. Arzneimittel-Forschung 30 (II) 1233-1234.

Paul, F., Ohnhaus, E.-E., Hesch, R.-D., Chemnitz, G., Hoppe-Seyler, R., Henrichs, H.-R., Hartung, H., Waldmann, D., Kunze, K., Barth, E., Nüesch, E. und Abt, K. (1979): Einfluß von Salm-Calcitonin auf den Verlauf der akuten Pankreatitis. Deutsche medizinische Wochenschrift 104, 615-622.

Schäfer, Th. (1980): Bemerkungen zum Patientenflußmodell von Jackson und Aspden sowie verwandten Ansätzen. In: Victor, N., Lehmacher, W. und van Eimeren, W.(Eds.): Explorative Datenanalyse 91-101.

Schneider, B. (1981): The Role of Hypothesis Testing in Clinical Trials. Methods of Information in Medicine 20, 65-66.

Victor, N., Lehmacher, W. und van Eimeren, W. (Eds.): Explorative Datenanalyse. Berlin, Heidelberg, New York: Springer-Verlag (1980).

van Eimeren, Wilhelm
MEDIS-Institut der GSF München
Ingolstädter Landstr. 1
8042 Neuherberg

ZUR METHODIK DER LABORWERTBEURTEILUNG IN HINBLICK AUF DIE VERTRÄGLICHKEIT VON ARZNEIMITTELN

E. JURGOVSKY, H. BETHGE, H. WIEMANN
E. Merck, Klinische Forschung
Darmstadt

Zusammenfassung

Bei klinischen Studien mit neuen Arzneimitteln werden eine Vielzahl von Laborwerten gemessen, um die Sicherheit des Patienten zu gewährleisten und Hinweise auf unerwünschte Präparatewirkungen zu erhalten. In einem präparatespezifischen Prüfkonzept werden u. a. die Prüfungsdauer(n), die zu messenden Laborwerte, die Untersuchungszeitpunkte für die Laborwerte und die Patienten-/Probandenzahl pro Laborwert über alle Prüfphasen festgelegt. Zur Abklärung der Unbedenklichkeit des Arzneimittels wird das Datenmaterial nach zwei Gesichtspunkten ausgewertet: 1. Ausselektieren von "auffälligen" Patienten/Probanden und anschließende medizinische Beurteilung. 2. Berechnen von Statistiken zur Aufdeckung präparatespezifischer Wirkungen. Die Patientenselektion ermöglicht in kontrollierten Therapiestudien einen Vergleich der jeweiligen Anteile an "auffälligen" Patienten. Der z. Z. bestehende Mangel an adäquaten statistischen (objektiven) Beurteilungsmethoden führt zum Einsatz von deskriptiven/explorativen Verfahren, deren Ergebnisse unter Berücksichtigung der komplexen Abhängigkeiten medizinisch beurteilt werden. Die besprochenen Methoden sind: grafische Methoden zur visuellen Beurteilung (Einzelverlaufskurven, Histogramme), Klassifizierung der Laborwerte nach den Referenzbereichen und nach Veränderungen (Vorwerte/Endwerte).

Bei klinischen Studien mit neuen Arzneimitteln werden hämatologische, klinisch-chemische und Urin-Untersuchungen durchgeführt um frühzeitig Präparate-Nebenwirkungen erkennen zu können. Diese dienen der Sicherheit des Patienten während der Studie und zum Nachweis der Unbedenklichkeit eines Präparates (1. BGA Symposium Klinische Arzneimittelprüfung (1975); Antrag auf Zulassung eines Arzneimittels, amtliche Erläuterungen (1978)). Wegen der präparatespezifischen Besonderheiten ist es nicht sinnvoll, für alle klinische Studien ein festes Laborprogramm vorzuschreiben. Für jedes Präparat wird ein individuelles Prüfkonzept aufgestellt, in dem Indikation, bereits vorhandene Erkenntnisse und Fragestellung der geplanten klinischen Studien die Auswahl des Laborprogramms bestimmen. Bei der Auswahl des Laborprogramms sollten die Empfehlungen der Deutschen Gesellschaft für Klinische Chemie (1978) für die Durchführung klinisch-chemischer Untersuchungen bei der Prüfung von Arzneimitteln berücksichtigt werden (Tabelle 1). Weiter wird festgelegt, in welchen Zeitabständen die Laboruntersuchunge erfolgen sollen. Diese richten sich nach den präparatespezifischen Behandlungszeiten, die in der Tabelle 2 aufgeführt sind. Ziel des Prüfkonzeptes wird sein, für den Nachweis der Unbedenklichkeit eines Arzneimittels pro Laborwert Meßwerte von ca. 20 - 50 Patienten unter Berücksichtigung der präparatespezifischen Untersuchungszeiten vorzuweisen (Tabelle 2). Erfahrungsgemäß ist mit mehr als 50 Patienten i. a. kein wesentlicher Informationsgewinn zu erzielen. Diese Überlegungen gelten nur für Laborwerte, die die Unbedenklichkeit eines Präparates belegen; besteht Verdacht auf Nebenwirkungen oder Schädigungen müssen u. U. spezielle Untersuchungen geplant werden.

Im Folgenden wird davon ausgegangen, daß 1. ein Laborprogramm zur Überprüfung der Verträglichkeit ohne Formulierung spezieller Hypothesen gemessen wird, 2. die Laborwerte vergleichbar sind (interne und externe Qualitätskontrolle) und 3. in der Versuchsplanung mutmaßliche Einflußgrößen berücksichtigt werden. Eine Analyse des Laborprogramms hat somit explorativen Charakter (Explorative Datenanalyse, GMDS-Frühjahrstagung (1980)). Eine konfirmatorische Analyse dieser Daten ist hier nicht möglich. Auf die Angabe von sogenannten "deskriptiven Signifikanzen" sollte verzichtet werden, da die Interpretation der teststatistischen Signifikanz ohnehin problematisch ist und diese "Signifikanzen" auch leicht falsch interpretiert werden können. Wichtig ist eine medizinische Beurteilung der Relevanz der Ergebnisse durch den Fachwissenschaftler. Medizinische Beurteilungsgrundlagen sind u. a. : Klassifizierung nach Referenzbereichen (siehe z. B. Deutsch E., Geyer G. (1975)), Größenordnung von Laborwertveränderungen, Berück-

Tabelle 1: Durchführung klinisch-chemischer Untersuchungen bei der Erprobung von Arzneimitteln

Hämatologische Untersuchungen

Differentialblutbild (ausdrückliche Prüfung pathologischer Formen)
Erythrocyten-Senkungsgeschwindigkeit
Erythrocytenzahl
Thrombocytenzahl
Hämoglobin
Quick-Test
Beurteilung der Erythrocytenformen
Hämatokrit
PTT (zu Beginn und am Ende der Prüfung)
Retikulocytenzahl

Serumuntersuchungen

Alanin-Transaminase
Alkalische Phosphatase
Aspartat-Transaminase
Bilirubin (gesamt)
Gesamteiweiß
Glucose
γ-GT
Kalium
Kreatinin
Natrium
Harnsäure
Calcium
Cholesterin (gesamt)
Cholinesterase
Elektrophorese (zu Beginn und am Ende der Prüfung)
Phosphat
pH-Wert im Blut
pCO_2-Wert im Blut
Triglyceride

Harnuntersuchungen

Blut (Hämoglobin)
Eiweiß } bei pathologischen Werten quantitative Bestimmung
Glucose }
Ketonkörper
pH-Wert
Sedimentuntersuchungen

Funktionstests

Kreatinin-Clearance
Spezifisches Gewicht des Harns in Konzentrationsversuch
Einzeitiger oraler Glucosetoleranztest, wenn bei der Glucose-Bestimmung im Blut fraglich pathologische Befunde ermittelt wurden

Empfehlungen der Deutschen Gesellschaft für Klinische Chemie (1978)

sichtigung von komplexen Abhängigkeiten. In Tabelle 3 sind hierfür Laborwerte zu Beurteilungsgruppen zusammengefaßt, die zur Aufdeckung von Arzneimittelschädigungen besonders wichtig sind.

Nach Abschluß einer klinischen Studie werden die Meßdaten mit EDV-Unterstützung bearbeitet. Die Laborwerte werden, soweit der behandelnde Arzt nicht bereits Auffälligkeiten entdeckt hat, nach Hinweisen auf Arzneimittelunverträglichkeiten oder -schädigungen durchsucht. Der erste Schritt der EDV-Bearbeitung ist eine Plausibilitätsprüfung der Laborwerte, bei der medizinisch nicht-plausible Daten ausgesondert und auf Richtigkeit überprüft werden. Liegt kein Datenfehler (Übertragungsfehler, falsche Dimension etc.) vor, muß eine medizinische Beurteilung durch den Fachwissenschaftler erfolgen. Nach diesem Bearbeitungsschritt liegt ein "richtiger" Datenbestand vor. Zur visuellen Überprüfung der Laborwerte werden die einzelnen Patientenverläufe in eine Grafik geplottet (Abbildung 1). Auffällige Einzelverläufe werden selektiert und nochmals getrennt ausgeplottet. Zur Selektion auffälliger Verläufe können folgende Kriterien dienen: Laborwerte unter Behandlung überschreiten eine definierte Schranke mindestens einmal bzw. mindestens n-mal (Abbildung 2). Die Verläufe werden mit der Patientennummer gekennzeichnet, so daß der Fachwissenschaftler alle Informationen zur Beurteilung heranziehen kann. Zur Überprüfung der relativen Laborwertänderungen werden die Einzelverläufe standardisiert, wobei der vor Behandlungsbeginn erhobene Wert gleich 100 gesetzt wird (Abbildung 3). Auch hier werden auffällige Einzelverläufe gesondert geplottet. Als Selektionskriterium kann hier z. B. der Anstieg bzw. Abfall des Laborwertes um mehr als 100 % des Ausgangswertes dienen (Abbildung 4). Außer der "Ausreißer"-Beurteilung ermöglicht der Einzelverlaufsplot (evtl. auch im visuellen Vergleich mit einer Kontrollgruppe) eine erste Beurteilung des Laborwertverhaltens unter Einfluß des untersuchten Arzneimittels.

Als ein weiteres Hilfsmittel zur visuellen Beurteilung des Laborwertverhaltens werden die Verteilungen je Laborwert zu Beginn und am Ende der Studie übereinander geplottet (Abbildung 5). Mit den Verteilungsplots können sehr einfach Veränderungen der Verteilungsform und der zentralen Tendenz (Lageverschiebungen) erkannt werden. Dem Fachwissenschaftler stehen zur medizinischen Begutachtung zusätzlich übersichtliche Listen der Einzelmeßwerte nach Patienten geordnet zur Verfügung; desweiteren Kennwerttabellen pro Gruppe und Untersuchungszeitpunkt, die Minimum und Maximum, Mittelwert und Standardabweichung, Median, 1. und 3. Quartil beinhalten. Die Nutzung des Referenzbe-

Tabelle 2: Präparatespezifische Behandlungszeiten

Antibiotika	7 bis 14 Tage
Tranquilizer	3 Monate
Neuroleptika	6 Monate
Antidepressiva	6 Monate
Neurodynamika	6 Monate
Alkoholaversiva	6 Monate
Antirheumatika	mindestens 6 Monate
Blutdrucksenker	mindestens 6 Monate
Antithrombotika (Kurzzeitindikation)	4 bis 6 Wochen
Antiarteriosklerotika	mindestens 6 Monate
Magenpräparate für	
Ulcustherapie	1 bis 2 Monate
Ulcusprophylaxe	mindestens 6 Monate
Hustenmittel	1 bis 2 Monate
Coronarmittel	mindestens 6 Monate
Leberpräparate	mindestens 6 Monate

Tabelle 3: Beurteilungsgruppen zur Aufdeckung von Arzneimittelschädigungen

Blutung:	Hb, Hk, Erythrocyten, Retikulocyten, Bilirubin, Fe, LDH, Erythrocyten im Urin, Blut im Stuhl
Entzündung:	α_2-Globulin, γ-Globulin, BSG, Leukocyten, Jugendliche, Stabkernige, Segmentkernige
Knochenmark:	Thrombocyten, Leukocyten, Differentialblutbild, Quick, PTT
Leber:	GOT, GPT, γ-GT, alkalische Phosphatase, LAP, Quick, Bilirubin, Cholinesterase, Albumin, γ-Globulin
Niere:	Kreatinin, Harnstoff, Kalium, Natrium, Calcium, BSG, Leukocyten, Gesamt-Eiweiß, Sediment im Urin, Eiweiß im Urin
Stoffwechsel:	Blutzucker, Harnsäure, Cholesterin, Triglyceride

reiches als Beurteilungskriterium führt zu einer Klassifizierung der Laborwerte in oberhalb, innerhalb und unterhalb des Referenzbereiches. Pro Laborwert werden die Patienten nach ihren jeweiligen Laborwerten vor und nach Therapie gemäß dem Schema der Abbildung 6 klassiert. Als auffällig gelten die Patienten, deren Laborwerte den Referenzbereich bei Behandlungsende verlassen haben oder sich noch weiter vom Referenzbereich entfernt haben. Selten sind Veränderungen von Werten unterhalb des Referenzbereiches nach oberhalb und umgekehrt, die aber ebenfalls als auffällig gelten sollen. Bei Laborwerten, die sich praktisch nur in eine Richtung verändern, werden nur die entsprechenden Klassen berücksichtigt. Laborwerte, bei denen hauptsächlich ein Abfall klinisch relevant ist, sind : Hb, Hk, Erythrocyten, Cholinesterase, Gesamteiweiß, Albumin, Quick, Thrombocyten, Kreatinin Clearance. Laborwerte,bei denen nur ein Anstieg zu beurteilen ist, sind: Retikulocyten, BSG, PTT, GOT, GPT, γ-GT, alkalische Phosphatase LAP, LDH, CPK, α_1-, α_2-, β -, γ -Globulin, Bilirubin, Kreatinin, Cholesterin, Triglyceride, Harnsäure, Harnstoff. Die Betrachtung nur der Werte vor und nach Therapie erscheint sinnvoll, weil i. a. nicht erwartet wird, daß zwischenzeitlich auftretende Laborwertänderungen aufgrund von Arzneimittelschädigungen sich im Laufe der Behandlung zurückbilden. Bei der Laborwertbearbeitung erfolgt pro Behandlungsgruppe und Laborwert obige Klassifizierung, wobei für die Patienten, die in die "auffälligen" Klassen fallen, der Laborwertverlauf ausgedruckt wird, sowie die Verläufe der zugehörigen Laborvariablen (Beurteilungsgruppe siehe Tabelle 3). Es folgt die medizinische Beurteilung. Bei Vergleichsstudien wird ein Vergleich der Klassenhäufigkeiten angeschlossen. Weitere Klassifizierungsmöglichkeiten sind: wie oft verläßt ein Laborwert im Behandlungsverlauf den Referenzbereich oder wieviele Laborwerte einer Beurteilungsgruppe (Tabelle 3) liegen zu einem Meßzeitpunkt außerhalb des Referenzbereiches. Zu ähnlichen Verfahren siehe auch Brown K. R. et al. (1979) und Ciccolunghi S. N., Fowler P. D., Chaudri M. J. und Ch. B. (1979).

Zum Abschluß sei erwähnt, daß alle hier besprochenen Methoden zur Auswertung herangezogen werden, da jede nur einen Teil der vorhandenen Information erfaßt. Ein solches routinemäßig einsetzbares Screening-Programm kann durch weitere explorative Verfahren sinnvoll ergänzt werden.

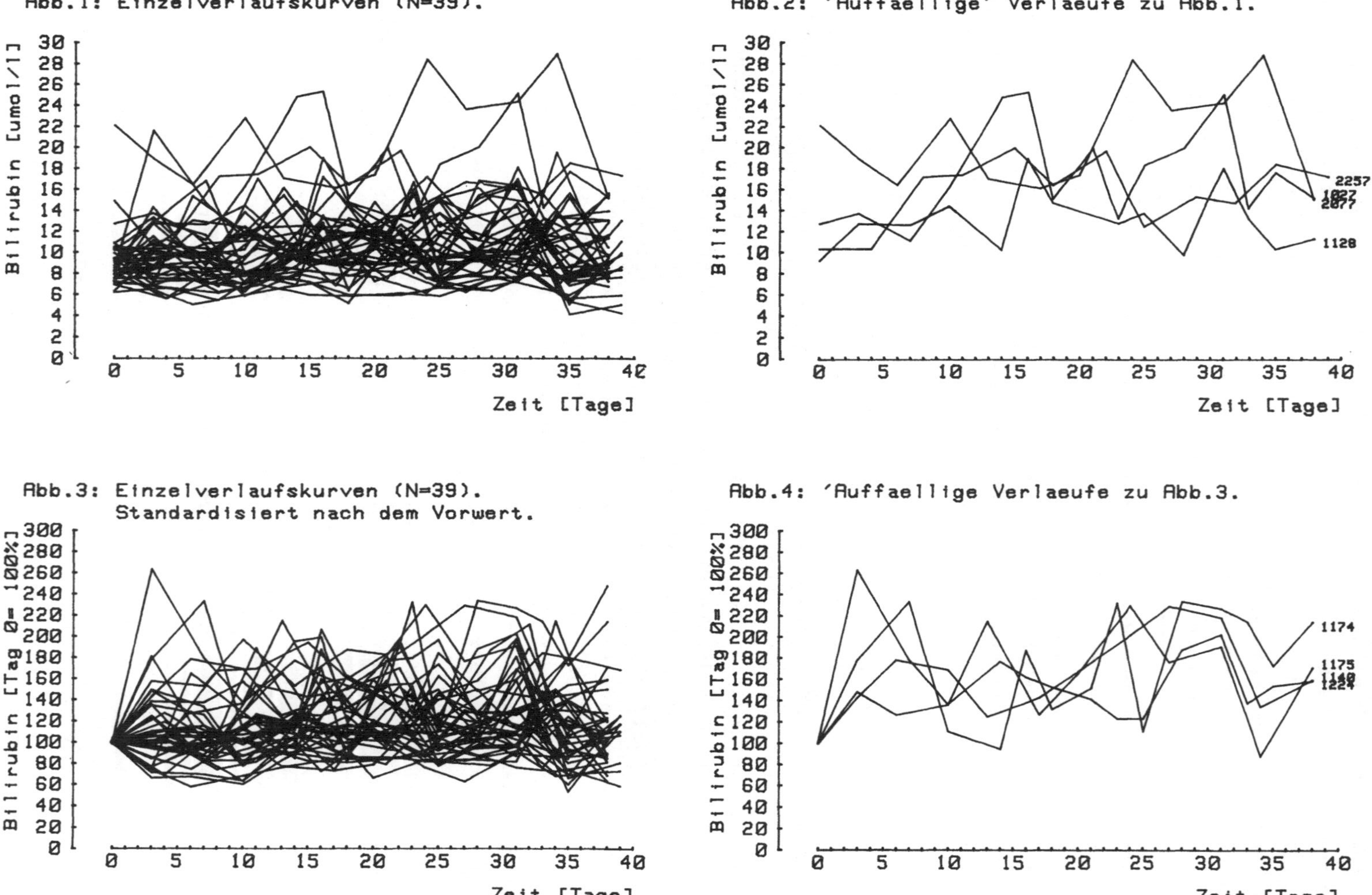

Abb.1: Einzelverlaufskurven (N=39).

Abb.2: 'Auffaellige' Verlaeufe zu Abb.1.

Abb.3: Einzelverlaufskurven (N=39). Standardisiert nach dem Vorwert.

Abb.4: 'Auffaellige Verlaeufe zu Abb.3.

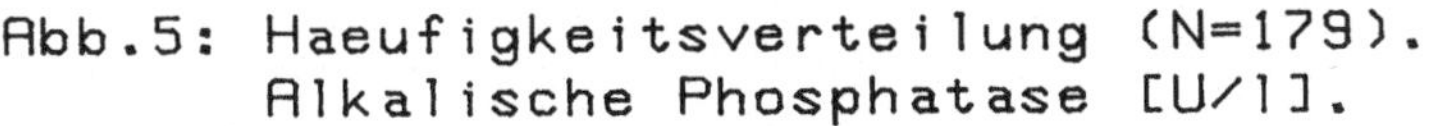
Abb.5: Haeufigkeitsverteilung (N=179).
Alkalische Phosphatase [U/l].

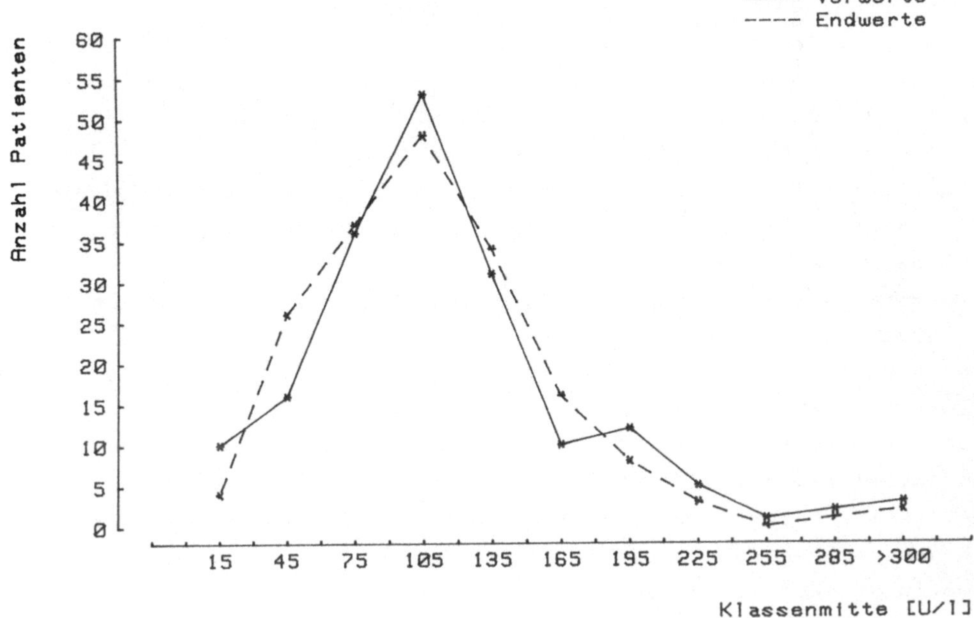

Abb. 6: Klassifizierung der Laborwerte nach Referenzbereich (RB)

<table>
<tr><td colspan="2" rowspan="2">Laborwert:............</td><td colspan="3">Ende der Behandlung</td></tr>
<tr><td>über RB</td><td>im RB</td><td>unter RB</td></tr>
<tr><td rowspan="3">vor der Behandlung</td><td>über RB</td><td>↑ ≦</td><td></td><td></td></tr>
<tr><td>im RB</td><td></td><td></td><td></td></tr>
<tr><td>unter RB</td><td></td><td></td><td>≧ ↓</td></tr>
</table>

↑↓ = weiterer Anstieg/Abfall
≦≧ = kein weiterer Anstieg/Abfall

Literatur

Biefang S., Köpcke W., Schreiber M.A.(1979) Manual für die Planung und Durchführung von Therapiestudien. Springer Verlag, Berlin.

Brown K.R., Getson A.J., Gould A.L., Martin C.M., Ricci F.M. (1979) Safety of Cefoxitin: An Approach to the Analysis of Laboratory Data. Review of Infectious Diseases 1,1,228-231

Ciccolunghi S.N., Fowler P.D., Chaudri Ch.B., Chaudri M.J. (1979) Interpretation of Hematological and Biochemical Laboratory Data in Large Scale, Multicenter Clinical Trials. The Journal of Clinical Pharmacology 303-312

Der Antrag auf Zulassung eines Arzneimittels, amtliche Erläuterungen (1978), herausgegeben vom Bundesgesundheitsamt

Empfehlungen der Deutschen Gesellschaft für Klinische Chemie zur Durchführung klinisch-chemischer Untersuchungen bei der Prüfung von Arzneimitteln (1978), Journal of Clinical Chemistry and Clinical Biochemistry 16,8,459-462

Explorative Datenanalyse, Frühjahrstagung der GMDS München 1980, herausgegeben von Viktor N., Lehmacher W., van Eimeren W., Springer Verlag, Berlin

Klinische Arzneimittelprüfung (1975), 1. Symposium für Klinische Pharmakologie des Bundesgesundheitsamtes Berlin, Herausgeber Eickstedt K.-W., Gross F., Gustav Fischer Verlag, Stuttgart

Statistische Auswertung hämatologischer und klinisch-chemischer Daten: Derzeitiger Stand bei toxikologischen Standardversuchen (1981) Arbeitsbericht der ad-hoc-AG,Biometrisches Kolloquium am 13.03.81, Bad Nauheim

Deutsch E., Geyer G. (1975) Laboratoriumsdiagnostik Verlag Brüder Hartmann, Berlin

Jurgovsky E., Bethge H., Wiemann H.

E. Merck
Klinische Forschung
Postfach 41 19
D 6100 Darmstadt

AUSWERTUNGSSTRATEGIEN FÜR LABORDATEN

R. ZENTGRAF, H. NOWAK, H. SOMMER
Gödecke AG, Abteilung Biometrie
Freiburg

Zusammenfassung

Bei der Auswertung von Labordaten im Sinne von "Sicherheitsparametern" bei klinischen Arzneimittelprüfungen sind zwei Gesichtspunkte führend: einerseits sollen auffällige Abweichungen für einzelne Individuen aufgedeckt (kasuistische Betrachtungsweise), andererseits dürfen auch schwache Trends, die für das gesamte Kollektiv gültig sind, nicht übersehen werden (kollektivistische Betrachtungsweise). Weiter wünschen viele Mediziner Informationen über die Lage der Meßwerte relativ zu den laborspezifischen Referenzbereichen. Daher müssen Auswertungsstrategien für Labordaten all diesen Gesichtspunkten gerecht werden. Deskriptive Vorgehensweisen für diese Strategien sind vorgestellt und ihre Vor- und Nachteile diskutiert.

1. Ziel der Auswertung, allgemeine Probleme

Die Erhebung von Labordaten im Rahmen klinischer Studien soll im Sinne einer Verträglichkeitsuntersuchung Veränderungen (unerwünschte Begleiterscheinungen, Nebenwirkungen) aufdecken. Da diese Veränderungen das einzelne Individuum wie auch das gesamte Kollektiv betreffen können, müssen die Labordaten stets sowohl unter dem Gesichtspunkt der Veränderung des Einzelfalles (kasuistische Betrachtungsweise) als auch einer eventuellen Trendbildung im gesamten Kollektiv (kollektivistische Betrachtungsweise) ausgewertet werden.

Ein sorgfältiges Durchprüfen der routinemäßig erhobenen Laborbefunde ist bei klinischen Prüfungen unerläßlich, auch wenn es praktisch unmöglich ist, alle unerwünschten Arzneimittelwirkungen vor der Zulassung zu erkennen. Da man sich nicht auf konkrete Fragestellungen (gezielte Hypthesen) beschränken kann, muß eine relativ große Anzahl von Parametern zugelassen werden, die dann hinsichtlich möglicher Veränderungen zu untersuchen ist.

BSG
BLUTSTATUS
DIFFERENTIALBLUTBILD
GLUKOSE
HARNPFL. SUBSTANZEN
LIPIDE
ELEKTROLYTE
LEBERENZYME
URINSTATUS

Abb. 1: Einige Funktionsgruppen von Laborwerten fuer die klinische Pruefung eines Antihypertensivums.

Häufig wird man die Parameter bezüglich gewisser Funktionsgruppen zusammenfassen, z.B. harnpflichtige Substanzen, Elektrolyte, Leberenzyme. Im Fall der Prüfung einer speziellen Substanz wird man sich überlegen, ob die Wirkung auf einige der Funktionsgruppen mit großer Wahrscheinlichkeit ausgeschlossen werden kann und welche Parameter für die verbleibenden Gruppen als sichere Indikatoren dienen. Die Einschränkung der Anzahl der Funktionsgruppen wird um so eher möglich sein, je später die Phase der Prüfung liegt. Ein Beispiel für Funktionsgruppen bei der Prüfung eines Antihypertensivums in der Phase III (d.h. klinische Prüfungen unmittelbar vor der Zulassung mit einer größeren Zahl Patienten; für diese Phase gelten die folgenden Überlegungen in erster Linie) zeigt Abb. 1; in Abb. 2 sind einige Einzelparameter der beliebig herausgegriffenen Funktionsgruppe "Harnpflichtige Substanzen" aufgelistet.

HARNSTOFF
HARNSTOFF - STICKSTOFF
HARNSAEURE
KREATININ
KREATIN

Abb. 2: Laborparameter der Funktionsgruppe "Harnpflichtige Substanzen".

Es sei am Rande bemerkt, daß die ausgewählten Parameter für möglichst viele bzw. für alle Studien einer Phase der Arzneimittelprüfung einer Substanz beibehalten werden sollten. Die Erfahrung zeigt, daß diese Forderung keineswegs trivial ist! Auch die Häufigkeit der Erfassung von Labordaten hängt wesentlich von der Phase der Prüfung ab. In frühen Phasen wird man häufigere Laborkontrollen, in späten nur je eine Kontrolle vor und nach Behandlung durchführen. Bei Studien der Phase IV wird die Laborkontrolle oft ganz entfallen.

Somit ist es durchaus realistisch, daß in einer Prüfung 35 Parameter zu 6 Zeitpunkten gemessen werden (das empfohlene Laborprogramm der Deutschen Gesellschaft für Klinische Chemie findet man z.B. in Hasskarl und Kleinsorge, 1979); in der biometrischen Betrachtung wären somit 210 Variable zu berücksichtigen. Daß diese Variablen von unterschiedlichen Verteilungstypen sind, sei nur beiläufig bemerkt.

Zusätzliche Probleme entstehen dadurch, daß die Variablen nicht nur den (üblichen) inter- und intraindividuellen Streuungen, sondern in besonderem Maße auch meßtechnischen Gegebenheiten unterworfen sind. Durch unterschiedliche Meßverfahren und eine besonders große Abhängigkeit vom Laborpersonal ist die Vergleichbarkeit - insbesondere bei Beteiligung mehrerer Labors an einer klinischen Studie - erschwert. Schwierigkeiten durch nicht einheitliche Wahl der Dimensionen treten zusätzlich auf, lassen sich aber in den meisten Fällen klären. Dieser Problemkreis ist in Koller und Schmidt (1976) und weiteren Arbeiten in Koller und Berger (1976) ausführlich diskutiert.

Bei multizentrischen Studien bilden die durch verschiedene Meßmethoden und -apparaturen bedingten unterschiedlichen Referenzbereiche ein besonderes Problem (auf den Begriff Normbereich wird absichtlich verzichtet). Zwar interessiert es nicht im Rahmen der Verträglichkeitsuntersuchung bei einer Arzneimittelprüfung, ob aufgrund eines Laborwertes ein Patient als gesund oder krank einzustufen ist - diese Forderung ist an Wirksamkeitsparameter zu stellen; für die Zusammenfassung von Einzelergebnissen in multizentrischen Studien ist die Berücksichtigung von Referenzbereichen jedoch wichtig. Dabei ist die Frage, ob ein Wert innerhalb oder außerhalb eines Referenzbereichs liegt, nicht vorrangig; vielmehr soll nur die Veränderung der Lage von Laborwerten in Relation zu diesem - dem Mediziner mehr oder weniger vertrauten - Skalenabschnitt diskutiert werden. Der Referenzbereich wird also lediglich als "Bezugspunkt", nicht aber als Indikator für Normalität eingesetzt.

Im folgenden werden die kasuistische und die kollektivistische Betrachtungsweise bei der Auswertung von Labordaten im einzelnen diskutiert. Das Aufzeigen von Abweichungen hat dabei unterschiedliche Konsequenzen: bei individueller Betrachtung eine genauere Abgrenzung des für das Präparat in Frage kommenden Patientenguts durch die Festlegung von Kontraindikationen, bei kollektivistischer Betrachtungsweise je nach der Richtung der Abweichung das Scheitern des Präparates und/oder die Eröffnung einer neuen therapeutischen Richtung. In jedem Fall sind auch Nebenwirkungen unter Nutzen/Risiko-Gesichtspunkten zu sehen: Eine unerwünschte Arzneimittelwirkung, die ein Hochdruckmittel für den Patienten unzumutbar erscheinen läßt, wird möglicherweise bei einem vielversprechenden Krebsmittel toleriert.

2. Kasuistische Betrachtungsweise

Gemäß dem Ziel, vereinzelte Nebenwirkungen bei irgendeinem Parameter zu entdecken, steht bei der Auswertung eine kasuistische, d.h. individuelle Betrachtung im Vordergrund. Eine vollständige Auflistung aller Werte eines Parameters wird in der Regel zu aufwendig und wegen der Länge zu unübersichtlich sein. Besser sind Listen, die nur die Patienten und die Laborwerte berücksichtigen, bei denen zu irgendeiner Zeit eine Abweichung vom Referenzbereich auftritt. Dabei ist es sinnvoll, für diese Patienten alle Meßwerte der jeweiligen Laborparameter anzulisten, damit die Bedeutung der Abweichung im Einzelfall gewürdigt werden kann (Abb. 3). Der außerhalb des Referenzbereichs liegende Wert ist markiert (hier durch ein nachgestelltes < -Zeichen).

PAT. NR.	UNTERSUCHUNG	ANFANG	WOCHE 6	ENDE
2	TRIGLYCERIDE	160	148	237<
2	GESAMTEIWEISS	7.0	6.8	7.6<
2	ALBUMINE	62.4	62.9	64.6<
2	A1-GLOBULINE	2.6	2.4<	2.7
2	A2-GLOBULINE	7.4	6.9<	6.0<
2	SGPT	11<	19	11<
2	GAMMA-GT	20	35<	23

Abb. 3: Markierte Einzelwerte: Kasuistische Betrachtungsweise mit Beruecksichtigung von Referenzbereichen.

Nun ist es möglich, daß auffällige Veränderungen sogar innerhalb der Referenzbereiche auftreten; diese Fälle werden durch die markierten Einzelwerte in Abb. 3 nicht aufgedeckt. Somit ist eine weitere Auswertungsstrategie erforderlich, die unabhängig von Referenzbereichen die individuellen Differenzen auf Auffälligkeiten untersucht. Zur Differenzbildung bieten sich einmal die Werte bei Beginn und am Ende der Therapiephase an, zum anderen alle Paare von Meßwerten während einer Untersuchung oder auch alle Paare von benachbarten Meßwerten.

	PAT.	ANFANG	WOCHE 6	ENDE	DIFF.
KREATININ	7	1.30	.30	1.00	1.00
	2	1.42	1.58	2.20	.78
	6	1.30	.90	1.60	.70
	9	1.60	1.00	1.30	.60
	25	.76	1.20	1.30	.54

Abb. 4: Geordnete Differenzen: Kasuistische Betrachtungsweise ohne Beruecksichtigung von Referenzbereichen.

Abb. 4 zeigt einen Ausschnitt einer Liste, bei der der zweite Weg eingeschlagen ist. Berücksichtigt wurde jeweils das betragsmäßige Maximum aller Differenzen für einen Patienten; zur besseren Übersicht sind die Differenzen nach ihrem Absolutbetrag geordnet. Es stellt sich natürlich die Frage nach einem sinnvollen Abbruch dieser Liste. Als Empfehlung mag gelten, daß Veränderungen von mehr als der halben Breite des Referenzbereichs registriert werden sollten.

Auf einen Effekt der geordneten Differenzen ist hinzuweisen: Bei vielen Beobachtungszeitpunkten wird man zwangsläufig mit Ausreißern zu rechnen haben; auf diesen Punkt sollte der Biometriker besonders aufmerksam machen.

3. Kollektivistische Betrachtungsweise

Ohne daß es bei einzelnen Patienten zu Auffälligkeiten gekommen ist, kann es im Kollektiv im Sinne eines mehr oder weniger leichten Trends zu einer Veränderung kommen. Hier sind Lagemaße geeignete Hilfsmittel, um Trends zu verdeutlichen. Eine Darstellung wie in Abb. 5 mit Minimum, Median und Maximum ist leicht interpretierbar.

	MIN	MED	MAX
HAEMOGLOBIN	-2.9	.1	1.9
ERYTHROZYTEN	-1.0	0	.4
HAEMATOKRIT	-9.5	-2.5	9.4
LEUKOZYTEN	-1800	-100	900
THROMBOZYTEN	-61	8	78

Abb. 5: Statistik der Differenzen: Kollektivistische Betrachtungsweise ohne Beruecksichtigung von Referenzbereichen.

Eine Möglichkeit der Datenverdichtung unter Zugrundelegung von Referenzbereichen zeigt Abb. 6. Bei einseitigen Referenzbereichen reduziert sich die Tabelle auf eine 4-Felder-Tafel; liegen mehr als zwei Beobachtungszeitpunkte vor, so kann man für jeden Meßzeitpunkt "unter Behandlung" eine solche Tabelle angeben.

KREATININ

ENDE / ANFANG	UNTER 0.2	0.2-1	UEBER 1	
UNTER 0.2	0	0	0	0
0.2 - 1	0	1	1	2
UEBER 1	0	2	4	6
	0	3	5	8

Abb. 6: Haeufigkeitstabelle: Kollektivistische Betrachtungsweise mit Beruecksichtigung von Referenzbereichen.

In Abb. 6 markieren die n_{ii}, i = 1,2,3, in der Diagonalen die Anzahlen der Patienten mit unverändertem Status (mit n_{ij} als der Häufigkeit in der i-ten Zeile und j-ten Spalte). In $n_{12} + n_{32}$ Fällen hat sich der Parameter "normalisiert". Sind diese Anzahlen auffallend, wäre möglicherweise ein therapeutischer Effekt der Substanz bezüglich dieses Parameters zu diskutieren und eine neue Studie mit diesem Parameter als Zielvariable erforderlich. Die $n_{21} + n_{31}$ Fälle, bei denen der Parameter unter die untere Bereichsgrenze fiel, sind im Beispiel Kreatinin klinisch weniger relevant. Somit sind in der Auswertung die $n_{13} + n_{23}$ Fälle der dritten Spalte hervorzuheben.

Ein Zusammenfassen der Kontingenztafeln bei multizentrischen Studien mit unterschiedlichen Labors (Referenzbereichen) ist leicht möglich, wenn die Kategorien mit "unter", "in" und "über den Referenzbereichsgrenzen" definiert und die korrespondierenden n_{ij} aufaddiert werden. Allerdings sollte an eine sorgfältige Dokumentation der einzelnen Referenzbereiche und der Vorgehensweise gedacht werden. Die Wahl eines einheitlichen Referenzbereichs durch den Biometriker, etwa nach Weiss (1976), ist nur für wenige laborunabhängige Parameter zulässig (s. auch die Diskussion in Lang, Rick und Büttner, 1980).

4. Methodische Anmerkungen

Als methodische Hilfsmittel zur deskriptiven Auswertung kommen Listen und Tabellen in Frage, wie sie exemplarisch gezeigt wurden. Grafiken können zwar hilfreich sein, häufig wird ihre wegen der Parameterflut erforderliche große Zahl jedoch eher verwirren. Auf keinen Fall darf man den Fehler machen, aus einem Mittelwertsverlauf innerhalb eines Referenzbereichs auf die Unbedenklichkeit eines Laborparameters zu schließen, da Referenzbereiche nur für Individualbeobachtungen gültig sind. Methoden der schließenden Statistik (konfirmatorische Analysen) sind in der Regel nicht angebracht, da weder eine einzelne Nullhypothese vorhanden ist noch die Stichprobenumfänge groß genug sind, um bei seltenen Ereignissen die Wahrscheinlichkeit für den Fehler 2. Art hinreichend klein zu halten.

Gemäß der Zielsetzung, "irgendwo" in den Laborparametern Nebenwirkungen festzustellen, ist eine explorative Vorgehensweise adäquat. Allerdings ist es leicht denkbar, daß durch beobachtete Abweichungen Hypothesen aufgestellt werden, die durch neue klinische Studien zu überprüfen sind.

Selbstverständlich gibt es Situationen, in denen Laborparameter inferenzstatistisch zu bewerten sind; als Beispiel für methodische Überlegungen in dieser Richtung sei Unkelbach (1980) genannt.

Eine Anmerkung zur Anzahl der auszudruckenden relevanten Stellen in Tabellen: Es hat sich als sinnvoll erwiesen, diese Anzahl über die Einzelwerte zu steuern; es sollten jeweils so viele relevante Stellen angegeben werden, wie sie die beiden ersten von Null verschiedenen Stellen der Differenz Mittelwert minus Minimum einer Meßwertmenge definieren. Betragen z.B. bei 8 Leukozytenmessungen der Mittelwert 6767 und das Minimum 5040, so schreibt die Differenz von 1727 vor, daß in Tabellen (z.B. Abb. 3, 4 und 5) auf volle Hunderter zu runden ist. Es gibt Einzelfälle, in denen diese Vorschrift versagt: z.B. müßte hiernach der Quickwert häufig mit Dezimalstellen angegeben werden. In den meisten Fällen wird die Lesbarkeit von Tabellen jedoch erheblich gesteigert (s. auch Forsythe, 1978; Ehrenberg, 1981).

5. Schlußbemerkungen

Es sind vier Betrachtungsweisen diskutiert worden, die durch Kombination zweier Aspekte entstanden sind und sich im Schema der Abb. 7 veranschaulichen lassen.

	REFERENZBEREICH BERUECKSICHTIGT	
	JA	NEIN
KASUISTISCHE BETRACHTUNGSWEISE	MARKIERTE EINZELWERTE	GEORDNETE DIFFERENZEN
KOLLEKTIVISTISCHE BETRACHTUNGSWEISE	HAEUFIGKEITS-TABELLE	STATISTIK DER DIFFERENZEN

Abb. 7: Zuordnung der Auswertungsstrategien zu Referenzbereich und Betrachtungsweise.

Da die kasuistische Betrachtungsweise Einzelphänomene und die kollektivistische Betrachtungsweise Trends aufspüren soll, sind die Prinzipien nicht austauschbar. Dies bedeutet für die Praxis einen immensen Arbeitsaufwand, da unter Umständen jeder Parameter unter vier Aspekten diskutiert werden muß.

Eine Vereinfachung ergibt sich für multizentrische Studien mit unterschiedlichen Referenzbereichen und gegebenenfalls unterschiedlichen Dimensionen, indem z.B. die Häufigkeitstabellen (Abb. 6) zusammengefaßt werden können. Vor einer zusammenfassenden Beschreibung von aus multizentrischen Studien gewonnenen Labordaten durch Lageparameter sei ausdrücklich gewarnt.

Für das obige Auswertungskonzept steht der Aufwand an Datenverarbeitung gegenüber dem an Statistik im Vordergrund. Ohnehin muß sich der Biometriker hier auf das Aufzeigen von numerischen Veränderungen beschränken. Die klinische Wertung dieser Veränderungen ist Aufgabe des Mediziners.

Trotz des großen Arbeitsaufwands bei der vorgeschlagenen Auswertung von Labordaten bleiben einige Aspekte unbefriedigend. Dies betrifft die Vermengung von labormethodischen und pathologisch-auffälligen Aspekten bei der Festlegung der Referenzbereiche. Selbst das Zustandekommen der Referenzbereiche ist keineswegs standardisiert und unanfechtbar.

In der biometrischen Methodik gibt es ebenfalls eine bedeutsame Schwachstelle. Dies betrifft die Berücksichtigung der Abhängigkeitsstruktur verschiedener Laborparameter. Die Werte des Differential-Blutbildes addieren sich zu 100 %; Leukozyten und BSG zeigen jeweils Entzündungen im Organismus an. Die Listendarstellung in Abb. 3 ist am ehesten geeignet, multidimensionale Auffälligkeiten anzuzeigen. Allerdings muß betont werden, daß die Referenzbereiche aus univariaten Betrachtungsweisen entstanden ist (vgl. hierzu auch Abt und Ackermann, 1981).

Literatur

Abt, K. und Ackermann, H. (1981). Univariate und multivariate Normbereiche in der Medizin, Medizinische Welt 32, 409-413.

Ehrenberg, A.S.C. (1981). The Problem of Numeracy, The American Statistician 35, 67-71.

Forsythe, A.B. (1978). Response to Query: Expressing the Mean of Rounded Data, Biometrics 34, 138.

Hasskarl, H. und Kleinsorge, H. (1979). Arzneimittelprüfung, Arzneimittelrecht. Fischer, Stuttgart.

Koller, S. und Berger, J. (1976). Klinisch-statistische Forschung. Schattauer, Stuttgart.

Koller, S. und Schmidt, W. (1976). In: Koller und Berger (1976), 167-169.

Lang, H., Rick, W. und Büttner, H. (1980). Validität klinisch-chemischer Befunde. Springer, Berlin.

Unkelbach, H.D. (1980). The Statistical Analysis of the Differential Blood Count, Biometrical Journal 22, 545-552.

Weiss, G. (1976). Diagnostische Bewertung von Laborbefunden. Lehmanns, München.

Dipl.-Math. Reinhard Zentgraf
Dr. Horst Nowak
Helmut Sommer
c/o Gödecke AG
Abteilung Biometrie
Mooswaldallee 1-9
7800 Freiburg

MÖGLICHKEITEN ZUR VARIABLENREDUKTION BEI VERLÄUFEN IM CROSS-OVER DESIGN

K. BOEHME
PH-E-Dokumentation und Biometrie, Bayer AG
Wuppertal

Zusammenfassung

Klinisch-pharmakologische Phase-II-Prüfungen im cross-over design, bei denen die Wirkung zeitabhängig unter verschiedenen Bedingungen mit Wiederholungen getestet wird, werden nur für ganz wenige Zeitpunkte biometrischen Prüfverfahren unterworfen.

Zur Auffindung geeigneter Zeitpunkte wird die kanonische Korrelationsanalyse vorgeschlagen und an einem praktischen Beispiel demonstriert. Da diese mit standardisierten Variablen arbeitet, geht keine Information über Lageparameter ein, an deren Vergleich zwischen Verum- und Placebo-Behandlung der klinische Pharmakologe allein interessiert ist.

Summary

Clinical pharmacological phase-II-trials in cross-over design, in which the effect is tested time-dependant under various conditions with repetitions, are evaluated only for very few time points.

For the finding of the right time points the canonical correlation analysis is proposed and demonstrated by means of an example. As herefore standardised variables are employed, no information is obtained on location parameters, in the comparison of which between Verum- and Placebo-treatment the clinical pharmacologist is solely interested.

1. Problem

In Phase-II-Prüfungen sollen bestimmte Wirkungen eines Prüfpräparates, die vom Tierexperiment nach Dauer und Intensität bekannt sind, am Menschen reproduziert werden. Es handelt sich also um Probleme der klinischen Pharmakologie. Der wirksame Dosisbereich des Prüfpräparates ist in pilot studies ermittelt, die für die Anwendung optimale Dosierung liegt aber noch nicht fest.

Typisch für die Prüfsituation ist die Denkweise der klinischen Pharmakologie, welche aus der klassischen Tierpharmakologie übernommen wurde. Die Wirkung des Prüfpräparates wird auf 3 Qualitäten hin beurteilt: Wirkungseintritt, Wirkungsdauer und Wirkungsintensität. Damit kommt die erste Zeitebene ins Spiel. Eine Wirkung wird aber nicht nur auf die normale Ausgangslage beurteilt, sondern auch auf ihren Antagonismus gegen einen der Wirkung entgegenlaufenden Reiz, also unter verschiedenen Bedingungen (= 2. Ebene). Schließlich legt die klassische Pharmakologie Wert auf die Reproduzierbarkeit einer Wirkung (Wiederholungen = 3. Ebene).

Zielgrößen solcher klinisch-pharmakologischen Phase-II-Prüfungen sind z. B.:

Blutdruck	im Liegen und Stehen
Blutglucose	vor und nach einer Probemahlzeit
EKG	vor und nach Ergometerbelastung
Hormonspiegel und Enzymaktivitäten	vor und nach Provokationen

Diese Belastungen werden u. U. wiederholt.

Aus biometrischer Sicht haben wir die in Abb. 1 skizzierte Situation.

Da aus ethischen Gründen in dieser frühen Prüfungsphase die Zahl der Probanden oder Patienten klein gehalten werden muß, wird in der Regel ein Placebo-kontrolliertes cross-over design mit Vorperiode gewählt. Mit den Behandlungsperioden kommt die 4. Ebene des Zeitfaktors ins Spiel.

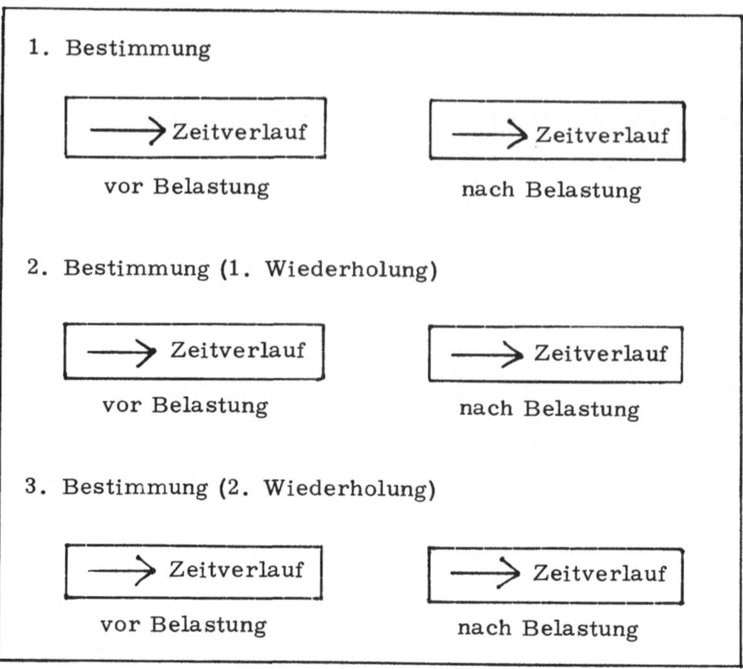

Abb. 1: Zeitfaktor in 3 Ebenen in klinisch-pharmakologischen Phase-II-Prüfungen

2. Fragestellung

Da Ausmaß und Dauer der mit und ohne Belastungen gemessenen Wirkungen bei der beschriebenen Dosisunsicherheit keineswegs vorausgesagt werden können, und da eine komplette Niveau- und Profilanalyse bei der geringen Probanden- oder Patientenzahl nicht durchführbar ist - es fehlen schon formal die Freiheitsgrade für die Fehlerterms - , kann man den klinischen Pharmakologen in der Regel dazu gewinnen, seine Fragestellung zu teilen in:

(A) Erkennung und Auswahl weniger geeigneter Zeitpunkte und Bedingungen zur Beurteilung eines Präparateeffektes

(B) Testung nur zu diesen wenigen geeigneten Zeitpunkten und Bedingungen auf Wirkung der Prüfsubstanz

3. Biometrische Methodik

Es wurde nicht der Weg von WALLENSTEIN (12) und WESTLAKE (13) gewählt, das klassische cross-over design von GRIZZLE (2,3) zu erweitern, indem fixe

Zeitfaktoren eingeführt werden mit allen in der Praxis unrealistischen Modellannahmen wie Einfachstruktur der Kovarianzmatrizen, keine serielle Korrelation der Reste usw.. Vielmehr wird vorgeschlagen, (A) durch kanonische Korrelationsanalysen, (B) durch die klassische cross-over-Analyse zu lösen.

3.1. Kanonische Korrelationsanalyse

Diese ist seit langem bekannt und wird in Lehrbüchern multivariater Verfahren systematisch behandelt (5 - 10). In der Praxis wird sie kaum angewandt. Eines der sehr seltenen Anwendungsbeispiele aus neuerer Zeit stammt aus der Anthropologie (11).

Wir betrachten die Zeitpunkte für alle Bedingungen und Wiederholungen, zu denen die Zielgröße gemessen wurde, als Variable. Die in der Vorperiode und unter Placebo-Behandlung gemessenen Werte werden den X-Variablen, die unter Prüfsubstanz erhobenen Werte den Y-Variablen - oder umgekehrt, da in der kanonischen Korrelationsanalyse beide gleichberechtigt sind - zugeordnet. Die Variablen werden evtl. zur Annäherung an Normalverteilung oder zur Stabilisierung der Varianz transformiert, da die später folgenden kanonischen Transformationen ohne Informationsverlust mit multivariat normalverteilten Variablen immer gelingen. Dann werden sie auf Mittelwert und Standardabweichung normiert und nur noch ihre Kovarianzmatrix oder - was auf dasselbe hinausläuft - ohne Standardisierung ihre Korrelationsmatrix betrachtet.

Eine kanonische Transformation

$$\underset{(o \times o)}{\overset{x}{x\!\downarrow\!\begin{bmatrix} R \end{bmatrix}}} \Longrightarrow \underset{(o \times o)}{\overset{x'}{x'\!\downarrow\!\begin{bmatrix} I \end{bmatrix}}}$$

führt die Variablen in solche Linearkombinationen über, daß deren Korrelationen verschwinden; der Rang der Korrelationsmatrix $\begin{bmatrix} R \end{bmatrix}$ bleibt hierbei erhalten.

Bei der kanonischen Korrelationsanalyse geschieht dies für die X- und Y-Variablen getrennt, aber derart, daß die kanonischen Variablen selbst nur paarweise korreliert sind. Diese werden weiterhin der Größe nach rangiert. Es kann gezeigt werden, daß die kanonischen Korrelationskoeffizienten die positiven Wurzeln der Eigenwerte der Diagonalmatrix $\begin{bmatrix} \Lambda \end{bmatrix}$ sind. Die Suche nach den jeweils größten stationären λ_j ist ein Extremwertproblem, das durch partielle Ableitungen und Nullsetzen von Matrixgleichungen gelöst wird.

$$\underset{\{(l\,x\,m)\,x\,(l\,x\,m)\}}{\left[R\right]} = \left[\begin{array}{c|c} \underset{(l\,x\,l)}{\left[R_{XX}\right]} & \underset{(l\,x\,m)}{\left[R_{XY}\right]} \\ \hline \underset{(m\,x\,l)}{\left[R_{YX}\right]} & \underset{(m\,x\,m)}{\left[R_{YY}\right]} \end{array}\right] \Longrightarrow \left[\begin{array}{c|c} \underset{(r\,x\,r)}{\left[I\right]} & \underset{(r\,x\,r)}{\left[\Lambda\right]^{1/2}} \\ \hline \underset{(r\,x\,r)}{\left[\Lambda\right]^{1/2}} & \underset{(r\,x\,r)}{\left[I\right]} \end{array}\right]$$

$[R]$ = Korrelationsmatrix

$[I]$ = Einheitsmatrix

$[\Lambda]$ = Diagonalmatrix der r Eigenwerte λ_j

l = Zahl der multivariat standard-normalverteilten X-Variablen

m = Zahl der multivariat standard-normalverteilten Y-Variablen

r = Rang von $[\Lambda]$: $r \leq \min(l, m, n-2)$

n = Zahl der Patienten

Hierbei tritt ein Eigenwertproblem und es treten in der Praxis Singularitätsprobleme auf. Das Eigenwertproblem besteht darin, daß die Elemente von $[\Lambda]$ die dem Betrag nach rangierten Eigenwerte des Matrizenproduktes

$$\left[R_{XX}\right]^{-1} \cdot \left[R_{XY}\right] \cdot \left[R_{YY}\right]^{-1} \cdot \left[R_{YX}\right]$$

sind, dieses Matrizenprodukt zwar eine quadratische, aber im allgemeinen eine asymmetrische Matrix ist.

Um zu einem symmetrischen Matrixprodukt zu gelangen, transformiert man zu

$$\left[R_{XX}\right]^{-1/2} \cdot \left[R_{XY}\right] \cdot \left[R_{YY}\right]^{-1} \cdot \left[R_{YX}\right] \cdot \left[R_{XX}\right]^{-1/2},$$

was numerisch oft durch Cholesky-Zerlegung in Dreiecksmatrizen gelöst wird.

Das Singularitätsproblem ist schwieriger zu behandeln. Zunächst muß der Rang von $[R_{YY}]$ auf $r = \min(l, m, n-2)$ reduziert werden, wobei in der Regel n = Zahl der Probanden oder Patienten den minimierenden Beitrag liefern.
Die sukzessive Elimination von Y-Variablen geschieht am besten durch Beurteilung ihrer inneren Bestimmtheitsmaße. Verschwindet dann die Determinan-

te innerhalb einer Toleranzgrenze, die man nicht zu niedrig ansetzen sollte, immer noch, muß weiter auf $r < \min(l, m, n-2)$ reduziert werden.

Dasselbe geschieht für $[R_{XX}]$.

Sind sowohl $[R_{XX}]$ als auch $[R_{YY}]$ invertierbar, muß dies noch nicht für das Matrizenprodukt

$$[R_{XX}]^{-1/2} \cdot [R_{XY}] \cdot [R_{YY}]^{-1} \cdot [R_{YX}] \cdot [R_{XX}]^{-1/2}$$

gelten. Singularität erkennt man daran, daß

a) manche $\lambda_j = 0$
b) manche $\lambda_j = 1$
c) mehrere λ_j gleich groß

werden. Auch hier darf die Toleranzgrenze für numerische Übereinstimmung nicht zu klein gewählt werden. Erweist sich das Matrizenprodukt als singulär, ist der Rang dann weiter zu reduzieren.

Wir beurteilen schließlich die kanonischen Ladungen

$$[A_{XX}] = ß_j \cdot [R_{XX}]$$
$$[A_{YY}] = [R_{YY}]^{-1} \cdot [R_{YX}] \cdot \frac{ß_j}{\lambda_j} \cdot [R_{YY}]$$

Diese können interpretiert werden als Korrelationskoeffizienten zwischen den ursprünglichen und den kanonischen Variablen oder als Regressionskoeffizienten der kanonischen Variablen auf die standardisierten ursprünglichen Variable

Die Korrelationsanalyse kann als erfolgreich angesehen werden, wenn signifikante kanonische Variable gefunden werden, die korrespondierende Zeitpunkte unter korrespondierenden Bedingungen laden.

Das Ergebnis der kanonischen Korrelationsanalyse sagt jedoch nichts aus über Unterschiede von Lageparametern zu diesen korrespondierenden Zeitpunkten.

3.2. GRIZZLE-Analyse

Das Für und Wider des cross-over design wird z.Zt. lebhaft diskutiert (1,4). Die Vermengung von Gruppenunterschieden mit carry-over-Effekten sowie die Unmöglichkeit, direkte, carry-over- und Periodeneffekte simultan zu schätzen, führen zwangsläufig auf ein 2-Stufen-Verfahren der Analyse mit Modelländerung, was mit der NEYMAN-PEARSON-Theorie unvereinbar ist.

Da die Medizin aus ethischen Gründen auf das cross-over design nicht verzichten kann, bleibt nur die allgemeine Empfehlung nach Beschränkung auf stationäre Krankheitsverläufe, kurzwirksame Prüfpräparate und genügend lange wash-out-Perioden zwischen den Behandlungsperioden, so daß carry-over-Effekte unwahrscheinlich werden.

Es sei nochmals betont, daß durch hohe Ladungen kanonischer Variabler eng verknüpfte korrespondierende Zeitpunkte von Placebo- und Verum-Perioden keineswegs Unterschiede in ihren Lageparametern zeigen müssen. Das Gegenteil ist ebensogut möglich.

4. Anwendungsbeispiel

In einer kontrollierten cross-over-Studie an 14 ambulanten, diätetisch gut eingestellten, insulinfreien Diabetikern wurde ein Prüfpräparat in fester Tagesdosis auf seinen blutzuckersenkenden Effekt gegen Placebo getestet (Abb. 2). Einer 1wöchigen Vorperiode folgten 2 Behandlungsperioden zu je 8 Wochen. Am Ende der Vorperiode sowie der 2., 4., 6. und 8. Woche wurde ein "lockeres" Tagesprofil von 4 Bestimmungen erstellt (nüchtern um 9^{00} Uhr sowie nach den Mahlzeiten um 12^{30} Uhr, 16^{30} Uhr und 19^{30} Uhr). Es handelt sich also um 36 verschiedene Zeitpunkte, von denen die 4 Vorwerte und die 16 Placebo-Werte den X-Variablen, die 16 Verum-Werte den Y-Variablen zugeordnet wurden (Tab. 1).

Hieraus wurde die Korrelationsmatrix $\left[R\right]$ erstellt und diese, wie unter 3.1 gezeigt, partitioniert. Die kanonische Korrelationsanalyse lief nun wie folgt ab:*

1. Schritt: Reduktion von $\left[R_{YY}\right]$ auf r = min (20,16,12)

---

*Verwendet wurde das BMD-P-Programm 6 M der Serie 1979

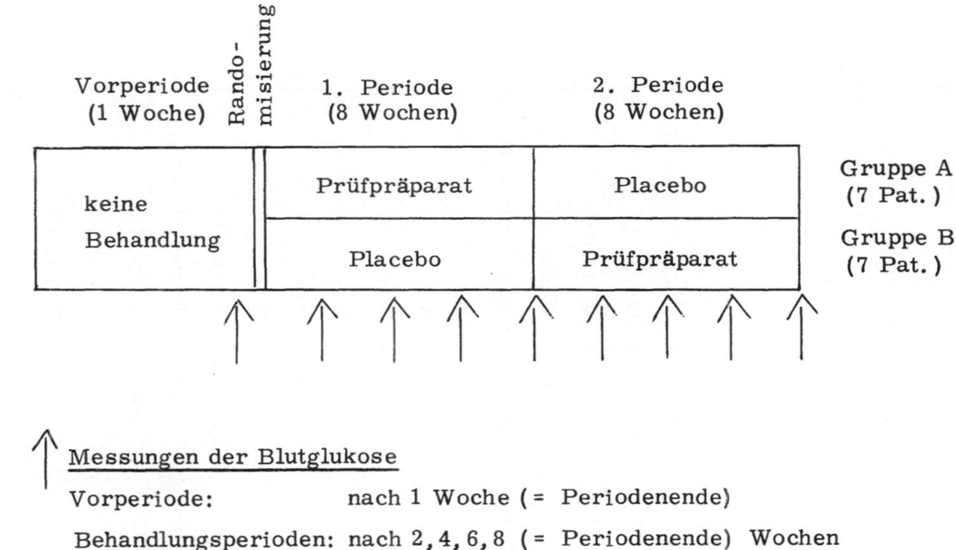

↑ Messungen der Blutglukose

Vorperiode: nach 1 Woche (= Periodenende)

Behandlungsperioden: nach 2, 4, 6, 8 (= Periodenende) Wochen

Tageszeiten

nüchtern: 9^{00} Uhr

unter "Belastung": 12^{30}, 16^{30}, 19^{30} Uhr (d.h. nach den Mahlzeiten)

Abb. 2: Skizzierung des Prüfplans zur Untersuchung eines blutglukosesenkenden Effektes

X-Variable (ohne Prüfpräparat)	Y-Variable (mit Prüfpräparat)
Vorperiode nüchtern	
Vorperiode 12^{3o}	
Vorperiode 16^{3o}	
Vorperiode 19^{3o}	
Placebo 2. Woche nüchtern	Verum 2. Woche nüchtern
Placebo 2. Woche 12^{3o}	Verum 2. Woche 12^{3o}
Placebo 2. Woche 16^{3o}	Verum 2. Woche 16^{3o}
Placebo 2. Woche 19^{3o}	Verum 2. Woche 19^{3o}
Placebo 4. Woche nüchtern	Verum 4. Woche nüchtern
Placebo 4. Woche 12^{3o}	Verum 4. Woche 12^{3o}
Placebo 4. Woche 16^{3o}	Verum 4. Woche 16^{3o}
Placebo 4. Woche 19^{3o}	Verum 4. Woche 19^{3o}
Placebo 6. Woche nüchtern	Verum 6. Woche nüchtern
Placebo 6. Woche 12^{3o}	Verum 6. Woche 12^{3o}
Placebo 6. Woche 16^{3o}	Verum 6. Woche 16^{3o}
Placebo 6. Woche 19^{3o}	Verum 6. Woche 19^{3o}
Placebo 8. Woche nüchtern	Verum 8. Woche nüchtern
Placebo 8. Woche 12^{3o}	Verum 8. Woche 12^{3o}
Placebo 8. Woche 16^{3o}	Verum 8. Woche 16^{3o}
Placebo 8. Woche 19^{3o}	Verum 8. Woche 19^{3o}
20 Variable	16 Variable

Tab. 1: Zahl der Variablen

In 4 Unterschritten wurden jeweils diejenigen Y-Variablen eliminiert, die das höchste innere Bestimmtheitsmaß hatten. Dieses lag durchweg über 99%, so daß praktisch kein Informationsverlust eintrat.

Ergebnis: $\left[R^*_{YY} \right]$ positiv semidefinit

2. Schritt: Reduktion von $\left[R_{XX} \right]$ auf r = min (20,16,12)

In 8 Unterschritten wurden jeweils die X-Variablen mit den höchsten inneren Bestimmtheitsmaßen eliminiert. Da auch diese über 99% lagen, entstand kein

Informationsverlust.

Ergebnis: $\left[R^*_{XX}\right]$ singulär, effektiver $r^{(a)} = 10$

3\. Schritt: Reduktion von $\left[R^*_{XX}\right]$ auf $r^{(a)} = 10$

In 2 Unterschritten wurde diejenige X-Variable eliminiert, deren innere Bestimmtheitsmaße über 90% lagen. Die inneren Bestimmtheitsmaße der restierenden 10 X-Variablen lagen zwischen 55 und 88%.

Ergebnis: $\left[R^{**}_{XX}\right]$ positiv semidefinit,
Matrizenprodukt singulär (7 Eigenwerte = 1,0000)

4\. Schritt: Reduktion von $\left[R^*_{YY}\right]$ auf $r^{(a)} = 10$

In 2 Unterschritten wurden diejenigen Y-Variablen mit inneren Bestimmtheitsmaßen über 90% eliminiert.

Die inneren Bestimmtheitsmaße der restierenden 10 Y-Variablen lagen zwischen 80 und 89%.

Ergebnis: Matrizenprodukt singulär, (6 Eigenwerte = 1,0000)

5\. Schritt: Reduktion des Ranges des Matrizenproduktes, bis keine Eigenwerte = 1,0000 mehr auftreten

Alle X- und Y-Variablen mit inneren Bestimmtheitsmaßen über 85% wurden eliminiert. Der Rang von $\left[R^{***}_{XX}\right]$ wurde auf 8, derjenige von $\left[R^{***}_{YY}\right]$ auf 5 reduziert. Keine restierende X- oder Y-Variable hatte ein inneres Bestimmtheitsmaß über 73%.

Ergebnis: Matrizenprodukt positiv semidefinit, $r^{(b)} = 5$

6\. Schritt: Bestimmung der Zahl der signifikanten kanonischen Variablen

BARTLETT's (konservativer) Test ergab für mindestens 1 signifikante kanonische Variable

$\chi^2 = 95{,}13 \qquad f = 40 \qquad p \leq 0{,}001$

und für mehr als eine

$\chi^2 = 26{,}11 \qquad f = 28 \qquad p \leq 0{,}57$

Ergebnis: Es wird das Ladungsmuster nur 1 kanonischer Variablen mit den nicht eliminierten ursprünglichen Variablen betrachtet.

Dieses ist in Tab. 2 dargestellt.

Zeitpunkt	X-Variable	Y-Variable
Vorwert nüchtern	0,618	-
2. Woche nüchtern	0,231	0,859
4. Woche 12^{30} Uhr	0,896	0,962
6. Woche nüchtern	0,668	0,580
6. Woche 12^{30} Uhr	0,729	-
6. Woche 16^{30} Uhr	0,461	-
8. Woche nüchtern	0,693	-
8. Woche 12^{30} Uhr	-	0,543
8. Woche 16^{30} Uhr	0,444	0,505
erklärte Varianz	0,501	0,510

Tab. 2: Ladungsmuster der 1. kanonischen Variablen

8. Schritt: Deutung des Ergebnisses

Zu 4 von 5 Y-Variablen wurden korrespondierende X-Variable gefunden. Die höchste Ladung hat der 12^{30}-Uhr-Wert der 4. Behandlungswoche. Für diesen Termin sind Verum- und Placebo-Werte der Blutglucose zu vergleichen. Zusätzlich kann der 9^{00}-Uhr-Nüchternwert der 2. Verum-Behandlungswoche mit seinem Vorwert aus der Vorbehandlungswoche verglichen werden.

Es erübrigt sich, nach einer kausalen Deutung der kanonischen Variablen zu suchen. Dies empfiehlt sich auch nicht, da - anders als bei der Faktorenanalyse - keine Rotation erfolgte.

Literatur

(1) Brown, B. Wm. jr. (1980). The Crossover Experiment for Clinical Trials. Biometrics 36, 69-79.

(2) Grizzle, J. E. (1965). The two period change-over design and its use in clinical trials. Biometrics 21, 467-480.

(3) Grizzle, J. E. (1974). Corrigenda. Biometrics 30, 727.

(4) Hills, M. und Armitage, P. (1979). The two-period cross-over clinical trial. Br. J. clin. Pharmac. 8, 7-20.

(5) Kendall, M. und Stuart, A. (1976). Canonical Variables. In: The Advanced Theory of Statistics, Vol. 3: Design and Analysis, and Time-Series; London-High Wycombe: Charles Griffin & Co. Ltd., 3. Aufl., S. 292-326.

(6) Mardia, K. V., Kent, J. T. und Bibby, J. M. (1979). Canonical Correlation Analysis. In: Multivariate Analysis; London: Academic Press, S. 281-299.

(7) Marinell, G. (1977). Kanonische Korrelationsanalyse. In: Multivariate Verfahren; München - Wien: Oldenbourg, S. 67-80.

(8) Moosbrugger, H. (1978). Die kanonische Korrelation als Maß des Zusammenhanges zwischen mehreren Prädiktor- und mehreren Kriteriumsvariablen. In: Multivariate statistische Analyseverfahren; Stuttgart - Berlin - Köln - Mainz: Kohlhammer, S. 105 - 114.

(9) Roßner, R. (1970). Kanonische Korrelation. In: Lecture Notes in Operations Research and Mathematical Systems, Bd. 39: Statistische Methoden II, Hrsg. E. Walter; Berlin - Heidelberg - N. York: Springer, S. 24-25.

(10) Seal, H. L. (1964). Canonical Analysis. In: Multivariate Statistical Analysis for Biologists; London: Methuen & Co. Ltd., S. 123-152.

(11) Taylor, J. V. und Dibennardo, R. (1980). Cranial Capacity / Cranial Base Relationships and Prediction of Vault Form: A Canonical Correlation Analysis. Amer. J. Phys. Anthropol. 53, 151-158.

(12) Wallenstein, S. und Fisher, A. C. (1977). The Analysis of the Two-Period Repeated Measurements Crossover Design with Application to Clinical Trials. Biometrics 33, 261-269.

(13) Westlake, W. J. (1974). The Use of Balanced Incomplete Block Designs in Comparative Bioavailability Trials. Biometrics 30, 319-327.

Dr. rer. nat. K. Boehme
Wilkhausstraße 96
5600 Wuppertal 2

DER ZWEIPERIODENWECHSELVERSUCH UNTER EINBEZIEHUNG VON VOR- UND ZWISCHENMESSUNGEN

H. ZIMMERMANN
Staatsinstitut für Bildungsforschung und Bildungsplanung
München

Zusammenfassung

Die Auswertung des Zweiperiodencrossover mit Vor- und Zwischenmessung wird dargestellt. Es werden multivariate und univariate Auswertungstechniken vorgeführt und am Beispiel des Orthostaseindex für Kreislaufregulantien demonstriert. Alle angeführten Tests sind parametrisch und beruhen auf den üblichen Normalverteilungsannahmen.

1. Einleitung

Nachdem der Zweiperiodencrossover trotz aller Kontroversen um seine Anwendbarkeit derzeit anscheinend einen festen Platz unter den experimental designs eingenommen hat, gehen immer mehr Anwender dazu über, auch Vor- und Zwischenmessungen zu den echten Behandlungsperioden durchzuführen. Wie diese Messungen in die Analyse der Daten einbezogen werden können und die Tests durch die Erhöhung der Fehlerfreiheitsgrade im allgemeinen effizienter werden soll hier gezeigt werden. Dabei wird insbesondere die Analogie zwischen Profilanalyse, cross-over Analyse und repeated measurement design dargestellt.

2. Multivariate Auswertung des Designs

2.1 Modell für den multivariaten Ansatz

Unter den üblichen Verteilungsvoraussetzungen einer multivariaten Varianzanalyse kann für die Matrix ω der Erwartungswerte pro Periode und Sequenz im Zwei-Perioden Crossover mit Vor- und Zwischenmessung folgendes Modell angesetzt werden:

Modell 1

	Sequenz 1 (1:2)	Sequenz 2 (2:1)
Periode 1	$\omega_{11} = \mu_1 + \pi_1$	$\omega_{21} = \mu_2 + \pi_1$
Periode 2	$\omega_{12} = \mu_1 + \pi_2 + \phi_1$	$\omega_{22} = \mu_2 + \pi_2 + \phi_2$
Periode 3	$\omega_{13} = \mu_1 + \pi_3 + \alpha_1$	$\omega_{23} = \mu_2 + \pi_3 + \alpha_2$
Periode 4	$\omega_{14} = \mu_1 + \pi_4 + \phi_2 + \beta_1$	$\omega_{24} = \mu_2 + \pi_4 + \phi_1 + \beta_2$

$\pi \triangleq$ Periodeneffekt $\qquad \phi \triangleq$ Behandlungseffekt

$\alpha \triangleq$ Überhangeffekt 1. Ordnung

$\beta \triangleq$ Überhangeffekt 2. Ordnung

Es handelt sich um ein "volles Modell", für welches die Reparametrisierung lauten kann $\quad \pi. = \phi. = \alpha. = \beta. = 0$.

Man sieht, daß Modell 1 nichts weiter ist als eine spezielle Reparametrisierung eines "repeated measurement design", für das der Ansatz lauten würde:

Modell 2

$$\omega_{ij} = \mu + \pi_i + s_j + \pi s_{i,j} \qquad i = 1,4 \quad j = 1,2$$

$\pi \triangleq$ Periodeneffekt

$s \triangleq$ Sequenzeffekt

$\pi s \triangleq$ Interaktion Periode-Sequenz

Daher kann die Analyse des designs analog zur Profilanalyse des repeated measurement design durchgeführt werden. Bevor die Hypothesen genauer dargestellt werden, wird die multivariate Analyse für diesen Spezialfall (2 Gruppen, 4 abhängige Messungen) in allgemeiner Matrixalgebra dargestellt. Dieser Teil ist für das weitere Verständnis nicht unbedingt nötig.

2.2 Multivariate Analyse für zwei Gruppen und 4 Zeitpunkte

2.2.1 Simultanhypothesen

Für zwei Gruppen mit n_1 bzw. n_2 Patienten, Hypothesenmatrizen der Form $C = [1 \ \ 1]$ oder $C = [1 \ -1]$ und Transformationsmatrizen U vom Rang u=4 erfolgt das Testen von Hypothesen der Form $C\omega U = 0$ mit Hilfe der beiden Matrizen (Morrison 1969)

$$H = \frac{n_1 \cdot n_2}{n_1 + n_2} \cdot (C\hat{\omega}U) \cdot (C\hat{\omega}U)$$

(sums of squares due to hypothesis) und der Fehlermatrix E (sums of squares due to error). Da hier der Rang von C eins ist erhält man als Testgröße

$$T_{C,U} = \text{Spur}\,(H \cdot E^{-1})\,\frac{n_1 + n_2 - u - 1}{u}$$

T ist F-verteilt mit u und n_1+n_2-u-1 Freiheitsgraden.

2.2.2 Multiple Einzelvergleiche

Durch geeignete Wahl eines Vektors a erhält man Einzelvergleiche indem die Hypothese $C\omega U a = 0$ getestet wird. Analog zu Scheffe Tests im univariaten Fall ist die Größe

$$T_a = \frac{a'Ha}{a'Ea} \cdot \frac{n_1 + n_2 - u - 1}{u}$$

F-verteilt mit u und n_1+n_2-u-1 Freiheitsgraden.

2.3 Simultanhypothesen für den Zweiperioden Crossover

Die wichtigsten Hypothesen sind

2.3.1 Parallellitätshypothese

- Profilanalyse:

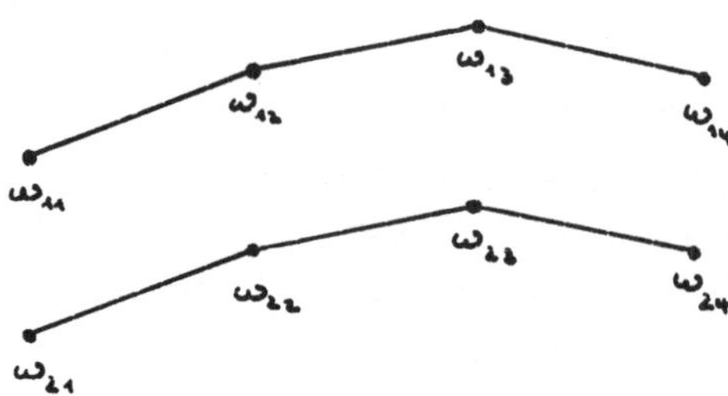

"die Polygonzüge der Zeitverläufe sind parallel"

- crossover design (Modell1):

$$\Phi_1 = \Phi_2 \qquad \alpha_1 = \alpha_2 \qquad \beta_1 = \beta_2$$

- repeated measurement design (Modell 2):

$$\pi s_{ij} = \pi s_{kl} \qquad \text{für alle } (i,j) \neq (k,l)$$

d.h. es besteht keine Interaktion zwischen Periode und Sequenz.

- Matrizenschreibweise:

$$\begin{bmatrix} 1 & -1 \end{bmatrix} \cdot \omega \cdot \begin{bmatrix} 1 & 1 & 1 \\ 1 & -1 & -1 \\ -1 & 1 & -1 \\ -1 & -1 & 1 \end{bmatrix} = 0$$

2.3.2 Symmetriehypothese

- Profilanalyse

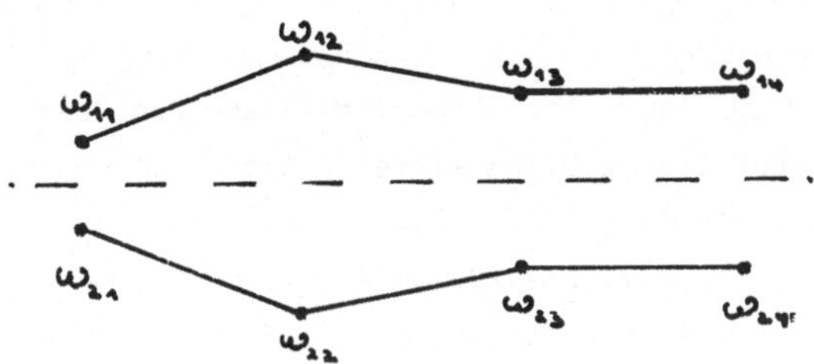

"die Polygonzüge der Zeitverläufe liegen symmetrisch zu einer Geraden"

- crossover design (Modell 1) und repeated measurement design (Modell 2):

$$\pi_1 = \pi_2 = \pi_3 = \pi_4$$

- Matrizenschreibweise:

$$\begin{bmatrix} 1 & 1 \end{bmatrix} \cdot \omega \cdot \begin{bmatrix} 1 & 1 & 1 \\ 1 & -1 & -1 \\ -1 & 1 & -1 \\ -1 & -1 & 1 \end{bmatrix} = 0$$

2.3.3 Flächengleichheitshypothese

- Profilanalyse

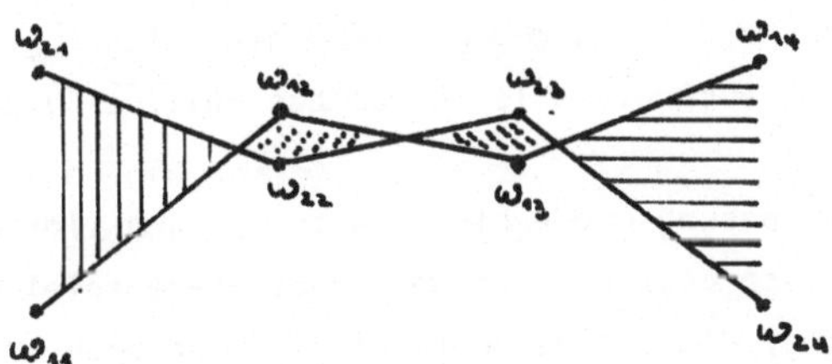

"die Flächen unter den beiden Polygonzügen sind gleich"

Für die (univariate) Flächengleichheitshypothese ergibt sich E = 1636.87. Die Größen $C \hat{\omega} U$ ergeben sich für die einzelnen Hypothesen zu

2.3.1: [- 19.82 1o.51 1o.85]

2.3.2: [o.775 o.841 -14.oo8]

2.3.: [219.22]

und damit nach Roy's größtem Eigenwertkriterium die Testgrößen

Parallelität	Tp = 3.61o4	df = (3.3)	P = o.16o1
Symmetrie	Ts = 1.o531	df = (3.3)	P = o.4836
Flächengleichheit	T_f = o.6696	df = (1.5)	P = o.5455

2.4.2 Multiple Einzelvergleiche

Der Einzelvergleich $\Phi_1 = \Phi_2$ läßt sich unter Verwendung des Vektors $a' = [0\ 1\ 1]$ bei Hypothese 2.3.1 ermitteln. Aus

$a'Ha$ = (1o.51+1o.85)^2 12/7 = 782.14 und

$a'Ea$ = (1o8.65 - 2 77.6o+427.7o) = 381.15

ergibt sich T_ϕ = 2.o52. Für die F-Verteilung mit (3,3) Freiheitsgraden entspricht dies einem P-Wert von P= o.2849. Offensichtlich werden für diesen Test nur Daten der ersten beiden Perioden benützt. Einen "bedingten" Test $\Phi_1 = \Phi_2$ (falls $\alpha_1 + \beta_1 = \alpha_2 + \beta_2$) erhält man durch $a' = [1\ 0\ 0]$. Hier ergibt sich $a'Ha$ = 673.42 und $a'Ea$ = 36o.45. Die Testgröße $T_{\phi/\alpha,\beta}$ = 1.868 entspricht einem P-Wert von P= o.31o3. Der Test der Bedingung $\alpha_1+\beta_1 = \alpha_2+\beta_2$ erfolgt über $a' = [1\ 1\ 1]$ und liefert $T_{\alpha\beta}$= o.o117 mit P= o.9978. Analog erfolgen die anderen denkbaren multiplen Einzeltests.

3. Rückführung des designs auf einen Standardzweiperiodencrossover

Betrachtet man jeweils die Differenzen zwischen Periode 2 und Periode 1 bzw. Periode 4 und Periode 3, so können diese als Zweiperiodencrossover ausgewertet werden. Bezogen auf Modell 1 aus § 2.1 lauten die dort getesteten Hypothesen $\Phi_1 = \Phi_2$ bzw. $\pi_4 - \pi_3 = \pi_2 - \pi_1$ bzw. $\beta_2 - \alpha_2 = \beta_1 - \alpha_1$. Bei entsprechender Wahl von a (2.4.2) erhält man als Testgröße

$$T_a = (n_1 + n_2 - 2) \cdot \frac{a'Ha}{a'Ea}$$

die F-verteilt ist mit 1 und n_1+n_2-2 Freiheitsgraden. Für das Orthostasebeispiel erhält man mit $a' = [0\ 0\ 1]$ aus 2.3.1 T_ϕ= 2.359, P= o.1851. Aus 2.3.2 folgt T_τ = 3.932 und P= o.1o48. Aus 2.3.2 und $a' = [0\ 1\ 0]$ ergibt sich $T_{\alpha\beta}$= 8.714 und P= o.o318. Es lassen sich also auch diese Tests aus den multivariaten Ergebnissen direkt ableiten.

Vergißt man Vor- und Zwischenmessung und wertet die zweite und vierte Periode als "einfach " crossover aus, so ergeben sich am Orthostasebeispiel die Testgrößen T_ϕ= 4.26o7 bzw T_τ= o.9898, die F(1,5) verteilt sind. Bezogen auf Modell 1 wird hier getestet $\Phi_1 - \Phi_2 - \beta_1 = \Phi_2 - \Phi_1 - \beta_2$ bzw. $\pi_2 - \pi_4 - \beta_1 = \pi_4 - \pi_2 + \beta_2$

Die resultierenden P-Werte sind P_ϕ =o.o939 , P_τ = o.3654.

- crossover design (Modell 1):

$$4\mu_1 + \alpha_1 + \beta_1 = 4\mu_2 + \alpha_2 + \beta_2$$

- repeated measurement design (Modell 2):

$S_1 = S_2$, also keine unterschiedlichen Sequenzeffekte

- Matrizenschreibweise:

$$[1\ -1] \cdot \omega \cdot [1\ 1\ 1\ 1]' = 0$$

Alle drei Hypothesen 2.3.1, 2.3.2, 2.3.3 simultan ergeben übrigens den Test

$$\omega_{ij} = \omega_{kl} \quad \text{für alle} \quad (i,j) \neq (k,l)$$

2.4 Crossover Versuch am Beispiel des Orthostaseindex

Aus dem Schellongtest für Kreislaufregulation wird nach Kirchhoff der Orthostaseindex ermittelt. Zwei verschiedene Kreislaufregulantien wurden bei zwei Gruppen mit $n_1=4$ bzw. $n_2= 3$ Patienten appliziert. Die ermittelten Orthostaseindizes waren

	Periode 1	Periode 2	Periode 3	Periode 4
Sequenz 1:2	16.4	19.5	24.5	13.4
	16.3	9.8	18.2	15.4
	19.5	19.o	31.6	26.9
	16.3	12.o	16.4	2o.5
Mittelwert	17.125	15.o75	22.675	19.o5o
Sequenz 2:1	23.9	32.3	28.8	19.5
	14.4	18.6	14.9	16.1
	2o.4	33.7	18.2	14.9
Mittelwert	19.566	28.2oo	2o.633	16.833

Da Modell 1 ein "volles Modell" ist, ergeben sich aus den Mittelwerten folgende Schätzwerte für die Parameterdifferenzen:

$\pi_2 - \pi_1 =$ 6.584 $\quad$ $\pi_3 - \pi_1 =$ 6.617 $\quad$ $\pi_4 - \pi_1 =$ -o.8o8

$\phi_2 - \phi_1 =$ 1o.684 $\quad$ $\alpha_2 - \alpha_1 =$ -4.483 $\quad$ $\beta_2 - \beta_1 =$ o.o33

$\mu_1 =$ 18.674 $\quad$ $\mu_2 =$ 21.115

2.4.1 Simultanhypothesen für den Orthostaseindex

Da die Matrix U für die Parallelitätshypothese und die Symmetriehypothese (2.3.1 und 2.3.2) identisch ist enthält man dieselbe Fehlermatrix

$$E = \begin{bmatrix} 360.45 & & \\ -\ 39.60 & 108.65 & \\ -\ 157.85 & -\ 77.60 & 427.70 \end{bmatrix}$$

4. Univariate Auswertung unter der Annahme uniformer Kovarianzstruktur

4.1 Setzt man voraus, daß die 4 Messungen pro Person uniforme Kovarianzstruktur besitzen, d.h. daß für jeden Meßwertvektor $y = [y_1, \ldots, y_4]$ gilt

$$\operatorname{cov}(y_i, y_j) = \begin{cases} \sigma^2 & i = j \\ \sigma^2 \cdot \rho & i \neq j \end{cases}$$

so erhält man unter Verwendung von orthogonalen Eigenvektoren zur Matrix

$$\Sigma = \sigma^2 \cdot ((1-\rho) \cdot I_4 + \rho \cdot 1_4 \cdot 1_4')$$

zwei unkorrelierte Datensätze. Der erste besteht aus den transformierten Größen $t_1 = y_1 + y_2 + y_3 + y_4$, der Summe aller 4 Messungen.

Der zweite Datensatz besteht aus den transformierten Größen

$$t_2 = y_1 + y_2 - y_3 - y_4$$
$$t_3 = y_1 - y_2 + y_3 - y_4$$
$$t_4 = y_1 - y_2 - y_3 + y_4$$

Stets gilt:

$$\operatorname{cov}(t_i, t_j) = \begin{cases} 4\sigma^2 (1 + 3\rho) & i = j = 1 \\ 4\sigma^2 (1 - \rho) & i = j \neq 1 \\ 0 & i \neq j \end{cases}$$

Unter Normalverteilungsvoraussetzungen sind die transformierten Größen unabhängig, so daß die beiden Datensätze als vollständig randomisierte Versuchspläne ausgewertet werden können. Da die Auswertung des ersten Datensatzes identisch ist mit Hypothese 2.3.3 des multivariaten Ansatzes wird hier nicht weiter darauf eingegangen.

Für den zweiten Datensatz ergibt sich aus Modell 1 des multivariaten Ansatzes folgende Parameterdarstellung der Erwartungswerte τ_{ij} i=2,4 (Transformation) j=1,2 (Sequenz):

$$\begin{aligned}
\tau_{21} &= \pi_1 + \pi_2 - \pi_3 - \pi_4 + (\phi_1 - \phi_2) - \alpha_1 - \beta_1 \\
\tau_{22} &= \pi_1 + \pi_2 - \pi_3 - \pi_4 - (\phi_1 - \phi_2) - \alpha_2 - \beta_2 \\
\tau_{31} &= \pi_1 - \pi_2 + \pi_3 - \pi_4 - (\phi_1 + \phi_2) + \alpha_1 - \beta_1 \\
\tau_{32} &= \pi_1 - \pi_2 + \pi_3 - \pi_4 - (\phi_1 + \phi_2) + \alpha_2 - \beta_2 \\
\tau_{41} &= \pi_1 - \pi_2 - \pi_3 + \pi_4 - (\phi_1 - \phi_2) - \alpha_1 + \beta_1 \\
\tau_{42} &= \pi_1 - \pi_2 - \pi_3 + \pi_4 + (\phi_1 - \phi_2) - \alpha_2 + \beta_1
\end{aligned}$$

Die Simultanhypothese $\phi_1 = \phi_2 \quad \alpha_1 = \alpha_2 \quad \beta_1 = \beta_2$ ist aequivalent zur Hypothese $\tau_{i1} - \tau_{i2} = 0$ i=2,4. Aus der multivariaten Lösung ergibt sich $SSH_p =$ $(19.82^2 + 1o.51^2 + 1o.85^2) \cdot 12/7 =$ 1o64.59. Die Hypothese $\pi_1 = \pi_2 = \pi_3 = \pi_4$ entspricht $\tau_{i1} + \tau_{i2} = 0$ i=2,4. Es folgt $SSH_s = (o.775^2 + o.841^2 + 14.oo8) \cdot 12/7 =$ 338.62. Für beide Hypothesen ist SSE = (36o.45+1o8.65+427.7o)/15 = 59.785. Für

die beiden nach F(3,15)-verteilten Testgrößen T_p = 5.935 und T_s = 1.888 ergibt sich also P= o.oo7 bzw. P= o.174.
Auch hier können sämtliche interessierende Tests aus den multivariaten Größen abgeleitet werden.

5. Diskussion

Auf die Problematik signifikanter Überhangeffekte wird hier nicht weiter eingegangen, sondern auf die inzwischen zahlreiche Literatur verwiesen.
Es wurde gezeigt, daß die multivariate Auswertung des Zweiperiodencrossover das Testen der meisten interessierenden Hypothesen ermöglicht. Die Testgrößen zu den univariaten Auswertungen können aus der multivariaten Analyse abgeleitet werden. Die univariaten Tests sind i.a. schärfer, was auf die einschränkende Voraussetzung uniformer Kovarianzstruktur zurückzuführen ist. Die verwendete Technik der Datentransformation erspart auch für die univariate Auswertung die Personencodierung, so daß lediglich ein vollständig randomisierter Versuchsplan mit festen Effekten auszuwerten ist. Dies ist bei kleinen Datensätzen ohne weiteres mit dem Taschenrechner zu bewältigen. Für die Sonderfälle fehlender Vor- oder Zwischenmessung bestehen die geeigneten Datentransformationen für die univariate Auswertung aus Helmert-Kontrasten, die allerdings nicht mehr so einfach zu verarbeiten sind, da eine gewichtete Regressionsanalyse durchgeführt werden muß.

Literaturhinweise:

Brown, B.W.: The crossover experiment for clinical trials. Biometrics 36: 69-79, 198o

Chassan, J.B.: On the analysis of simple cross-over with unequal numbers of replicates. Biometrics 2o: 2o6-2o8, 1964.

A note on relative efficiency in clinical trials. J. Clin. Pharmacol. 1o: 359-36o, 197o

Grizzle, J.E.: The two-period change over design and its use in clinical trials. Biometrics 21: 467-48o, 1965.

Hills, M.; Armitage, P.: The two-period cross-over clinical trial. Brit. J. Clin. Pharmacol. 8: 7-2o, 1979.

Morrison, O.F.: Multivariate Statistical Methods. Mc-Graw Hill, New York, 1967.

O'Neill: Current status of crossover design. Presented at the PMA Member Firm Statisticians Meeting, 1977.

Wallenstein, S.; Fisher, A.C.: The analysis of the two-period repeated measurement crossover design with application to clinical trials. Biometrics 33: 261-269, 1977.

Zimmermann, H.; Rahlfs, W.: Model Building and Testing for the Change-over Design. Biom. J. vol. 22: 197-21o, 198o

H. Zimmermann
Staatsinstitut für Bildungsforschung und Bildungsplanung
Arabellastr. 1, 8000 München 81

ERWEITERTER CROSS-OVER-PLAN ZUR BEURTEILUNG DER SCHMERZBEEINFLUSSUNG

H. J. JESDINSKY, P. NETTER, E. FEINGOLD, CH. TILLE

Institut für Medizinische Statistik und Biomathematik
Universität Düsseldorf

Fachbereich Psychologie
Universität Gießen

Abteilung für Medizinische Psychologie
Universität Mainz

Zusammenfassung

Schmerzversuche werden oft nach einem Cross-over-Plan durchgeführt, um die individuelle Variabilität auszuschalten. Durch Überhangseffekte und Wechselwirkungen kann dieser Vorteil verlorengehen. Es wird ein erweiterter Zweiperiodenplan, der unter anderem auch die Cross-over-Anordnung enthält und die Schätzung von Überhangseffekten und Wechselwirkungen zuläßt, beschrieben und auf einen Schmerzversuch angewendet. Obwohl die Wirkung des geprüften Analgeticums auf den experimentellen Schmerz schwach ist, läßt sich der Nutzen des beschriebenen Plans praktisch zeigen.

1. Fragestellung und Versuchsanordnung

In klinischen Langzeittherapiestudien läßt sich bei systematischer Dokumentation der Behandlungserfolge die Beobachtung machen, daß - zumindest im Falle subjektiver Angaben über die Besserung der Symptomatik - eine deutliche Abhängigkeit von dem Erfolg der Vorphase auftritt. So war in einem Cross-over-Langzeitversuch mit einem Analgeticum und Placebo bei chronischen Kopfschmerzpatienten dieser Effekt stärker ausgeprägt als der Präparat-Effekt selber (Classen, 1982). Weniger bekannt ist, ob dieser Präparat-Überhangseffekt auch bei wiederholter Einmalapplikation quantitativ so stark ins Gewicht fällt, daß von der Verwendung von Cross-over-Plänen Abstand genommen werden müßte. Es wurde daher ein Experiment durchgeführt, dessen Versuchsanordnung

- eine quantitative Abschätzung des Überhangseffekts und der Wechselwirkungen bei wiederholter Einmalapplikation ermöglicht und
- die Beantwortung der Frage gestattet, ob dieser Effekt bei objektiveren Meßmethoden des Behandlungserfolgs in gleicher Weise nachweisbar ist wie bei den Selbstbeurteilungsverfahren.

Da Schmerzmaße in besonderem Maße für Erwartungs- und Erfahrungseinflüsse anfällig sind (Medert-Dornscheidt, 1978), wurden das Analgeticum Metamizol (Novalgin® = N) und ein Placebo (P) in ihrer Auswirkung auf experimentell erzeugten Schmerz doppelblind an vier Gruppen von je 10 männlichen Studenten im Abstand von 1 Woche getestet, bei denen die 4 Behandlungsreihenfolgen PN, NP, PP und NN verwendet wurden. Wir wählten zwei verschiedene Methoden der Schmerzmessung:

Ischämischer Schmerz durch Erzeugung von Blutleere im rechten Arm nach der Tourniquet-Technik (Smith und Egbert, 1966) (subjektive Analog-Skalen sowie die Dauer der Schmerztoleranz in Minuten);

Elektrische Schmerzreize, die nach der Methode der Signalentdeckungstheorie (Clark, 1974) appliziert und ausgewertet wurden (Schmerz-Diskriminationsfähigkeit d', die als objektives Maß die Sensibilität von dem mehr willentlichen Anteil der Schmerzantwort trennt, sowie mehr subjektiv die Reizintensitäten, die als "unangenehm" resp. "unerträglich" eingestuft werden).

Die 1. Methode belastet die Probanden stärker und wurde nur unter Präparat angewendet, die 2. Methode vor und 90 Minuten nach der Medikation.

2. Statistisches Modell und Auswertung

Das lineare Modell soll analog einem Vorschlag entwickelt werden, der die Probanden innerhalb der Reihenfolgen (1,2) und (2,1) - hier erweitert um die Reihenfolgen (1,1) und (2,2) - annimmt (Grizzle, 1965). Da die Probanden den Reihenfolgen zufällig zugeteilt werden, entfällt der Effekt "Reihenfolge", und man erhält für die k-te Periode beim j-ten Probanden innerhalb der i-ten Reihenfolge den Beobachtungswert

$$Y_{ijk} = \mu + U_{ij} + \pi_k + \theta_l + (\pi\theta)_{kl} + \delta_{2k}(\lambda_m + (\theta\lambda)_{lm}) + Z_{ijk}$$

$i = 1,\ldots,4$ Modell A

$j = 1,\ldots,n_i$

$k,l,m = 1,2$ (l und m durch i und k bestimmt)

$\delta_{22} = 1,\ \delta_{21} = 0$

Hierbei sind die "festen" Effekte μ ein allgemeiner Mittelwert, π_k der Effekt der k-ten Periode, θ_l der (Direkt-)Effekt der l-ten Behandlung, $(\pi\theta)_{kl}$ ein zusätzlicher Effekt beim Zusammentreffen der k-ten Periode mit der l-ten Behandlung (Wechselwirkung), λ_m der Überhangseffekt der m-ten Behandlung, $(\theta\lambda)_{lm}$ ein zusätzlicher Effekt beim Zusammentreffen der l-ten Behandlung und dem Überhangseffekt der m-ten Behandlung. Für die "zufälligen" Einflußgrößen U_{ij} (Probanden innerhalb Reihenfolgen) und Z_{ijk} (Beobachtungsfehler) sei angenommen, daß die Erwartungswerte und Kovarianzen null sind und die Varianzen homogen, also σ_U^2 bzw. σ_Z^2. Ferner gelten die üblichen Annahmen über die "festen" Effekte, daß sie sich, über einen Index summiert, jeweils zu null addieren. Nur $\lambda_1 + \lambda_2$ soll nicht notwendig gleich null sein - wiederum in Anlehnung an Grizzle.

Setzt man $\theta = \theta_2 - \theta_1$, $(\pi\theta) = (\pi\theta)_{22} - (\pi\theta)_{21}$ usw., so erhält man die Schätzer

$$\begin{aligned}
\hat{\pi}^* &= (\bar{D}_1 + \bar{D}_2 + \bar{D}_3 + \bar{D}_4)/4 \\
\hat{\theta} &= (\bar{D}_1 - \bar{D}_2 - \bar{S}_3 + \bar{S}_4)/4 \\
(\widehat{\pi\theta}) &= (\bar{S}_1 - \bar{S}_2 - \bar{D}_3 + \bar{D}_4)/4 \qquad (1) \\
\hat{\lambda} &= (-\bar{S}_1 + \bar{S}_2 - \bar{D}_3 + \bar{D}_4)/2 \\
(\widehat{\theta\lambda}) &= (-\bar{D}_1 - \bar{D}_2 + \bar{D}_3 + \bar{D}_4)/2
\end{aligned}$$

Dabei sind $\bar{D}_i$ und $\bar{S}_i$ die Mittelwerte der Differenzen $D_{ij} = Y_{ij2} - Y_{ij1}$ resp. Summen $S_{ij} = Y_{ij2} + Y_{ij1}$.

π ist nur als $\pi^* = \pi + (\lambda_1 + \lambda_2)/2$ schätzbar. Die <u>Varianzen</u> dieser Schätzer lassen sich mit Hilfe der empirischen Varianzen der $\bar{D}_i$ und $\bar{S}_i$, die unabhängig sind, schätzen. Die Varianzschätzer für $\hat{\theta}$ und $\hat{\lambda}/2$ sind unabhängig und haben (im Falle gleicher $n_i \equiv n$) denselben Erwartungswert $(\sigma_Z^2 + \sigma_U^2)/2n$, so daß man sie 'poolen' könnte.

Will man mit den Schätzgrößen g <u>Tests</u> durchführen, so erhält man unter der Voraussetzung einer Normalverteilung für U_{ij} und Z_{ijk} mit

$$t = g/\sqrt{\hat{\mathrm{Var}}(g)} \tag{2}$$

eine approximativ wie t verteilte Größe, deren Freiheitsgrade für $g = \hat{\pi}^*$ bzw. $(\widehat{\theta\lambda})$ $\sum(n_i - 1)$ betragen und für die anderen Schätzgrössen nach Satterthwaite bestimmt werden können.

3. Andere Modelle und Auswertungen

Das im vorigen Abschnitt entwickelte Modell A entspricht dem Grizzle-Plan. Daher erhält man für den einfachen Cross-over-Plan aus den ersten beiden Reihenfolgen Schätzer für π^* und λ, der so gebildete Schätzer für θ schätzt $\theta' = \theta - (\lambda_2 - \lambda_1)/2$ und ist daher im Falle $\lambda_2 - \lambda_1 \neq 0$ nicht brauchbar.

Kann man die Untersuchungen in Blöcken zu 4 Probanden durchführen, so lassen sich die 4 Reihenfolgen innerhalb der Blöcke zufällig zuteilen und bei der Auswertung die Varianz zwischen den Probanden um die Blockvarianz vermindern. In dem Modell

$$Y_{ijk} = \mu + B_i + U_{ij} + \pi_k + \theta_l + (\pi\theta)_{kl} + \delta_{2k}(\lambda_m + (\theta\lambda)_{lm}) + Z_{ijk}$$

$$i = 1,\dots,b \qquad \text{Modell B}$$
$$j = 1,\dots,4$$

sind die Reihenfolgen j innerhalb der Blöcke i angesetzt. Für die Auswertung bildet man für die verschiedenen Effekte entsprechend (1) die b Linearkombinationen, deren Mittelwert man mit der empirischen Standardabweichung wie in (2) testen kann. Im Falle der Normalverteilung hat man b - 1 Freiheitsgrade, bei Zusammenfassung der auch in Modell B unabhängigen Varianzschätzer für $\hat{\theta}$ und $\hat{\lambda}/2$ 2b - 2 Freiheitsgrade.

4. Ergebnisse

Tab. 1: Übersicht über die Ergebnisse

Versuchsplan		vollständiger 2-Perioden-Plan					Cross-over-Plan		
Merkmal	Schätz-Test-größe	Parameter							
		π^*	θ	λ	$(\pi\theta)$	$(\theta\lambda)$	π^*	θ'	λ
Ischämieschmerz									
Abbruchzeit	g	1.2	1.7	2.4	0.4	0.2	1.1	0.5	1.7
	t_A	2.04+	1.21	0.73	0.23	0.15	1.63	0.67	0.26
Intensitäts-schätzung auf Analogskala nach 3 Min.	g	-4.8	-0.6	-10.9	4.0	1.5	-5.5	-2.3	-18.9
	t_A	-1.61	-0.12	-0.88	0.65	0.25	-1.31	-0.56	-0.81
Elektroschmerz									
Diskriminationsfähigkeit d'	g	-0.4	0.3	-0.1	-0.0	0.3	-0.6	0.2	-0.1
	t_A	-2.80+	1.47	-0.33	-0.13	1.30	-2.83+	0.92	-0.13
	t_B	-2.22(+)	3.01+	-0.35	-0.11	1.59			
Reizstärke für "unangenehm"	g	2.0	6.2	11.0	7.5	7.0	5.5	5.0	26.0
	t_A	1.09	1.64	1.51	2.06(+)	1.91(+)	2.13+	1.94(+)	1.91(+)
	t_B	1.16	1.47	1.68	1.88(+)	2.20(+)			
Reizstärke für "unerträglich"	g	0.4	8.6	9.5	5.8	3.8	1.5	2.5	21.0
	t_A	0.21	1.99(+)	1.14	1.38	1.02	0.56	0.93	1.33
	t_B	0.20	2.97+	0.90	1.01	0.80			

g Schätzgröße (hier wegen gleicher n_i für Modell A und B gleich)
t_A t-Wert für Modell A (Probanden innerhalb Reihenfolgen)
t_B t-Wert für Modell B (Reihenfolgen innerhalb Blöcken - Blöcke nach Vorwert)
(+) $0.05 < P \leq 0.1$
\+ $P \leq 0.05$

Die varianzanalytischen Ergebnisse bei Verwendung des erweiterten und einfachen Cross-over-Versuchs lassen sich anhand von Tabelle 1 vergleichen. Insgesamt finden sich nur schwache Therapieeffekte. Die Auswertung nach dem erweiterten Cross-over-Plan (ECP) kann einerseits vermeintliche Therapie- resp. Periodeneffekte des einfachen Cross-over-Plans (CP) als eigentliche Wechselwirkungen identifizieren (Reizstärke für "unangenehm") und andererseits auch Therapieeffekte aufdecken, die nach der einfachen Auswertung nicht nachweisbar sind (Diskriminationsfähigkeit und Reizstärke für "unerträglich"). Im folgenden sollen die Ergebnisse in ihrem Sachzusammenhang näher interpretiert werden.

5. Interpretation

Während die subjektive Einstufung des Ischämieschmerzes auf einer Analogskala nach 3 Minuten keine signifikante Unterscheidung zwischen den Gruppen erlaubte, zeichnet sich für die Abbruchzeit bei Auswertung nach dem erweiterten Versuchsplan ein Periodenhaupteffekt ab, der auf eine insgesamt höhere durchschnittliche Schmerztoleranz am zweiten Versuchstag hinweist (Tag 1 = 12,6 Minuten, Tag 2 = 13,8 Minuten). Die Aufgliederung nach Einzelgruppen läßt tendenzweise die erwarteten Überhangs-Effekte erkennen (Addition von Erwartungs- und Therapieeffekt bei Gruppe NN und erhöhter Placebowert in Gruppe NP am zweiten Versuchstag), jedoch ist dieser Überhangseffekt aufgrund der großen Streuung nicht signifikant.
Abbildung 1 verdeutlicht einen nach allen 3 Auswertungsstrategien signifikanten Periodeneffekt, der besagt, daß die Diskriminationsleistung d' am 2. Versuchstag unter beiden Präparaten geringer ist als am 1. Zugleich wird ein Therapiehaupteffekt deutlich, der bei Verwendung von Modell B (Blockbildung aufgrund des Vorwertes) signifikant ist und jeweils höhere Diskriminationsleistungen unter Verum als unter Placebo erkennen läßt. Das Präparat scheint also die Unterscheidungsfähigkeit zwischen schwachen und starken Reizen nicht zu verwischen, sondern gerade zu verbessern. Daß dies widersprüchliche Ergebnis jedoch nicht ein ausgangswertbedingter Scheineffekt ist, ergibt sich bei Betrachtung der Vorwerte (Abb. 1). Das Modell B ist hier zur Illustration der möglichen Verschärfung der Aussagen durch Einführen von Blockeffekten angewendet worden. Streng genommen ist es nur bei entsprechender Planung anwendbar, nicht bei nachträglicher Schichtung, wie hier geschehen. Der beschriebene Therapieeffekt ist nicht signifikant bei der Auswertung nach dem CP , in den nur die Gruppen PN und NP einbezogen werden.

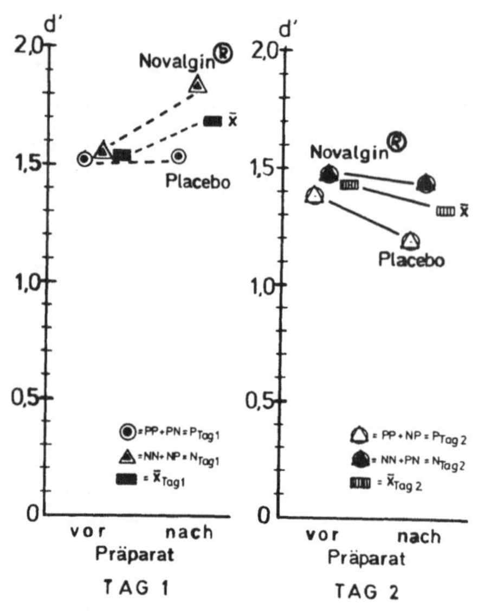

Abb. 1: Sensitivität d' vor und nach Präparateinnahme an Tag 1 und 2

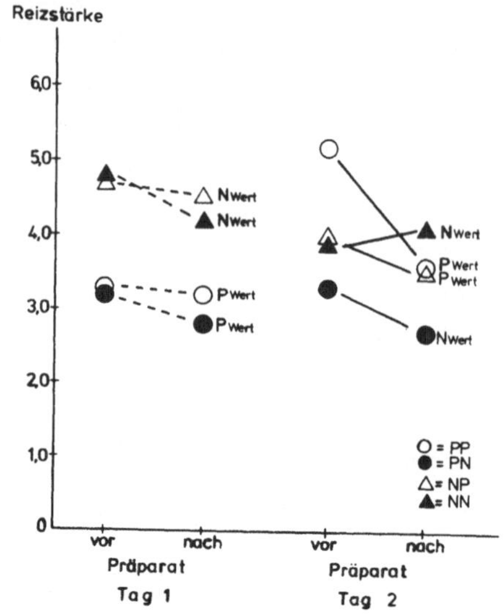

Abb. 2: Reizstärke der subjektiven Einstufung "unangenehm" vor und nach Präparateinnahme an Tag 1 und 2

Bei der Einstufung der Reizstärke als "unangenehm" gestattet die Einbeziehung der Gruppen PP und NN in den ECP die Ausgliederung der Wechselwirkungen zwischen Periode und Therapie ($\pi\theta$) und zwischen Therapie und Überhangseffekt ($\theta\lambda$) aus den im CP nachgewiesenen Haupteffekten für π, θ und λ, wie Tabelle 1 erkennen ließ. Die Haupteffekte "Periode" und "Therapie" sind bei der Auswertung nach dem ECP daher nicht mehr signifikant, sondern der Therapieeffekt tritt sowohl mit dem Perioden- als auch mit dem Überhangseffekt in Interaktion. Dies drückt sich auch in Abbildung 2 dadurch aus, daß die Gruppe PN im Sinne der Hypothese ihr Verhalten vom Vortage bei der Wiederholungsmessung reproduziert, die Gruppe NP im gewissen Sinne auch, wenn auch auf niedrigerem Niveau, während die Gruppen mit konstanter Medikation, obwohl die Nachwerte an Tag 1 und 2 nicht wesentlich auseinander liegen, doch bei Betrachtung der Vorwerte gegensinnige Hypothesen über die Wirksamkeit des Medikaments geformt zu haben scheinen. Damit entsteht das widersprüchliche Bild, daß die unterschiedlich behandelten Gruppen gleiches Verhalten und die gleichartig behandelten Gruppen unterschiedliches Verhalten an den beiden Tagen zeigten, wobei zusätzlich die mit Novalgin® vorbehandelten Gruppen am zweiten Tag bereits in den Vorwerten größere Empfindlichkeit erkennen lassen als bei der ersten Untersuchung, während die Gruppe PP im Ausgangsniveau ansteigt (d.h. weniger schmerzempfindlich wird) und die Gruppe PN die gleiche Reizstärke als "unangenehm" bewertet wie zuvor.

Auch die als "unerträglich" bezeichnete Reizstärke liegt höher unter Novalgin® als unter Placebo, ein Effekt, der nur bei der Auswertung nach dem ECP signifikant ist (Tab. 1).
Allerdings scheint - bei Aufgliederung der Mittelwerte nach Versuchstagen und bei Betrachtung der Ausgangswerte - dieser Effekt im wesentlichen durch die Differenz an Tag 1 bedingt zu sein, und hier auf zufallsbedingten Ausgangswertunterschieden zwischen den beiden Vergleichsgruppen zu beruhen.

Inhaltlich läßt sich also feststellen, daß die Diskriminationsfähigkeit zwischen starken und schwachen elektrischen Reizen unter Novalgin® steigt, obwohl das subjektive Erleben der Schmerzintensität - z.T. allerdings in Abhängigkeit vom Vorwert und von der vorangehenden Medikation - unter Verum-Bedingung geringer ist. Die Toleranz für den - dem pathologischen Schmerz verwandten - Ischämieschmerz ist bei den Wiederholungsmessungen höher, wobei in diesem Falle erwartungsgemäß auch die Diskriminationsfähigkeit d' im Sinne einer geringeren Sensitivität nach Clark (1974) am 2. Tag geringer ist.

Es läßt sich also mit dem ECP auch für wiederholte Einmalapplikation ein Überhangseffekt als von der Perioden-Therapie-Wechselwirkung getrenntes Phänomen quantitativ identifizieren. Obwohl sich dies an subjektiven Maßen offensichtlich besser demonstrieren läßt als an mehr objektiven, kann das Verfahren offenbar auch für objektive Maße - wie für das Schmerz-Sensitivitätsmaß d' - einen Beitrag zur schärferen Identifikation von Therapieeffekten leisten, die bei der Auswertung nach CP nicht nachweisbar sind.

Literatur

Clark, C.W. (1974). Pain sensitivity and the report of pain: an introduction to sensory decision theory. Anesthesiology 40, 272-287

Classen, W. (1982). Untersuchungen zur Veränderung von experimentellem Schmerz bei Kopfschmerzpatienten und seine Beziehung zum pathologischen Schmerz. Eine Untersuchung zur Wirkung eines Analgetikums und Placebos bei Langzeitapplikation. Diss. med. Univ. Mainz.

Grizzle, J.E. (1965). The two-period change-over design and its use in clinical trials, Biometrics 21, 467-480.

Medert-Dornscheidt, G. (1978). Zur psychophysiologischen Schmerzforschung. Med. Psych. 4, 1-31.

Smith, G.M. and Egbert, L.D. (1966). An experimental pain method sensitive to morphine in man: The submaximum effort Tourniquet technique. J. Pharmacol. Exp. Ther. 154, 324-332.

Prof. Dr. H.J. Jesdinsky, Institut für Med. Statistik und Biomathematik der Universität Düsseldorf, Moorenstr. 5, 4 Düsseldorf

Prof. Dr. Dr. P. Netter, FB 06 Psychologie, Universität Giessen, Otto Behaghel-Straße 10, 63 Giessen

Dipl.-Psych. E. Feingold, FB 06 Psychologie, Universität Giessen, Otto Behaghel-Straße 10, 63 Giessen

Dipl.-Psych. cand.med. C. Tille, Abteilung für Med. Psychologie der Universität Mainz, Saarstraße 21, 65 Mainz

KAPITEL 7

SPEZIELLE STUDIENFORMEN

7.2 Beobachtungs- und epidemiologische Studie

POSSIBILITIES AND LIMITATIONS OF OBSERVATIONAL STUDIES AND EVALUATION OF MEDICAL DATA BASES

D. P. **BYAR**
Biometry Branch, National Cancer Institute
Bethesda

SUMMARY:

Medical data bases are prospective registries of computerized information concerning patients with one or more diseases. Typically they contain information on diagnosis, treatment, baseline characteristics, and follow-up. Their purposes must be carefully considered in advance if they are to be suitably designed. Medical data bases may be used to describe patients and the course of their disease, to assist in diagnosis, to study prognostic factors, and with sufficient caution, to compare treatments. Problems with the data themselves are likely to include insufficient attention to definition of data items, missing values, and actual errors. Problems with analysis and interpretation include difficulties in defining time zero, complexities of subset definition, the limitations of adjustment procedures, biases in the data, and interpreting multiple comparisons. Attention to these problems should improve medical data bases and indicate the uses for which they are best suited.

I. INTRODUCTION

I suspect that I was invited to participate in this conference because of a paper of mine published a little over a year ago in Biometrics (Byar, 1980). In that article I argued that data bases should not replace randomized clinical trials for comparing treatments because of a variety of serious methodological problems. I still hold the opinions expressed in that paper and will review some of those issues. However, here I will take a broader view and explore possible uses of medical data banks as well as discuss their limitations. Although I believe that medical data banks may often be useful, my experience suggests that unless there is very careful planning, thorough editing, and thoughtful attention to methodological problems during analysis, the results may be seriously misleading.

II. DEFINITION AND PURPOSE OF MEDICAL DATA BANKS

Definition: The phrase "medical data bank" is undoubtedly used to describe a great variety of sets of information stored in computers. Examples could range from incidence data for various diseases for an entire population over many years to information on patients treated for a specific disease on a specialty service of a single hospital. Following Starmer *et al* (1980), I will assume for the purpose of this presentation that a medical data base consists of a prospective registry of computerized information concerning patients with one or more diseases. Such a data base is likely to contain baseline information collected when patients are first observed, information about the treatments they received, and follow-up information concerning the eventual outcome. Baseline data are often collected at the time of diagnosis along with details about how the diagnosis was made. In addition, basic demographic information (sex, race, age), symptoms, data on possible or known prognostic factors, and results of various laboratory examinations are recorded. Data on treatment may range from simple designations (surgery, radiotherapy, etc.) to detailed information concerning dose, timing, and technique. Follow-up data may include information on toxicity, new symptoms, changes in laboratory values, progression of disease, and survival status. These data may be collected at fixed time points according to a pre-specified protocol, or they may simply be recorded whenever the patient happens to return to the hospital. In some chronic diseases, information may be obtained as infrequently as once a year or perhaps only when it is needed for some special analysis.

Purpose: The purpose of setting up medical data banks is often not specified with any great clarity. For example, Starmer *et al* (1980) state that it is a "tool developed to provide the physician with an accurate representation of our local experience." Many people seem to have the idea that if you can just store enough data in the computer, you can later answer almost any question which happens to occur to you. Unfortunately, this is not the case, and the usefulness of any data base for answering questions depends to a large extent on the care taken during the planning stage in trying to determine the uses to which the data will be put. In the planning stage one must decide which patients will be entered into the data base, how much data will be recorded for each patient, how often these data will be collected, how they may be edited, and what kind of analysis will eventually be undertaken. The answers to all these questions depend upon the purpose of the data bank. A clear idea of purpose will allow us to put most of our effort into acquiring the data really needed. There is an informal law of data collection which states that the more data you collect, the worse is the quality of the individual items. Most people who have analyzed large amounts of computerized data are convinced that this law is often true.

The limitation on the amount of data that can reasonably be collected makes it clear that a single medical data base cannot generally be used for very many different purposes. People with particular questions in mind often look around for existing data bases which might be helpful in answering their questions. They may find that the data actually collected are not exactly what they would have wanted now that their purpose is clear. In situations like this the ease of data retrieval possible with medical data bases is compromised by having to consult the original records for further details. Even though this process is time-consuming, it is to be preferred over trying to use the recorded data when they are clearly insufficient. Time may still have been saved by the ability to select those patients whose records need to be studied in further detail. This technique is used frequently in selecting cases for epidemiological studies. For this reason it is always important to include sufficient information in the data base to identify the original records for further study.

III. POSSIBLE USES FOR MEDICAL DATA BASES

Description: Possibly the most appropriate use of medical data bases is descriptive. Descriptive statistics such as incidence or prevalence may be biased unless the data were collected for a defined population base. Even then, descriptive statistics may be biased because of failure to account for conditions which may be treated outside of hospitals. Often, counts of numbers of patients with a particular condition simply describe the kinds of patients seen by the physicians contributing to the data base. Disregarding bias it may be of great interest to note the characteristics of the patients, such as their age and sex distributions, the nature of the presenting complaints, the frequency and severity of various symptoms, the distribution of laboratory values, details about the treatments actually given, and the outcome of such treatments. Such information may often be of great use in planning designed studies of a more focused nature.

Diagnosis: Medical data bases may also be used to develop procedures for computer-assisted diagnosis. Although I have no personal experience in this field, I believe that a great deal can be accomplished in this area. The fundamental assumption of such efforts is that statistical pattern recognition techniques, possibly combined with decision-tree approaches, may be used to compute the probabilities of specific diagnoses based on the patients' signs, symptoms, laboratory values, and other characteristics. The rules for determining these probabilities are based on information in the data bank for patients already diagnosed. The result may be a list of diagnoses ordered by their probability, and further tests to distinguish between alternative diagnoses may be suggested.

Prognosis: Identification of prognostic factors and their interrelationships is another appropriate use for medical data banks. The analysis of prognostic factors refers to studying the relationship between baseline characteristics and some later outcome. Trying to relate outcome variables to changes in the baseline values as they evolve over time is a much more difficult undertaking and should generally not be encouraged unless sophisticated statistical help is available.

Data bases can help in describing the natural history of diseases only if the patients were untreated. If all the patients happen to have received the same treatment, then the evaluation of prognostic factors refers to patients treated that way. If, however, a variety of treatments was employed, as is usually the case, the statistician should look for possible treatment-covariate interactions (Byar and Green, 1980) before deciding to lump all the treatments together and ignore them. Analyses for prognostic factors may still be meaningful if the treatment effects are small compared to the effects of the prognostic variables. This often appears to be the case in cancer studies.

Treatment Comparisons: The comparison of various treatments seems to be one of the uses to which medical data bases are most often put, although unfortunately it is that for which they are least well suited because of the problems I have discussed previously (Byar 1980) and will review below. The question of how to treat is among the most pressing ones that physicians face, so it is natural to inquire about previous experience before deciding how to treat the next patient.

With rare diseases, where it is generally not possible to conduct randomized clinical trials to compare treatments, reliance on previous observations appears to be the best basis available for making treatment decisions.

When deciding whether or not to use a medical data base for comparing treatments, the most important question is whether or not one can imagine that the treatments were assigned to the patients in a manner which may reasonably be regarded as random, or nearly so. For example, let us imagine a hospital in which patients are assigned without any particular preference to either Doctor A or Doctor B. If Doctor A always uses one form of treatment and Doctor B always uses another, then it may be reasonable to compare their experience when trying to decide which is the better treatment, particularly if precise information on prognostic factors is available for comparison and possible adjustment. On the other hand, if the characteristics of the patients determine the treatment they are given, then it is very unlikely that meaningful treatment comparisons can be maαe.

My general position is that data bases may be used for treatment comparisons, but only with great caution and when other more appropriate sets of data are not available. We may imagine a hierarchy of strength of evidence concerning treatment efficacy ranging from anecdotal case studies, to reports of personal series without controls, to case series with controls taken from the literature, to comparative studies using historical controls matched to patients receiving a new treatment, to formal randomized clinical trials, and finally to randomized clinical trials whose results have been confirmed by other studies. The use of data base information falls somewhere in the middle of this hierarchy and may sometimes be helpful provided that the limitations inherent in observational data are clearly understood.

IV. PROBLEMS WITH THE DATA

The specific limitations of medical data bases, like the design issues, depend heavily on the uses to which the data are put. My observations in this and the next section apply mainly to efforts at comparing treatments, but it will be obvious that many of these limitations apply as well to the descriptive, diagnostic, and prognostic uses. The most serious problems with the data themselves have to do with non-standard definitions, definitions changing in time, missing data, and actual errors.

Definition of data items: Some items in data banks are so obvious, for example, age and sex of the patient, that special efforts at definition are not required. There are other items, however, which may seem to be obvious enough, but when the data are finally analyzed, we realize too late that more careful definition was in fact required. For example, in a study of cardiovascular disease, we might have a question about a pretreatment history of hypertension. Proper definition means that those completing the data forms should know what evidence is required in order to answer "yes". Must a doctor have made the diagnosis, and on what basis? Is a previous single elevated value of blood pressure sufficient, or must there have been two or more elevated readings measured under standardized conditions?

Another example of problems in definition is provided by a study of breast cancer in which the patients were asked how many of their sisters had breast cancer, but the investigators failed to record how many sisters the patients had! In the absence of this information the usefulness of the data they did collect was extremely limited. A common error in questionnaire design which leads to problems with the data is to include check boxes referring, for example, to a list of symptoms. If the boxes are checked, we may assume that the patients had the symptoms, but if the boxes are not checked we do not know whether to assume that they did not, that the information is unknown, or simply that part of the form was not completed.

Definitions can also change in time because of the introduction of new diagnostic methods. For example, cancer metastases detected by clinical examination or conventional x-ray techniques may not have the same meaning as those detected by more sensitive methods such as radioactive scans. The interpretation of laboratory values requires that they all be measured in the same units and by the same method, and that these methods be standardized over time. Often, too little attention is paid to these matters, and problems may arise when we compare patients treated at different times or in different centers.

Missing Values: Missing values are likely to be a serious problem in most medical data bases unless careful protocols are drawn up in advance indicating exactly what data are required, how they should be measured and recorded, and how often they should be collected. If one relies simply on recording whatever data are available, it is almost certain that a great deal of the data will be missing. The most important question to ask about missing data is why the data are missing. If the data may actually exist, but for some reason were not recorded, then by far the best thing to do is to try to obtain them. If the data appear to be missing in a random fashion, one may sometimes use analytic techniques which replace missing values with statistically derived guesses. If the data are missing in a systematic way, then no method of statistical correction is available. Patients having non-random missing values may have to be omitted from the analysis, but serious biases can arise in such situations.

Errors: Actual errors can occur in transcribing the data from the original source, or because the original source itself was in error. It is extremely difficult to detect errors of these kinds because often the individual data items will appear plausible. Periodic editing of the entire data file for logical consistency is an essential aspect of management of medical data bases. Because extremely high or low values may greatly affect certain kinds of analyses, it is often desirable to recheck outlying values routinely against the original sources.

V. PROBLEMS IN ANALYSIS AND INTERPRETATION

The kinds of problems one may encounter in analysing data from medical data bases are very diverse, and depend greatly on the purpose of the analysis. I will review a few problems which seem to be general in nature.

Defining Time Zero: In studies of chronic diseases we are usually interested in analysing the course of the disease over time. Whether the goal is to assess prognosis or to compare treatments, our first problem is to define the point in time from which follow-up will be measured. In randomized studies this is no problem since the time of randomization is the natural choice and assures that treatment comparisons are not biased. For medical data bases the date of diagnosis might seem an obvious choice, but problems can arise. How should we define the date of diagnosis for patients with arthritis or other chronic diseases which wax and wane in such a way that there is no obvious choice for time zero? Diseases are diagnosed either through routine screening of asymptomatic patients or after patients troubled with symptoms come to the doctor. If effective treatments are available for controlling symptoms, then diagnosis may be delayed for long periods of time, raising the possibility of bias when comparing groups of patients not comparably diagnosed.

When measuring time from diagnosis, survival analyses of fatal diseases based on data from both prevalent and incident cases , if improperly analyzed, may overestimate survival probabilities because long-surviving prevalent cases will tend to be over-represented. If some well-defined event (e.g., a myocardial infarction) occurs in the course of a progressive disease, then it may sometimes be reasonable to measure time from that date.

Subset Definition: The problem of definition of subsets of patients to be compared always arises in the analysis of medical data banks. In randomized trials it is recognized that the most appropriate analysis is to compare all patients who were randomized. Unfortunately, with observational data it is not clear what we mean by "all the patients", and any arbitrary definitions we make may unintentionally bias the results. An example might make this problem clearer. Suppose we wish to compare surgery and radiotherapy as treatments for cancer. It might seem reasonable to compare patients having surgery with those who completed a full course of radiotherapy, but a full course of radiotherapy may take six to eight weeks whereas surgery only requires a few hours. This definition would exclude patients who did not complete their radiotherapy, possibly because they died early, whereas no such exclusions would apply to those treated by surgery, thus biasing the results against surgery. The same problem would be encountered in comparing chemotherapy versus no further treatment. Great care must be taken to assure that we confine our analysis to subsets of patients which exclude fairly from both treatment groups.

Because of limitations in the number of patients available for analysis, it will frequently be necessary to pool various categories in order to perform any analysis at all. This activity can sometimes lead to a puzzling situation referred to as Simpson's paradox (1951). This term is usually applied to pooling data from separate 2x2 tables into a single table, but it could equally well apply to survival comparisons. Simply stated, the paradox is this: the relative odds in each of two 2x2 tables may be greater than 1.0, but when the two tables are pooled, it may be less than 1.0. For example, we might decide to compare medical treatment versus coronary bypass for angina and find that, for the two sexes combined, surgery is the best treatment. Later we might decide to see if sex makes a difference in the results and find that, whether we look at males or females, medical treatment is preferred. The statistician may understand what has happened, but clinicians might become very suspicious of our methods of analysis! Such confounding by variables not taken into account in the analysis is much less likely to occur in randomized clinical trials because Simpson's paradox requires marginal imbalances.

Need for Adjustment Procedures: When comparing outcomes for two groups of patients, it is likely that we will need to use adjustment procedures to account for the effects of other variables. Unfortunately, even sophisticated statistical adjustment procedures have distinct limitations. Usually such procedures are based on more or less reasonable assumptions, but they may not apply to the data at hand. For example, the Cox proportional hazards model (Cox 1972) assumes that the effects of covariates are multiplicative on the underlying hazard rate. Although it is possible to alter this assumption to some extent, it is seldom altered or even examined in practice. The most serious worry is that adjustment procedures cannot adjust for variables that were not measured, and it is commonplace to find important new variables long after the data have been collected.

Bias: The most important thing to remember about the information in medical data banks is that it represents observation rather than experimentation and therefore may be biased for purposes of answering certain kinds of questions. In contrast, data derived from randomized clinical trials have been collected in a designed experiment one of whose purposes is precisely to avoid bias. Observational data may be biased in many subtle ways. For example, patients with a particular disease may only come to the hospital if their disease is severe; this means that estimates of disease incidence might be too low because we are omitting less severe cases. It may be the policy of a hospital to use different treatments for a particular disease depending on the degree of severity or particular manifestations of the disease; this implies that treatment comparisons based on eventual outcome might be biased unless sufficient information is available to perform adjusted analyses.

Often there is insufficient information in the data base itself to prove that biases in patient selection and in assignment to treatment are not present. One's suspicions are aroused, however, if there are markedly different distributions of covariates in two treatment groups. Although we can adjust to some extent for the biases we see, we cannot adjust for those we do not see; this is the most serious problem with treatment comparisons based on medical data banks. It is true that adjustment procedures are also used in the analysis of randomized clinical trials, but there the probability that other unmeasured or unknown variables differ is considerably less than in observational studies.

Multiple Comparisons: It has been suggested that data banks may be more useful than randomized trials in allowing us to tailor the analysis to the needs of the individual patient. The many separate analyses required by this approach leads to difficult problems of multiple comparisons for which no satisfactory solutions exist. The more comparisons we make, the more things we are likely to find by chance. If we break our data into four mutually exclusive subsets and compare treatments within each at p=.05, we are likely to find significance about one out of every five times rather than only one out of twenty, even when no real effects exist. To assign p-values to many separate analyses using techniques designed for single experiments is an exercise in self-deception, but we do not know how to assign correct p-values when the separate analyses are not mutually independent in the statistical sense.

The problem of multiple comparisons often arises in comparing treatment groups. If the overall treatment results for two groups do not differ, we may want to compare treatments in various subsets of patients. In order to reduce the multiple comparison problem, it has been suggested (Byar and Green, 1980) that parametric models testing for treatment-covariate interactions could be used when examining the whole data set. This approach, while helpful, does not entirely solve the problem. Until better solutions are available, multiple subset analyses should be viewed with great scepticism.

VI. CONCLUSIONS

Although I have emphasized many problems that may be encountered with medical data banks, my hope is that data banks may be improved then used appropriately. I believe that their development should be encouraged provided that careful attention is given to deciding their purposes in advance so that they may be suitably designed. If this is done, then it is likely that medical data bases will be quite helpful in certain kinds of medical inquiry.

I remain sceptical about the value of medical data bases for comparing treatments, but in some situations no alternatives exist. As I have pointed out before (Byar 1980), the most useful data that could be entered into data banks are those obtained in randomized clinical trials and other prospective follow-up studies where a well-defined protocol has been used in gathering the data. Usually the data from such studies are obtained for a specific purpose, but they may later be found useful for other purposes because they are likely to be free of many of the problems and flaws discussed in this article. Efforts should be made to make these data available for other uses.

References

Byar, D.P. (1980). Why data bases should not replace randomized clinical trials. Biometrics **36**, 337-342.

Byar, D.P. and Green, S.B. (1980). The choice of treatment for cancer patients based on covariate information: application to prostate cancer. Bulletin du Cancer **67**, 4, 477-490.

Cox, D.R. (1972). Regression models and life tables. Journal of the Royal Statistical Society, Series B **34**, 187-220.

Simpson, C.H. (1951). The interpretation of interactions in contingency tables. Journal of the Royal Statistical Society, Series B **13**, 238-241.

Starmer, C.F., Lee, K.L., Harrell, F.E. and Rosati, R.A. (1980). On the complexity of investigating chronic illness. Biometrics **36**, 333-335.

David P. Byar, M.D.
Biometry Branch
National Cancer Institute
7910 Woodmont Ave.
Landow Bldg., Rm. 5C09
Bethesda, MD 20205 U.S.A.

ANALYSE ORDINALER DATEN AM BEISPIEL VON BEOBACHTUNGSSTUDIEN

J. WAHRENDORF, E. WEBER

International Agency for Research on Cancer
Lyon

Deutsches Krebsforschungszentrum
Heidelberg

Zusammenfassung

Ordinal-Merkmale, wie z.B. Krankheitsstadium, Altersgruppe, histologische Differenzierung u. ä. fallen sehr häufig bei der Gewinnung von Daten aus Krankenregistern oder ähnlichen Erhebungen, aber auch bei geplanten Studien an. McCullagh (1980) hat in einer umfangreichen Arbeit an Beispielen gezeigt, daß statistische Methoden die Analyse solcher Daten aus verschiedenen Blickwinkeln mit verschieden gearteten Aussagen erlauben. Dabei sind die vorliegende Stichprobensituation und die damit verbundenen Aussagemöglichkeiten sehr gründlich zu beachten. Am Beispiel einer Beobachtungsstudie werden die Einsatzmöglichkeiten verschiedener, zum Teil neuerer Methoden, demonstriert und die unterschiedlichen Interpretationsmöglichkeiten diskutiert, wie z.B. Test auf Trend nach Armitage (1955), verallgemeinerte Logittransformation und relatives Risiko auf eine Antwortklasse. Weiterhin wird die Frage nach der Konsistenz des Assoziationsmusters (Wahrendorf 1980) mit Hilfe weiterer Methoden nachgegangen. Dabei zeigt es sich, daß all die verschiedenen relevanten Fragestellungen letztlich das eine Ziel haben, nämlich die Beantwortung der Frage nach dem Ausmaß einer Wechselwirkung zwischen den ordinalen Merkmalen.

1. Einleitung

Ordinale Merkmale fallen im medizinischen Bereich in großer Vielfalt an, selten jedoch widerfährt ihnen eine adäquate statistische Behandlung. Wir wollen in dieser Arbeit aufzeigen, daß es je nach Studienplan, d.h. Stichprobensituation und Position der Variablen in der Fragestellung, sich unterschiedliche Analyse- und Aussagemöglichkeiten ergeben. Dies gilt natürlich ganz allgemein für alle Arten von Variablen, soll hier aber insbesondere auf ordinale Merkmale und neuere Methoden zu ihrer Analyse bezogen werden. Im weiteren Abschnitt werden wir an einem Beispiel die entsprechenden Möglichkeiten diskutieren. Im dritten Abschnitt werden einige Aspekte neuerer Methodik aufgeführt und im vierten Abschnitt ihre Anwendung für die Analyse von Interaktionseffekten in einer Fall-Kontroll-Studie aufgeführt.

2. Ordinale Variable als Ziel- oder Einflußgröße

Wir wollen die grundsätzlich entstehenden Möglichkeiten an einem aus einer realen Situation abstrahierten Beispiel erläutern.

i) Diagnose (D) mit dichotomer Ausprägung: Fall/Kontrolle

ii) Exposition (E) mit dichotomer Ausprägung: ja/nein

iii) Alter (A) mit k ordinalen Ausprägungen

Die drei Namen für die Variablen sollen hier nur als illustrative Platzhalter zur Vereinfachung der Sprechweise verstanden werden.
Die Daten liegen somit in Form einer 2×2×k Kontingenztafel vor. Damit ist aber die statistische Methode zur Auswertung noch lange nicht festgelegt, sondern es kommt vielmehr darauf an, Erhebungsart der Daten und Fragestellung zu formalisieren, um die angemessene Auswertungsstrategie zu finden.

a) Zielgröße D, Einflußgrößen E und A.
Fragestellung: Ist der Alterstrend der relativen Häufigkeit von Fällen der gleiche bei Exponierten und Nichtexponierten.
Methode: Test auf Trend in einer 2×k Tafel (Armitage, 1955) bei Exponierten und bei Nichtexponierten und Vergleich der geschätzten Steigungen.

a') Zielgröße E, Einflußgröße D und A.
Fragestellung: Ist der Alterstrend der relativen Häufigkeit von Exponierten der Gleiche bei Fällen wie Kontrollen.
Methode: Test auf Trend in einer 2×k Tafel (Armitage, 1955) bei Fällen und Kontrollen und Vergleich der geschätzten Steigungen.

Der Unterschied von (a) und (a') besteht nur darin, daß die Rollen von D und E vertauscht sind. In beiden Fällen wird als Stichprobensituation eine Binomialverteilung in jeder A×E- bzw. A×D-Kategorie angenommen. Die Fragestellung zielt in dieser etwas komplexeren Situation nicht auf das bloße Vorhandensein eines Trends mit Alter, sondern auf Unterschiede zwischen den Trends in den beiden Stufen des weiteren Einflußfaktors. Es sollte nicht versäumt werden zu betonen, daß sich solche Analysen, die ja ein verallgemeinertes lineares Modell untersuchen, sehr einfach mit dem GLIM-Paket (Baker&Nelder, 1978) durchführen lassen. Ein nicht voll befriedigender Aspekt der Methode von Armitage zur Trendanalyse in 2×k -Tafeln ist die Verwendung von Scores für die Kategorien der geordneten Variablen zur Schätzung der Steigungen.

b) Zielgröße A, Einflußgrößen D und E (vertauschbar). Fragestellung: Sind die Unterschiede der Altersverteilungen zwischen Exponierten und Nichtexponierten (Fällen und Kontrollen) die gleichen bei Fällen und Kontrollen, Exponierten und Nichtexponierten? Methode: Regressionsmodelle für ordinale Daten (McCullagh, 1980).

Die unter (b) angesprochene Fragestellung zielt auf das Vorliegen einer Wechselwirkung im gegebenen zweifaktoriellen Versuchsplan und ließe sich bei Meßdaten mit Hilfe einer Varianzanalyse bearbeiten. Es soll daher noch einmal betont werden, daß Alter hier nur als ordinale Variable angesehen wird. Ausgehend von Regressionsmethoden für binäre Daten (Cox, 1970) hat McCullagh (1980) Regressionsmethoden für ordinale Daten entwickelt. Die grundsätzliche Idee sei im folgenden kurz skizziert.

Bei einer Zielgröße mit k ordinalen Ausprägungen können k-1 unabhängige Häufigkeiten des Auftretens einzelner Ausprägungen bestimmt werden. Daraus lassen sich durch einfaches Aufaddieren k-1 unabhängige kumulierte Häufigkeiten ermitteln. Geeignete Transformationen dieser kumulierten Häufigkeiten, z.B. Logit- oder log(-log)-Transformationen, werden dann als lineares Modell in den Einflußgrößen formuliert. Die Schätzung der Parameter und zugehörige Inferenzmethoden lassen sich mit Hilfe einfacher Maximum-Likelihood-Prinzipien herleiten und ohne Schwierigkeiten berechnen. In Anlehnung an den Odds-Ratio bei binären Variablen beinhalten die Methoden deskriptive Parameter, die etwa den Unterschied zweier ordinaler Verteilungen sehr prägnant beschreiben können.

Wir werden auf weitere Aspekte dieser Methoden, wie auch Beispiele, später zurückkommen, und wollen jetzt noch eine dritte Auswertungsmöglichkeit ansprechen.

c) Fall-Kontroll-Studie: Zielgröße E, D fest, A Stratifikationsvariable. Schätzbare Größe in einer Fall-Kontroll-Studie ist das relative Risiko Exponierter gegenüber Nichtexponierten, Stratifikation über das ordinale Merkmal A führt zu der Fragestellung: Folgt das relative Risiko einem Trend mit dem Alter? Methode: Mantel-Haenszel-Methode (Mantel & Haenszel,1959) zur Analyse stratifizierter relativer Risiken, Heterogenitätstest als Trendtest mit einem Freiheitsgrad (Breslow & Day, 1980, Kapitel 4).

Die Schätzung des relativen Risikos in Fall-Kontroll-Studien beruht bekanntlich auf dem Prinzip der Erhebung repräsentativer Stichproben von Fällen und Kontrollen (durchaus unterschiedlicher Größenordnung) und der Annahme eines relativ kleinen Krankheits-Risikos in der Gesamtpopulation (Cornfield,1951). Zu Beginn des vierten Abschnitts werden wir noch ausführlicher auf die Besonderheiten von Fall-Kontroll-Studien eingehen.

Alle drei in diesem Abschnitt angesprochenen Varianten zielen in der Fragestellung auf das Vorliegen einer Wechselwirkung zwischen den Einflußgrößen. Wir hoffen, daß unsere Auflistung klar zeigt, daß eine meist nur unspezifisch aufgeworfene Fragestellung, etwa "liegt hier ein Effekt vor?" , verschiedene Präzisierungen erfahren kann, und dies natürlich auch muß. Die sich daraus ableitende Methodik ist entsprechend verschiedenartig. Es muß allerdings auch zugegeben werden, daß bei einem eindeutigen Muster in den Daten die Antworten aller

Auswertungsstrategien in die gleiche Richtung gehen.

3. Einige methodische Aspekte

Realisationen ordinaler Variabler, etwa in k Kategorien, können auch als Ränge mit hohen Bindungszahlen aufgefaßt werden. Es liegt daher nahe, und McCullagh (1980) hat dies auch gezeigt, die Verwandtschaft der auf verallgemeinerten Logittransformationen basierenden Verfahren für geordnete Variable mit herkömmlichen Rangtests, wie dem Wilcoxon-Test, herauszustellen. Es wäre daher wert, genauer zu untersuchen, inwieweit die deskriptiven Aspekte von McCullagh's Regressionsmodellen für geordnete Variable auf nichtparametrische Rangmethoden übertragbar sind.
In einer Erweiterung haben kürzlich Anderson & Philips (1981) Maximum-Likelihood-Methoden zur Parameterschätzung nicht nur für den Fall, daß die ordinale Variable bei gegebenen Einflußgrößen erhoben wird, sondern auch für den umgekehrten Fall, daß die Erhebung der Einflußgrößen bei gegebener Realisierung der ordinalen Variablen erfolgt, angegeben. Gemäß der Diskussion im vorstehenden Abschnitt ergeben sich damit weitere Einsatzmöglichkeiten.

Für den Fall, daß Assoziationen zwischen zwei geordneten Variablen untersucht werden, also ein Korrelationsproblem vorliegt, wurde von Wahrendorf (1980) eine Methode vorgeschlagen, die eine enge Verknüpfung mit dem obigen Verfahren besitzt: Sei die bivariate Verteilung zweier ordinaler Variabler in Form einer r×s Kontingenztafel mit geordneten Faktoren gegeben. Mit n_{ij} $(i=1,..,r;\ j=1,..,s)$ bezeichnen wir die Zellhäufigkeiten, dann lassen sich $(r-1)\times(s-1)$ verschiedene Partitionen der Gesamttafel in 2×2-Tafeln vornehmen, in welchen die Kreuzprodukte

$$\psi_{k\ell} = \frac{\sum_{i=1}^{k}\sum_{j=1}^{\ell} n_{ij} \sum_{i=k+1}^{r}\sum_{j=\ell+1}^{s} n_{ij}}{\sum_{j=1}^{k}\sum_{j=\ell+1}^{s} n_{ij} \sum_{i=k+1}^{r}\sum_{j=1}^{\ell} n_{ij}} \quad (k=1,..,r-1;\ell=1,..,s-1)$$

berechnet werden können. Diese sind Assoziationsparameter einer bestimmten Klasse bivariater Verteilungen (Plackett, 1965) und erlauben, da es sich um Kreuzprodukte handelt, Verwendung im Zusammenhang mit relativen Risiken, wie wir im nächsten Abschnitt zeigen werden.

4. Interaktionen ordinaler Variabler in einer Fall-Kontroll-Studie

Fall-Kontroll-Studien nehmen einen festen Platz in der epidemiologischen Forschung ein. Relativ einfache Durchführbarkeit lassen sie sehr attraktiv gegenüber anderen Studienformen erscheinen, ihre statistisch-methodischen Probleme sind in den letzten Jahren in der Literatur ausführlich behandelt worden, einen guten Überblick gibt das Buch von Breslow & Day (1980). Die besondere Stichprobensituation in einer Fall-Kontroll-Studie, bereits kurz angesprochen im zweiten Abschnitt, indiziert, das relative Risiko von Exponierten gegenüber Nichtexponierten zu betrachten. Dieses wird in einer 2×2 Tafel in der die Anzahlen exponierter bzw. nichtexponierter Fälle (a bzw. b) und Kontrollen (c bzw. d) aufgeführt sind, durch das sogenannte Kreuzprodukt ad/bc geschätzt. Werden in einer Fall-Kontroll-Studie zwei Expositionsvariable A und B mit jeweils dichotomer Ausprägung (vorhanden/nicht vorhanden) betrachtet, so liegen die Daten in Form von zwei solchen 2×2-Tafeln vor: Fälle und Kontrollen exponiert bzw. nichtexponiert zu A, einmal beim Nichtvorhandensein der zweiten Exposition B, zum anderen beim Vorhandensein dieser Exposition B. Man spricht dann davon, daß keine Wechselwirkung zwischen A und B vorliegt, wenn das relative Risiko in Bezug auf A das gleiche ist, egal ob B vorhanden ist oder nicht. Natürlich ist in dieser Definition die Rolle von A und B vertauschbar. Da die Daten insgesamt in einer 2×2×2-Kontingenztafel vorliegen, entspricht das Nichtvorliegen einer Wechselwirkung durch Gleichheit der relativen Risiken genau dem Nichtvorliegen einer klassischen Wechselwirkung zweiter Ordnung in einer 2×2×2-Tafel. Aufgrund der vollkommenen Symmetrie bezüglich der Kreuzprodukte bedeutet dies wiederum auch, daß das Kreuzprodukt zwischen den beiden Expositionsfaktoren in der Ebene der Fälle gleich dem in der Ebene der Kontrollen sein muß. Sieht man die Informationen über Vorhandensein oder Nichtvorhandensein einer Exposition als einfachste Form einer Verteilung und das Kreuzprodukt in einer entsprechenden bivariaten Verteilung als ein Maß für die Assoziation an, so bedeutet das Nichtvorliegen einer Wechselwirkung auch Gleichheit der Assoziationen in den bivariaten Expositionsverteilungen von Fällen und Kontrollen.

Diese Interpretation einer Wechselwirkung erlaubt nunmehr eine einfache Erweiterung, wenn die Expositionen in r bzw. s geordneten Kategorien vorliegen. Mit den im dritten Abschnitt besprochenen Methoden (Wahrendorf, 1980) können wir dann für Fälle und Kontrollen getrennt (r-1)×(s-1) Assoziationsparameter in den jeweiligen bivariaten Expositions-Verteilungen bestimmen und untersuchen, so entsprechende Assoziationskoeffizienten übereinstimmen.

Am Beispiel einer Fall-Kontroll-Studie zur Rolle von Tabak-und Alkoholkonsum bei der Aetiologie des Kehlkopfkarzinoms (Tuyns, Pequignot & Jensen, 1977) soll dieses Vorgehen kurz demonstriert werden. Eine ausführliche statistische Diskussion dieser Studie findet sich auch bei Breslow & Day (1980, Kapitel 4) und Wahrendorf (1981). Tabelle 1 gibt die Daten dieser Studie.

Tabelle 1:

Fälle (F) und Kontrollen (K) gemäß Tabak- und Alkoholkonsum (nach Tuyns, Pequignot & Jensen, 1977).

	Tabak (g/Tag)							
Alkohol	0-9		10-19		20-29		30+	
(g/Tag)	F	K	F	K	F	K	F	K
0-30	9	252	10	74	5	35	5	23
40-79	34	145	17	68	15	47	9	20
80-119	19	42	19	30	6	10	7	5
120+	16	8	12	6	7	5	10	3

Beide Expositionsvariablen liegen in vier geordneten Stufen vor, so daß sich für Fälle und Kontrollen je ein 3x3-Muster von Assoziationskoeffizienten $\psi_{k\ell}$ bestimmen läßt. Diese sind in Tabelle 2 aufgeführt.

Tabelle 2:

Assoziationskoeffizienten Ψ_{kl} aus den Daten der Tabelle 1.

Fälle	0.665	0.877	0.861
	1.229	0.936	1.383
	1.208	1.395	1.923
Kontrollen	1.899	1.692	1.217
	1.754	1.153	1.144
	2.462	2.499	2.312

Eine Analyse dieser Werte mit den Inferenzmethoden von Wahrendorf (1980) gibt folgendes Bild. Zunächst ist oberflächlich festzustellen, daß die Koeffizienten in beiden Situationen, Fällen und Kontrollen, sehr ähnlich sind. Paarweises Vergleichen entsprechender Koeffizienten ließe nur einen Unterschied der Koeffizienten oben links signifikant ($p < 0.05$) werden. Für beide Situationen wird die Hypothese auf Gleichheit der Koeffizienten innerhalb der jeweiligen Tabelle nicht

verworfen, sodaß ein gewichtetes Mittel für Fälle von 1.103 (95% Konfidenzintervall von 0.698 bis 1.740) und von 1.740 (1.347 bis 2.264) berechnet werden kann. Ein Unterschied dieser gewichteten Mittel kann nicht gesichert werden (p=0.086, zweiseitig).
Der deskriptive Wert dieser Koeffizienten liegt darin, daß das Verhältnis 1.103/1.746 = 0.632 den Faktor angibt, um welchen im Mittel ein multiplikatives Modell für die relativen Risiken das relative Risiko in den kombinierten Expositionen unterschätzt (ggf. überschätzt).

Die verschiedenen Koeffizienten in Tabelle 2 werden durch geeignetes Zusammenfassen in den Originaldaten ermittelt. So beschreibt zum Beispiel der erste Wert, 0.665, die Assoziation zwischen Tabak- und Alkoholkonsum unter den Fällen, wenn beide Faktoren so dichotomisiert werden, daß die kleinste Kategorie jeweils den drei größeren zusammengefaßt gegenüber steht. Wir vermerken ferner, daß Assoziationskoeffizienten mit einem Wert unter 1 eine negative Assoziation beinhalten.

Unter diesem Aspekt erkennen wir, daß in Tabelle 2 sowohl für Fälle als auch für Kontrollen die größten Koeffizientenwerte in den unteren Zeilen auftreten und die Werte längs der Zeilen homogener sind als längs der Spalten. Insbesondere ist zu notieren, daß für Fälle die erste Zeile durchweg Werte unter 1 enthält, was für die Kontrollen nicht zutrifft. Da alle Koeffizienten der ersten Zeile eine Dichotomisierung des Alkoholkonsums in kleinste Kategorien gegen eine Zusammenfassung der drei größeren beinhalten, bedeutet dies, daß unter den Fällen im Kontrast zu den Kontrollen ein geringerer Alkoholkonsum mit hohem Tabakkonsum assoziiert ist. D.h., daß offenbar bei geringem Alkoholkonsum der Tabak den Effekt abgibt, während für die Umkehrung (geringer Tabakkonsum in Verbindung mit Alkoholkonsum, erste Spalte der Koeffizienten) dies nicht der Fall ist.

Literatur

Anderson, J.A. & Philips, P.R. (1981). Regression discrimination and measurement models for ordered categorical variables.
Applied Statistics, 30, 22-31.

Armitage, P. (1955). Tests for linear trends in propertions and frequencies.
Biometrics, 11, 375-386.

Baker, R.J. & Nelder, J.A. (1978). General Linear Interaction Modelling (GLIM).
Release 3. Oxford, Numerical Algorithms Group.

Breslow, N.E. & Day, N.E. (1980). Statistical Methods for Cancer Research. Volume I. The Analysis of Case-Control Studies.
Lyon, International Agency for Research on Cancer (IARC Scientific Publications No. 32).

Cornfield, J. (1951). A method of estimating comperative rates from clinical data. Applications to cancer of the lung, breast and cervix.
Journal of the National Cancer Institute, 11, 1269-1275.

Cox, D.R. (1970). The Analysis of Binary Data.
London, Chapman and Hall.

Mantel, N. & Haenszel, W. (1959). Statistical aspects of the analysis of data from retrospective studies of disease.
Journal of the National Cancer Institute, 22, 719-748.

McCullagh, P. (1980). Regression models for ordinal data (with discussion).
Journal of the Royal Statistical Society, Series B, 42, 109-142.

Plackett, R.L. (1965). A class of bivariate distributions.
Journal of the American Statistical Association, 60, 516-522.

Tuyns, A.J., Pequignot, G. & Jensen, O.M. (1977). Le cancer de l'vesophage en Ille-et-Vilaine en function des niveaux de consommation d'alcohol et de tabac. Des risques qui se multiplient.
Bulletin du Cancer, 64, 45-60.

Wahrendorf, J. (1980). Inference in contingency tables with ordered categories using Plackett's coefficient of association for bivariate distributions.
Biometrika, 67, 15-21.

Wahrendorf, J. (1981). Approaches to the detection of interactive effects. In: Proceedings of the European Symposium on Medical Statistics. Rome, 25.-27. September 1980, London, Academic Press (in press).

Dr. J. Wahrendorf
Biostatistics Programme
International Agency for
Research on Cancer
World Health Organization
150, Cours Albert Thomas
F - 69372 Lyon, Cedex 2

Prof. Dr. E. Weber
Abt. Biostatistik
Institut für Dokumentation,
Information und Statistik
am Deutschen Krebsforschungs-
zentrum
Im Neuenheimer Feld 280
D - 6900 Heidelberg

VOR- UND NACHTEILE OFFENER FELDSTUDIEN

H. FASSL
Institut für Medizinische Statistik und Dokumentation
Medizinische Hochschule Lübeck

Zusammenfassung

Offene Feldstudien sind dadurch charakterisiert, daß Auswahl der Patienten und der Interventionsstrategie weitgehend dem für die unmittelbare Betreuung verantwortlichen Arzt überlassen wird und daß die Studien im "natürlichen" Umfeld der Betreuung stattfindet. - Neben den damit verbundenen Risiken für die Vergleichbarkeit und Verallgemeinerung fähigkeit stehen jedoch erhebliche Vorteile, vor allem, wenn die Studien multizentrisch (d.h. in vielen Praxen) durchgeführt werden. Nach Ansicht des Referenten lassen sich nicht nur deskriptiv-statistische Untersuchungen durchführen (als Basis von Hypothesen) sondern auch inferenzstatistische Schlüsse ziehen (z.B. durch Randomisierung nicht auf der Patienten- sondern der Arzt- oder Klinikstufe). Routinestatistiken des Gesundheitswesens sollten mehr als bisher prospektiv genutzt werden.

Offene Feldstudien sind dadurch charakterisiert, daß im Rahmen des Versuchsprotokolls die Auswahl und Beurteilung der Probanden in voller Kenntnis der applizierten Intervention erfolgt. Auf Verschleierungstaktiken und auf die Bildung einer randomisierten Kontrollgruppe zum Prüfkollektiv innerhalb der selben Arztpraxis oder des selben Zentrums, damit also auf als wesentlich angesehene Instrumente zur Vermeidung systematischer Fehler wird bewußt verzichtet. Allenfalls werden randomisierte Vergleichskollektive auf der nächsthöheren Stufe gebildet, indem man wiederum alle Patienten eines Arztes oder Zentrums einer Vergleichstherapie unterziehen läßt (MACHIN 1979). Versuchsablauf und Dokumentation sind in beiden Typen von Versuchsgruppen identisch organisiert.

Folgende Vorstellung steht hinter diesem Studienkonzept:
gelingt es, zahlreiche Ärzte oder Zentren mit ungefähr gleichvielen Patienten zur Teilnahme zu bewegen, so muß es wegen des relativ geringgewichtigen Einflusses des einzelnen Arztes oder Zentrums auf das Gesamtergebnis zu einer unsystematischen Überlagerung und Auslöschung der Störfaktoren, also einem statistischen Ausgleich kommen. Mit gebührender Vorsicht muß es dann möglich sein, verallgemeinerungsfähige, u.U. sogar inferenzstatistische Schlüsse über die Struktur des Patientengutes sowie Stärke und Richtung der zu untersuchenden Einflußgrößen zu ziehen (KOLLER 1957). Da derartige Studien wegen der relativ kleinen Zahl von Probanden pro Arzt / Zentrum in der Regel rasch durchgeführt werden können, sollte ihre Flexibilität und Aktualität nicht unterschätzt werden. Auf den Solidarisierungseffekt bei niedergelassenen Ärzten sei nur kurz hingewiesen (FASSL 1979).

Natürlich besitzt dieses Vorgehen nicht die bestechende logische Stringenz klinischer randomisierter Doppelblindstudien herkömmlicher Art. Deren operative (logistische) und ethische Schwierigkeiten haben aber zur Zeit zu solchen politischen und teilweise auch epistemiologischen Schwierigkeiten geführt, daß die Suche nach Alternativen unerläßlich geworden ist (FEINSTEIN 1980, BOCK 1980).

Die Empfehlung, offene Feldstudien häufiger als bisher nicht nur in Phase IV der Arzneimittelprüfung einzusetzen, sollte aber nicht als opportunistisches Zurückweichen von einem momentan nicht mehr durchsetzbaren Idealkonzept angesehen werden. Neben erkennbaren Mängeln weist dieser Studientyp Vorteile auf, die sich bei keinem anderen so ausgeprägt finden.

Zuerst die Nachteile:

1. Offene Feldstudien sind in ihrer Aussagekraft besonders dort umstritten, wo kontrovers diskutierte Verfahren geprüft werden sollen. Die Auswahl der Patienten, vor allem die Beurteilung der Ergebnisse erfolgt in einer von Vorurteilen, persönlichen Eindrücken und undurchschaubaren subjektiven Gewichtungen geprägten Atmosphäre.
2. Wird mit Kontrollgruppen gearbeitet (z.B. Ärzte mit Präparat / ohne Präparat), so darf die Zahl der teilnehmenden Ärzte nicht zu klein sein, da sonst der Störeinfluß des einzelnen Arztes (oder Zentrums) im Verhältnis zum gesuchten Substanzeinfluß zu groß ist. Studien mit zum Ausgleich derartiger systematischer Fehler erforderlichen Teilnehmerzahlen (in der Regel mit mehr als 30 Ärzten bzw. Zentren) sind organisationsaufwendig; sie setzen entweder hohes Engagement (wenn in eigener Regie) oder den Rückgriff auf den Außendienst der an der Medikamentenprüfung interessierten Firmen voraus. Dies ist durchaus zu empfehlen, da man hierbei auf einen Mitarbeiterstab zurückgreifen kann, der die teilnehmenden Kollegen in der Regel seit Jahren gut kennt und zügig zu arbeiten gewohnt ist.

Alle anderen, gegen offene Feldstudien gerichteten Argumente treffen auf andere Studien ebenfalls zu.

3. Repräsentative Stichproben aus der hypothetischen Grundgesamtheit der als Zielgruppe für das Medikament Geeigneten sind mangels umfassender und aktueller Auswahlrahmen nie zu erreichen. Der Arzt bestimmt letztlich immer die Struktur des Probandengutes, weil er allein zu verantworten hat, was er für nosologisch typisch, individuell relevant und zumutbar hält.
4. Jede Individualbehandlung ist ein Experiment mit nur begrenzt standardisierbarer Struktur (und Vorhersehbarkeit). Erst in der nicht zu kleinen Masse der Fälle schälen sich verallgemeinerungsfähige und vergleichbare Aussagen heraus.
5. Standardisierung der Dokumentation, Vertiefung der Patientenaufklärung und Verbesserung der Compliance sind auch mit erheblich höherem Aufwand wegen der allgemeinen Randunschärfe medizinischer und sozialer Begriffe, der mangelhaft bekannten Repräsentativität, des Einflusses von Vorurteilen und der grundsätzlichen Willkürlichkeit der Bewertungsmaßstäbe für Wirkung, Verträglichkeit und allgemeine Akzeptabilität nur geringfügig zu verbessern.

Welche eigenständigen Vorteile haben offene Feldstudien?

1. Sie finden im "Feld" statt, also im späteren Einsatzgebiet und in auch von Seiten des Arztes weitgehend entspannter Atmosphäre. Dies

vor allem, da die Experimentalsituation dem Patienten in der gewohnten Umgebung nicht besonders bewußt gemacht wird, also unaufdringlich sein kann und sich - ohne Verletzung ethischer Normen - die Patientenaufklärung im Rahmen dessen halten kann, was bei Neuanwendung eines anderen Präparates schon bisher vom Arzt vorgebracht wurde. Alle vom verantwortlichen Arzt als geeignet angesehenen Patienten erhalten die ihm angemessen erscheinende Basisbetreuung und zusätzlich das zu prüfende Medikament, sofern der Arzt zur Gruppe der Prüfärzte gehört. Sie erhalten das Zusatzmedikament nicht, wenn der Arzt zur Kontrollgruppe gehört. Die Dokumentation der Befunde und ihrer Verläufe ist in beiden Gruppen identisch. Die Übergänge zu rein beobachtenden epidemiologischen Feldstudien mit systematischer Nutzung der ärztlichen Routinedokumentation sind fließend.

2. Die in der Regel im Vergleich zu kontrollierten klinischen Studien leichter erreichbare große Zahl von Ärzten und Probanden erlaubt mit besonderem Recht den Einsatz differenzierter statistisch-deskriptiver Auswertungsverfahren (z.B. multiple Regressionen, kanonische Analyse, lognormale Modelle). Ebenso kann weit angemessener als bisher der Fehler 2. Art berücksichtigt werden, ganz abgesehen davon, daß die Verteilungstypen bei Stichprobenumfängen dieser Größe deutlicher hervortreten, auch wenn inferenzstatistische Verfahren in der Regel sehr oft schon nicht mehr nötig sind.
3. Schließlich halte ich offene Feldstudien wegen ihrer breiten Basis für besonders gut geeignet zum Aufspüren
   a) von Erwartungsvorstellungen bei Ärzten und Patienten
   b) charakteristischer, u.U. nichtklinischer, aber für das Gesundheitssicherungssystem bedeutsamer Krankheitsbezeichnungen, -vorstellungen und -muster; natürlicher Abläufe von Krankheiten, Wandlungen im Morbiditäts- oder Indikationsmuster im Laufe der Zeit oder regional; Compliance - Beeinflussungen usw.
   c) typischer nichtklinischer diagnostischer und therapeutischer Probleme und Strategien;
   d) neuer Kasuistiken, Wirkungen und Nebenwirkungen, bisher nicht erkannter Indikationen;
   e) der Spannweite medizinischer, sozialer, epidemiologischer oder demographischer Fakten usw.

Als wir 1976 systematisch darangingen, sog. Marketing-Studien, Seeding-Studien, Post-Marketing-Studien (LASAGNA 1980, WARDELL et al. 1979) auszuwerten, waren wir immer wieder überrascht über die in der Masse erstaunlich stabile Struktur des von den Ärzten in die Studien aufgenommenen Patientengutes, sofern die Studienprotokolle im Positiv-Negativkatalog übereinstimmte. Ferner konnten wir feststellen, daß sich Tendenzen, Wirkungen von Einfluß- oder Störgrößen in der Maase deutlich und in Übereinstimmung mit bisherigen Veröffentlichungen abzeichneten. So z.B. hinsichtlich der Patienten-Compliance (OYE 1981). Hier war die Wirkung der in erheblich aufwendigeren Studien erfaßten Einflußfaktoren ebenfalls nach Richtung und Stärke unübersehbar, obwohl die absolute Größenordnung der Patienten-Nicht-Compliance mangels Gegenkontrollen nicht bestimmt werden konnte.

Abschließend möchte ich betonen, daß der randomisierte Doppelblindversuch, falls durchführbar, mit Abstand das wirtschaftlichste und sicherste Instrument bleiben wird, falls es um die Prüfung kontrovers diskutierter diagnostischer und therapeutischer Fragen geht. Überall dort aber, wo seine strikte Durchführung weder notwendig noch möglich ist, bieten sich m. E. offene Feldstudien als praktikable und zumutbare Alternative an. So gesehen sollten amtliche Routinestatistiken des Gesundheitswesens (z.B. anhand des allgemeinen Krankenblatts), Mikrozensusdaten, Krebsregister, Qualitäts-Effizienzvergleiche, epidemiologische Kohortenstudien intensiver als bisher vor allem prospektiv ganz allgemein zur Prüfung und Kontrolle diagnostischer und therapeutischer Strategien genutzt werden.

Literatur

Bock, K.D. (1980): Arzneimittelprüfung am Menschen
Braunschweig, Viehweg

Fassl, H. (1977): Zur Aussagekraft "offener" Feldstudien in Praxen niedergelassener Ärzte
Miscellen aus dem Institut für Medizinische Statistik und Dokumentation 2, 39-42

Fassl, H. (1979): Ist die vernünftige Prüfung therapeutischer Strategien in der Praxis des niedergelassenen Arztes möglich?
Physikalische Medizin und Rehabilitation 20, 5-15

Feinstein, A.R. (1980): Problematik und Herausforderung bei randomisierten Studien - ein Kommentar
Triangel 19, 77-82

Koller, S. (1957): Möglichkeiten einer statistischen Erfolgskontrolle bei Poliomyelitis- und anderen Schutzimpfungen in Deutschland
Deutsche Medizinische Wochenschrift 82, 1364-1369

Lasagna, L. (1980): Post Marketing Surveillance
Triangel 19, 107-111

Machin, D. (1979): On the Possibility of Incorporating Patients from Non-Randomising Centres into an Randomised Clinical Trial
Journal of Chronical Diseases 32, 347-353

Oye, B. (1981): Über die Aussagekraft offener Arzneimittelstudien am Beispiel offener Feldstudien zur Prüfung von Antirheumatika
Dissertation an der Medizinischen Hochschule Lübeck

Wardell, W.M.; Tsianco, M.C.; Anavekar, S.N.; Davis, M.T. (1979): Postmarketing Surveillance of New Drugs: A Review of Objectives and Methodology
Journal of Clinical Pharmacology 19, 85-94

Prof. Dr. med. Horst Fassl
Medizinische Hochschule Lübeck
Institut für Medizinische Statistik und Dokumentation
Ratzeburger Allee 160

2400 Lübeck

KEIM- UND RESISTENZKONTROLLE IN EINEM KLINIKUM

K. F. TRESPE, R. MALOTTKE

Institut für Medizinische Informatik
Medizinische Hochschule Hannover

Institut für Medizinische Mikrobiologie
Medizinische Hochschule Hannover

Zusammenfassung:

Bedeutende klinische Probleme wie die Resistenzentwicklung gegen Antibiotika und die Früherkennung des infektiösen Hospitalismus können bei den heutigen Datenmengen in einem Klinikum nur noch durch konsequenten EDV-Einsatz gelöst werden. Es müssen Methoden eingesetzt werden, die es erlauben, die Arbeit der Bakteriologen und Hygieniker im Bereich der Resistenzkontrolle und der Früherkennung des infektiösen Hospitalismus zu vereinfachen und die gleichzeitig bessere Ergebnisse für die Pflege des Patienten liefern. Vorgestellt werden Auswertungen der bakteriologischen Daten der Intensivstationen und Polikliniken der Medizinischen Hochschule Hannover aus dem Jahre 1980.

In der Medizinischen Hochschule Hannover werden seit 1977 alle bakteriologischen Befunde mit dem interaktiven Datenerfassungssystem DADIMOPS (DAta DIrected Medically Oriented Processing System, Wolters,1980) erfasst. Die Ergebnisse der bakteriologischen Untersuchungen werden von den MTA s direkt am Arbeitsplatz per Terminal eingegeben und sind damit für Ärzte und Pflegepersonal über das Patienten Informations und Display System (Sauter,1974) im Medizinischen System Hannover (Reichertz,1974) online auf den Stationen abrufbar. Jährlich werden ca. 60000 Befunde erfasst, die etwa 6 Monate im direkten Zugriff bleiben und dann auf Magnetbänder ausgelagert werden (Trespe,et.al.,1981).

Neben der täglichen Befundverarbeitungsroutine wird im Mikrobiologischen System der MHH besonderer Wert auf die Auswertung der Daten gelegt.

Die Analyse der Resistenz von Keimen ist für eine erfolgreiche Therapie und eine wirksame Bekämpfung hospitalmanifester Bakterienstämme unerlässlich (Tripatzis,1972). In festen Abständen wird die aktuelle Resistenzlage und die Häufigkeitsverteilung der Bakterienstämme für alle Stationen ermittelt.
Die Auswertung der bakteriologischen Befunde des Jahres 1980 gibt eine Einsicht in die Häufigkeitsverteilung der Problemkeime in den Intensivpflegebereichen der MHH (ohne Pädiatrie) im Vergleich zu der

Abb. 1 : Die chirurgischen und internistischen Intensivstationen der MHH in 1980

- 49 Betten
- 4033 Patienten (Aufenthalte)
- 6827 Bakteriologische Untersuchungen von
- 1261 Patienten
- 3976 Negative Anforderungen (= 58 %)
- 1 – 66 Untersuchungen pro Patient

Medizinischen Poliklinik und zeigt eine Analyse der Empfindlichkeit dieser Keime gegen therapeutisch wichtige Antibiotika.
In Abb. 1 sind die wichtigsten administrativen Daten der Intensivstationen, die den Auswertungen zu Grunde liegen dargestellt. Von 4033 Patienten die 1980 intensivmedizinisch behandelt werden mussten, wurden 1261 bakteriologisch überwacht. Aus der Anzahl der Untersuchungen pro Patient kann man entnehmen, dass von manchen Patienten sehr häufig Material untersucht wird und es zwingend notwendig ist, dass ein Stamm, der bei einem Patienten mehrfach angezüchtet werden kann, nur einmal pro Patient in die Berechnung aufgenommen wird.

Abbildung 2 gibt einen Überblick über die wichtigsten Erreger in unserem Intensivpflegebereich. Die Analyse der Problemkeime zeigt, dass man bei ca. einem Drittel der Patienten, von denen bakteriologische Befunde erhoben wurden, Pseudomonas aeruginosa nachweisen konnte. Dieser Erreger war der dominierende Hospitalkeim sowohl auf den chirurgischen als auch den internistischen Intensivstationen.

Abb. 2 : Problemkeime der Intensivstationen der MHH in 1980

Keimart	Anzahl der infizierten Patienten
1. Pseudomonas aeruginosa	384
2. Streptococcus faecalis	270
3. Escherichia coli	251
4. Enterobacter cloacae	224
5. Staphylococcus aureus	223
6. Klebsiella pneumoniae	164
7. Proteus mirabilis	113
8. Proteus indol +	52
9. Serratia marcescens	21
10. Streptococcus agalactiae	19

Obwohl in den letzten beiden Jahrzehnten oft über den Rückgang von Staphylokokkeninfektionen berichtet wurde (Kayser,1978) und man einen Erregerwandel zugunsten gramnegativer Keime durch die Einführung penicillinasefester Penicilline festzustellen glaubte, beobachteten wir auf unseren Intensivstationen, dass im Jahre 1980 Staphylococcus aureus den gleichen Stellenwert wie Escherichia coli und Enterobacter cloacae einnimmt. Einer weitgehenden Beherrschung des Hospitalismus verursacht durch grampositive Erreger konnten wir nicht zustimmen. Überraschenderweise waren Streptococcus faecalis Keime sogar die zweithäufigsten Erreger in unserem Untersuchungsmaterial. Die Zahl der Klebsiellainfektionen war in den letzten Jahren ständig rückläufig.

Die jährliche Analyse der Problemkeime gibt wichtige Hinweise auf die Rangfolge der Keime bei Hospitalinfektionen, ist aber nicht geeignet, um akute Hospitalinfektionen möglichst bereits im Entstehen zu erkennen. Dazu sind konsequente Auswertungen aller bakteriologischen Daten in kürzeren Zeiträumen notwendig. Am Beispiel des zeitlichen Verlaufs der Bakterienhäufigkeit auf einer chirurgischen

Abb. 3 : Bakterienhäufigkeit auf einer Intensivstation der MHH in 1980

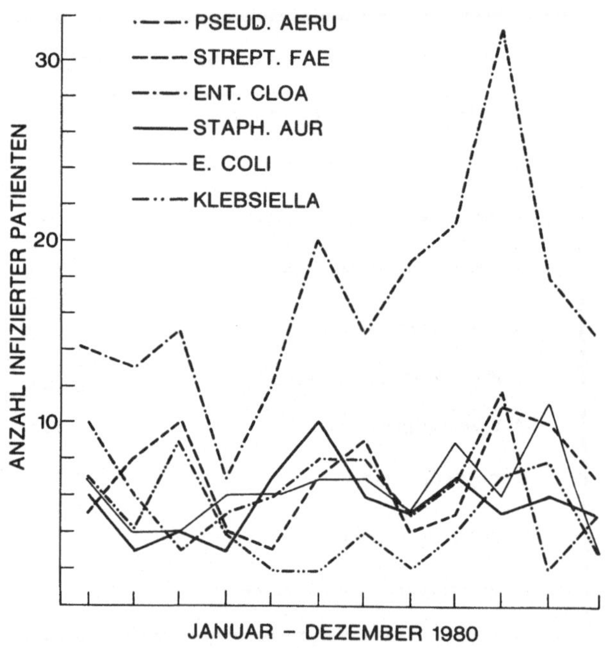

Intensivstation der MHH in 1980 (Abb. 3) ist ein deutlicher Anstieg des Auftretens von Pseudomonas aeruginosa ab August/September zu erkennen. Sofort durchgeführte Informationsveranstaltungen der Bakteriologen für Ärzte und Pflegepersonal in Verbindung mit anderen Hygienemassnahmen führten zu einem drastischen Rückgang der Infektionshäufigkeit. Die Abbildung zeigt darüberhinaus keine weiteren gravierenden Veränderungen der jeweiligen Bakterienhäufigkeiten, die auf eine Hospitalinfektion schliessen lassen. Da zwischen den einzelnen Fachdisziplinen und Stationen zum Teil erhebliche Unterschiede im Auftreten der einzelnen Erreger bestehen, darf für eine Klinik auf keinen Fall nur eine

Gesamtstatistik erstellt werden. Die Häufigkeitsverteilung der Problemkeime der Medizinischen Poliklinik der MHH in 1980 (Abb. 4) zeigt m Vergleich zu den Intensivstationen (Abb. 2) eine völlig andere Reihenfolge der Erreger. Mit Abstand der am häufigsten isolierte Keim ist Escherichia coli. Ausschlaggebend dafür ist die Zusammensetzung des Patientengutes und die daraus resultierende Vielzahl der

Abb. 4 : Problemkeime der Medizinischen Poliklinik der MHH in 1980

Keimart	Anzahl der Isolierungen
1. Escherichia coli	166
2. Streptococcus faecalis	94
3. Staphylococcus aureus	73
4. Staphylococcus epidermidis	52
5. Proteus mirabilis	46
6. Pseudomonas aeruginosa	40
7. Streptococcus agalactiae	38
8. Klebsiella pneumoniae	37
9. Enterobacter cloacae	22
10. Andere	16

Ausgewertet wurden

3876 bakteriologische Untersuchungen,

davon waren 15,1 %

der Einsendungen positiv.

Urinuntersuchungen. In der Medizinischen Poliklinik der MHH werden eine grosse Zahl Nierentransplantierter und Patienten mit komplizierten Nierenleiden behandelt. Im gleichen Zusammenhang muss auch die auffallend häufige Isolierung von Streptococcus faecalis gesehen werden. Ebenso vornehmlich aus Urinproben wurden Proteus-Erreger und Streptokokken der Gruppe B isoliert, jedoch in erheblich geringerem Masse als Escherichia coli und Streptococcus faecalis. Dagegen wurden Staphylococcus aureus, Pseudomonas aeruginosa, Klebsiella pneumoniae und Enterobacter cloacae in erster Linie aus Untersuchungsmaterialien der Atemwege nachgewiesen.

Neben der Kenntnis der wichtigsten hospitalmanifesten Bakterienstämme ist für eine erfolgreiche Therapie die Analyse der Empfindlichkeit gegen Antibiotika unerlässlich. Obwohl mit einer Antibiotikatherapie beim Patienten erst nach bakteriologischen Untersuchungen und Vorliegen eines Antibiogramms begonnen werden sollte, kann es bei lebensbedrohender Situation indiziert sein, eine Initialtherapie vorzunehmen. Dazu sind exakte Kenntnisse der Antibiotikaresistenzlage im Klinikum bzw. auf der Station notwendig. Ferner dienen die Resistenzanalysen neben der Kenntnis des Wirkungsspektrums der einzelnen Antibiotika und deren Pharmakokinetik zur Erarbeitung einer langfristigen Antibiotikastrategie im Klinikum.

Die nachfolgend dargestellten Ergebnisse der Antibiotika-empfindlichkeitsprüfung, am Beispiel gramnegativer Erreger, sind im Agardiffusionstest auf Müller-Hinton Agar gewonnen worden (Deutsches Institut für Normung e.V.,1976). Alle klinisch wichtigen Keime werden auf ihre Empfindlichkeit gegenüber Antibiotika der wichtigsten Antibiotikagruppen Penicilline, Cephalosporine und Aminoglykoside geprüft. Es wird nach den Kriterien empfindlich - mässig empfindlich - resistent ausgewertet. Die Resultate mässig empfindlich und empfindlich werden zusammengefasst. Auch bei Resistenzauswertungen werden pro Patient jeweils nur ein Antibiogramm, bei Abweichungen davon auch die Veränderung in die Berechnung aufgenommen. Die Abbildung 5 zeigt, dass Pseudomonas aeruginosa nicht nur zahlenmässig der wichtigste Problemkeim der Intensivstationen war, sondern er zeigte auch eine ausgesprochen hohe Resistenzquote gegenüber den Pseudomonas-wirksamen Antibiotika, die in der MHH verwendet werden. Da es sich bei dieser Untersuchung ausschliesslich um St'mme von Intensivpflegepatienten handelt, liegen die Resistenzangaben im Vergleich zu anderen Autoren, die Mischkollektive beobachtet haben,

Abb. 5 : Prozentuale Antibiotikaresistenz der häufigsten Keimarten der internistischen und chirurgischen Intensivstationen der MHH in 1980

gramnegative Stäbchen	n=	Ampi-cillin	Azlo-cillin	Mezlo-cillin	Ticar-cillin	Cefa-zolin	Cefo-xitin	Cefu-roxim	Cefo-taxim	Genta-micin	Tobra-micin	Co-Tri-moxazol
Pseudomonas aeruginosa	384	100	32	62	44	100	100	100	61	NT	9	90
Escherichia coli	251	22	17	14	14	14	11	10	0	4	2	4
Enterobacter cloacae	224	96	60	52	58	94	94	52	25	30	15	4
Klebsiella pneumoniae	164	96	61	46	77	18	3	5	0	14	5	6
Proteus mirabilis	113	33	9	7	9	28	5	23	0	0	3	12
Proteus indol +	52	94	18	19	8	93	21	84	2	1	0	7
Serratia marcescens	21	78	9	9	17	93	27	87	0	9	4	9

n = Anzahl infizierter Patienten

sehr hoch (Spitzy,1978; Wagner,1978; Paul-Ehrlich-Gesellschaft für Chemotherapie e.V. Arbeitsgemeinschaft Resistenz, 1978). Hierbei dominieren die chirurgischen Intensivstationen. Im Vergleich dazu zeigen Auswertungen der Daten der poliklinischen Bereiche eine wesentlich günstigere Empfindlichkeit gegenueber Antibiotika. Auch Enterobacter cloacae-Staemme, deren Verbreitung auf Intensivstationen im Zusammenhang mit zunehmendem Selektionsdruck, verursacht durch immer neue Antibiotika, gesehen wird, bereitet speziell auf den chirurgischen Intensiveinheiten therapeutische Schwierigkeiten. Im einzelnen wurden viele multiresistente Stämme beobachtet, die wir mit unserer Therapie kaum noch erfassen können. Die Resistenzquoten von Escherichia coli.Proteus (indol-,indol+) und Klebsiellen unterscheiden sich nicht wesentlich von Angaben aus anderen medizinischen Zentren. Während E. coli und Proteus Keime von der üblichen Therapie gut erfasst werden, bereiten Klebsiellen manchmal therapeutische Schwierigkeiten.

Ein nicht zu vernachlässigender Effekt der gesamten Auswertungen ist eine Qualitätskontrolle der Arbeit des bakteriologischen Laboratoriums und klinischer Massnahmen zur Infektionsvorbeugung.

Als nächste Stufe im Ausbau des Mikrobiologiesystems ist der Einsatz weiterer statistischer Verfahren geplant, um die z.Zt. noch aufwendige Interpretation der einzelnen Auswertungen sowie den Vergleich zu älteren Auswertungen weitgehend zu automatisieren. Dann kann die Anzahl der Ausgabedaten erheblich reduziert werden und es wird vom System selbst automatisch auf signifikante Änderungen im Resistenzverhalten oder in der Keimhäufigkeit hinzuweisen.

Literatur:

Deutsches Institut für Normung e.V.: Methoden zur Empfindlichkeitsprüfung von bakteriellen Krankheitserregern (ausser Mycobakterien) gegen Chemoterapeutika. Entwurf November 1976, DIN 58940, Teil 3. Beuth-Verlag, Berlin 1976

Kayser,H.: Problemkeime - Zur Antibiotikaresistenz von Bakterien isoliert von Krankenhaus- und Praxispatienten. Der Informierte Arzt, 6, 1978, 87

Paul-Ehrlich-Gesellschaft für Chemotherapie e.V. Arbeitsgemeinschaft Resistenz: Empfindlichkeit klinischer Isolate einiger Enterobacteriaceae sowie Pseudomonas aeruginosa, Staphylococcus aureus und Streptococcus faecalis gegenüber Chemotherapeutika. Infection, 6, 1978, 35-44

REICHERTZ, P.L.: The Medical System Hannover (MSH). In: COLLEN, M.F.(Ed.): Hospital Computer Systems, New York, 1974, 598-661

SAUTER, K.: Structure and functions of the Patient Data Bank in the Medical System Hannover. In: GUENTHER, A. et al. (Eds.): International Computing Symposium 1973, Davos, Amsterdam, 1974, 585-589

Spitzy,K.H.: Neuere Präparate zur antibakteriellen Chemotherapie in der Inneren Medizin. Med. Welt, 29, 1978, 705-707

TRESPE, K.F., TRIPATZIS, I., WOLTERS, E., POTEL,J.: Interaktive Keim- und Resistenzüberwachung im Krankenhaus - Modell Medizinische Hochschule Hannover. Hyg. + Med., 6, 1981, 100-104

TRIPATZIS, I., FREIESLEBEN, H., HENKEL, W.: Laufende Ermittlung des Resistenzspektrums durch Datenverarbeitung in der bakteriologischen Routinediagnostik. Zbl. Bakt. Hyg., I. Abt. Orig. A 220, 1972, 217-223

WOLTERS, E.: Generalized Communication Tools in Medical Systems. In: LINDBERG, D.A.B., KAIHARA, S. (Eds.): MEDINFO 80, Proc. of the Third World Conference on Medical Informatics, Amsterdam, 1980, 744-748

Anschriften der Verfasser:
K.F. Trespe
Institut für Medizinische Informatik
Dr.R.Malottke
Institut für Medizinische Mikrobiologie
Medizinische Hochschule Hannover
Karl Wiechert Allee 9
3 Hannover 61

THE IMPACT OF THERAPEUTIC IMPROVEMENTS ON THE VALUE OF MASS SCREENING FOR EARLY DETECTION OF DISEASE: THE CASE OF CERVICAL CANCER

J. D. F. HABBEMA, G. J. VAN OORTMARSSEN
Department of Public Health and Social Medicine, Erasmus University
Rotterdam

Summary

The problem under study is the impact of survival-improvement on the value of mass-screening for early detection of disease. Two kinds of survival-improvement are defined: decrease in case-fatality, and increase in survival-time for fatal cases. The problem is investigated for cervical cancer screening, using the computer-programme MISCAN for simulation of mass screening and assuming a reduction of 30% in the case-fatality of local cervical cancer, and a doubling of survival for fatal cancer cases. Also, an example is given of how the results from a randomized clinical trial of a new treatment can be used for assessing the impact of this therapy on the effectiveness of mass screening. The general conclusion of the paper is that the effectiveness of cervical cancer screening will drop with improving therapy, especially for screening at older ages.

1. Introduction.

The burden of cancer disease can generally be reduced in three ways: by prevention, by early detection or by improvement of therapy. The results from these three kinds of efforts are interrelated, which complicates their separate evaluation. The purpose of the present paper is to discuss one of the interrelations: the impact of therapeutic improvements on the value of early detection programs (in practice, survival improvement by therapeutic innovation should be assessed by well designed therapeutic trials (RCT's), in order to get unbiased estimates of the resulting improvement in prognosis).

The impact sought for is not easy to assess, mainly because of two conflicting tendencies:

(1) improvement in prognosis by better therapy also means better prognosis when the disease is detected early, thus adding to the benefit of mass screening,

(2) improvement in therapy means that patients will fare better on avarage, thus reducing the maximum potential benefit of a mass screening program.

In weighing (1) against (2), special attention should be paid to the question of which stages of disease are especially favoured by improvement in some kind of therapy. A reasonable hypothesis is that improvement in (limited) surgical procedures for treatment of the early stages (local invasive disease) will probably reinforce the effectiveness of mass screening, while improvement in chemotherapy for treatment of the later stages (regional spread) will in general reduce the effectiveness of mass screening.

This paper presents a numerical investigation of these tendencies for the case of cervical cancer screening. Cervical cancer is a rather special case because the screen-detected cases are usually not yet invasive, but in their precursor states severe dysplasia or carcinoma in situ. For these precursor states, treatment is nearly always sufficient for preventing death. Thus, therapeutic improvements as considered here, almost always apply to the clinically surfaced cancers, and treatment improvements will consequently mean a drop in effectiveness of the mass-screening when measured by the number of cervical cancer deaths prevented, or by the number of life-years saved. Cervical cancer may in this respect be contrasted with e.g. breast cancer and lung cancer, where screen-detected cases are usually invasive.

2. Simulation of the disease and of the effect of mass screening.

In order to analyse morbidity and mortality from cervical cancer in a population, and the effectiveness of mass screening in reducing them, use is made of the computer programme MISCAN, see van Oortmarssen et al (1981). MISCAN consists of two parts. In the first part, life-histories of a large birth-cohort of women are simulated, according to a stochastic model of the course of cervical cancer.

The impact of mass screening on the life-histories of the women is simulated in the second part. For an example of the use of MISCAN, see Habbema et al (1980).

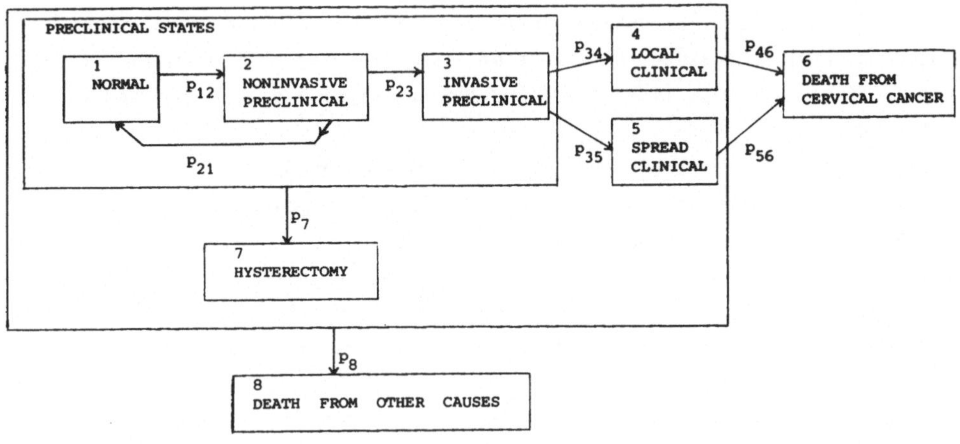

Figure 1. Structure of the disease model for cervical cancer (without intervention by screening).

TRANSITIONS:

P_{12}, P_{23}, P_{21} - transition of the preclinical natural history

P_{34}, P_{35} - clinical surfacing of the disease

P_{46}, P_{56} - death from cervical cancer

P_7 , P_8 - interruption of normal state or disease by hysterectomy or by death

Figure 1 shows the disease model (part one of MISCAN) used in the present study. This figure learns us that a woman is born in the state NORMAL, i.e. not suffering from cervical cancer or its precursors. Most women will stay in this state, and will die from other causes (state 8), according to a specified life table (some of them will during their life undergo hysterectomy for other reasons than cervical cancer). Of the women entering the NONINVASIVE PRECLINICAL state of cervical cancer (according to a user-specified age-specific incidence distribution) some will regress sponta-neaously to NORMAL, while the others will progress to INVASIVE PRECLINICAL cancer. The clinical surfacing will hopefully take place in a LOCAL stage, but otherwise when the cancer has already SPREAD. To each arrow corresponds an age-specific transition probability from one state to the other, and a stochastic dwelling-time distribution in the original state before the transition takes place. For a description

of the probabilities and distributions chosen here see Habbema et al (1980).
The women whose life histories are generated in part 1, are subjected to a mass screening program in part 2 of MISCAN. The consequences of the screening on the life-history of the women is simulated (e.g., to describe a success-case, a woman who otherwise (i.e. in part 1) dies from cervical cancer, is detected with preinvasive cancer at a screening, is treated by a hysterectomy, and will die twenty years later from an other cause).The changes in life-history for the individual women are generated in order to measure the effect of mass screening on a population level. Two basic effect-measures, lifes saved and life-years gained, will be used in the present study.
Three alternative mass screening programs will be simulated:
Program Y - 3 screenings at young ages: at 30, 35 and 40 years
Program M - 5 screenings: at 35, 40, 45, 50 and 55 years
Program O - 3 screenings at older age: at 50, 55 and 60 years.
In fact, only Program M is an attractive program for implementing in reality; programs Y and O are added in order to look at the effects of therapy improvement at young, respectively old age screening.
It is assumed that there is an 80% attendance at the first screening; at later screenings, the attendance figure is 90% for women who attended the previous screen, and 27% for women who did not attend the previous screen. The sensitivity of the Pap-smear, and the consequences of a positive smear are roughly the same as described in Habbema et al (1980).

3. Design of the study.

For our research, the transitions from the states LOCAL (4) and SPREAD (5) to DEATH from cervical cancer (6) are of special importance, because therapy improvement will influence these two transitions. Our baseline values, corresponding to survival with current therapy, are based on figures from Kottmeier (1979). The transition probabilities which should be interpreted as case-fatality probabilities, are taken to be age-dependent and have the following values:
The probability of dying from local clinical cervical cancer equals

$$P_{46} = 0.1 + 0.002 \times \text{age in years} \qquad (1)$$

The probability of dying from spread clinical cervical cancer equals

$$P_{56} = 0.45 + 0.002 \times \text{age in years} \qquad (2)$$

When a woman will eventually die from cervical cancer, a survival time will be generated from an exponential distribution with a mean of three years (but it should be remembered that these women have mortality from all other causes as a competing risk). Thus, the survival probability can be written as

$$F(t)= 1-\exp(-t/3) \qquad (3)$$

Two types of therapy improvement will be considered:
a. Improvement in the treatment of local invasive cervical cancer, resulting in a

reduction of the case-fatality (1)

level	reduction	expression (1) becomes	
0	0%	0.1 + 0.002 x age in years	(4)
1	30%	0.07 + 0.0014 x age in years	

b. Improvement in treatment of non-local invasive cervical cancer, resulting in a prolongation of the survival time for fatal disease cases:

level	% prolongation	mean survival time	
0	0%	3 years	(5)
1	100%	6 years	

The improvements a. and b. will be combined, thus yielding four levels of therapy-effectiveness. The combination (level a=0, level b=0) is the base-line representing current therapy. The improvement-levels have values which must be considered as a considerable progress in therapy, without being so unrealistic that they cannot be imagined to take place within, say the next twenty years.
A birth-cohort of about 175.000 women will be simulated, 10.000 of whom develop cervical cancer during their life. These women are exposed to the current life-table mortality rates of dutch females in 1972.

4. Results.

The results of the simulation study are sumarized in Table 1.

screening strategy		with current survival and case-fatality	with improvement in case-fatality	with improvement in survival	with improvement in both
NO screening	(a)	671	630	614	573
	(b)	13010	12031	11671	10692
Y 30-35-40	(c)	157(23%)	139(22%)	150(24%)	138(24%)
	(d)	4497(35%)	4111(34%)	4152(36%)	3767(35%)
M 35-40-45	(c)	281(42%)	247(39%)	264(43%)	243(42%)
50-55	(d)	6427(49%)	5773(48%)	5806(50%)	5374(50%)
O	(c)	207(31%)	189(30%)	183(30%)	172(30%)
50-55-60	(d)	3416(26%)	3026(25%)	2724(23%)	2615(24%)

Table 1. The effect of therapy improvement on deaths (a) and life-years lost (b) from cervical cancer, and on deaths prevented(c) and life-years gained (d) for three screening strategies. The percentage of deaths prevented (c) or the percentage of life-years-lost prevented (d) is given between brackets. All figures are per 100.000 women of the birth cohort described in section 3, and are subject to some random variation.

The conlusions to be drawn from this table are:

- The effects of improvement in case-fatality and in survival are additive, as indeed should be the case, i.e.:

573 = 671 - (671-630) - (671-614).

(verify that the same holds for life-years lost).

- The screening strategy M at five ages is superior to the other two strategies; but nevertheless, the 30-35-40 years screening strategy is good in gaining life-years, and the 50-55-60 years strategy is good in preventing deaths.
- The percentage of deaths prevented or life-years gained by screening stays remarkably the same for all three kinds of therapy-improvements (only a slight but consistent decrease can be observed with improvement in case-fatality, and relatively unfavourable changes in life-years gained for the old age screening strategy).
- Thus with improving therapy, the effects of screening in an absolute sense decreases in nearly exactly the same way as the mortality from cervical cancer and the life-years lost by cervical cancer decrease when no screening takes place.
- These results strongly suggest that with any therapy improvement for invasive cervical cancer the effect of mass-screening for early detection of cervical cancer will decrease. This conclusion has of course to be verified for other models, other assumptions, and other screening situations. But the trend is so clear, that entirely contrary results are difficult to imagine.
- As already mentioned in the introduction, these results cannot readily be transferred to screening for other cancers, like lung-cancer and breastcancer, because most screen-detected cases are invasive for those cancers. But in case of breast cancer, more and more in situ cancers are detected with the increasing sensitivity of mammography.

5. Inference from Randomized Clinical Trials.

The Randomized Clinical Trial is the research design of choice for assessing the improvement in survival from new therapies, because an unbiased estimate of the amount of improvement is obtained from such a trial.

For our purpose, we assume that the results from a randomized clinical trial for testing a new treatment regimen for cervical cancer are summarized into a confidence interval and a point estimate for both the decrease in case-fatality and the increase in survival time. From these estimates, the implications for the effect of mass-screening programs may be calculated. As an example, suppose that the 95% confidence interval for the percentage decrease in case-fatality for local disease runs from 0% to 20% and the 95% confidence-intercal for the increase in survival for fatal cases runs from 33% to 100%; then , by combining these intervals, we will have a minimum reduction in effectiveness of screeningprograms for the 0%-33% combination, and a maximum reduction for the 20%-100% combination (Of course, this is not an optimal way of working with two-dimensional confidence intervals, but it is satisfactory for our illustrative purposes). By using MISCAN, and making the same assumptions as in section 3 and 4, a confidence interval for the reduction in effectiveness of the three screening strategies has been calculated, see Table 2.

screening-strategy	reduction in deaths prevented	reduction in life-years gained
Y: 30-35-40	1(0%)-11(7%)	117(3%)-652(14%)
M: 35-40-45-50-55	14(5%)-32(11%)	473(7%)-954(15%)
O: 50-55-60	14(7%)-29(14%)	405(12%)-752(22%)

Table 2. Confidence intervals for the reduction in effectiveness of cervical cancer screening caused by therapy improvement (see text), both in numbers per cohort of 100.000 women, and in percentages of the effectiveness with current therapy (see Table 1).

The effectiveness without improvement in therapy is given in Table 1.
The clear and consistent trend in these figures is that the relative decrease in effectiveness is larger for the older-ages screening program than for the younger-ages screening program. It is interesting to note that the small deviations from an exactly constant percentage of prevented deaths and life-years for different survival levels (see Table 1) give rise to much larger percentual differences in the confidence interval analysis.

Acknowledgements:
The research reported in this paper was made possible by grant no. 500 from the "Praeventiefonds" (Prevention Fund).
Mrs. A.M. Vogelenzang de Jong has typed the manuscript.
Mr. H. Brezet has prepared and excuted the necessary runs with the MISCAN screening-simulation computer programme.

References

Habbema, J.D.F., Oortmarssen, G.J. van, and Lubbe, J.Th.N. (1980). A simulation model for evaluation of mass screening, 2nd progress report on research project Decision making on mass screening. Technical Report, Dept. of Public Health and Social Medicine, Erasmus University Rotterdam.

Kottmeier, H.L. (ed.) (1979). Annual Report on the Results of Treatment in Gynaecological Cancer, Vol. 17, FIGO, Stockholm.

Oortmarssen, G.J. van, Habbema, J.D.F., Lubbe, J.Th.N., Jong, G.A. de and Maas, P.J. van der (1981). Predicting the Effects of Mass Screening for Disease - a Simulation Approach. European Journal of Operations Research 6, 399-409.

J.D.F. Habbema and G.J. van Oortmarssen,
Erasmus University Rotterdam, Medical
Faculty, P.O. Box 1738, 3000 DR Rotterdam
The Netherlands (tel.: 010-634092)

MÜNCHENER-BLUTDRUCK-STUDIE UND BLUTDRUCK-PROGRAMM

U. KEIL, J. STIEBER, A. DÖRING, W. VAN EIMEREN, U. LAASER

MEDIS-Institut der GSF
München

Deutsches Institut zur Bekämpfung des hohen Blutdruckes
Heidelberg

Zusammenfassung

In der Bundesrepublik ist das Wissen um die Häufigkeit und um die Gefahren der Hypertonie gering. Informationen darüber, wie viele Hypertoniker von ihrer Krankheit wissen bzw. nicht wissen, sind kaum vorhanden. Daten über den Behandlungsgrad von Hypertonikern und die Compliance bei der Behandlung von Patienten mit Hypertonie sind selten. Die Münchner-Blutdruck-Studie (MBS) gibt Antworten auf solche Fragen und stellt Basisdaten für den Aufbau eines Münchner-Blutdruck-Programms (MBP) zur Verfügung. Die MBS ist als Querschnittsstudie (mit Follow-up) konzipiert. 3400 Münchner (30-69 J.) wurden nach Zufallskriterien aus der Einwohnermeldekartei der Stadt ausgewählt. Sie wurden gebeten, in ein Untersuchungszentrum zu kommen und sich einer standardisierten Befragung, 3 Blutdruckmessungen und Größe- und Gewichtsmessung zu unterziehen. Von 3198 erreichbaren Probanden nahmen 2216 an der Studie teil (etwa 70%).
Erste Ergebnisse der MBS zeigen, daß 32,5% der repräsentativen Stichprobe grenzwertige und hypertone Blutdruckwerte aufweisen. 45,8% aller Personen mit erhöhten Blutdruckwerten wissen nichts von ihrer Erkrankung. Solche Zahlen sprechen für die Einrichtung eines MBP. Wichtigste Elemente eines solchen Programms sind kontinuierliche Informationen für Ärzte und Öffentlichkeit, Entdeckung und Behandlung von Hypertonikern und Überwachung der Compliance.
Der Evaluation des MBP kommt große Bedeutung zu. Dafür ist eine Reihe von speziellen Untersuchungen vorgesehen.

I. Einleitung

Die Hypertonie gehört in den Industrieländern zu den chronischen Krankheiten mit der größten Häufigkeit (Prävalenz). Die Schätzungen für die Bundesrepublik Deutschland beruhen vorwiegend auf Extrapolationen von Ergebnissen amerikanischer und europäischer Bevölkerungsstudien (1,3). Neuere Daten aus der BRD sind kaum vorhanden (5,6).
In der BRD ist das Wissen um die Häufigkeit und um die Gefahren der Hypertonie in der Bevölkerung noch gering. Auch haben wir kaum Informationen darüber, wie viele Hypertoniker von ihrer Krankheit wissen und wie vielen ihr erhöhter Blutdruck nicht bekannt ist. Es gibt in der BRD nur wenige Daten über den Behandlungsgrad von Hypertonikern und die Compliance bei der medikamentösen Behandlung von Patienten mit Hypertonie.
Die Münchner-Blutdruck-Studie (MBS) soll Antworten auf solche Fragen geben und Basisdaten für den Aufbau eines Blutdruckprogramms für die Münchner Bevölkerung erheben.

II. Fragestellungen der Münchner-Blutdruck-Studie (MBS)

1. Häufigkeit der Hypertonie in der Münchner Bevölkerung und Abhängigkeit des Blutdrucks von anthropometrischen, sozialen und Umweltvariablen.
2. Wieviele Hypertoniker wissen von ihrem erhöhten Blutdruck?
3. Wieviele Hypertoniker werden behandelt?
4. Welcher Anteil von Personen, der wegen Hypertonie behandelt wird, wird adäquat behandelt, d.h. weist kontrollierte Blutdruckwerte auf?
5. Compliance. Wieviele und welche Hypertoniker halten sich an die Bluthochdruckbehandlung? (Diese Frage soll u.a. mit der im November 1981 beginnenden Follow-up Studie beantwortet werden.)
6. Wissen und Einstellung der Münchner Bevölkerung zu den Gefahren der Hypertonie und weiterer kardiovaskulärer Risikofaktoren.

III. Studienplan

Die MBS ist als Querschnittsstudie konzipiert und soll die oben erwähnten Fragestellungen beantworten. Die MBS wurde nicht zur Beantwortung von Fragen zur Ätiologie der Hypertonie angelegt (3,8).
Aus finanziellen Gründen wurde die Studienpopulation auf die Altersgruppe 30-69 eingeschränkt. Diese Altersgruppe wird den Zielen der MBS am ehesten gerecht. Neben den jüngeren und älteren Jahrgängen mußten auch alle Ausländer ausgeschlossen werden. (Gründe: Stichprobengröße und Übersetzung des Fragebogens und der Anschreiben in mindestens sechs Sprachen.)
Etwa 17% der Münchner Bevölkerung haben nicht die deutsche Staatsbürgerschaft. Deshalb wird eine spezielle Studie bei Ausländern empfohlen!

Stichprobenziehung: Es stellte sich heraus, daß von den rund 1,3 Millionen Münchnern im Jahre 1980 524.328 die Kriterien der Studienpopulation erfüllten:
1. Altersgruppe 30-69, d.h. Geburtsjahr 1911-1950
2. Erster Wohnsitz in München
3. Deutsche Staatsangehörigkeit.

Tabelle 1: Grundgesamtheit nach Alter und Geschlecht

GESCHLECHT / ALTER	MÄNNLICH		WEIBLICH		GESAMT	
	ANZAHL	%	ANZAHL	%	ANZAHL	%
30 - 39	67 781	28,8	71 552	24,8	139 333	26,6
40 - 49	71 672	30,4	77 531	26,8	149 203	28,5
50 - 59	54 486	23,1	72 603	25,1	127 089	24,2
60 - 69	41 557	17,7	67 146	23,3	108 703	20,7
30 - 69	235 496	100,0	288 832	100,0	524 328	100,0

Tabelle 1 zeigt die Verteilung der Grundgesamtheit nach Alter und Geschlecht. Aus dieser Grundgesamtheit von 524.328 Personen wurde im Oktober 1980 beim Einwohnermeldeamt der Stadt eine ungeschichtete Zufallsstichprobe von 3400 Personen ausgewählt.

Tabelle 2: Stichprobe nach Alter und Geschlecht

GESCHLECHT / ALTER	MÄNNLICH		WEIBLICH		GESAMT	
	ANZAHL	%	ANZAHL	%	ANZAHL	%
30 - 39	477	30,7	458	24,8	935	27,5
40 - 49	485	31,2	485	26,3	970	28,5
50 - 59	332	21,3	488	26,5	870	24,1
60 - 69	261	16,8	414	22,4	675	19,9
30 - 69	1555	100,0	1845	100,0	3400	100,0

Tabelle 2 zeigt die Verteilung der Stichprobe nach Alter und Geschlecht. Der Stichprobengröße lagen folgende Erwägungen zugrunde:

1. Blutdruckmeßdaten und Fragebogendaten von wenigstens 2000 Personen sind notwendig, um die Fragestellungen der MBS mit hinreichender Genauigkeit beantworten zu können (Vertrauensbereiche etc.).
2. Da in Großstädten wie München Beteiligungsraten von nur 70% zu erwarten sind, wurde ein "oversampling" von 900 Personen für notwendig gehalten.
3. Ferner wurde angenommen, daß Fehler im Einwohnermeldeverzeichnis, Verluste bei der Postzustellung der Anschreiben und Adressenverluste durch Migration ein weiteres "oversampling" von 15% notwendig machten. (Letztere Annahme erwies sich als falsch; es stellte sich heraus, daß das Münchner Einwohnermeldeverzeichnis sehr genau und auf dem neuesten Stand ist.)

Folgende Informationen wurden vom Einwohnermeldeamt der Stadt München für jede Person der Stichprobe (3400) zur Verfügung gestellt:
a) Familienname, b) Vorname, c) Geschlecht, d) Geburtsjahr, e) Straße, Hausnummer, f) Nummer des statistischen Stadtbezirks.

Fragebogen: Der Fragebogen umfaßt Fragen zu folgenden Gebieten: 1) Inanspruchnahme medizinischer Versorgung, 2) Blutdruckanamnese, 3) Medikamenteneinnahme und speziell Einnahme von Antihypertonika, 4) Eigen- und Familienanamnese, 5) Einstellungs- und Wissensfragen zu Bluthochdruck, Übergewicht, Salzkonsum, Rauch- und Trinkgewohnheiten und weiteren kardiovaskulären Risikofaktoren, 6) Ausbildung, Beruf und Einkommen.

IV. Blutdruckmessung, -meßtraining, Qualitätskontrolle und Vorstudien

Zur Blutdruckmessung wurde das Hawksley Random-Zero-Sphygmomanometer benutzt (10). Medizinisches Personal wurde eine Woche lang intensiv in der Blutdruckmessung geschult; es fanden regelmäßige Qualitätskontrollen während des gesamten Feldverlaufs statt. An jedem Probanden wurden 3 Messungen im Abstand von je 3 Minuten am rechten Arm unter standardisierten Bedingungen vorgenommen. Die Beantwortung des Fragebogens ging den Blutdruckmessungen voraus, so daß jeder Proband vor jeder Blutdruckmessung mindestens 15 Minuten sitzend verbrachte. Bei jeder Messung wurde die 1., 4. und 5.Phase nach Korotkoff und die Pulsfrequenz registriert.
Eine Vorstudie zur endgültigen Testung des Fragebogens und aller Untersuchungsinstrumente wurde im August 1980 an 72 GSF Mitarbeitern durchgeführt (2). Eine weitere Vorstudie "im Feld" an 100 Münchnern fand Ende November 1980 statt.

V. Organisation der Feldarbeit und erreichte Beteiligungsraten

Die Datensammlungsphase der MBS begann am 1. Dezember 1980 und wurde Ende Mai 1981 abgeschlossen. Die ausgewählten Probanden erhielten einen oder mehrere Briefe mit Informationen über die Studie und der Bitte, in ein Untersuchungszentrum (Krankenhaus, Schule) zu kommen, um sich der standardisierten Befragung, 3 Blutdruckmessungen und weiteren anthropometrischen Messungen zu unterziehen. Bei 373 Probanden, d.h. 17% der untersuchten Stichprobe, wurden Hausbesuche durchgeführt.
Von 3198 erreichbaren Probanden (nach Abzug der "Probandenverluste" durch Migration, Tod, Haft, Fehler im Einwohnermeldeverzeichnis etc.) nahmen 2216 Probanden an der Studie teil. Dies entspricht einer Beteiligungsrate von fast 70%.

Tabelle 3: Studienteilnehmer nach Alter und Geschlecht

GESCHLECHT / ALTER	MÄNNLICH		WEIBLICH		GESAMT	
	ANZAHL	%	ANZAHL	%	ANZAHL	%
30 - 39	302	29,0	298	25,4	600	27,1
40 - 49	326	31,3	319	27,2	645	29,1
50 - 59	232	22,2	315	26,8	547	24,7
60 - 69	182	17,5	242	20,6	424	19,1
30 - 69	1042	100,0	1174	100,0	2216	100,0

Tabelle 3 zeigt die Verteilung der Studienteilnehmer (2216) nach Alter und Geschlecht. Die Verteilungen der Tabellen 1, 2 und 3 zeigen gute Übereinstimmung.

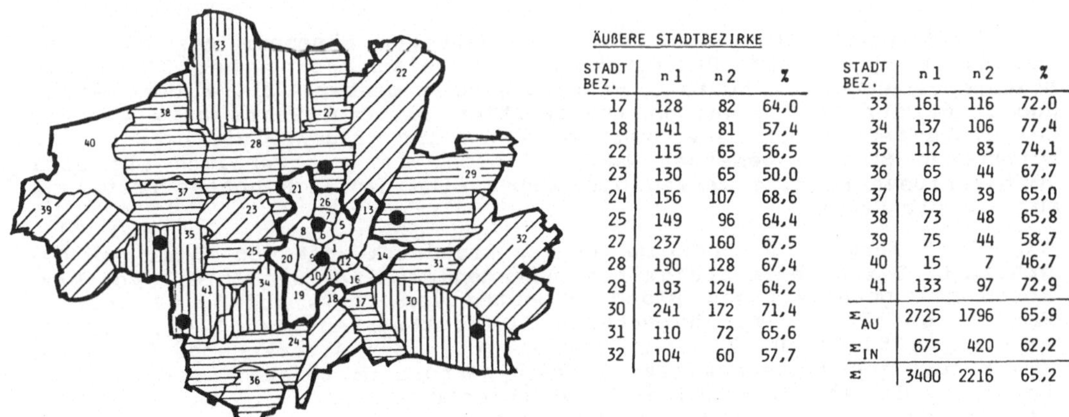

ÄUßERE STADTBEZIRKE

STADT BEZ.	n1	n2	%
17	128	82	64,0
18	141	81	57,4
22	115	65	56,5
23	130	65	50,0
24	156	107	68,6
25	149	96	64,4
27	237	160	67,5
28	190	128	67,4
29	193	124	64,2
30	241	172	71,4
31	110	72	65,6
32	104	60	57,7

STADT BEZ.	n1	n2	%
33	161	116	72,0
34	137	106	77,4
35	112	83	74,1
36	65	44	67,7
37	60	39	65,0
38	73	48	65,8
39	75	44	58,7
40	15	7	46,7
41	133	97	72,9
Σ_{AU}	2725	1796	65,9
Σ_{IN}	675	420	62,2
Σ	3400	2216	65,2

Abbildung 1: Stichprobe und Beteiligungsraten nach statistischen Stadtbezirken
n1 = Zahl der Probanden der Stichprobe,
n2 = Zahl der Teilnehmer,
% = Beteiligungsrate in Prozent

Abbildung 1 zeigt die Verteilung der Stichprobe, der Teilnehmer und der Beteiligungsraten (nicht auf die 3198 erreichbaren, sondern auf 3400 Probanden bezogen) nach statistischen Bezirken der Stadt. Die schwarzen Punkte geben die Lage der 7 Untersuchungszentren an.

Über die Nichtteilnehmer liegen detaillierte Informationen vor (Non-Response-Analyse). Diese wurden per Telephon und Kurzfragebogen erhoben. Somit ist es möglich, eventuelle Unterschiede zwischen Teilnehmern und Nichtteilnehmern abzuschätzen.

VI. Erste Ergebnisse

Zunächst werden die Daten im Hinblick auf die Hauptfragestellungen der Studie analysiert. Erste Ergebnisse liegen vor. (Allen hier präsentierten Blutdruckdaten liegen die für jeden Probanden aus 2. und 3. Messung berechneten Mittelwerte zugrunde. Zur Bestimmung des diastolischen Blutdrucks wurde die 5.Phase nach Korotkoff gewählt.)

1. Prävalenz

Tabelle 4: Einteilung der Blutdruckwerte in normoton, grenzwertig und hyperton (WHO-Kriterien*) nach Geschlecht

GESCHLECHT / BLUTDRUCK	MÄNNLICH		WEIBLICH		GESAMT	
	ANZAHL	%	ANZAHL	%	ANZAHL	%
NORMOTON	631	60,6	865	73,7	1496	67,5
GRENZWERTIG	226	21,7	183	15,6	409	18,5
HYPERTON	185	17,7	126	10,7	311	14,0
GESAMT	1042	100,0	1174	100,0	2216	100,0

Tabelle 4 zeigt, daß 18,5% der 30-69jährigen Münchner grenzwertige* und 14,0% hypertone* Blutdruckwerte aufweisen, d.h. bei 32,5% der Stichprobe wurden erhöhte Blutdruckwerte gemessen. 21,7% der Männer und 15,6% der Frauen weisen grenzwertige Blutdruckwerte auf, während bei 17,7% der Männer, aber nur bei 10,7% der Frauen Blutdruckwerte im hypertonen Bereich gemessen wurden. Sowohl im grenzwertigen als auch im hypertonen Bereich weisen die Männer eine deutlich höhere Prävalenz auf als die Frauen.

Tabelle 5 zeigt die Abhängigkeit der Blutdruckwerte von Alter und Geschlecht. Bei Männern steigt mit zunehmendem Alter der Anteil von Personen mit grenzwertigen Blutdruckwerten von 17,5% auf 32,4% an. Der Anteil von Männern mit hypertonen Blutdruckwerten steigt bis zur Altersgruppe 50-59 auf 22,8% an und liegt in der Altersgruppe 60-69 bei 20,9%. Bei den Männern weisen 17,7% hypertone Werte auf; insgesamt haben 39,4% der Männer erhöhte Blutdruckwerte.
Bei Frauen ist der Anteil von Personen mit grenzwertigen und hypertonen Blutdruckwerten in den Altersgruppen 30-39, 40-49 und 50-59 wesentlich geringer als bei Männern. Mit zunehmendem Alter steigt auch bei Frauen der Anteil von Personen mit grenzwertigen und hypertonen Werten an. In der Altersgruppe 30-39 erscheinen die Unterschiede in der Prävalenz an Hypertonie zwischen Männern und Frauen besonders groß, während sich die Prävalenzraten von Frauen und Männern in der Altersgruppe 60-69 nicht wesentlich voneinander unterscheiden. Bei den Frauen weisen 10,7% hypertone Werte auf; insgesamt haben 26,3% der Frauen erhöhte Blutdruckwerte.

Tabelle 5: Einteilung der Blutdruckwerte in normoton, grenzwertig und hyperton (WHO-Kriterien*) nach Alter und Geschlecht

MÄNNER

BLUT-DRUCK / ALTER	NORMOTON		GRENZWERTIG		HYPERTON		GESAMT	
	ANZAHL	%	ANZAHL	%	ANZAHL	%	ANZAHL	%
30 - 39	218	72,2	53	17,5	31	10,3	302	100,0
40 - 49	207	63,5	56	17,2	63	19,3	326	100,0
50 - 59	121	52,2	58	25,0	53	22,8	232	100,0
60 - 69	85	46,7	59	32,4	38	20,9	182	100,0
30 - 69	631	60,6	226	21,7	185	17,7	1042	100,0

FRAUEN

BLUT-DRUCK / ALTER	NORMOTON		GRENZWERTIG		HYPERTON		GESAMT	
	ANZAHL	%	ANZAHL	%	ANZAHL	%	ANZAHL	%
30 - 39	276	92,6	14	4,7	8	2,7	298	100,0
40 - 49	252	79,0	40	12,5	27	8,5	319	100,0
50 - 59	210	66,7	58	18,4	47	14,9	315	100,0
60 - 69	127	52,5	71	29,3	44	18,2	242	100,0
30 - 69	865	73,7	183	15,6	126	10,7	1174	100,0

Tabelle 6: Einteilung der Blutdruckwerte in "mild", "mäßig hoch" und "sehr hoch" gemäß diastolischen Blutdruckwerten nach Geschlecht

GESCHLECHT / DIAST. (MMHG)**	MÄNNLICH		WEIBLICH		GESAMT	
	ANZAHL	%	ANZAHL	%	ANZAHL	%
< 90	764	73,3	1008	85,9	1772	79,9
90 - 104	237	22,7	144	12,3	381	17,2
105 - 114	30	2,9	18	1,5	48	2,2
> 115	11	1,1	4	0,3	15	0,7
GESAMT	1042	100,0	1174	100,0	2216	100,0

** "MILD" : DIASTOLE 90 - 104 MMHG
MÄSSIG HOCH : DIASTOLE 105 - 114 MMHG
SEHR HOCH : DIASTOLE ≥ 115 MMHG

In Tabelle 6 wird der Blutdruck nur nach den diastolischen Werten eingeteilt. Dies entspricht der Einteilung bei der HDFP-Studie (7). Diastolische Blutdruckwerte unter 90 mmHg werden als normoton, Werte von 90-104 mmHg als "mild", Werte von 105-114 mmHg als "mäßig hoch" und Werte von $\geq$115 mmHg als "sehr hoch" hyperton bezeichnet. Auch bei dieser Einteilung zeigt sich, daß der Anteil der Männer mit erhöhten diastolischen Werten wesentlich größer ist als der Anteil der Frauen. Der bei weitem größte Teil aller Hypertoniker ist in der Gruppe der "milden" Hypertonie zu finden. 22,7% aller Männer und 12,3% aller Frauen fallen in diese Gruppe.

2. Bekanntheitsgrad der Hypertonie (awareness)

Tabelle 7 beantwortet die Frage "Wieviele Hypertoniker wissen von ihrem erhöhten Blutdruck?".

Tabelle 7: Bekanntheitsgrad der Hypertonie gemäß grenzwertigen und hypertonen Blutdruckwerten (WHO-Kriterien*)

HYPERTONIE BEKANNT / BLUTDRUCK	JA		NEIN		GESAMT	
	ANZAHL	%	ANZAHL	%	ANZAHL	%
GRENZWERTIG	203	49,6	206	50,4	409	100,0
HYPERTON	187	60,1	124	39,9	311	100,0
GESAMT	390	54,2	330	45,8	720	100,0

Von 720 Probanden mit erhöhten Blutdruckwerten wußten 390 Probanden (54,2%) von ihrer Krankheit; 330 Probanden (45,8%) gaben an, daß bei ihnen noch nie hoher Blutdruck festgestellt worden sei.
Von den Personen mit grenzwertigen Blutdruckwerten gaben 49,6% an, von ihrer Krankheit zu wissen, während bei den Personen mit hypertonen Blutdruckwerten 60,1% von ihrer Hypertonie wußten.

3. Behandlungsgrad

Tabelle 8 beschreibt die Antihypertensivaeinnahme von Studienteilnehmern mit grenzwertigen und hypertonen Blutdruckwerten.

Tabelle 8: Antihypertensivaeinnahme von Studienteilnehmern mit grenzwertigen und hypertonen Blutdruckwerten (WHO-Kriterien*)

ANTIHYPERTENSIVA / BLUTDRUCK	JA		NEIN		GESAMT	
	ANZAHL	%	ANZAHL	%	ANZAHL	%
GRENZWERTIG	92	22,5	317	77,5	409	100,0
HYPERTON	82	26,4	229	73,6	311	100,0
GESAMT	174	24,2	546	75,8	720	100,0

Einhundertvierundsiebzig, d.h. 24,2% der Personen mit erhöhten Blutdruckwerten (720) gaben an, Antihypertensiva einzunehmen. Bei diesem Personenkreis sind die Blutdruckwerte offenbar nicht vollkommen kontrolliert, d.h. normoton.

Tabelle 9: Studienteilnehmer, die angaben, einen Hypertonus zu haben, nach Blutdruckwerten und Antihypertensivaeinnahme

BLUT-DRUCK \ ANTIHYPERTENSIVA	JA		NEIN		GESAMT	
	ANZAHL	%	ANZAHL	%	ANZAHL	%
NORMOTON	56	20,1	222	79,9	278	100,0
GRENZWERTIG	87	42,9	116	57,1	203	100,0
HYPERTON	80	42,8	107	57,2	187	100,0
GESAMT	223	33,4	445	66,6	668	100,0

Von den 2216 Teilnehmern der Studie gaben 668 an, eine Hypertonie zu haben. Bei der Messung stellte sich heraus, daß von letzteren 390 Personen erhöhte Blutdruckwerte aufwiesen. 278 Personen waren bei der Messung normoton. Von diesen 278 normotonen Probanden gaben 56 (20,1%) an, Antihypertensiva einzunehmen. Diese 56 Personen kann man als kontrollierte Hypertoniker bezeichnen und müßte sie im Sinne der "actual hypertensives" den 720 Personen mit erhöhten Blutdruckwerten hinzurechnen. 222 von 278 Probanden mit normotonen Werten gaben an, keine Antihypertensiva einzunehmen. Sie sind als Personen anzusehen, die glauben, eine Hypertonie zu haben, die aber bei der MBS normoton waren. Insgesamt nehmen von den 668 Personen, die sich selbst als Hypertoniker bezeichnen, nur 223 (33,4%) Antihypertensiva ein. Von diesen weisen nur 56, d.h. 25% normotone Werte auf.

4. Hypertoniekontrolle

Bei Auswertung der Medikamentenanamnese stellte sich heraus, daß 258 der 2216 Studienteilnehmer Antihypertensiva einnehmen.

Tabelle 10: Studienteilnehmer, die Antihypertensiva einnehmen, nach Blutdruckwerten (WHO-Kriterien*) und Geschlecht

BLUT-DRUCK \ GESCHLECHT	MÄNNLICH		WEIBLICH		GESAMT	
	ANZAHL	%	ANZAHL	%	ANZAHL	%
NORMOTON	27	27,0	57	36,1	84	32,5
GRENZWERTIG	34	34,0	58	36,7	92	35,7
HYPERTON	39	39,0	43	27,2	82	31,8
GESAMT	100	100,0	158	100,0	258	100,0

* WHO Kriterien zur Definition der Hypertonie:

Normoton:	Systole	< 140 mmHg	und
	Diastole	< 90 mmHg	
Grenzwertig:	Systole	140 - 159 mmHg	und/oder
	Diastole	90 - 94 mmHg	
Hyperton:	Systole	≥ 160 mmHg	und/oder
	Diastole	≥ 95 mmHg	

Von den 258 Probanden, die Antihypertensiva einnehmen, weisen aber nur 84, d.h. 32,5%, normotone Blutdruckwerte auf.
Frauen nehmen häufiger Antihypertensiva ein als Männer.
In den Tabellen 9 und 10 stimmen die Angaben über Antihypertensivaeinnahme der Studienteilnehmer nicht genau überein. In Tabelle 9 bezieht sich die Angabe auf diejenigen Probanden, die glauben, einen Hypertonus zu haben. Tabelle 10 gibt die Auswertung der Medikamentenanamnese der 2216 Teilnehmer ohne Einschränkungen wider. Danach nehmen 258 Personen, d.h. 11,6% der Studienteilnehmer, Antihypertensiva ein.

Fragen der Medikamenten-Compliance bei Personen mit grenzwertigen und erhöhten Blutdruckwerten können erst mit den Daten der Folgestudie, die im November 1981 beginnen soll, beantwortet werden.
Auf die Darstellung von Ergebnissen über Wissen und Einstellung zu weiteren kardiovaskulären Risikofaktoren muß aus Platzgründen verzichtet werden.

VII. Münchner-Blutdruck-Programm (MBP)

Wichtigstes Ziel der MBS ist die Erhebung von Basisdaten für den Aufbau des Münchner-Blutdruck-Programms (MBP). Erste Ergebnisse der MBS haben u.a. gezeigt, daß 32,5% der repräsentativen Stichprobe grenzwertige und hypertone Blutdruckwerte aufweisen (Tabelle 4). Wenn man diesen Befund auf die Grundgesamtheit der 30-69jährigen Münchner (524.328) hochrechnet, dann kann man annehmen, daß etwa 170.000 Personen in dieser Altersgruppe erhöhte Blutdruckwerte haben. Eindrucksvoll ist auch der Befund, daß 45,8% aller Personen mit erhöhten Blutdruckwerten nichts von ihrer Erkrankung wissen (Tabelle 7). Diese Zahlen sprechen für die Einrichtung eines MBP.
Die mit der Langzeitbehandlung (diätetisch und/oder medikamentös) und Kontrolle des Bluthochdrucks verbundenen Schwierigkeiten sind bekannt (1). Gemeinde- und betriebsorientierte Blutdruckprogramme sind eine Möglichkeit, dieser Herausforderung erfolgreich zu begegnen (4,9).
Als langfristige Aktivitäten zur Information von Ärzten und Öffentlichkeit, Entdeckung, Behandlung und Kontrolle von Hypertonikern müssen sie von den niedergelassenen Ärzten, den Krankenkassen und vielen weiteren lokalen Organisationen und Institutionen des Gesundheitswesens (Medizinische Fakultäten, Gesundheitshaus, Deutsche Liga zur Bekämpfung des hohen Blutdrucks) getragen werden. Natürlich soll im Rahmen des geplanten MBP's auch versucht werden, weitere Risikofaktoren (z.B. Rauchen, Übergewicht etc.) zu beeinflussen.

Evaluation: Der Evaluation des MBP kommt besondere Bedeutung zu. Dazu ist eine Reihe von Untersuchungen vorgesehen:

1. Prozeßevaluation
2. Kontinuierliche Analyse der Mortalitätsdaten (nach statistischen Bezirken)
3. Weitere Querschnittsstudien vom Typ der MBS
4. Surveys bei Ärzten über Behandlungsverhalten bei Hypertonikern
5. Untersuchung des Verbrauchs von Antihypertensiva etc.
6. Untersuchungen zur diätetischen und Medikamenten-Compliance.

Danksagung

Die Organisation der Feldarbeit wurde vom Institut Socialdata, München, übernommen. Den Schulen und Krankenhäusern, die Untersuchungsräume für die MBS zur Verfügung gestellt haben, gilt unser besonderer Dank. Auch beim ÄKBV, der KVB, dem Gesundheitshaus und dem städtischen Schulreferat möchten wir uns für die Unterstützung der MBS bedanken.

Literatur

(1) Deutsches Institut zur Bekämpfung des hohen Blutdruckes, Heidelberg (Hrsg.): Weißbuch Hypertonie: Die Bluthochdruckkrankheit, Wissensstand - Analysen - Konsequenzen. F. K. Schattauer Verlag, Stuttgart - New York (1980).

(2) Döring, A., Stieber, J., Keil, U.: "Münchner-Blutdruck-Studie" in Neuherberg - Bericht über den Vortest (18.-22.August 1980), GSF-Info 1, 1-3 (1981).

(3) Eimeren, W. van, Keil, U.: Münchner-Blutdruck-Studie, Bayer. Ärzteblatt 1, 44-45 (1981).

(4) Fricke, H.: Münchner-Blutdruck-Programm (MBP). Arbeitspapier des MEDIS-Instituts der GSF (Juli 1981).

(5) Füller, A., Ganten, D., Keil, U., Laaser, U.: Volkskrankheit Bluthochdruck, Dtsch. Ärzteblatt, 15, 717-720, (9.April 1981).

(6) Füller, A., Keil, U., Nissinen, A., Laaser, U.: Die Epidemiologie des Hochdruckrisikos: Keine Konsequenzen für die Bundesrepublik? Münchner Med. Wochenschrift, 1981 (im Druck).

(7) Hypertension Detection and Follow-up Program Cooperative Group. Five Year Findings of the Hypertension Detection and Follow-up Program, JAMA 424, 2562 (1979).

(8) Keil, U.: Münchner-Blutdruck-Studie, Arbeitspapier des MEDIS-Instituts der GSF, München-Neuherberg (1980).

(9) Malmon, A.M.: The Milwaukee High Blood Pressure Program, GSF-Bericht, München-Neuherberg (Januar 1981).

(10) Rose, G.A., Holland, W.W., Crowley, E.A.: A Sphygmomanometer for Epidemiologists. Lancet 8, 296-300 (Februar 1964).

Anschrift der Verfasser:
U.Keil, J.Stieber, A.Döring, W.van Eimeren:
MEDIS-Institut der GSF, München, AG Epidemiologie,
Ingolstädter Landstraße 1, 8042 Neuherberg.
U.Laaser: Deutsches Institut zur Bekämpfung des
hohen Blutdruckes, Abt. Epidemiologie, Statistik
und Transferforschung,
Bergheimerstr. 147, 6900 Heidelberg 1.

DIE BEDEUTUNG VON REIHENUNTERSUCHUNGEN FÜR DIE EPIDEMIOLOGIE DER BEHINDERUNGEN

W. GERDEL, G. SASSEN
Institut für Dokumentation und Information über Sozialmedizin und öffentliches Gesundheitswesen
Bielefeld

Zusammenfassung

Maßnahmensteuerung (hier Planung für Schule und Sonderschule), Risikoforschung (Ermittlung von gehäuftem Auftreten von Störungen), aber auch schlicht Information und Motivation sind Ziele der Epidemiologie der Behinderungen. Datenquellen sind die Schulstatistik, Einzelstudien und Expertenschätzungen sowie Reihenuntersuchungen bei Schulanfängern und Schülern. Die zunehmende Differenziertheit der schulärztlichen Dokumentation sowie die zentrale maschinelle Auswertung ermöglicht Ergebnisse, die zwar noch erhebliche methodische Mängel sichtbar werden lassen, die jedoch eine Indikatorfunktion haben können.

1. Epidemiologische Zielsetzung der statistischen Auswertung von Ergebnissen aus Reihenuntersuchungen

Aufgrund der Landesschulgesetze sowie aufgrund der Durchführungsbestimmungen über die Aufgaben des öffentlichen Gesundheitsdienstes sind die Gesundheitsämter dazu verpflichtet, Untersuchungen bei Schulanfängern und Schülern durchzuführen. Die Ergebnisse dienen

- der Information der Schule über die allgemeine und spezielle Schuleignung aus medizinischer Sicht,
- der Feststellung von Gefährdungen, um durch entsprechende Maßnahmen das Eintreten von Schäden zu verhindern, bzw. der Feststellung bereits eingetretener Schäden, um deren Behandlung einzuleiten, sowie

- der zusammenfassenden statistischen Berichterstattung über den Gesundheitszustand der Schuljugend.

Insbesondere die Untersuchung der Schulanfänger bedeutet eine Totalerhebung über den Gesundheitszustand eines bestimmten Jahrgangs der Gesamtbevölkerung. Es bietet sich hier die nicht zu wiederholende Chance, den Aufwand des Untersuchungsganges für epidemiologische Zwecke nutzbar zu machen. Voraussetzungen sind,
- daß epidemiologisch relevante Merkmale erhoben werden,
- daß die Untersuchung in vergleichbarer Weise stattfindet,
- daß eine geeignete, praktikable Form der Dokumentation bereitsteht und
- daß sichergestellt ist, daß tatsächlich alle Individuen der Grundgesamtheit in die Untersuchung eingehen und auch nur einmal eingehen und daß alle dokumentierten Untersuchungen auch tatsächlich in die Auswertung einbezogen werden.

Eine wichtige Frage an die Gesundheitsstatistik im Schulalter ist die nach der Häufigkeit sonderschulbedürftiger Behinderungen. In die Planungspraxis umsetzbare Ergebnisse haben bisher nur Erhebungen und Einschätzungen aus dem pädagogischen Bereich erbracht. Ärztlicherseits (MAIER 1969) wurde sogar eine Übernahme der Sonderschultypologie für die Behindertenstatistik abgelehnt mit der Begründung, daß die "Aufweichung" des Begriffes "Behindert" verhindert werden müsse. Im Ergebnis haben wir jetzt Systematiken für Untersuchung und Dokumentation vorliegen, die zur Unterstützung der Sonderschulplanung nur bedingt mit erheblichen Abstrichen taugen. Wir untersuchen im folgenden, wie brauchbar die aus der schulärztlichen Reihenuntersuchung gewonnenen Daten für die Planung des Sonderschulbereichs sind. Ferner wird die Möglichkeit zur Herstellung einer Konkordanz zwischen den Merkmalskatalogen verschiedener Systeme der schulärztlichen Untersuchung geprüft.

2. Methodik

Als "Bielefelder Modell" ist ein Verfahren zur standardisierten, operationalen Befunderhebung sowie der Organisation der zentralen Datenerfassung und statistischen Auswertung bekannt geworden.
Es steht den Gesundheitsämtern frei, sich diesem Verfahren anzuschließen,und es wurde im Jahre 1980 in 40 Kreisen und kreisfreien Städten angewandt. Seit nunmehr zwölf Jahren werden jährlich in vergleichbarer Weise Auswertungen durchgeführt und den angeschlossenen Gesundheitsämtern sowie interessierten Stellen zur Verfügung gestellt. Um die Kontinuität des Systems und die Vergleichbarkeit der

Ergebnisse zu erhalten, verboten sich weitergehende Veränderungen während dieser Zeit. Um die inzwischen angefallenen Wünsche aus der Praxis und die sich aus der Entwicklung der Fachgebiete ergebenden Notwendigkeiten zur Bearbeitung umzusetzen, hat im Auftrag der Gesundheitsministerkonferenz der Länder die Arbeitsgemeinschaft leitender Medizinalbeamter der Länder eine "Arbeitsgruppe jugendärztliche Untersuchung und Dokumentation" zu diesem Zweck eingesetzt. Gleichzeitig hat die Arbeitsgruppe die Aufgabe, das Verfahren zur Übernahme in allen Bereichen der Bundesrepublik praktikabel und attraktiv zu machen. Eine erste Bearbeitung des Merkmalskatalogs unter Hinzuziehung von Fachvertretern vieler Disziplinen ist abgeschlossen. Ein neuer Merkmalskatalog wurde verabschiedet, der bereits an einigen Stellen probeweise angewandt wird. (ARBEITSRICHTLINIEN 1980).

Unabhängig von diesen Bemühungen untersucht und dokumentiert man in Berlin (West) seit etwa ebenso langer Zeit nach einem eigenen Verfahren, den "Funktionsdiagnostischen Tabellen". Im Laufe der Jahre haben beide Systeme voneinander gelernt und sich punktuell angenähert. Jedoch war ein echtes Bemühen um Kompatibilität auf keiner der beiden Seiten vorhanden, und so ist eine vollständige Vergleichbarkeit nicht gegeben. Charakteristischer Unterschied ist die Skalierung bei den einzelnen Merkmalen. In Bielefeld hat man sich einer mehr dynamischen Betrachtungsweise verschrieben. Es interessiert weniger die Häufigkeit von Befunden und Behinderungen. Die Prävalenz dieser Störungen wurde als aus der Forschung bekannt vorausgesetzt und ist nicht Gegenstand der Erhebung. Im Vordergrund steht die Frage, ob eine Maßnahme erforderlich ist. Entsprechend ist die Skalierung:

- X = Befund liegt vor, nicht behandlungsbedürftig,
- B = Befund liegt vor, behandlungsbedürftig, Behandlung eingeleitet,
- A = Befund liegt vor, behandlungsbedürftig, Behandlung noch nicht eingeleitet: Arztüberweisung.

Die Berliner Skalierung orientiert sich an den Musterungstabellen für Wehrpflichtige und unterscheidet drei Funktionsgruppen:

- 1 Überwachungsfälle,
- 2 Behandlungsfälle,
- 3 Rehabilitationsfälle (Befunde, die die Leistungsfähigkeit stark einschränken).

Aus der Berliner Skalierung läßt sich keine Rechtfertigungs- und Fleißstatistik erstellen, da die Durchführung einer Arztüberweisung bei dem einzelnen Befund selbst nicht dokumentierbar ist. Auf der anderen Seite fehlt dem Bielefelder Verfahren die Unterscheidung zwischen Befunden, die die Leistungsfähigkeit nicht, und solchen Befunden, die die Leistungsfähigkeit erheblich beeinträchtigen. Insbesondere der letzte Mangel wird ausschlaggebend, wenn etwa für Planungen im Sonderschulbereich die aktuelle Häufigkeit von Behinderungen benötigt wird. Diesem Mangel ist bei der Bearbeitung der Arbeitsrichtlinien durch die genannte Arbeitsgruppe bereits abgeholfen. Die Skala enthält eine weitere Markierungsmöglichkeit

- D = Befund liegt vor und bedeutet eine erhebliche und nicht nur vorübergehende Leistungsbeeinträchtigung des Kindes.

Da mit diesem neuen Schema erst an einigen Stellen probeweise gearbeitet wird, können Auswertungsergebnisse noch nicht vorliegen. Bei der Gegenüberstellung der Merkmalskataloge des Berliner und des Bielefelder Verfahrens zeigt sich, daß durch geeignete Zusammenfassung von Merkmalen eine begrenzte Konkordanz von Merkmalsgruppen herstellbar ist. Auch können Merkmalshäufigkeiten nicht einfach addiert werden, da das Vorliegen eines Befundes bei dem einen Merkmal das Vorliegen eines Befundes bei dem anderen Merkmal nicht ausschließt. Es ist deshalb eine Korrektur nach der folgenden Formel durchgeführt worden

$$s_j = (1 - s_{j-1}) \cdot h_j + s_{j-1}$$

Es bedeuten

j: Durchnumerierung der zu addierenden Häufigkeitswerte, h_j

s_j: Häufigkeitssumme unter Einschluß des Häufigkeitswertes h,

s_{j-1}: Häufigkeitssumme bis einschließlich des vorhergehenden Häufigkeitswertes.

Für die Berechnung der Werte in Tabelle 1 wurde die Veröffentlichung der Auswertung der Einschulungsuntersuchungen 1978 herangezogen (ERGEBNISSE 1980).

3. Ergebnisse

Nach Durchführung der Untersuchungen über die mögliche Konkordanz der verschiedenen statistischen Quellen wurde die Tabelle 1 erstellt, die im folgenden besprochen wird.

Die Tabelle ist durch die Anlage einer Mittelspalte geteilt. Diese enthält die Zeilenbeschriftung, die bei den meisten Merkmalen für die linke Hälfte der Tabelle anders lautet als für die rechte, jedoch dergestalt, daß eine Konkordanz gegeben ist. Zuerst sei auf die Zahlen in der zweiten Spalte der rechten Tabellenhälfte (SANDER 1973) hingewiesen. Die Werte wurden aus dem Sander'schen

Text exzerpiert. Sie finden sich dort nicht in Tabellenform. Sander geht es primär um die Feststellung der benötigten Plätze für sonderschulbedürftige Kinder. Diese Zahl kann bei einzelnen Merkmalen niedriger sein als die Zahl der Behinderten und ist es auch. Die von Sander mitgeteilten Werte sind gut belegt, meist durch mehrere empirische Untersuchungen mit in der Größenordnung gleichen Werten. In der Spalte "Behinderte im Schulalter" sind die tatsächlich vorliegenden Häufigkeiten von Behinderungen aufgeführt unabhängig von der Sonderschulbedürftigkeit. Die Validität dieser Daten ist als sehr hoch anzusehen. Sie werden daher immer wieder zum Vergleich herangezogen.

Nun zur ersten Spalte. Hier sind die Häufigkeiten von Befunden aufgeführt, die 1980 in Nordrhein-Westfalen bei Schulanfängern erhoben wurden, in Gesundheitsämtern, die mit dem Bielefelder Modell arbeiten. Es sind nicht nur Behinderungen aufgeführt, sondern Befunde jeglicher Art. Bei den Befunden des Nervensystems und des Verhaltens bewegen sich die Häufigkeiten in der Größenordnung, die auch von Sander angegeben wird. Bei allen übrigen Merkmalen stehen die Zahlen in keiner erkennbaren Relation zu Häufigkeiten von Behinderungen. Bei den Befunden des Auges werden die Zahlen hoch getrieben durch "Schielen" und "Refraktionsanomalie". Beide Befunde sind in der Regel leicht korrigierbar und führen nicht zu einer bleibenden Leistungsbeeinträchtigung. Bei den Hörstörungen sind es passagere Hörstörungen, hervorgerufen von einem Tubenkatarrh, die den Großteil der Häufigkeit ausmachen und die keinen Behinderungscharakter haben. Bei den zahlreichen Sprachstörungen, die im Einschulungsalter noch gefunden werden, kann davon ausgegangen werden, daß sie sich im Laufe der normalen Entwicklung zurückbilden. Die hohe Zahl an Körperbehinderten wird im wesentlichen hervorgerufen durch das Merkmal "Fußschäden", bei dem es nur in einer sehr niedrigen Anzahl von Fällen zu bleibenden Behinderungen kommt. Bei den Befunden an inneren Organen sind es "Bronchitis", "Entwicklungsrückstand" und "Angiokardiopathie", die den Hauptanteil der Häufigkeit bilden. Unter den sonstigen Befunden trifft man nur solche, bei denen von der Definition her ein Behinderungsfall ausgeschlossen ist, wie etwa Adenoide, pathologische Tonsillen, Haltungsschwäche.

Prinzipiell das gleiche gilt für die Häufigkeit in der nächsten Spalte. Die Unterschiede zu den Ergebnissen aus Nordrhein-Westfalen halten sich in Grenzen. Interessant ist jetzt die Gegenüberstellung mit den Eintragungen in der nächsten Spalte. Hier sind nur die Befunde mit erheblicher Leistungsminderung aufgeführt. Auffällig ist, daß bei den ersten vier Werten die von Sander vorgegebene Größenordnung ganz erheblich verfehlt wird. Erst bei den Sprachstörungen kommt mit 1,61% ein Wert heraus, der gegenüber 2,0% eine noch nicht übermäßige Abweichung aufweist. Bei der Körperbehinderung mit 1,08% steht sogar ein größerer Wert als bei Sander mit 0,7%. Die Befunde an inneren Organen mit 0,29% vertragen sich mit dem Vergleichswert von 0,4% ebenfalls recht gut.

Sander hat aus den von ihm mitgeteilten Werten für die Behinderten im Schulalter die Anzahl der benötigten Sonderschulplätze errechnet. Dabei geht er davon aus, daß bei den schwerstwiegenden Merkmalen geistige Behinderung, Blindheit, Gehörlosigkeit alle Behinderten auch Sonderschulplätze benötigen.
In allen übrigen Fällen wird unterstellt, daß die Normalschule der Zukunft Behinderte mit weniger gravierenden Störungen aufnehmen und adäquater fördern kann. Bei den Verhaltens- und Sprachgestörten geht der Autor darüberhinaus davon aus, daß die Betroffenen nur über eine gewisse Anzahl von Jahren (4 bzw. 3 von 9) sonderschulmäßig gefördert werden.

Die von Sander ermittelte Anzahl der Sonderschulplätze ist eine der Quellen, auf die sich auch offizielle Planungen gern berufen. Nebenbei orientieren sie sich an dem tatsächlichen Besuch der Sonderschulen. Nachdem auf diese Weise die Zahl der Sonderschulbedürftigen geschätzt wird (hier durch den Landesbehindertenplan Nordrhein-Westfalen 1978), wird nochmals ein Abzug vorgenommen, der durch die Annahme einer Schulplatzquote zustande kommt. (Dies hatte Sander bei seinen Zahlen ja bereits gemacht, es wird also der gleiche quotenmäßige Abzug mehrmals nacheinander vorgenommen). Nach Durchführung dieser Manipulation sind die resultierenden Zahlen endlich in der Größenordnung, die die tatsächliche Belegung aufweist. Es ergibt sich zwar ein Minderangebot an Schulplätzen (nur bei den Lernbehinderten wird ein Überschuß an Plätzen errechnet), der sich aber alles in allem in Grenzen hält und weder Politiker, Verwaltungsmann noch öffentliche Meinung in Erregung versetzt.

4. Diskussion

Die bei der Besprechung der Ergebnisse gegebenen Bewertungen waren ausschließlich qualitativer Natur. So wurde beispielsweise gesagt, ein Unterschied bleibe im Rahmen. Wenn man davon ausgeht, daß die Zahlen grundsätzlich vergleichbar sind und somit der Einsatz statistischer Tests gerechtfertigt ist, so wären mit Sicherheit die meisten hier angeführten Unterschiede signifikant. Sie halten

Schulärztl. Untersuchung/Schulanfänger					Sander		Landesbehindertenplan		
NW '80	Berlin '78				'73		NW '77	NW '78	
alle Befunde	alle Befunde	erhebl. Leistungsbeeinträchtigung			Behinderte im Schulalter	benötigte Sonderschulplätze	Sonderschulen	Sonderschulbedürftige	Sonderschulplätze
2.4	1.87	.80	Befunde des Nervensyst.	Lernbehin.	4.0	2.5	3.32	4.0	3.2
				Geistig Beh.	.6	.6	.52	.5	.61
3.9	2.57	.18	Verhaltensstörungen		2.0	.9	.16	.5	.2
21.3	21.96	.34	Befunde des Auges	Blindheit	.012	.012	.015	.015	.015
			Sehstörung	Sehbehinderung	.8	.3	.04	.1	.07
6.6	7.77	.13	Befunde des Ohres	Gehörlosigkeit	.05	.05	.07	.055	.055
			Hörstörung	Schwerhörigkt.	.5	.3	.05	.18	.144
9.8	7.55	1.61	Sprachstörung		2.0	.7	.06	.2	.1
34.4	23.56	1.08	Befunde des Thorax, d.WS, d. Extremitäten u.d. Haut	Körperbehinderte	.7	.3	.16	.2	.2
10.3	3.40	.29	Befunde an inneren Org., d. Stoffwechsels	chron. Krankheit	.4	.2	.09	.1	.09
31.6	21.48	-	sonstige, nicht einzuordnen		-	-	-	-	-
		4.43	Summe		10.562	5.862	4.485	5.85	4.684
47888	13634	13634	Untersuchte absolut	Schulkinder absolut			2727000		

sich somit keineswegs im "Rahmen". Die angeführten Unterschiede haben etwa folgende Hintergründe:

- ärztliches Denken: dies zeigt sich bei den Merkmalen Lern-/ geistige Behinderung und Verhaltensstörung. Die Gesamtzahl aller Befunde entspricht eher den vorgebenen Werten als die Befunde mit erheblicher Leistungsminderung. Hier schlägt wohl noch der eingangs zitierte Satz durch, daß die Gefahr bestehe, daß der Begriff der Behinderung aufgeweicht würde.
- Definitionsprobleme: zu beanstandende Unterschiede bleiben noch bei den Sinnesbehinderungen. Hier müßte der Begriff der Behinderung quantitativ (durch Angaben eines Visus bzw. einer Hörschwelle)gegeben werden.
- Einweisungsdefizite: aus verschiedenen Beobachtungen haben wir den Eindruck gewonnen, daß schulärztliche Untersucher nicht immer ausreichend in ihr Arbeitsfeld eingewiesen sind. Das gilt sowohl für Anfänger im öffentlichen Gesundheitsdienst als auch für "alte Hasen",die in festgefahrenen Schienen sich verhalten und Mängel bei sich ohne äußeren Anstoß nicht feststellen.

Eine zweite Gruppe von Hintergründen bezieht sich nicht auf die Ermittlung der richtigen Zahlen, sondern sie bezieht sich auf die Bereitschaft zur Umsetzung der ermittelten Zahlen durch die Entscheidungsträger.

- Mangelnde Fähigkeit, mit Zahlen umzugehen: wenn ein quotenmäßiger Abzug zweimal an der gleichen Zahlenbasis vorgenommen wird, so darf man dies wohl unterstellen.
- Sich beherrschen lassen von der normativen Wirkung des Faktischen: Es ist doch zu auffällig, daß die Planungsdaten, die die Verwaltungsseite sich selbst setzt, nach der entsprechenden Umrechnung mit nur kleinen Abweichungen die tatsächlichen Verhältnisse reproduziert. Wenn auf diese Weise die Norm an der Wirklichkeit und nicht umgekehrt die Wirklichkeit an der Norm gemessen wird, so wird nicht allein die Geschwindigkeit des Fortschritts oder der Fortschritt überhaupt gebremst, sondern hier wird generell die Möglichkeit für Fortschritt an bestimmten Stellen ausgeblendet.

Was ist zu tun? Die eingangs erwähnte Arbeitsgruppe jugendärztliche Untersuchung und Dokumentation hat in einem Bericht im Jahre 1980 eine Reihe von Entwicklungserfordernissen beschrieben, ohne die die schulärztliche Untersuchung und Statistik zukünftig einen Teilaspekt ihrer wichtigen Aufgabe, nämlich die Berichterstattung über den Gesundheitszustand von Kollektiven, nicht erfüllen kann. Hierzu gehören unter anderem

- die Überarbeitung des Arbeitsmaterials,
- die Validierung der schulärztlichen Verfahren,
- die Entwicklung von Einweisungs- und Fortbildungsmaterial sowie die Durchführung von Einweisung und Fortbildung,
- institutionalisierte Vergleiche der Ergebnisse der Untersucher mit dem Ziel der Qualitätskontrolle und Qualitätssicherung,
- verstärkte Kontakte zwischen denjenigen, die Daten erzeugen, und denen, die sie zu Planungszwecken gebrauchen (sollten) und dabei gelegentlich mißbrauchen.

Literatur

Arbeitsrichtlinien für die jugendärztliche Untersuchung und Dokumentation - Bielefelder Modell -, 5. Auflage.1980.Bielefeld: Institut für Dokumentation (idis)

Ergebnisse der Einschulungsuntersuchungen 1978 in Berlin (West). Berlin 1980

Landesbehindertenplan (1978) Ministerium für Arbeit, Gesundheit und Soziales des Landes Nordrhein-Westfalen

Maier, E. (1969): Wer hat das Land zu organisieren, um behinderten Kindern zu helfen? Deutsches Ärzteblatt 66, 1098-1102

Sander, A. (1973): Die statistische Erfassung von Behinderten in der Bundesrepublik Deutschland. Deutscher Bildungsrat Gutachten und Studien der Bildungskommission Band 25.

Autoren

Dr. med. Wolfgang Gerdel
Dr. med. Gerd Sassen
Institut für Dokumentation und Information über Sozialmedizin und öffentliches Gesundheitswesen (idis)
Postfach 20 10 12, Westerfeldstr. 15
4800 Bielefeld 1

KAPITEL 8

FORUMSGESPRÄCH

ZUKUNFT DER THERAPIESTUDIEN

Moderation: **J. DUDECK**
Institut für Medizinische Statistik und Dokumentation der Universität Gießen, Heinrich-Buff-Ring 44, 6300 Gießen

Teilnehmer: **K. BREDDIN**
Zentrum der Inneren Medizin des Klinikums der J. W. Goethe Universität Frankfurt, Theodor-Stern-Kai 7, 6000 Frankfurt/M.

W. GEROK
Medizinische Klinik der Universität Freiburg,
Hugstetter Str. 55, 7800 Freiburg

G. SCHEWE *)
Zentrum für Ökologie, Institut für Rechtsmedizin der Universität Gießen,
Frankfurter Str. 58, 6300 Gießen

K. ÜBERLA
Institut für Medizinische Informationsverarbeitung, Statistik und Biomathematik der Ludwig-Maximilians-Universität München,
Marchioninistr. 15, 8000 München 70

W. WICHE
Bundesministerium für Forschung und Technologie,
Kennedyallee 40, 5300 Bonn

---

*) Dieser Diskussionsbeitrag ist in das Manuskript S. 143 eingearbeitet worden, so daß er im Rahmen der Forumsdiskussion nicht nochmals wiedergegeben wird.

J. DUDECK

Das Thema unseres Forumgesprächs sind Fragen der Zukunft von Therapiestudien. In den vergangenen drei Tagen haben wir Methoden, Ergebnisse und Probleme von Therapiestudien ausführlich erörtert. Es ist nicht unsere Absicht, im Forumgespräch diese Diskussion zusammenzufassen. Wir wollen vielmehr auf offene Fragen hinweisen und Aspekte aufzeigen, die nach unseren Erfahrungen für die Zukunft der Therapiestudien von Bedeutung sind.

Therapiestudien sind als wichtiges Werkzeug der klinischen Forschung in Fachkreisen kaum mehr umstritten. Die Zukunft von Therapiestudien wird entscheidend davon abhängen, inwieweit es gelingt, eine zunehmend kritischer werdende Öffentlichkeit von der Notwendigkeit von Studien zu überzeugen, in denen der kranke, heilungs- und hilfesuchende Patient sich zwangsläufig als Objekt der wissenschaftlichen Forschung zur Verfügung stellen muß. Die Öffentlichkeit wird die Anwendung dieser Methoden umso eher akzeptieren, je besser sie darüber informiert ist und je mehr sie darauf vertrauen kann, daß gewisse Qualitätsstandards eingehalten werden. Dies setzt voraus, daß Methodik und Durchführung von Studien Forschungsgegenstand werden, so daß eine kontinuierliche Weiterentwicklung der Verfahren erreicht wird. Schließlich sind die Probleme der langfristigen Finanzierung von Studien Fragen, auf die wir insbesondere von den Förderungsträgern Antwort erwarten.

1. Information der Öffentlichkeit über Therapiestudien

Die breite und vielfach auch die engere medizinische Öffentlichkeit haben von der Fortentwicklung der Methodik von Therapiestudien, durch die nicht nur die angewandten Verfahren verbessert, sondern insbesondere auch die Situation des Patienten verändert wurde, bisher kaum Kenntnis genommen. Noch immer bestimmen einige wenige, unrühmliche historische Beispiele maßgeblich das Bild von Therapiestudien. Dies darf nicht so bleiben. Die Öffentlichkeit muß über Sinn, Zweck, Ziele und Methoden von Studien mit einer gewissen Kontinuität informiert werden. Randomisation und Blindversuch dürfen nicht Fremdworte bleiben, mit denen der Patient erstmals als Kranker in der Klinik konfrontiert wird. Auch über die Ergebnisse abgeschlossener Studien und deren Konsequenzen muß informiert werden. Die Information darf nicht auf mehr oder minder zufällig abgegebene Statements aus besonderen Anlässen beschränkt bleiben. Sie muß mit einer gewissen, didaktisch bestimmten Stetigkeit erfolgen. Eine informierte Öffentlichkeit wird die Zustimmung zu notwendigen Forschungsansätzen nicht verweigern.

2. Sicherung eines ausreichenden Qualitätsstandards bei Studien

Die kritische Öffentlichkeit wird immer weniger bereit sein, Therapiestudien zu tolerieren, die wegen mangelnder Qualität der Planung oder Datenerhebung ergebnislos verlaufen. Für die Zukunft der Therapiestudien ist es notwendig, Voraussetzungen zu schaffen, mit denen bei allen laufenden Studien ein gewisser Qualitätsstandard gewährleistet werden kann.

Für die vom BMFT geförderten Studien wurde mit Protokoll-Review-Komitees als Beratungsgremium und den Koordinationszentren für die Betreuung der Studien ein Instrumentarium entwickelt, mit dem die Qualität von Therapiestudien sichergestellt werden soll. Es wird nicht möglich sein, für jeden Förderungsträger ein vergleichbares Instrumentarium aufzubauen.

Es erscheint mir notwendig darüber nachzudenken, ob nicht zumindest für multizentrische Studien, getragen von Förderungsträgern, Fachgesellschaften und Industrie auf freiwilliger Basis eine Beratungsstruktur entwickelt werden sollte, die die Durchführung von Studien minderer Qualität an deutschen Kliniken weitgehend ausschließt. Durch die Bildung der Ethik-Kommissionen wurden lokal derartige Entwicklungen bereits eingeleitet. Wir sollten über diese Frage nicht erst nachdenken, wenn die Öffentlichkeit es von uns fordert, sondern bereits vorher Lösungen entwickeln.

3. Aufbau einer Forschung über Therapiestudien

In den USA bestehen innerhalb des NIH zentrale Institutionen (z.B. Heart, Lung and Blood Institute), die Studien und die daran beteiligten Koordinationszentren betreuen und fördern. Die Praxis von Therapiestudien hat gezeigt, daß Planung und Durchführung zunehmend selbst zum Forschungsgegenstand werden, wobei Fragen der Qualität der Daten, Protokoll-Compliance der Ärzte, Compliance der Patienten, Schulung der Mitarbeiter etc. im Vordergrund stehen. In den kommenden Jahren wird bei der Präsentation von Studienergebnissen verstärkt danach gefragt werden, wie die Qualität der Daten, die Compliance der Patienten etc. gewährleistet worden sind, so daß auch wir uns diesen Fragen stellen müssen.

Es erscheint mir notwendig darüber nachzudenken, ob nicht auch in der Bundesrepublik die Gründung eines zentralen Forschungsinstituts, z.B. im Rahmen der Max-Planck-Gesellschaft, angestrebt werden sollte, das Therapiestudien, deren Planung, Durchführung, Auswertung und Auswirkungen als Forschungsgegenstand betrachtet und das auch die oben erwähnten, wichtigen Aufgaben der Öffentlichkeitsarbeit übernehmen könnte.

Angesichts der leeren Kassen der Öffentlichen Hand und der großen Bedeutung von Therapiestudien für die industrielle Forschung könnte es ein Bereich sein, in dem die bei der Forschungsförderung etwas in den Hintergrund getretene Kooperation von Industrie und Öffentlicher Hand z.B. durch eine Stiftung wirksam werden könnte. Für die Zukunft der Therapiestudien ist es notwendig, das Niveau der Planung und Durchführung von Studien so hoch wie möglich zu halten. Dies wird aber nur dann zu erreichen sein, wenn eine kleine Gruppe von Wissenschaftlern sich diesem Arbeitsbereich als Forschungsgegenstand ausschließlich widmet.

4. Langfristige Finanzierung

Ein großer Teil der Therapiestudien wird von der Industrie getragen, wobei die direkte Produktforschung im Vordergrund steht. Dies ist notwendig und wird vom Arzneimittelgesetz vorgeschrieben. Davon unabhängig benötigen wir die von der Öffentlichen Hand getragene Therapieforschung, die sich Fragen widmen kann, die nicht unmittelbar mit Produkten einzelner Hersteller verbunden sind. In den USA beträgt der Anteil dieser Forschung ca. 40 %, in der Bundesrepublik ist er weit geringer. Vom Bundesministerium für Forschung und Technologie wurde im Rahmen des Programms ´Forschung und Technologie im Dienst der Gesundheit´ Voraussetzungen geschaffen, um den Anteil der von der Öffentlichen Hand getragenen Förderung zu verstärken. Die Förderung des BMFT hat jedoch immer nur innovativen Charakter. Sie ist nur über einen begrenzten Zeitraum zu erwarten, so daß insbesondere die anderen Förderungsträger sich über die zukünftige Finanzierung von Studien Gedanken machen müssen.

H.K. BREDDIN

Patienten, die einen Herzinfarkt durchgemacht haben, sind im ersten halben Jahr nach diesem Ereignis stärker gefährdet als in den folgenden Jahren. Sie können an einer Herzinsuffizienz sterben, die bedingt ist durch den Ausfall an Herzmuskulatur durch den überstandenen Infarkt. Besonders bedroht sind sie in den ersten Monaten auch durch eine mögliche Rhythmusstörung, die zum Herzstillstand führen kann und schließlich können sie einen Reinfarkt erleiden, z.B. durch thrombotischen Verschluß eines weiteren Herzkranzgefäßes. Ein Antiarrhythmikum kann möglicherweise das Kammerflimmern und den hierdurch bedingten Tod verhindern, wird aber kaum Einfluß auf eine Thrombose im Bereich eines Herzkranzgefäßes haben. Ein Antithrombotikum verhindert vielleicht den neuen Gefäßverschluß, hat aber keinen Einfluß auf die Rhythmusstörung.

Es sollte in Zukunft möglich werden, die Patienten vorher zu definieren, die besonders gefährdet sind, einen neuen Herzinfarkt zu erleiden oder die besonders leicht in ein Kammerflimmern geraten. Dies würde es möglich machen, mit größerer Aussicht auf Erfolg ein Antithrombotikum an einer begrenzten Zahl von Patienten mit erhöhter Thrombosegefahr und ein Antiarrhythmikum bei Patienten mit erhöhtem Risiko für Herzrhythmusstörungen zu prüfen. In die bisherigen klinischen Studien wurden immer Patienten eingeschlossen, die von der Therapie gar nicht profitieren konnten, die aber nicht vorher identifiziert werden konnten. Das Risiko eines Patienten zu sterben ist kurz nach einem überstandenem Infarkt viel größer als nach 3 bis 4 Jahren und wenn Patienten in einem Zeitraum von einigen Wochen bis zu 4-5 Jahren nach überstandenem Infarkt in eine solche Studie aufgenommen werden, ist die Risikoverteilung wahrscheinlich so heterogen, daß allein hierdurch die Chance reduziert wird, eine spezifische Medikamentenwirkung zu erfassen.

In jüngster Zeit fällt mir ein anderer Trend auf. Bei der Studienplanung bemühen sich alle Beteiligten nach Kräften, dafür zu sorgen, daß in die Studie aufgenommene Patienten ganz bestimmte Kriterien möglichst einheitlich erfüllen. Dieses an sich löbliche Bestreben führt dazu, daß auch bei häufigen Erkrankungen in eine Therapiestudie nur ein verschwindend kleiner Teil von Patienten aufgenommen wird, oft weniger als 10 % der Patienten, die in den Kliniken im allgemeinen mit der Erkrankung behandelt werden. Derartige Selektionen sind nicht sinnvoll und es muß bei einem positiven Ausgang einer solchen Studie der Zweifel bleiben, ob man das Ergebnis auf andere Patienten mit der geprüften Erkrankung übertragen kann.

Im allgemeinen sollten in zukünftigen klinischen Studien die Anforderungen an die Sicherheit der Diagnose nicht größer werden, als sie auch sonst zur Akzeptanz der Diagnose erforderlich sind.

Besonders komplizierte diagnostische Verfahren und besonders komplizierte Fragestellungen sollten möglichst vermieden werden, so wird man von einem Medikament, das beim frischen Herzinfarkt in den ersten 6 Stunden nach überstandenem Infarkt die Strombahn wiedereröffnen kann und das nur in dieser Zeit voraussichtlich wirksam ist, kaum positive Effekte erwarten können, wenn bis zur Aufnahme der Patienten in die Studie durch die vorgeschriebenen diagnostischen Maßnahmen die Zahl der Patienten, die diese Bedingungen erfüllt, unter 10 % der Gesamtzahl der Kranken in der Studie sinkt.

Ein wichtiger Punkt für zukünftige klinische Studien ist die bessere Überwachung der Compliance der Patienten bei medikamentösen Langzeitstudien. Hier überschätzen wir alle wahrscheinlich die Bereitschaft und den Willen unserer Patienten, Medikamente wirklich regelmäßig einzunehmen und hier benötigen wir bessere Methoden zur Überwachung der Medikamenteneinnahme zur Ermittlung der wirklichen Ausfallquoten.

Ein weiterer Punkt, der besonders im Bereich der arteriellen Gefäßkrankheit in den letzten Jahren viel diskutiert wurde und der geklärt werden sollte, ist die Frage des unterschiedlichen Ansprechens von Männern und Frauen auf antithrombotische Medikamente. So wird heute häufig die Feststellung einer kanadischen Untersuchergruppe zitiert, daß Azetylsalizylsäure (ASS) nur bei Männern und nicht bei Frauen wirksam sei.

re Überwachung der Compliance der Patienten bei medikamentösen Langzeitstudien. Hier überschätzen wir alle wahrscheinlich die Bereit-schaft und den Willen unserer Patienten, Medikamente wirklich regelmäßig einzunehmen und hier benötigen wir bessere Methoden zur Überwachung der Medikamenteneinnahme zur Ermittlung der wirklichen Ausfallquoten.

Ein weiterer Punkt, der besonders im Bereich der arteriellen Gefäßkrankheit in den letzten Jahren viel diskutiert wurde und der geklärt werden sollte, ist die Frage des unterschiedlichen Ansprechens von Männern und Frauen auf antithrombotische Medikamente. So wird heute häufig die Feststellung einer kanadischen Untersuchergruppe zitiert, daß Azetylsalizylsäure (ASS) nur bei Männern und nicht bei Frauen wirksam sei.

Die bisher vorliegenden Daten erlauben meiner Ansicht nach keinerlei definitiven Schluß. Weitere Studien, insbesondere bei Frauen mit Gefäßerkrankungen zur Klärung dieser Frage sind notwendig.

Um das Risiko von Patienten mit chronisch fortschreitenden Gefäßerkrankungen besser abschätzen zu können, benötigen wir im übrigen eine Reihe von weiteren Studien, die klären, inwieweit bestimmte diagnostische Verfahren in der Lage sind, das Risiko bestimmter Ereignisse besser als bisher vorauszusagen. Derartige "natural history-Studien" können die Erfolgsaussichten von Medikamentenstudien wesentlich verbessern und sollten deshalb immer dann vorangetrieben werden, wenn begründete Aussicht besteht, mit neuen diagnostischen Verfahren eine bessere Risikobeurteilung zu ermöglichen.

Aus der Fülle von Problemen, die sich auch in Zukunft bei neuen klinischen Studien ergeben werden, habe ich nur einige wenige Beispiele herausgegriffen. Wir werden auch in Zukunft versuchen, das wichtige Werkzeug der klinischen Prüfung zur Ermittlung der Wirksamkeit neuer Medikamente zu verbessern und zu verfeinern.

K.K. ÜBERLA

Der Titel unseres Rundtischgesprächs heißt "Zukunft von Therapiestudien". Ich will mich daher ein wenig als Prophet betätigen. Die Zukunft von Therapiestudien wird abhängig sein von der Zukunft des Medizinsystems. Therapiestudien werden in den USA, im Ostblock und in Entwicklungsländern jeweils anders gehandhabt. Wenn man über die Zukunft solcher Studien Prognosen abgeben möchte, muß man minimale Annahmen über unser zukünftiges Medizinsystem machen.

Die wahrscheinlichste Annahme ist, daß sich unser Medizinsystem seitwärts entwickeln wird, ohne große Änderungen, Dann wird sich das Umfeld der Therapiestudien nicht ändern, und dann sind Prognosen möglich. Unter dieser Voraussetzung ist wieder am wahrscheinlichsten, daß sich auch bei Therapiestudien nicht so sehr viel ändern wird:

- Über 90 % der Studien werden derzeit aus privaten Mitteln finanziert, und das wird im Prinzip in der Größenordnung so bleiben.
- Hinsichtlich der Erkenntnisinstrumente wird sich in 10 Jahren nicht so viel ändern, ein paar neue Auswertungsstrategien werden wir haben, wir werden etwas "more sophisticated" sein, aber vermutlich wird sich nichts Grundsätzliches ändern am Prozeß therapeutischer Erkenntnisgewinnung.
- Es wird wenige ganz große Studien geben an wenigen Zentren der Bundesrepublik mit international üblichem Qualitätsstandard.
- Viele mittelgroße Studien werden besser geplant und durchgeführt werden als heute. Die essentiellen Standards werden besser eingehalten werden. In diesem Mittelfeld ist ein Qualitätszuwachs zu erwarten, zu dem auch Tagungen wie diese beitragen.
- Das Problem sind die kleinen, unqualifiziert geplanten, nicht fundierten Studien. Sie werden vermutlicht abnehmen.
- Die klinische Forschung, oder das, was man bei uns so bezeichnet, wird ein anderes Verhältnis zur Versuchsplanung und Statistik entwickeln. Vieles, das an Forschung in Kliniken läuft - ich denke z.B. an die 8000 medizinischen Dissertationen pro Jahr - ist auch teilweise von minderer Qualität und hat im wesentlichen Ausbildungsfunktionen. In der klinischen Forschung wird sich in den nächsten Jahrzehnten eine spannende Entwicklung vollziehen. Kontrollierte Multizenterstudien und epidemiologische Forschung können jedenfalls nicht mehr von einer einzelnen Klinik durchgeführt und dominiert werden. Es wird interessant sein zu sehen, wie die klinische Forschung auf diese weltweite Entwicklung reagiert. Sowohl die stärkere Integra-

tion von Methoden der Versuchsplanung und Statistik in das Einzelexperiment in der Klinik (klinische Forschung im engeren Sinn), als auch die Abgrenzung von kontrollierten Multizenterstudien, die in den Kliniken zwar ablaufen, die aber weit darüber hinausgehen und von außerhalb der Kliniken wesentlich beeinflußt werden, wird nötig sein.

- Klinische Studien - nicht nur kontrollierte - werden eine zunehmende Rolle im Zulassungsprozeß spielen. Derzeit sind nur bei einem Teil der neu zugelassenen Stoffe einigermaßen strikte Anforderungen, wie sie etwa auf diesem Kongreß gestellt wurden, als Voraussetzung der Zulassung tatsächlich gegeben. In einem hohen Prozentsatz wird zugelassen, ohne daß der Wirksamkeitsnachweis im strikten Sinn geführt ist. Dies mag sich etwas verschieben, es wäre aber nicht sinnvoll, wenn die Zulassung ausschließlich von kontrollierten Studien abhängig gemacht würde.
  Es wird auch in 10 Jahren ein ständiges Gerangel um die Ethik und um Bewertungsfragen geben.

Wenn die Entwicklung in etwa so läuft, was brauchen wir dann?

1. Wir brauchen mehr Erziehung, und zwar der Biometriker, der mehr Augenmaß, Realitätsbezug, und mehr medizinisches Fachwissen bekommen muß. Der ärztliche Forscher muß mehr Kenntnisse über Probleme solcher Studien, mehr Kenntnisse in der internationalen Literatur auf seinem Gebiet erwerben.
2. Wir brauchen überzeugende bessere abgeschlossene Studien unter Beteiligung von Biometrikern. Dabei ist es besonders wichtig, daß prognostisch relevante Untergruppen herausgearbeitet werden.
3. Wir brauchen ein verstärktes Qualitätsbewußtsein für unsere Studien. An schlechten Studien darf sich keiner mehr beteiligen. Die Qualitätssicherung wird eine zunehmende Rolle spielen.
4. Auf den Unsinn riesiggroßer Studien und auf das damit zusammenhängende Dilemma hat Herr Breddin bereits hingewiesen. Ich bin nicht ganz seiner Meinung, daß wir eine andere Strategie brauchen und daß die Studien sich wegen der nötigen Fallzahlen und der immer kleiner werdenden Unterschiede totlaufen. Ich bin der Überzeugung, daß die medizinische Forschung und Technik auch weiterhin immer größere Unterschiede hervorbringen wird in Bezug auf neue therapeutische Ansätze. Der Fortschritt in der Wissenschaft wird immer neue große, hoffnungsvolle Differenzen aufkommen lassen, die auch mit mittelgroßen Studien durchaus bearbeitbar sind. Ich erwarte nicht, daß es grundsätzlich neue Methoden für therapeutische Versuche gibt. Wir

müssen in Bezug auf die Fallzahl mit Kompromissen leben und hier sind mittelgroße Studien sicher auf die Dauer eine brauchbare Lösung.

Was wir nicht brauchen - und hier bin ich anderer Meinung als Herr Dudeck - ist eine zentrale Forschungseinrichtung, die das alles für uns tut, ist eine einheitliche Finanzierung, die nicht erreichbar ist und sind einheitliche Entscheidungsstrukturen, die die Wissenschaft noch selten vorangebracht haben. Wir brauchen Pluralität, die von starken Partnern getragen wird.

W. WICHE

Im Rahmen des Programms der Bundesregierung zur Förderung von Forschung und Entwicklung im Dienste der Gesundheit werden vom Bundesministerium für Forschung und Technologie (BMFT) seit 1978 Vorbereitung und Durchführung von prospektiven multizentrischen Therapievergleichsstudien in den vier Krankheitsbereichen Krebs, Herz-Kreislauf-Erkrankungen, Erkrankungen des rheumatischen Formenkreises und psychische Erkrankungen unterstützt. Als das Internationale Institut für wissenschaftliche Zusammenarbeit, Schloß Reisensburg, zusammen mit den zuständigen medizinischen Fachgesellschaften die Förderung solcher Therapievergleichsstudien vorbereitete, wurde auch deutlich, daß angesichts der begrenzten praktischen Erfahrungen mit Phase-III-Therapiestudien in der Bundesrepublik Deutschland zunächst methodisches Potential aufgebaut werden mußte, um zu ermöglichen, daß die Protokollentwürfe der einzelnen Therapievergleichsstudien den internationalen Standards entsprechen.

Während der Begutachtung einer Reihe von Protokollentwürfen sind im letzten Jahr auch die methodisch-juristischen Randbedingungen für die Zulässigkeit von prospektiven randomisierten Studien deutlich geworden, so daß sich nun absehen läßt, welchen Anforderungen künftige Therapiestudien genügen müssen, um für eine Förderung durch den BMFT in Betracht gezogen zu werden.

Nachdem nun aus der Sicht des BMFT die Anlaufphase der Förderung im Bereich Therapiestudien weitgehend abgeschlossen ist, werden in Zukunft nur noch solche Therapiestudien vom BMFT gefördert werden können, die von erheblicher klinischer Relevanz sind. Ein Indiz für die Bedeutung der klinischen Fragestellung kann darin gesehen werden, daß eine große Anzahl von Kliniken zur Beteiligung an einer Studie bereit ist, so daß damit auch gleichzeitig gewährleistet ist, daß innerhalb eines kurzen Zeitraumes die Patientenzahlen verfügbar sind, die benötigt werden, um auch kleine Unterschiede in der therapeutischen Wirksamkeit der zu vergleichenden Behandlungsarten statistisch sicher zu erkennen. Auf die Studienleiter und die beteiligten Methodiker wird in Zukunft also verstärkt die Aufgabe zukommen, bereits im Verlauf der Planung und Durchführung von Therapiestudien gemeinsam mit den Klinikern darauf hinzuwirken, daß mit Vorliegen der Auswertung einer Therapiestudie auch die breite Umsetzung der Ergebnisse in die medizinische Routine weitestgehend gesichtert ist.

Die Einstellung der Öffentlichkeit zu prospektiven kontrollierten Therapievergleichsstudien dürfte ganz wesentlich davon geprägt werden, daß es den Klinikern gelingt, die Aufklärungsgespräche mit den Patienten, die an Therapiestudien teilnehmen sollen, so vorzunehmen, daß bei diesen Patienten bzw. deren Angehörigen die Gewißheit entsteht, daß auch die zufällige Zuteilung zu den Armen einer Therapiestudie gewährleistet, daß dem Patienten die nach dem Stand der Erkenntnisse beste Behandlung zuteil wird.

Da die Förderung von Therapiestudien durch den BMFT forschungspolitisch als Anstoß gedacht ist und daher einerseits beschränkt ist auf ausgewählte Krankheitsbereiche und andererseits auch zeitlich nicht unbegrenzt sein kann, dürfte die Zukunft der Therapiestudien ganz entscheidend davon abhängen, wie die zahlreichen Therapiestudien aussehen, die <u>nicht</u> vom BMFT gefördert werden. Der zahlenmäßige Anteil der BMFT-Studien dürfte recht bescheiden ausfallen, wenn man auch die Phase-I- und Phase-II-Studien berücksichtigt, die im Zusammenhang mit der klinischen Prüfung von Arzneimitteln durchgeführt werden. Angesichts der erheblichen Bedeutung, die Therapiestudien für die Weiterentwicklung der therapeutischen Möglichkeiten haben, ist es sicher zweckmäßig, zur Einhaltung eines hohen Qualitätsstandards einen Erfahrungsaustausch in Gang zu setzen, der sowohl auf Seiten der Förderer als auch auf Seiten der Methodiker und Kliniker stattfinden sollte, damit schließlich nur solche Studien zur Durchführung gelangen, deren Qualität über jeden Zweifel erhaben ist.

Die Finanzierung von Therapiestudien wird im Einzelfall von den Institutionen zu übernehmen sein, die an der Nutzung der Ergebnisse besonders interessiert sind. Dabei ist auch weiterhin eine gemeinsame Finanzierung durch private und öffentliche Geldgeber in Betracht zu ziehen, nachdem sich dieser Modus bereits bewährt hat bei der klinischen Erprobung von neuen bzw. verbesserten Geräten und Verfahren für Diagnose und Therapie.

W. GEROK

Ich beginne mit zwei Vorbemerkungen:

1. Im Programm der Tagung und des Forum-Gesprächs werde ich als Vertreter der Deutschen Forschungsgemeinschaft eingeführt. Sie können von mir jedoch keine offizielle Stellungnahme der DFG zu Problemen der Therapiestudien und ihrer Förderung erwarten. Eine solche Stellungnahme müßte zuvor in den zuständigen Gremien der DFG beraten und verabschiedet werden. Beides ist nicht geschehen und auch nicht beab sichtigt. Als Mitglied des Präsidiums der DFG kann ich Ihnen lediglich über ein Meinungsbild im Präsidium, Senat und Hauptausschuß der DFG zu diesem Problem berichten.
2. Mit der zweiten Vorbemerkung möchte ich ein Mißverständnis beseitigen. In der Denkschrift der DFG "ZUR LAGE UND VERBESSERUNG DER KLINISCHEN FORSCHUNG IN DER BUNDESREPUBLIK DEUTSCHLAND" ist ausgeführt worden, daß vergleichende Therapiestudien sich in vielen Punkten von der "klinischen Forschung im engeren Sinn", wie sie in der Denkschrift definiert wird, unterscheiden und deshalb in dieser Denkschrift nicht behandelt werden. Selbstverständlich verkennt die DFG nicht die große Bedeutung der Therapiestudien; die Notwendigkeit solcher Studien für die praktische Medizin ist unbestritten. Die DFG hat auch mehrfach solche Therapiestudien großzügig gefördert, z.B. in jüngster Zeit die multizentrische Studie über die medikamentöse und operative Behandlung der Morbus Crohn, an deren Planung und Auswertung einige Mitglieder Ihrer Gesellschaft maßgeblich beteiligt sind.

Die DFG wird aber nach meinen persönlichen Erfahrungen in den Gremien der DFG vergleichende Therapiestudien nur in begrenztem Umfang in ihr Förderungsprogramm aufnehmen können. Dafür gibt es folgende Gründe:

1. Die DFG fördert sowohl Projekte der Grundlagenforschung als auch Projekte angewandter Forschung; sie sieht sich aber vorwiegend der Grundlagenforschung verpflichtet. Dies ist vor allem durch die Tatsache begründet, daß es für die angewandte Forschung zahlreiche Förderungsinstitutionen und -organisationen gibt, während die Förderung der Grundlagenforschung nahezu ausschließlich durch die DFG stattfindet. Der Unterschied zwischen Grundlagenforschung und angewandter Forschung ist fließend. Vergleichende Therapiestudien sind aber unbestreitbar klassische Beispiele angewandter Forschung. Dementsprechend liegt auch das Problem der Therapiestudien weniger in der Fragestellung und Arbeitshypothese, als vielmehr in der Planung der

Studie, der lückenlosen und sorgfältigen Sammlung der Befunde, ihrer Dokumentation und schließlich in der kritischen Auswertung.

2. Für die DFG ist ferner von Bedeutung, daß es sich bei Therapiestudien in der Regel um langfristige Unternehmen handelt, die sich meist über 4-6 Jahre, manchmal über 8 oder mehr Jahre erstrecken. Zugleich sind Therapiestudien außerordentlich kostenintensiv, besonders auf dem Personalsektor. Die DFG ist durch solche Forschungsvorhaben in ihrer Mittelvergabe langfristig festgelegt und kann dementsprechend neue Entwicklungen auf anderen Gebieten nicht fördernd stimulieren. Am Rande sei vermerkt, daß die langfristige Einstellung von Personal im Rahmen solcher Studien zu tarifrechtlichen Schwierigkeiten mit der Notwendigkeit von Dauereinstellungen führen kann und bereits geführt hat. Die DFG muß aber aus einsehbaren Gründen darauf bedacht sein, ihre Flexibilität zu wahren. Die Gründung von Forschungsprojekten oder gar Instituten auf Dauer gehört nicht zu den Aufgaben der DFG. Nach ihrem Selbstverständnis lebt die DFG vom Wechsel der ständig sich erneuernden Forschungsprojekte und -probleme.

3. Die Förderung eines Projektes durch die DFG ist in der Regel an eine Person oder an einen begrenzten Personenkreis gebunden. Deren Qualifikation kann nach Ausbildungstand, bisheriger wissenschaftlicher Arbeit und Erfahrung relativ gut beurteilt werden. Daraus leitet sich eine Bewertung der Erfolgschancen des Projektes ab. Bei einer Therapiestudie hängt hingegen der Erfolg oder Mißerfolg nicht nur von der Planung der Studie und ihrer Überwachung durch einen qualifizierten Leiter, sondern in hohem Maße von der sorgfältigen Befundsammlung und Dokumentation ab. Diese Befunderhebung und Dokumentation wird aber bei multizentrischen Studien durch viele anonyme Mitarbeiter durchgeführt, die bei langfristigen Studien oft im Verlauf des Projektes mehrfach wechseln. Die Beurteilung der Qualifikation dieser Mitarbeiter, die über Erfolg und Mißerfolg der Studie entscheiden, ist bei deren Beginn für die DFG unmöglich und oft auch für den Leiter der Studie erschwert. Der Mißerfolg einer Studie, der hierauf beruht, zeigt sich in der Regel erst nach längerer Zeit, wenn bereits hohe Finanzmittel investiert wurden.

4. Gegen die Durchführung vergleichender Therapiestudien sind bekanntlich juristische Einwände vorgebracht worden. Diese Einwände sind nach Auffassung der DFG entkräftet. Ohne Zweifel stößt aber der kontrollierte therapeutische Doppelblindversuch an rechtliche Grenzen. Die Richtlinien zur Durchführung von Arzneimittelprüfungen, die im Rahmen des neuen Arzneimittelgesetzes vom zuständigen Ministerium erlassen werden sollen, sind leider bis jetzt nicht ver-

öffentlicht worden. Eine verbindliche Stellungnahme der zuständigen Ministerien wäre für die DFG als staatliche Institution der Forschungsförderung dringend erwünscht.

Lassen Sie mich abschließend die von Herrn Dudeck aufgeworfenen Fragen aus meinen persönlichen Erfahrungen in den Gremien der DFG kurz beantworten:

- Die Akzeptanz von Therapiestudien in der Öffentlichkeit sollte zweifellos gefördert werden. Die DFG als öffentliche Institution erkennt die Notwendigkeit des kontrollierten Doppelblindversuches als derzeit verläßlichste Methode zur Beurteilung der Wirksamkeit oder Überlegenheit eines Arzneimittels an. Sie kann aber dennoch Therapiestudien aus den oben genannten Gründen nur in begrenztem Umfang fördern.
- Ein ausreichender Qualitätsstandard der Studien muß auch aus der Sicht der DFG gewährleistet sein. Die bisherigen Erfahrungen der DFG haben aber gezeigt, daß auch die sorgfältigste Planung und eine hohe Qualifikation des Leiters den Erfolg einer Studie nicht garantieren können, weil dieser Erfolg in hohem Maße von den "anonymen" Mitarbeitern abhängt.
- Forschung über Therapiestudien und die Gründung eines zentralen Forschungsinstitutes für dieses Gebiet gehören sicher nicht zu den Aufgaben der DFG. Ich möchte persönlich bekennen, daß ich gegenüber den Ergebnissen einer "Forschung über Forschung" und gegenüber Zentralinstituten, die meist eine schwer steuerbare Eigengesetzlichkeit entwickeln, außerordentlich skeptisch bin. Wir sollten nicht mit der Forschung über Forschung, sondern mit der eigentlichen Forschung beginnen.
- Langfristige Finanzierungen können nur in Sonderfällen von der DFG übernommen werden. Die DFG muß bestrebt sein, Mittel verfügbar zu halten, um neue Projekte auf neuen Gebieten zu unterstützen; sie kann deshalb ihren finanziellen Spielraum nicht durch ein Übergewicht von Langzeitprojekten einengen. Mehr noch als die Förderung des BMFT muß die Förderung durch die DFG innovativen Charakter haben.

<ins>Schlußfolgerung</ins>: Die DFG wird wie bisher vergleichende Therapiestudien bei klarer Versuchsplanung, wissenschaftlich ausgewiesenem Leiter der Studie und positiver Beurteilung durch die Fachgutachter fördern. Sie kann diese Förderung aber nur für eine begrenzte Auswahl von Projekten übernehmen. Auch der Förderungszeitraum des einzelnen Projektes muß begrenzt bleiben. Dauerinstitutionen, Gründung zentraler Forschungsinstitute und "Forschung über Therapieforschung" gehören nicht zu den eigentlichen Aufgaben der DFG.

AUTORENVERZEICHNIS

	Seite
Alle, M.	317
Armbruster, G.	247
Assmann, K.	351
Bastert, G.	247
Berger, B.	418
Berthold, F.	412
Bethge, H.	478
Boehme, K.	498
Bogdanski, K.	369
Bräumer, J.	427
Breddin, H.K.	587
Bülow, A. von	1
Byar, D.P.	528
Deutsch, E.	106
Diederich, K.-W.	397
Döring, A.	568
Dudeck, J.	336, 587
Ehlers, C.Th.	4
Eimeren, W. van	469, 568
Engel, J.-M.	223
Eschwege, E.	185
Faber, P.	404
Failing, K.	309
Fassl, H.	97, 397, 547
Feingold, E.	518
Ferner, U.	460
Gassinger, C.	369
Gaus, W.	427
Gerdel, W.	578
Gerok, W.	587
Giere, W.	369
Greiser, E.	74
Habbema, J.D.F.	561
Hasford, J.	388
Haux, R.	317
Havemann, K.	37
Herfarth, Ch.	427
Hecker, H.	277
Henze, G.	418
Hölzel, D.	343
Ihm, P.	135, 176
Jesdinsky, H.J.	32, 65, 404, 518
Jurgovsky, E.	478
Kaatsch, P.	412
Kay, R.	247
Keil, U.	568
Kienle, G.	22
Knipping, W.	115
Köpcke, W.	289
Kohnen, R.	299
Koller, S.	87
Krauth, J.	266
Krüger, H.-P.	299
Laaser, U.	568
Lampert, F.	412
Langermann, H.-J.	418
Lehmacher, W.	326
Leibbrand, D.	247

	Seite
Lienert, G.A.	299
Linder, M.M.	427
Lüderitz, B.	388
Malottke, R.	553
Manz, M.	388
Mau, J.M.	223, 443
Mayer, M.	427
Meier, F.	208
Müller, S.	74
Müller-Eschner, M.	397
Neiß, A.	59
Netter, P.	518
Nowak, H.	487
Olschewski, M.	247
Oortmarssen, G.J. van	561
Petermann, F.	200
Pohlmeier, H.	443
Queisser, W.	427
Rahlfs, U.W.	365
Rappenecker, B.	427
Rauschecker, H.	247
Repges, R.	261
Riehm, H.	418
Samson, E.	129
Sassen, J.	578
Scheurer, B.	359
Scheurlen, H.	247
Schewe, G.	143
Schlag, P.	427
Schlörer, J.	378
Schneider, B.	197, 234
Schoppe, W.D.	404
Schreiber, K.	22
Schreml, W.	427
Schulz, W.	434
Schumacher, M.	247
Schwartz, D.	185
Sommer, H.	487
Stieber, J.	568
Sutherland, I.	154
Tegeler, J.	214
Tille, Ch.	518
Trampisch, H.-J.	65
Trede, M.	427
Trespe, K.F.	553
Überla, K.K.	8, 122, 587
Vanderbeke, O.	452
Victor, N.	50, 135, 309
Volger, I.	434
Wahrendorf, J.	538
Weber, E.	538
Weckesser, G.	247, 317
Wehrle, E.	378
Wiche, W.	587
Wiemann, H.	478
Zelen, M.	164
Zentgraf, R.	487
Zimmermann, H.	510
Zwingers, Th.	343